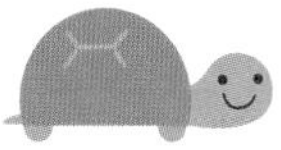

\ 今からスタート! /

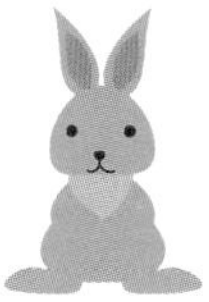

予想看護国試問題でパワーアップ

編著

内藤直子

岐阜保健大学看護学部教授

Scio Publishers Inc.

サイオ出版

編著

内藤　直子　岐阜保健大学大学院看護学研究科助産コース長
岐阜保健大学看護学部・教授
香川大学名誉教授

執筆者一覧（執筆順）

基礎看護学

名越　民江　東京医療保健大学大学院看護学研究科、
東京医療保健大学和歌山看護学部・教授

大江　勤子　東京医療保健大学和歌山看護学部・助教

楠本　昌代　東京医療保健大学和歌山看護学部・講師

廣田美喜子　大阪物療大学保健医療学部・教授

中谷こずえ　岐阜保健大学大学院看護学研究科、岐阜保健大学看護学部・講師

成人看護学

清水　裕子　香川大学医学部・医学系研究科看護学専攻、
香川大学医学部看護学科・教授

小笠　美春　同志社女子大学看護学部・准教授

藏本　直子　金城学院大学消費生活科学研究所・准教授

山本　純子　大手前大学国際看護学部学科主任・教授

石田　美知　岐阜保健大学大学院看護学研究科、岐阜保健大学看護学部・講師

志戸岡惠子　摂南大学看護学部・講師

永坂　和子　岐阜保健大学大学院看護学研究科、
岐阜保健大学看護学部・准教授

老年看護学

臼井キミカ　岐阜保健大学大学院看護学研究科、
岐阜保健大学看護学部長・教授

中谷こずえ　前掲

本多　容子　藍野大学大学院看護学研究科、
藍野大学医療保健学部看護学科長・教授

西村　美穂　香川大学医学部看護学科・助教

吉村　雅世　奈良学園大学大学院看護学研究科、
奈良学園大学保健医療学部看護学科長・教授

山本　裕子　宝塚大学看護学部・教授

小児看護学

西田　千夏　藍野大学大学院看護学研究科、
藍野大学医療保健学部看護学科・准教授

平岡　　翠　岐阜保健大学大学院看護学研究科、
岐阜保健大学看護学部・准教授

池内　和代　四国大学大学院看護学研究科、四国大学看護学部学科主任・教授

福山　智子　東京医療保健大学大学院看護学研究科、
東京医療保健大学和歌山看護学部・教授

福井　早苗　東京医療保健大学和歌山看護学部・講師

松原　紀子　人間環境大学大学院看護学研究科、
人間環境大学看護学部・准教授

赤井由紀子　四天王寺大学大学院看護学研究科、
四天王寺大学大看護学部・教授

石田　美知　前掲

下村　明子　藍野大学大学院看護学研究科、
藍野大学医療保健学部看護学科・特任教授

田村　博美　金城大学看護学部・講師

深谷　久子　人間環境大学大学院看護学研究科、人間環境大学看護学部・教授

母性看護学

内藤　直子　前掲

朝岡みゆき　岐阜保健大学大学院看護学研究科、岐阜保健大学看護学部・講師

白石　三恵　大阪大学大学院医学系研究科保健学専攻、
大阪大学医学部保健学科看護学専攻・准教授

木内　佳織　大阪大学大学院医学系研究科保健学専攻、
大阪大学医学部保健学科看護学専攻・助教

佐々木睦子　元・香川大学医学部看護学科・教授

小松　千佳　元・香川大学医学部看護学科・助教

福山　智子　前掲

辻　久美子　東京医療保健大学大学院看護学研究科、
東京医療保健大学和歌山看護学部・准教授

杉下　佳文　人間環境大学大学院看護学研究科、
人間環境大学看護学部学科長・教授

佐原　玉恵　徳島文理大学大学院看護学研究科、
徳島文理大学保健福祉学部看護学科・教授

齋藤　祥乃　藍野大学大学院看護学研究科、
藍野大学医療保健学部看護学科・教授

近藤　邦代　岐阜保健大学大学院看護学研究科、岐阜保健大学看護学部・講師

星　　貴江　人間環境大学看護学部・講師

植村　裕子　香川県立保健医療大学保健医療学部看護学科・講師

精神看護学

彡喜田恵子　岐阜保健大学大学院看護学研究科、岐阜保健大学看護学部・教授

松原　紀子　前掲

越智　百枝　愛媛県立医療大学大学院保健医療学研究科看護学専攻、
愛媛県立医療大学保健学部看護学科・教授

小野　　悟　岐阜保健大学大学院看護学研究科、岐阜保健大学看護学部・講師

在宅看護学

栃本　千鶴　岐阜保健大学大学院看護学研究科、岐阜保健大学看護学部・教授

石井　英子　岐阜保健大学大学院看護学研究科、岐阜保健大学副学長・教授

関永　信子　松本看護大学・准教授

松井　妙子　鈴鹿医療科学大学看護学部・教授

福井　亨子　鈴鹿医療科学大学看護学部・助教

山田　裕子　名古屋女子大学健康科学部看護学科・准教授

山本　純子　前掲

中谷こずえ　前掲

楳田　恵子　岐阜保健大学大学院看護学研究科、岐阜保健大学看護学部・助教

看護の統合と実践

野田みやこ　岐阜保健大学大学院看護学研究科、
岐阜保健大学看護学部・教授

松原　紀子　前掲

中谷こずえ　前掲

基礎医学

河田　美紀　岐阜保健大学大学院看護学研究科、岐阜保健大学学長・教授

河田　好泰　岐阜保健大学大学院看護学研究科・教授

小萱　康徳　岐阜保健大学大学院看護学研究科、岐阜保健大学看護学部・教授

森　　祐志　岐阜保健大学大学院看護学研究科、岐阜保健大学看護学部・教授

永井　博弌　岐阜保健大学大学院看護学研究科、
岐阜保健大学看護学部顧問・教授

尾藤　長雄　岐阜保健大学大学院看護学研究科、岐阜保健大学・客員教授

内藤　直子　前掲

はじめに

学生の皆さまは、いつも看護師国家試験のことが気になりませんか。私たち教員も、いつも気になります。いつにも増して、とくに想定外の新型コロナ感染症による臨地実習の実践が不透明な状況下においてはなおさらです。

このような状況のなか、皆さまの学習のあり方においては、選択問題の自己学習で、どこまで実力が培えて、卒後の臨床現場での勤務で、看護実践能力の向上にどのくらい役立つのだろうかと、いつも考えています。

そこで、状況設定問題のみの問題集にも取り組んでもらえると、看護師国家試験を受ける看護学生の実力がポワーアップされるのではないかと思い、本書の企画を考えました。なぜなら、病態生理、看護の原則、看護で必要な基準値、医療問題など今日的な話題、新型コロナ感染症などの理解と対応など、すべての状況を理解・判断した「統合力」が状況設定問題を解くうえで必須になるからです。

どうぞ、看護師国家試験受験をめざされる学生の皆さまの強い味方といえる本書を一度、ぜひ手にしてください。

本書の特徴：７ポイント

1．状況設定のみの予想看護国試問題集で、他に見当たらないといえるでしょう。
2．看護の全領域からなり、複数の教員が執筆しバランスを整えています。
3．看護学教育にかかわる教員による看護学生のための予想看護国試問題です。
4．多数の問題で重なりがあるのは、それだけ出題頻度が高いと考えます。
5．基礎看護学や基礎医学、薬学領域からの状況設定問題は初めてに近いです。
6．筆者全員は、長年の看護学教育のエキスパートの先生にご協力していただいています。
7．各頁は目に優しいカラーで、学生の皆さまにとり使いやすく工夫された問題集です。

本書の構成：５つの設定

1．事例の設定
2．学習のキーポイントの設定
3．各事例は２～４問の出題を設定
4．正解＆なっとくColumnの設定
5．Columnは問題の解説やミニ知識を設定

本書の利用される皆様へメッセージ

学生の皆さまは、事例紹介のウサギとカメのイラストの意味をどのように思われましたでしょうか。幼いころイソップ物語を読んで頂いたり、小学生のときご自分で絵本を読みいろいろ想像されたかもしれませんね。

本書を学習されるとき、ウサギさんのように急いで最後まで一気に学習したり、カメさんのように問題を一つひとつ解きながら、学習されたテキストの章を紐解きながらマイペースでゆっくり、進められるかもしれません。

ウサギさんでもカメさんでも、よいと思います。なぜなら、必ず、同じゴールに到達されるからです。そうです、「看護師国家試験合格」というゴールです。

本書を手にされ、１年生から修了した科目ごとにセルフラーニングの友だちとして、何度も「予想看護師国家試験問題・状況設定」の視点から学習されると、測定値や検査値のもつ意味を総合的に看護判断できるようになり、ついには「看護の統合力・考える力の向上」が達成されることになるでしょう。

筆者一同、学生の皆さまが栄冠を勝ちとられることを、信じて期待しております。

2021年７月

内藤直子

CONTENTS

5　母性看護学　193

1

基礎看護学

事例 1　咳と呼吸困難のため精密検査目的で入院となった患者

Aさん（70歳、男性）は、咳と呼吸困難があり、精密検査目的で入院となった。日常生活行動は自立しているが、歩行時に呼吸困難がある。Aさんの顔色は白っぽく、じわっと額に汗をかいている。入院時のバイタルサインズは、体温37.7℃、脈拍数80回/分、呼吸数18回/分、血圧140/70mmHgであった。90歳の母親と2人暮らしのため、「自分が入院すると母親の生活が心配だ」という。

学習のキーポイント

この設問は、咳と呼吸困難のため精密検査目的で入院となった患者の事例である。次の4つのポイントで正解をみつけよう。

❶精密検査目的の入院である。
❷日常生活行動は自立しているが、歩行時に呼吸困難がある。
❸顔色は白っぽく、じわっと額に汗をかいている。
❹90歳の母親と2人暮らしである。

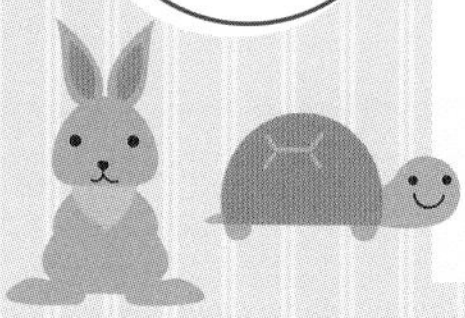

問題 1　入院時、アナムネーゼ聴取のため面談室を使用することにした。Aさんへの対応として適切なのはどれか。

1．Aさんと視線を合わさないようにする。
2．質問はすべてオープンクエスチョンを用いる。
3．Aさんの価値観や社会的背景を考慮する。
4．Aさんの話を途中で遮ってでも、情報収集しなければならない項目について質問する。

問題 2　パルスオキシメータによる経皮的動脈血酸素飽和度（SpO_2）を測定することになった。適切なのはどれか。

1．末梢循環不全のある部位で測定する。
2．耳朶（耳たぶ）で測定する。
3．爪が長い場合でも、指先にプローベを装着してよい。
4．基準値は80～90％である。

問題 3　Aさんの今後の治療方針や目標確認のため、多職種との合同カンファレンスを企画することになった。チームカンファレンスについて適切でないのはどれか。

1．退院日が決まってから行う。
2．患者が参加する場合もある。
3．時間制限を設ける。
4．合同カンファレンス中でも、ナースコールには対応する。

正解&なっとく Column

問題1 入院時のアナムネーゼ聴取について、どのようなコミュニケーション技術を活用すればよいかという問題である。70歳の高齢者であるが、日常生活行動は自立しており同居している母親を心配していることから認知機能やコミュニケーションには問題がないと考えられる。

問題2 咳や呼吸困難、顔色も白っぽいことから、呼吸状態を観察するためにパルスオキシメータで測定することになった。パルスオキシメータ測定時の注意点や基準値についての問題である（**図1**）。

問題3 多職種との合同カンファレンスについての問題である。常に患者中心であること、多職種との連携がとれるように配慮することが大切となる。

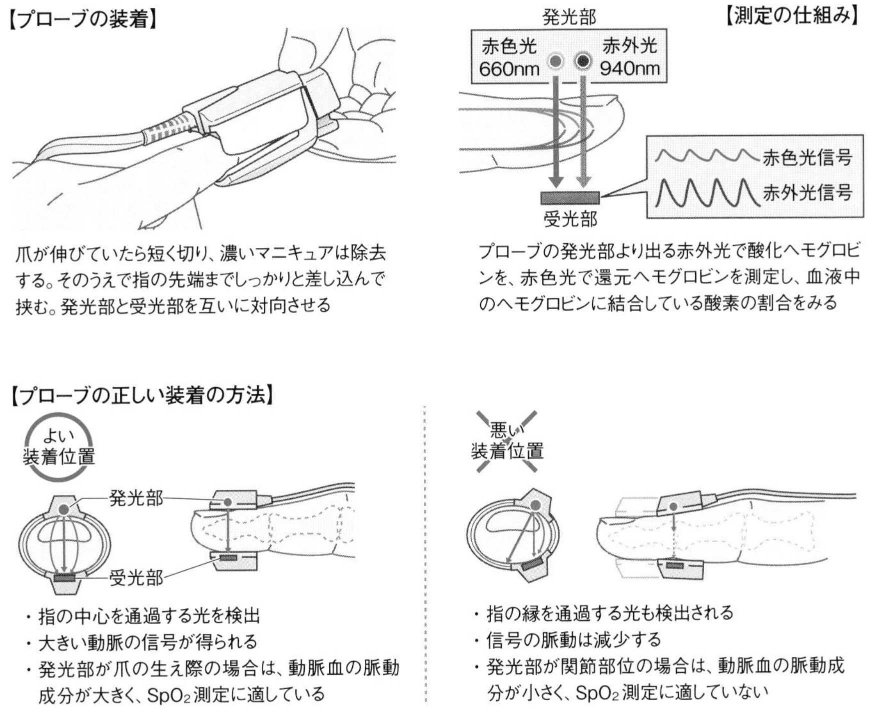

図1　持続パルスオキシメータの装着

（江口正信編著：新訂版 根拠から学ぶ基礎看護技術、p.52、サイオ出版、2015）

問題1 ▶ 正解3
対象者の社会的な状況が健康問題を引き起こし、心理的側面に影響を及ぼしていることも多く、また個人の価値観は、その人の意思決定や行動を起こす場合のベースとなるため、対象者の人生において重要視していることを知ったうえで援助することが大切である。

問題2 ▶ 正解2
パルスオキシメータの装着部位は、毛細血管が豊富で測定のしやすい指先、耳朶（耳たぶ）、前額部が一般的である。

問題3 ▶ 正解1
チーム医療において、多職種の連携・協働により、入院時から退院に向けたかかわりを考えることで、早期に患者の日常生活動作の再獲得や目標達成に向けた援助を行うことができる。

（名越民江／大江勤子）

事例 2　脱水症状があり輸液管理が必要な患者

Ｂさん（78歳、男性）は口渇があるが飲水時にむせることが多く、皮膚の乾燥も著明であるため持続点滴を行っている。身体測定を実施したところ、身長170cm、体重50kgで、食欲はなく食事摂取ができていない。また腹部の聴診を行うと腸蠕動音も弱く、下腹部膨満があり、排便は５日間みられない。トイレに行っても努責することができない様子である。

学習のキーポイント

この設問は、脱水症状があり、輸液管理が必要な患者の事例である。次の３つのポイントで正解をみつけよう。

❶持続点滴を行っている。

❷食事摂取時にむせることが多いことから、水分摂取も不足し脱水を起こしている恐れがある。

❸食欲はなく、排便もみられていない。

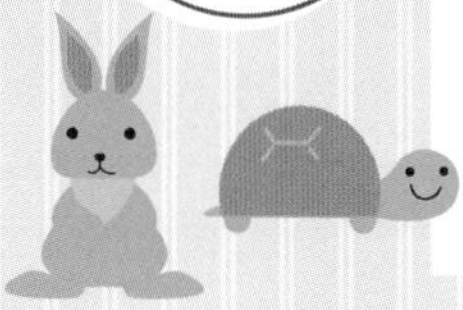

問題 1　右前腕から持続点滴中であるＢさんの寝衣交換で適切なのはどれか。

1．脱衣時は、点滴をしている腕から脱ぐ。
2．着衣時は、点滴ボトルを袖に通してから腕を通す。
3．三方活栓や輸液セットを外して袖を通す。
4．点滴ボトルを逆さにして袖を通す。

問題 2　点滴静脈内注射500mL/10時間の指示があった。60滴/mLの輸液セットを使用した場合、１分間の滴下数はどれか。

1．30滴
2．40滴
3．50滴
4．60滴

問題 3　Ｂさんにグリセリン浣腸50mLを行うことになった。正しいのはどれか。

1．カテーテル挿入の長さは５～６cmである。
2．注入直後に努責してもらう。
3．浣腸液の温度は43℃にする。
4．挿入時の体位は右側臥位とする。

正解&なっとく Column

問題 1 持続点滴中の寝衣交換の方法についての問題である。輸液セットのルートが絡まったり接続が外れないようにするためのポイントを押さえる。

問題 2 点滴の滴下数を問う問題である。通常は一般の輸液セット（20滴/mL）による滴下数を求めることが多いが、設問で指示された輸液セット（微量用）の滴下数に合わせて答えることが必要である。

問題 3 浣腸実施時の注意点についての問題である。脱水症状ややせがあり、努責できない状況から排便困難になっている。設問には禁忌事項も含まれているため、なぜこの方法で実施するのか根拠を理解しておく必要がある。

2．浣腸液が直腸から下行結腸以遠に到達して、腸壁を刺激し蠕動運動をもたらすためには、３分間程度の時間が必要である。ただちに努責を行うと浣腸液だけの排出になる場合が多い。。

3．浣腸液の温度は直腸温（37.5～38℃）より高い40～41℃に温めておく。高過ぎると腸粘膜に炎症を及ぼす可能性がある。

4．患者の体位を、膝を屈曲した左側臥位にすると、浣腸液が大腸の走行に沿って直腸から結腸にスムーズに流れていく。

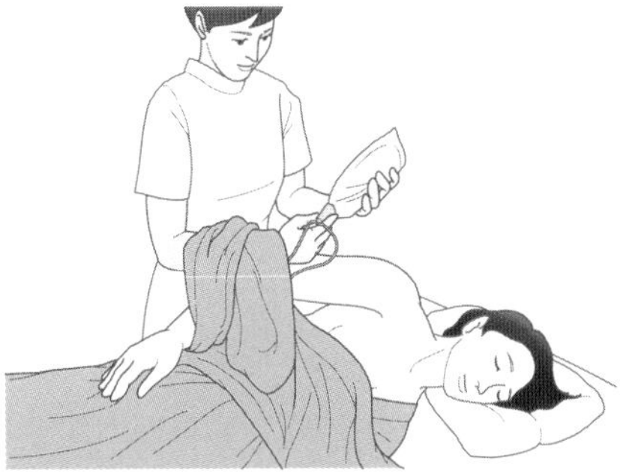

①実施されていない側の袖から脱がせる
②片側の見頃を脱がせた後は、点滴が実施されていない側を下に仰臥位をとる
③点滴に空気が混入したり、血液が逆流しないように注意しながら、実施する（点滴を一時的に止める、あるいはチューブを屈曲させる）
④先に点滴ボトルを袖に通す
⑤点滴を再開し、滴下状態を確認する
⑥点滴を実施している腕を袖に通す
⑦点滴をチェックする
⑧刺入部の漏れ、ルートの閉鎖や接続部の緩みがないことや、滴下速度などを確認する

図1　持続点滴中の寝衣交換

（藤野彰子ほか編著：新訂版 看護技術ベーシックス、第２版、p.271、サイオ出版）

問題1 ▶ 正解2
脱衣時は、点滴をしていない腕から脱ぎ、次に点滴をしている腕を抜いて点滴ボトルを袖に通す。
着衣時は、点滴ボトルを袖に通してから点滴しているほうの腕を通す。

問題2 ▶ 正解3
500mLの点滴を10時間で投与するため、50mL/時間の速度となる。１mLが60滴の輸液セットでは、(50mL×60滴)÷60分＝50滴/分となる。

問題3 ▶ 正解1
カテーテル挿入の長さは５～６cmである。７cm以上挿入するとＳ状結腸を損傷し、直腸穿孔を起こす恐れがある。

（名越民江／大江勤子）

事例3 誤嚥性肺炎のため酸素投与が必要な患者

Cさん（女性、80歳）は嚥下障害があり、誤嚥性肺炎のため入院している。今朝のバイタルサインズは、体温38.0°C、脈拍数98回/分、呼吸数20回/分、血圧130/80mmHg、SpO_2 93%である。発熱が続いているため、倦怠感が強く臥床しがちである。湿性咳嗽がみられ、右気管支分岐部で水泡音が聴診されている。医師の指示により、酸素療法を鼻腔カニューレで1L/分で開始となった。絶飲絶食中のため胃管を留置し、経管栄養法を行っている。

学習のキーポイント

この設問は、誤嚥性肺炎のため酸素投与が必要な患者の事例である。次の4つのポイントで正解をみつけよう。

❶80歳の高齢患者である。
❷嚥下障害のため誤嚥性肺炎を起こしている。
❸鼻腔カニューレによる酸素療法を行っている。
❹患者の意思決定を支援する看護師の役割

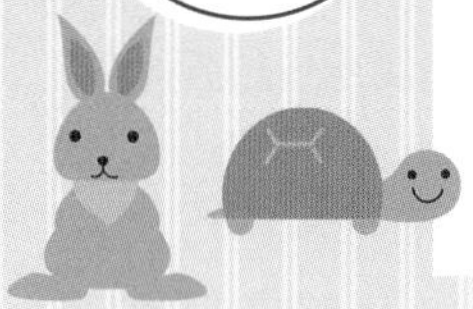

問題1 Cさんが胸部レントゲン撮影に車いすで行くことになった。500L酸素ボンベ（14.7MPa充填）の内圧計は8MPaを示している。使用可能時間はどれか。

1．約6時間40分
2．約3時間30分
3．約2時間
4．約2時間30分

問題2 Cさんは臥床しがちで、なかなか排痰ができない状態にある。適切な対応はどれか。

1．安静を保つため仰臥位を維持する。
2．食事摂取ができるようになったら、口腔ケアを行う。
3．喘鳴があれば気管内吸引を行う。
4．呼吸音を聴取し、体位ドレナージを行う。

問題3 Cさんの嚥下障害が改善される様子がないことから、医師から本人と家族に胃瘻造設の説明が行われた。本人は看護師に「胃瘻はいやだ」といったが、医師や家族にはいえないでいる。看護師に求められる役割で、最も適切なものはどれか。

1．アドボカシー
2．セルフエフィカシー
3．パターナリズム
4．ネグレクト

正解&なっとく Column

問題1 酸素ボンベの残量から、使用可能時間を算出する問題である。

問題2 排痰の援助ケアに関する問題である。臥床しがちで、誤嚥しやすい状況にあることをふまえて考える。

問題3 患者の意思決定を支援する看護師の役割についての問題である。

表1　酸素ボンベの酸素残量早見表　内容積3.4L（ガス容量500L）の場合（分）

ボンベの圧力	kgf/cm²	140	130	120	110	100	190	80	70	60	50
	Mpa	14	13	12	11	10	9	8	7	6	5
酸素流量（L/分）	0.5	760	700	650	590	540	480	430	380	320	270
	1	380	350	320	290	270	240	210	190	160	130
	2	190	170	160	140	130	120	100	95	81	68
	3	120	110	100	199	190	81	72	63	54	45
	4	95	88	81	74	68	61	54	47	40	34
	5	76	70	65	59	54	48	43	38	32	27
	6	63	58	54	49	45	40	36	31	27	22
	7	54	50	46	42	38	34	31	27	23	19
	8	47	44	40	37	34	30	27	23	20	17
	9	42	39	36	33	30	27	24	21	18	15
	10	38	35	32	29	27	24	21	19	16	13

1MPa＝10kg・cm²として、安全係数0.8をかけた数値で表示

■使用可能時間 60分以上　　■使用可能時間 46～59分以下
■使用可能時間 30～45分以下　　■使用不可：交換 30分未満

■酸素ボンベの使用可能時間の計算方法

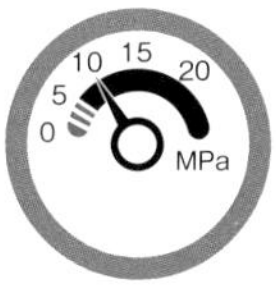

使用可能量（L）＝ボンベの内容積（L）× 現在の圧力計の値（MPa）×10
使用可能時間（分）＝使用可能量（L）× 安全係数（0.8）÷1分間の流量（L/ 分）
例）ボンベ内容積:3.4L、圧力表示:10MPa、指示流量:3L/分の場合

・圧力表示が MPa の場合
使用可能量（L）＝3.4（L）×10（MPa）×10＝340
使用可能時間（分）＝340（L）×0.8（安全係数）÷3（L/ 分）≒90 分

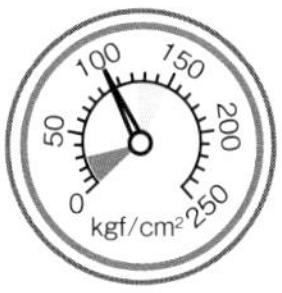

・圧力表示が kgf/cm² の場合
使用可能量（L）＝3.4（L）×100（kgf/cm²）＝340
使用可能時間（分）＝340（L）×0.8（安全係数）÷3（L/ 分）≒90 分

問題1 ▶ 正解2
14.7MPaが充填圧であることから、（500L × 8 MPa）÷ 14.7MPa＝約272Lの残量であることが分かる。Cさんは1 L/分の酸素療法を行っていることから、272L × 0.8 ÷ 1 L＝217分（約3時間30分）使用可能である。

問題2 ▶ 正解4
自力で身体を動かしにくい患者は、重力や心臓の荷重、腹圧により、背側の肺が圧迫され肺容量が小さくなり、横隔膜の運動も制限されやすい。そのため、血液は背側に、ガスは胸部側に集まることで換気血流不均等が生じ、気道分泌物も背側に貯留しやすくなる。そこで、体位ドレナージを行うことで、重力の作用によって気道分泌物の排出をはかる。

問題3 ▶ 正解1
患者が自分の意思を示せるように、看護師は患者の権利を擁護し代弁する（アドボカシー）働きが必要である。

（名越民江／大江勤子）

事例 4　交通事故による外傷のため ショックを起こしている患者

Dさん（45歳、男性）が交通事故のため腹部切創で搬送されてきた。病院到着時にはジャパン・コーマ・スケールはレベルⅡ-10、体温35.9℃、脈拍数50回/分（微弱）、呼吸数８回/分、血圧66/46mmHgであった。医師により静脈留置カテーテルが挿入され、輸液が開始された。また、輸血の準備のため血球検査、血液型、クロスマッチ検査の指示が出た。

学習のキーポイント

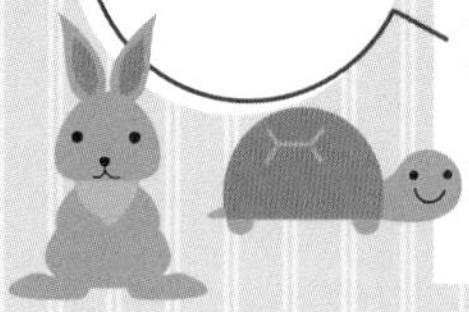

この設問は、交通事故による外傷のためショックを起こしている患者の事例である。次の２つのポイントで正解をみつけよう。

❶腹部切創で搬送された。

❷バイタルサインズの測定値、とくに脈拍数・血圧に着目しよう。

問題 1　ジャパン・コーマ・スケール　レベルⅡ－10の状態はどれか。

1．見当識障害がある。
2．呼びかけると容易に開眼する。
3．痛み刺激に対し開眼せず、払いのけるような動作をする。
4．痛み刺激に対して反応しない。

問題 2　Dさんに最も適切な体位はどれか。

1．シムス位
2．腹臥位
3．下肢挙上
4．頭部挙上

問題 3　Dさんに起こっていると考えられるショックはどれか。

1．心原性ショック
2．神経原性ショック
3．出血性ショック
4．アナフィラーキシーショック

正解&なっとく Column

問題① ジャパン・コーマ・スケール（Japan Coma Scale：JCS）で意識状態を測る問題である。JCSの１桁は開眼している状態、２桁は刺激により開眼する状態、３桁は刺激によっても開眼しない状態を指す（**表１**）。

問題② ショック時にとる体位についての問題である。循環障害があることを考慮し、脳血流を維持できる体位を考える（**図１**）。

問題③ ショックの種類についての問題である。交通事故による腹部切創によって起こっており、血圧低下していることをふまえて考える（**表２**）。

表１　ジャパン・コーマ・スケール（JCS）

Ⅰ 覚醒している	
1	だいたい清明だが、いまひとつはっきりしない
2	見当識障害がある
3	名前、生年月日が言えない
Ⅱ 刺激すると覚醒する	
10	普通の呼びかけで開眼する
20	大きな声、または身体を揺さぶると開眼する
30	痛み刺激を加え、呼びかけをくり返すと、かろうじて開眼する
Ⅰ 覚醒している	
100	痛み刺激に対して、払いのけるような動作をする
200	痛み刺激で少し手足を動かしたり、顔をしかめる
300	痛み刺激に反応しない

注：意識が清明な場合は「0」とし、「JCS 0」と表記し、意識状態に応じて「JCS 1」、「JCS 20」、「JCS 300」と表記。不穏状態「R：restlessness」、失禁「I：incontinence」があれば「R」「I」を付記する（JCS 20-RI、JCS 200-I）。無動性無言症（akinetic mutism）や失外套症候群（apallic state）があれば「A」を付記する（JCS20A、JCS200RA）。

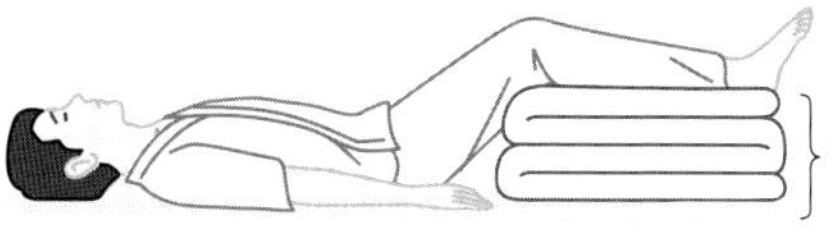

図１　ショック体位

表２　ショックの分類と原因

①循環血液量減少性ショック hypovolemic shock	出血（外傷性出血、消化管出血、子宮外妊娠破裂） 脱水（脱水、熱中症、嘔吐、下痢、糖尿病昏睡） 血管透過性亢進（広範囲熱傷、汎発性腹膜炎、急性膵炎、イレウス、低栄養）
②血液分布異常性ショック distributive shock	神経原性（脊髄損傷、血管迷走神経反射） アナフィラキシー（薬物、ハチ、食物） 感染性（敗血症） 急性腎不全（副腎クリーゼ）
③心原性ショック cardiogenic shock	心筋梗塞（急性心筋梗塞、拡張型心筋症、心筋炎、弁膜症、心損傷） 重症不整脈（洞不全症候群、房室ブロック、心室頻拍、上室性頻拍）
④心外閉塞・拘束性ショック obstructive shock	主要心・血管閉塞（肺血栓塞栓症、急性大動脈解離、心房粘液腫、心房壁在血栓） 胸腔内圧上昇（緊張性気胸、陽圧呼吸） 心圧迫（心タンポナーデ、収縮性心膜炎） 血管圧迫（縦隔腫瘍）

（日本救急医学会監修、日本救急医学会専門医認定委員会編：救急診療指針、改訂第4版、p.74、へるす出版、2011より改変）

問題１ ▶ 正解２
呼名により開眼する状態であることから、JCS２桁のレベルである。

問題２ ▶ 正解３
仰臥位で下肢挙上を維持することによって、循環血液量減少性ショックに対し、静脈還流増大による心拍出量の改善をはかる。反対に頭部挙上すると、静脈還流の増大がはかれないため不適切である。

問題３ ▶ 正解３
Dさんは交通事故による腹部切創により、内臓損傷および大量出血が考えられる。

（名越民江／大江勤子）

事例 5 高齢者で高血圧のコントロールが必要な患者

Eさん（80歳、女性）は、高血圧のため降圧剤を服用している。両膝痛があり杖歩行をしているが、日常生活はゆっくりと自分で行うことができる。Eさんは朝から頭痛を訴え、朝食を摂取していなかった。安静にして様子をみていたが、11時に頭痛が消失したため入浴したいと希望があった。Eさんは普段から長風呂を好んでいる。朝の血圧は182/102mmHg、現在の血圧は128/82mmHgである。

学習のキーポイント

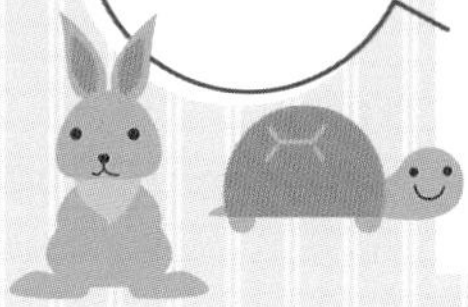

この設問は、高齢者で高血圧のコントロールが必要な患者の事例である。次の３つのポイントで正解をみつけよう。

❶80歳と高齢であり、降圧剤を内服している。
❷朝から頭痛を訴え、血圧が182/102mmHgと高値であった。
❸日常生活はゆっくりだが自分で行うことができる。

問題 1 入浴を中止する理由について最も優先されるものはどれか。

1．褥瘡のリスク
2．脱水のリスク
3．低血糖のリスク
4．血圧変動のリスク

問題 2 入浴について正しいのはどれか。

1．静水圧作用により呼吸数が増加する。
2．適温での入浴時は、温熱作用により末梢血管が収縮する。
3．浮力作用により体重が１／２程度に軽くなる。
4．エネルギーの消耗がシャワー浴より小さい。

問題 3 翌日は体調も安定し入浴が可能となった。入浴時の対応で適切なのはどれか。

1．浴槽の湯の温度は42℃に設定する。
2．浸水時は肩までつかる。
3．脱衣室の温度は22～24℃に設定する。
4．長風呂を勧める。

正解&なっとく Column

問題① 入浴によって及ぼされる影響について考える問題である。降圧剤を内服していても、頭痛や高血圧症状があることをふまえる必要がある。

問題② 入浴による３つの作用（静水圧・温熱・浮力作用）についての問題である。静水圧作用とはどのような作用を指し、身体面にどのような影響があるのか理解しておく（**図１**）。

問題③ 高齢者である高血圧症患者に対して、安全に入浴するためのポイントを考える問題である。本人の好みをすべて尊重するのではなく、循環動態への影響を最小限に抑える必要がある（**図２**）。

①温熱作用
- 末梢血管：適温では拡張し、高温では収縮する
- 循環促進：脈拍の増大
- 血圧の変動
- 多量の発汗
- 神経の感受性の低下：リラックス、鎮静

②静水圧作用
- 新陳代謝の促進
- 循環促進：末梢の血管への作用と温熱効果との相乗作用
- 腹部への圧迫により横隔膜の挙上：肺の容量は減少し空気の量が減るため、これを補うために呼吸数は増加

③浮力作用
- 筋肉の負担軽減：疲労回復
- 関節可動範囲の拡大：運動機能回復
- 体重：１/９～10程度になる

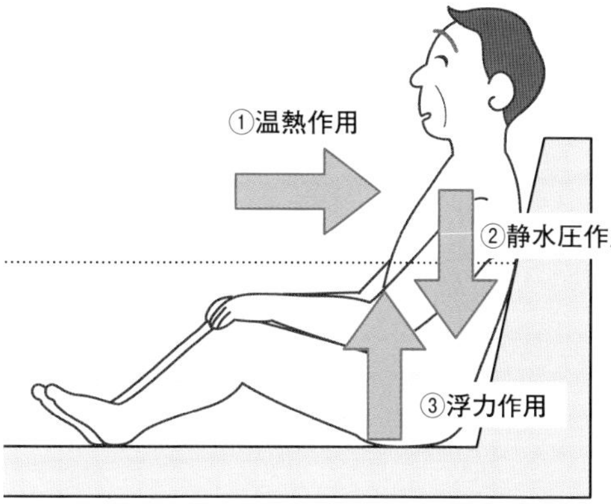

図１　入浴が全身に及ぼす作用

（桑島厳：寒冷期における中高年の入浴の事故. 日本医事新報、N3996、p.2、2000.11.25より改変）

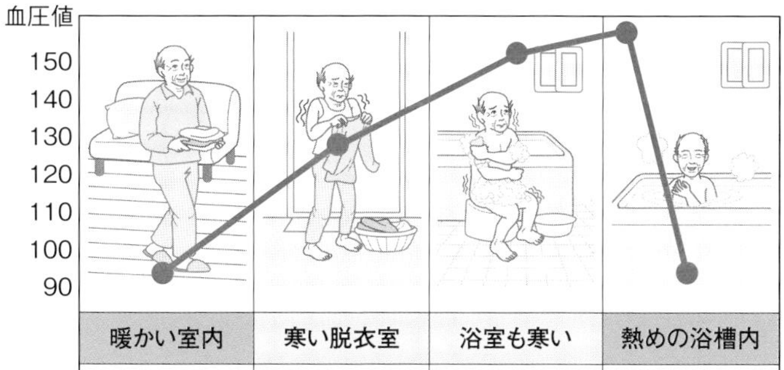

暖かい室内	寒い脱衣室	浴室も寒い	熱めの浴槽内
血圧安定	血管が縮んで血圧上昇	血圧がさらに上昇	血管が広がり血圧低下

寒い脱衣室で裸になり、寒い浴室に入ると血管が収縮し、血圧が急激に上昇する。その状態で熱い湯に入るとさらに、血圧は上昇。その後、身体が温まることで血管は拡張し、血圧は低下する。血圧が乱高下することで心臓に大きな負担をかけ、ヒートショックをまねく。

図２　ヒートショック

問題１ ▶ 正解４
頭痛や高血圧症状がみられていることから、入浴により血圧変動が考えられ危険を伴いやすい。

問題２ ▶ 正解１
水中では、水面からの深さに応じて体表面にあらゆる方向から静水圧がかかり、水深が深いほど圧は強くなる。

問題３ ▶ 正解３
気化熱により体温が奪われ寒気を感じることで起こる血圧上昇や、酸素消費量の増加を防ぐため浴室と脱衣所の温度差に注意する。

（名越民江／楠本昌代）

事例 6　麻痺があり、感染症の疑いのある患者

病棟に緊急入院の連絡が入った。Fさん（70歳、男性）は、2週間前から微熱と咳嗽があったが、自宅で様子をみていた。2日前から39℃代の発熱が持続、意識は清明だが、朝から倦怠感や呼吸困難が出現している。既往歴に脳梗塞があり、左麻痺がある。

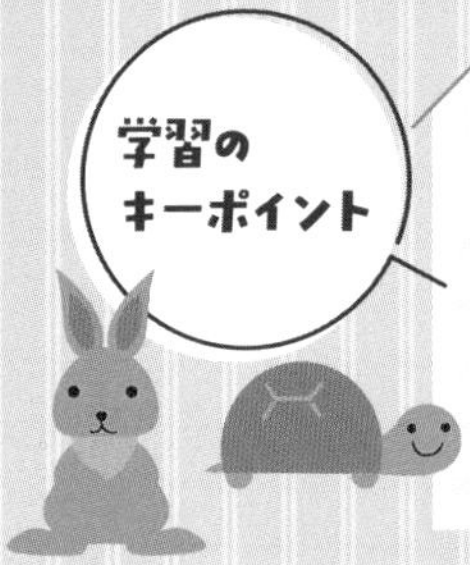

この設問は、感染症の疑いのある患者の事例である。次の3ポイントで正解をみつけよう。

❶2週間前から微熱と咳嗽が続いている。
❷意識は清明で脳梗塞等の再発はない。
❸左麻痺がある。

問題 1　今からベッドの準備を行う予定である。適切なベッド環境はどれか。

1.
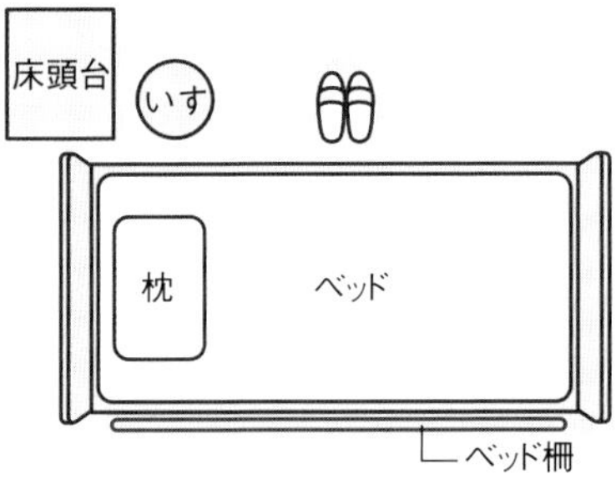

2.
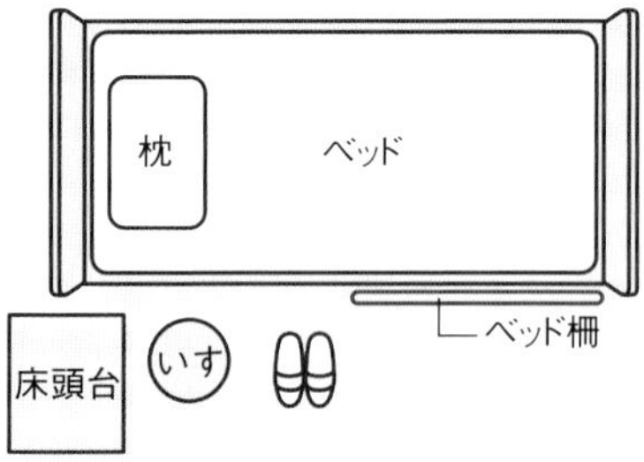

3.
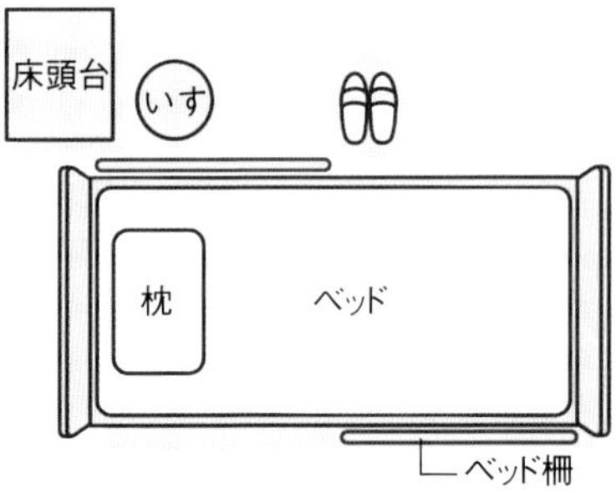

4.
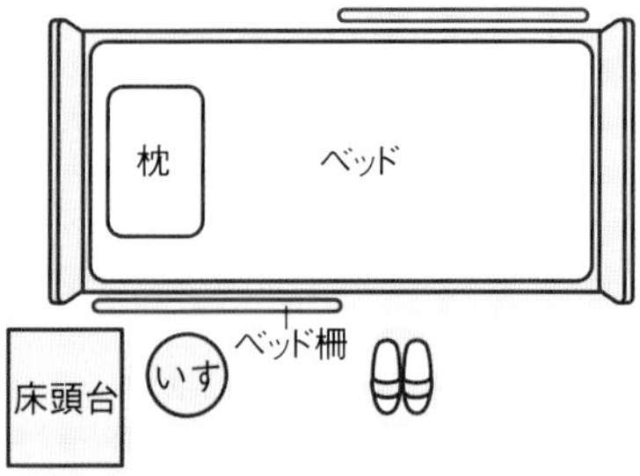

問題 2 空気感染の可能性があることがわかった。適切なのはどれか。

1．多床室の場合、ベッド間隔は１ｍ以上開けることが望ましい。
2．医療従事者はサージカルマスクを着用する。
3．室外への移動は不可欠な場合のみとする。
4．主な疾患はインフルエンザ、風疹である。

問題 3 感染対策として個人防護用具を使用することになった。適切なのはどれか。

1．ガウンの表面を清潔面として取り扱う。
2．ガウンを脱いでから手袋を外す。
3．手袋は中表にして外す。
4．手袋を外した後の手洗いは不要である。

正解&なっとく Column

問題 1 左麻痺がある場合のベッド環境について考える問題である。健側が右であることから、右側からベッド昇降を行える配置とする。

問題 2 空気感染防止についての問題である。２週間前から微熱と咳が続いていることから結核の恐れが考えられる。

問題 3 個人防護用具の使用方法についての問題である。患者に触れる部分を不潔部分と考えて行動することが必要である。

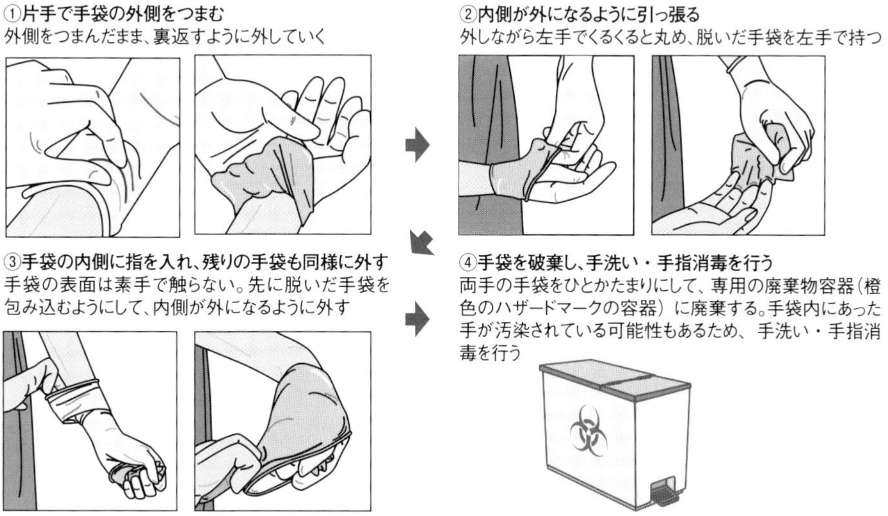

図１　手袋の外し方　（江口正信編著：新訂版 根拠から学ぶ基礎籠技術、p.125、サイオ出版、2015）

問題１▶正解４	問題２▶正解３	問題３▶正解３
右側から昇降できるようにベッドやベッド柵を配置する。	陰圧病床の個室で管理するため、室外へ出るのは必要最低限の検査のときだけとする。	ガウンや手袋の表側は、患者と接するため不潔部分と考える。

（名越民江／楠本昌代）

事例 7 臥床状態にある患者のバイタルサイン測定

受け持ち患者は２人部屋に入院中の老年期の女性患者Ａさん。右半身に麻痺がある。血圧の変動が激しく床上安静である。朝のベッド周囲の環境整備も終わり、現在午前10時である。看護計画として、午前10時に臥床状態でバイタルサイン（体温、脈拍、呼吸、血圧、経皮的動脈血酸素飽和濃度）の測定と一般状態の観察の指示が出ているため、情報を収集し物品の準備をした。Ａさんにあいさつし、床上安静による苦痛（腰痛や殿部痛）や体調など一般状態に関することを伺うとともに観察した。

学習のキーポイント

バイタルサインとは生きているしるし、つまり生命徴候のことである。一般的には体温、脈拍、呼吸、血圧、意識レベルをいう。看護者はバイタルサインの異常から客観的に生体機能の変調を見抜けるよう求められている。また患者の個別性を把握し、患者に適した方法で測定することが必要である。

この設問は、臥床状態にある患者のバイタルサイン測定の事例である。次の４つのポイントから正解をみつけよう。

❶右半身麻痺がある。
❷床上安静である。
❸臥床状態で測定する。
❹血圧の変動が激しい。

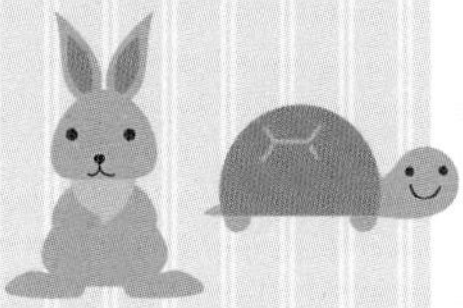

問題 1 血圧測定で誤っている項目はどれか。

1．マンシェットのゴム嚢に破れはないか事前に確認した。
2．上腕動脈部を十分に露出し、寝衣で上腕部が圧迫されないようにした。
3．マンシェットの幅が13cm、長さ22～24cmのものであることを確認した。
4．マンシェットを巻いた上腕と心臓の高さが水平になるようにする。
5．マンシェットを肘関節から５～６cm上で、ゴム嚢の中央が上腕動脈の真上になるように巻く。

問題 2 脈拍の測定について誤っている項目はどれか。

1．Ａさんの左上肢の橈骨動脈で測定する。
2．脈拍の変動する因子として、食事後、発熱、痛み、不安や恐怖などがある。
3．一般に収縮期血圧が60mmHgを下回ると橈骨動脈では脈が触知できなくなる。
4．橈骨動脈に、拇指、示指、中指の先を当てて測定する。
5．脈拍数とリズム、緊張度を観察し、基本的には１分間測定する。

問題 3 Aさんのバイタルサインのアセスメントで誤っている項目はどれか。

1．体温データで36.5℃なので平熱と判断した。
2．脈拍データで86回/分、リズム整、左右差なしなので、やや頻脈ぎみと判断した。
3．呼吸データで18回/分、息苦しさはないので問題なしと判断した。
4．血圧データで、昨日は162/100mmHg、今日は142/72mmHgなので昨日より落ち着いており問題なしと判断した。
5．パルスオキシメーターでは97%だったので問題なしと判断した。

正解&なっとく Column

問題 1 血圧測定の機器は病院によって異なるが、ここでは学生が使用することが多いアネロイド型血圧計についての設問である。血圧とは血流壁に及ぼす圧力のことで、心拍出量と血管抵抗で決まる。通常、血圧といえば動脈圧である。血圧は心臓、血管の状態を示す重要なバイタルサインの1つで、そのときの循環機能の状態を間接的に把握できる。血圧の生理的変動因子には、体位、年齢、性差、体格、入浴、運動、精神的ストレス、気温、飲酒などがある。

問題 2 脈拍とは、心臓の拍動によって生じる動脈壁の拍動で、心血管系の評価に重要な情報である。そのため脈拍に異常がある場合は、心音の聴取や心電図検査でより詳しく把握し、異常の原因を考える。脈拍の測定部位は橈骨動脈が多い。仰臥位の患者の右側に看護者がいる場合には、右手で患者の右手首の脈を測る。測定時は示指、中指、薬指の3指の先をそっと当て拍動数を数える。

問題 3 バイタルサインは重要な生命徴候を示しているが、それぞれ単独の値で判断することはできない。総合的に判断することが重要である。どれか一つに異常値が認められた場合、その他の測定値との関連性、全身状態、患者の自覚症状をあわせて観察、アセスメントする必要がある。

参考文献

1）岡崎寿美子他：カラー写真で学ぶ基礎看護技術1、p.23～35、医歯薬出版、2013
2）藤野彰子他編：新訂版　看護技術ベーシックス、第2版、p.68～74、サイオ出版、2017
3）吉田みつ子他：写真でわかる実習で使える看護技術、p.286～291、インターメディカ、2013
4）曾田信子他：看護師・看護学生のためのなぜ？どうして？、p.190～222、メディックメディア、2013
5）Web医事新報：NEWS、高血圧治療ガイドライン2019公表、成人の降圧目標を130／80mmHg未満に引下げ、https：//www.jmedj.co.jp/journal/paper/detail.php？id＝12176、2021年1月7日検索

問題1 ▶ 正解5
マンシエットを巻く場合は、手掌を上向きにし、上腕動脈に均等に圧力が加わるようにするため、肘窩から約2～3cm上にくるように装着する。

問題2 ▶ 正解4
拇指による触診は、検者自身の脈を誤って捉えることがあるので望ましくない。

問題3 ▶ 正解4
高血圧治療ガイドライン2019では、高血圧の基準は従来どおりの140/90mmHg以上とする一方、降圧目標は、75歳未満130/80mmHg未満、75歳以上140/90mmHg未満と厳格化した。

（廣田美喜子）

事例 8 術後患者の清潔ケア

外科病棟に入院中のAさんは、50歳の女性患者である。昨日、結腸切除の手術を受けたばかりで、痛みや倦怠感がまだ残っている。検温のあと、午前10時頃に清拭と術衣から和式寝衣に寝衣交換を行うことになっている。Aさんは持続点滴、酸素マスク、心電図モニター、サチュレーションモニター、膀胱留置カテーテルを装着している。Aさんは術後であり、側臥位などの体位変換や清拭実施そのものによる負担があるため、短時間で安楽に実施することを考えて看護師2人で実施することにした。

学習のキーポイント

この設問は、術後患者の清潔ケアの事例である。次の4つのポイントから正解をみつけよう。

❶術後患者の創部痛や倦怠感に配慮する。
❷短時間で安楽に実施する。
❸医師の指示のもと不要な装着物（モニター類など）を除去する。
❹精神的なリフレッシュをはかる。

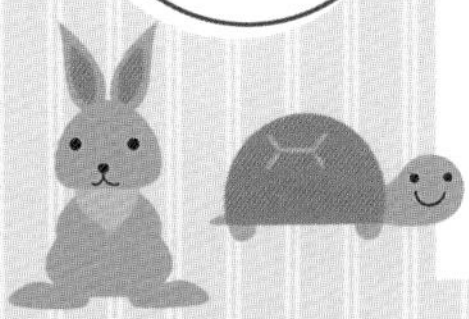

問題 1 実施前に患者の状態の確認をした。Open-ended question（開かれた質問）はどれか。

1．昨夜は眠れましたか。
2．傷は痛みませんでしたか。
3．今、いちばん苦痛な部位はどこですか。
4．吐気はありますか。
5．頭は痛くありませんか。

問題 2 清拭の実施前の準備について、誤っているものはどれか。

1．効果的なボディメカニクスを考えて、看護師の姿勢に負担が少ないベッドの高さに調節した。
2．室温や冷感に応じて使用できるよう掛物を準備した。
3．ベースンや湯入りバケツなど、必要物品を使用しやすいように配置した。
4．夏場で汗をかいており不快そうであったため、ベースンの湯温を35℃に設定した。
5．室温、湿度などを確認し、室温は23～26℃に保たれるようエアコンを調節する。

問題 3 清拭の方法で誤っているものはどれか。

1．上腕を清拭する場合は、比較的感覚が鋭敏で皮膚の薄い内側は後にして、感覚の鈍い外側から拭く。
2．患者の皮膚の汚染度、免疫能に応じてディスポーザブル手袋を装着する。
3．約30cm程度の距離を8秒で1往復するくらいのスピードで、適度な強さで拭く。
4．腋窩は2面が接しており汗線もあるので、伸展させよく観察しながらきちんと拭く。
5．循環を促進するため末梢から中枢に向けて拭く。

問題 4 寝衣交換の方法で誤っているものはどれか。２つ選べ。

1．寝衣を脱衣させる場合は、下の敷シーツへ湿気が移動するのを防ぐため、脱いだ寝衣を身体の下に広げる。
2．新しい寝衣は患者の身体の下にあまり厚みが出ないように軽く扇子折りにして入れ込む。
3．１名の看護師が、軽く患者の側面が浮くように補助し、他方の看護師が新しい寝衣や腹帯などを素早く引き出す。
4．腹帯は、患者が希望したので強く巻いた。
5．寝衣の最終確認では、右前になるように襟元を整え、紐を結んだ。

正解&なっとく Column

問題 1 質問には、開かれた質問（open-ended question）と閉じられた質問（closed-ended question）、その中間にある中立的な質問（neutral question）がある。患者の状況をみながら臨機応変に取り交ぜて質問する。一定の必要な情報を集めなければならないときは閉じられた質問を中心にすると効率的である。

問題 2 **問題 3** 術後患者の皮膚の清潔や精神的ケア、観察の場として全身清拭は重要である。必要物品を過不足なく、ワゴン上に使いやすく清潔に整え病室に運ぶ。とくに清潔に取り扱う物品とその他のものを分けてワゴンに準備する。術後患者の創部痛や倦怠感に配慮して安楽を重視し、なおかつ効率的に清拭を実施する。カーテンやスクリーンをしてプライバシーの保護に配慮するとともに、室温、気流を調整し、すきま風を遮断することで皮膚に水分が付着した後の気化熱が奪われるのを防ぐ。エアコンで室温、湿度を確認し、室温は23～26℃に保たれるようにする。必要に応じて「処置中」の札をかける。

問題 4 術後は発汗、分泌物などで汚染した寝衣を交換することで、皮膚の生理機能を良好に保つことができる。また術衣から平素の寝衣に交換することによって、精神的なリラックス効果も得られる。術後であれば、全身状態を把握し、安静度、疼痛などの部位や程度、装着物の種類等により、寝衣交換の方法を検討する。

参考文献

1）岡崎寿美子他：カラー写真で学ぶ基礎看護技術１、医歯薬出版、p.36～55、2013
2）藤野彰子他編：新訂版　看護技術ベーシックス、第２版、p.264～271、サイオ出版、2017
3）松崎有子：もう実習で困らない！患者とのコミュニケーション、サイオ出版、p.45～50、2005

問題1 ▶ 正解3
術後の心理プロセスからみると、生命の危機を乗り越え、回復にエネルギーを消費し痛みもあるため、認知、思考、感情などの心理的活動が弱まっているためyes-noで答えられる質問がよい。

問題2 ▶ 正解4
皮膚に当てるタオルの温度は40～45℃が適温とされているため、準備の間に冷めることを考慮してこの温度より温かい湯を用意しなくてはならない。

問題3 ▶ 正解3
約30cm程度の距離を１秒で１往復するくらいのスピードで、静脈血の還流を促進するように適度に圧を加えながらリズミカルに拭いていく。

問題4 ▶ 正解1、4
新しい寝衣と接触させないように、脱いだ寝衣は内側へ軽く扇子折りにして患者の下へ押し込む。腹帯は術後の患者の負担や創部痛を考えて、緩め過ぎず、締めすぎず、適度な圧迫感で巻く。

（廣田美喜子）

事例 9　意識レベルが低下している患者の意識レベルの評価

患者Aさん（80歳、男性）は、転倒し頭部を強打して入院した。入院時、Aさんは見当識障害があり、大きな声で呼びかけ肩周辺をたたくことで開眼した。痛み刺激に対しては払いのけるような動作をするのみで、左上下肢が右上下肢に比べて動きが弱かった。夜間の巡回中に意識レベルが低下しているAさんを発見した。痛み刺激で全く反応が無く、入院当初に比べて意識状態が悪くなっていると判断し医師に電話連絡したところ、ジャパン・コーマ・スケール（JCS）で評価して下さいという指示があった。

学習のキーポイント

この設問は、意識レベルが低下している患者の意識レベルの評価についての事例である。次の４つのポイントから正解をみつけよう。

❶意識レベルの低下がある。
❷ジャパン・コーマ・スケール（JCS）で評価を行う。
❸痛み刺激による反応の変化がある。
❹左上下肢が右上下肢に比べて動きが弱い。

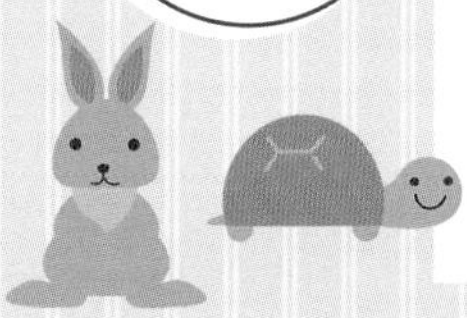

問題 1　意識レベルの観察で最初に行うのはどれか。

1．身体を揺さぶる。
2．対光反射をみる。
3．患者に呼びかける。
4．痛み刺激を与える。
5．鎖骨をたたく。

問題 2　現時点でのジャパン・コーマ・スケール（JCS）による評価はどれか。

1．Ⅱ－20
2．Ⅱ－30
3．Ⅲ-100
4．Ⅲ-200
5．Ⅲ-300

問題 3　この事例において、意識状態が急激に悪化した病態として考えられるのはどれか。

1．外傷性急性硬膜下血腫
2．脳腫瘍
3．心筋梗塞
4．水頭症
5．脊髄損傷

正解&なっとくColumn

問題① 意識レベルの観察で、患者に呼びかけて声が出るということは気道が開通していることを示す。また話ができるということは意識があり、血圧がある程度保たれていると判断できる。呼びかけても反応がなければ、鎖骨を優しく叩いて反応をみる。身体を強く揺らしたり、頭や首周辺を激しく動かすことをしてはいけない。

問題② 意識レベルの低下を早期に発見し対応することは、その人の予後にかかわる重要なケアである。入眠しているのか、意識レベルが低下しているのかを見極めることが重要となる。臨床でよく用いられる意識レベルのスケールとして「ジャパン・コーマ・スケール」がある。3-3-9度方式とよばれ「Ⅰ：刺激しないでも覚醒している状態」「Ⅱ：刺激すると覚醒する状態」「Ⅲ：刺激しても覚醒しない状態」の3群をさらに3段階に分け、意識レベルを9段階で評価する（p.17、**表1**参照）。

意識レベルを観察するには、瞳孔の大きさや左右差、眼の動きの異常をあわせて観察する。瞳孔散大（5 mm以上）、または縮小（針先の大きさ）、左右差がある場合は、生命の危機が迫っている可能性があり早急な対応が必要である。

問題③ 出血部位により次のように分類される（**図1**）。

- **急性硬膜外血腫**：頭蓋骨と硬膜の間に出血したもの。
- **急性硬膜下血腫**：硬膜とくも膜の間に出血したもの。
- **くも膜下出血**：くも膜と軟膜の間に出血したもの。
- **脳挫傷**：脳細胞が直接損傷したもの。

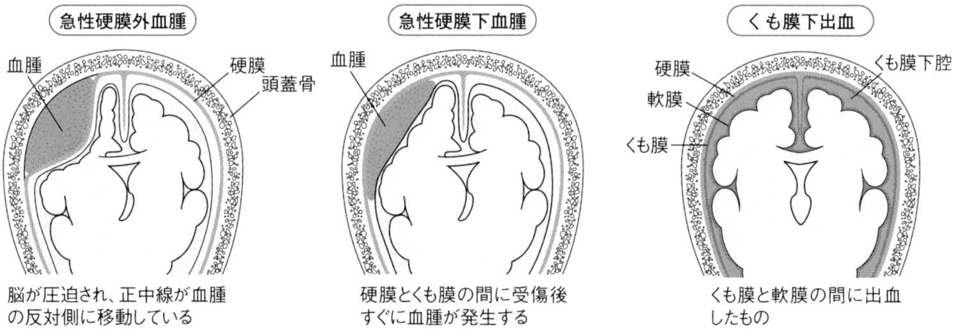

図1　脳出血の種類

参考文献

1）菅原道仁：頭部外傷の特徴・症状・治療・後遺症、https：//allabout.co.jp/gm/gc/379616/、2020年12月22日検索
2）任和子・秋山智弥編：基礎・臨床看護技術、p.570～571、医学書院、2014

問題1 ▶ 正解3
痛み刺激を観察する際は、極力皮膚に傷を残さない方法を選択する。（例：胸骨部を手掌で圧迫する、四肢の爪部を鈍的に圧迫するなど）

問題2 ▶ 正解5
大声で呼びかけ、肩を叩くなどしても応答や体動がなければ「反応なし」と判断する。

問題3 ▶ 正解1
患者は頭部を強打して入院した。手足の麻痺がある場合には脳の外傷を伴っている場合があるので頭蓋内の血塊を取り除く手術が行われる。この手術は手足の麻痺や言語障害を治すために行うのではなく、生命危機に瀕している状態から回復させることが目的である。

（廣田美喜子）

事例 10 点滴ルートを抜去したり、クレンメ操作を行う認知症患者

患者は80歳女性Aさん。１週間前から咳と発熱を認め、経口摂取ができなくなり家族に連れられて入院となった。抗菌剤で解熱し、全身状態は落ち着いている。もともと軽い認知症があったが、入院してから悪化し、説明してもすぐに忘れてしまう。左上腕より24時間の点滴静脈内注射をしており、点滴ルートが気になるのか触って抜いてしまうことが何回もあった。

学習のキーポイント

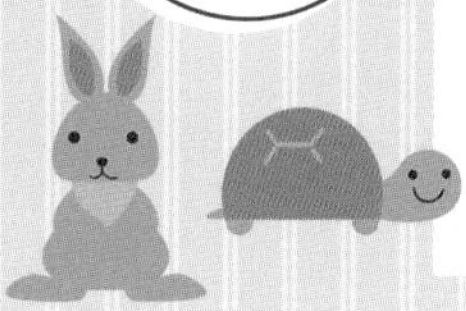

この設問は、点滴ルートを抜去したり、クレンメ操作を行う認知症患者の事例である。次の４つのポイントから正解をみつけよう。

❶80歳女性。入院してから認知症が進行
❷24時間の点滴静脈内注射を行っている。
❸抗生物質の点滴中である。
❹自分で点滴ルートの抜去やクレンメ操作をしてしまう。

問題 1 Aさんの点滴ルートの工夫について、適切でないものはどれか。

1．ルートを服の中から通して首元から背部に出す。
2．刺入部を包帯やネットや服の袖で覆う。
3．刺入部のかゆみや不快感のケアを行う。
4．右手首を抑制帯で固定する。
5．必要に応じてテープを貼り替え、テープの種類を変更する。

問題 2 ある日、Aさんの滴下速度が異常に早くなっているのをみつけた。どうやら自分でクレンメを操作したと思われる。Aさんの観察や処置で適切でないものはどれか。

1．バイタルサインを測定した。
2．すぐに、点滴を止めて抜去した。
3．顔色、動悸や呼吸困難の有無を確認する。
4．ボトルの残量を確認した。
5．刺入部周囲の疼痛、発赤、腫脹を確認した。

問題 3 食事中に味噌汁がこぼれて寝衣交換をすることになった。前腕から点滴静脈内注射中の患者の寝衣交換をする際、輸液ボトル・セットの袖の通し方で適切なのはどれか。

1．脱衣時はボトルを袖の肩側から入れる。
2．着衣時はボトルを腕よりも先に袖に入れる。
3．滴下筒は横向きにして袖に通す。
4．ボトルを袖から出すときは心臓部より低くする。
5．点滴をしている腕を患側とみなして、左側から脱がせた。

正解&なっとく Column

問題① 認知症患者の記憶障害や認知機能は徐々に進行し、入院による環境の変化でさらに進行する。患者には多様な症状が現れるが、不安が募ると不穏状態になり、「イライラして不機嫌になる」「落ち着かない」「何度も同じことを聞く」などの症状が出現する。基本的な接し方としては、①自尊心を傷つけない、②否定や訂正をしない、③患者にわかる言葉で話すなど、何をいっても理解できないと決めつけず、いろいろな言葉で話しかけてみる。医療機器や医療器具は患者の目に触れないように工夫する。

問題② 認知症患者でなくても、患者が自分で勝手に速度を調節したりする場合があるので十分な説明と指導が必要である。患者の精神状態や認知能力のアセスメントが必要となる。点滴が指示どおりの速度で滴下されていない場合は、バイタルサインや全身のチエック（顔色、動悸、呼吸困難、不快感など）を行う。腕の向きを変えただけでも速度は変化する。反対に速度が遅くなると効果が無くなる薬剤もあるので指示どおりの速度に保つ。

問題③ 寝衣交換とは、汗や皮脂、垢など皮膚からの分泌物や、薬品、食べこぼしといった生活上で生じる汚れの付着した寝衣を交換することである。ここでは上肢に静脈内点滴をしている患者の寝衣交換であるが、点滴をしていない側から脱がせることにより、脱衣による上肢の緊張、過伸展、圧迫などの刺激を最小限にする。点滴の刺入部位に袖を通すときは、点滴の刺入部位の観察と固定が適切かを確認する。感染予防のため点滴ルートの接続はできるかぎり外さない。滴下管理のため、脱衣時にはクレンメを一時的に止めて血液の逆流を防ぐ場合もある。滴下を止めない場合は、点滴ボトルやルートを逆さにすると点下筒から空気が混入するので注意する。

参考文献

1）任和子・秋山智弥編：根拠と事故防止からみた基礎・臨床看護技術、p.256～276、医学書院、2014
2）曾田信子他：看護師・看護学生のためのなぜ？どうして？、第５版、p.161～176、メディックメディア、2013

問題1 ▶ 正解4

ルートが気になる際の工夫として、①ルートを背部へ出す、②刺入部を包帯やネットでおおう、③刺入部のかゆみや不快感のケアを行うなどがある。患者に見えないということは観察もしにくいということなので、薬液の血管外漏出や包帯による循環障害がないかなどの観察に努める。

問題2 ▶ 正解2

すぐに点滴を止めたり抜去したりせず冷静に対応する。

問題3 ▶ 正解2

点滴をしている腕を患測とみなし、脱ぐときは袖口からボトルを通す。着るときは肩の方からボトルを通す。点滴ボトルやルートを心臓より下に下げると、静脈圧や比重の違いにより、血液の逆流が起きる危険がある。逆流した血液が固まりルートが閉塞する危険がある。

（廣田美喜子）

事例 11　誤嚥性肺炎で入院した患者

　Bさん、84歳、男性。長男夫婦と３人の孫と同居している。１週間前から何となく元気がなく食欲が低下していた。食事のときはむせやすかった。昨日昼から37.5℃前後の発熱があり、食事が摂れていない。今朝38.5℃まで発熱し、咳が止まらず苦しいため水分摂取も十分にできない。息子夫婦が付きそい受診し、誤嚥性肺炎と診断されそのまま緊急入院となった。皮膚が乾燥している。脈拍95回/分、血圧168/82mmHg、$SpO_2$93%。酸素２L/分を鼻カニューレで吸入している。抗菌薬の点滴を行う。入院して孫に会えないことで寂しい思いをしている。

学習のキーポイント

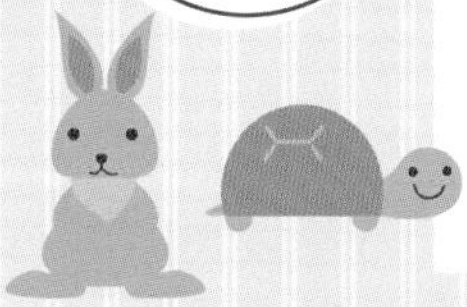

　この設問は、誤嚥性肺炎で入院した患者の事例である。次の４つのポイントから正解をみつけよう。

❶発熱し食欲が低下している。
❷咳嗽が多く、水分摂取ができない。
❸誤嚥性肺炎の診断
❹鼻カニューレで酸素吸入をしている。

問題 1　現時点での看護問題として援助にあげなくてもよい項目はどれか。

1．発熱がある。
2．食事が摂れない。
3．皮膚が乾燥している。
4．孫に会えないから寂しい。
5．咳嗽が多く咳が止まらない。

問題 2　鼻カニューレによる酸素吸入について誤っているものはどれか。

1．安全・簡便で痰の喀出が可能である。
2．鼻腔が詰まっていると効果的な酸素投与が行えない。
3．鼻カニューレの閉塞や屈曲に注意する。
4．酸素流量２L/分では、酸素濃度が44%である。
5．装着中の違和感が少なく、長時間の使用が可能である。

問題 3　誤嚥のリスクが高いBさんの食事に関して次のような看護計画を立てた。適切でないものはどれか。

1．食欲の有無と食事摂取量を確認した。
2．一口の量を調整し、飲み込むときは顎を上げることを意識する。
3．口腔ケアを指導し、誤嚥をしないようにのみ込みの訓練をした。
4．摂取できそうなものを勧め、食事形態や量を適宜変更する。
5．焦らず、ゆっくりと摂取するように説明する。

正解&なっとく Column

問題1 誤嚥性肺炎は、口腔内の細菌が唾液や食べ物などと一緒に誤嚥され、気管支や肺に入ることで発症する。健康な人であれば、嚥下すると口から食道を通って胃に入る。しかし嚥下機能が低下すると、食べ物などが口から気管に入ってしまう。誤嚥性肺炎を起こしやすいのは、高齢者や脳梗塞の後遺症、パーキンソン病などの神経疾患のある場合であり、また口腔内の清潔が十分に保たれていない場合、肺炎の原因となる細菌が繁殖し、発症するリスクがさらに高まる。症状として発熱、咳、濃い色の痰などがある。しかし高齢者はこれらの症状が現れにくく、普段より元気がない、ぼんやりしている、食欲がないといった症状だけが現れることもある。看護する際は、生命を脅かす身体的な症状に着目して看護援助を行う。

問題2 酸素吸入とは、酸素を投与することにより低酸素状態を予防・改善する。酸素投与方法は大きく分けてマスクタイプとカニューレタイプに分別される。鼻カニューレは低流量システムであり、供給酸素濃度100％の酸素を患者の吸気量（L/分）より少ない流量で投与し、不足分を患者自身の呼吸によって室内空気から補う。鼻カニューレを長時間装着する場合、鼻孔周辺の皮膚の潰瘍形成に注意する。鼻カニューレ使用中は、鼻から酸素を吸入するので患者に口呼吸をしないように説明する。また鼻閉がある場合鼻カニューレは使用できない。

問題3 食事は誤嚥を防止するため、できるだけ上体を起こして行うことが望ましい。患者が上体を起こせない場合は、30度の仰臥位とし頸部を前屈させて誤嚥を防止する。介助者は患者より低い位置に座り、患者が自然に頸部前屈位となるように留意する。１口に入れる分量は３g程度の小さじから開始し、まず嚥下の状態を確認する。スプーンを患者の口に入れ患者が口唇を閉じたら顎を上げない程度に自然にスプーンを引き抜く。会話は患者の口腔内に食物がない時に限る。咀嚼中に話しかけると誤嚥を誘発しやすい。

参考文献

1）草ヶ谷英樹：誤嚥性肺炎、https://www.saiseikai.or.jp/medical/disease/aspiration_pneumonia/、2020年12月24日検索
2）曾田信子：看護師・看護学生のためのなぜ？どうして？　基礎看護　第５版、p.264～288、メディックメディア、2014
3）任和子・秋山智弥編：根拠と事故防止からみた基礎・臨床看護技術　336～337P医学書院　2013
4）藤野彰子他編：新訂版　看護技術ベーシックス、第２版、p.558～571、サイオ出版、2017
5）吉田みつ子他：写真でわかる実習で使える看護技術　改定第２版　30～36P　インターメディカ　2013

問題1 ▶ 正解4

看護問題とは、看護が独自の力で解決できる健康問題である。「孫に会えなくて寂しい」という気持ちを理解し、共感することは大切であるが、この症例では身体問題の解決の優先順位が高いと考える。

問題2 ▶ 正解4

鼻カニューレは入院から在宅まで広く使用されている。酸素流量と吸入濃度（%）の目安としては、１L/分で24%、２L/分で28%である。鼻カニューレは酸素流量が６Lを超えても、吸入酸素濃度の上昇は期待できない。

問題3 ▶ 正解2

顎を上げると、喉頭蓋谷《こうとうがいこく》の間隙が消失し食物が気道に流れ込みやすくなる。頸部前屈位では喉頭蓋谷が広がり、気道の入口が狭くなることで誤嚥防止になる。飲み込む時は、頸部前屈位（顎をひいた姿勢）がよい。

（廣田美喜子）

テーマ　倫理の原則、臓器移植、延命治療に関する問題

COVID-19の感染が拡大するなかでも、21世紀に入り、医学そのものが大きな変貌を遂げつつある今日、医療技術・生命操作と伝統的な人間観・価値観との間に生じる多くの難問について、具体的な判断の枠組みとして生命倫理学という学問分野が急速に拡大してきた。今回は、あなたが看護学実習で患者を受け持ち看護計画に基づく援助を展開する場合を想像しながら、小児病棟や老年期の病棟で起こりえる倫理の原則、臓器移植、延命治療に関する問題を考えてみよう。

学習のキーポイント

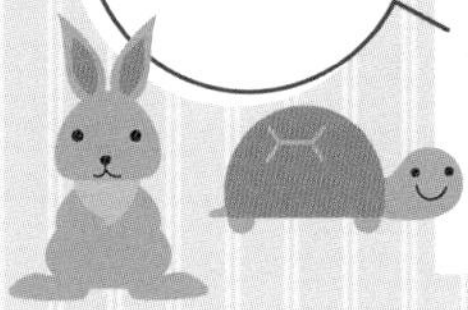

脳死や終末期は、人の死を考える内容であり、生命倫理が問われる。死は人生の終了ではなく、延長線上に死があるだけであるだけだと考えることもできる。死を考えることは、決してマイナス面ではなく、望む生き方を支援するということが問われている。これから学問体系が広がっていく領域であり、そのプロセスや用語を理解しておくとよい。

問題 1　脳死臓器移植のプロセスについて正しいものを１つ選びなさい。

1．15歳以上の者が意思表示カード等で意思を確認し、家族の判断で提供承諾が得られ、法的脳死判定を６時間以上あけて２回実施したうえで臓器提供される。
2．15歳未満で主治医が脳死状態と判断された場合、家族の判断で提供の承諾が得られたら、すぐに臓器提供される。
3．10歳未満の小児が事故・病気で入院し、虐待がある場合でも臓器提供は認められる。
4．脳死後、心臓が停止した死後、臓器提供については、本人の意思よりも家族の意思が優先される。

問題 2　終末期に関係する用語について正しいものを１つ選びなさい。

1．日本老年医学会（2012）は、終末期とは「病状が可逆的かつ進行性で、その時代に可能な最善の治療により病状の好転や進行の阻止が期待できなく、近い将来の死が不可避となった状態」とした。
2．WHO（2002）は、緩和ケアとは「生命を脅かす疾患による問題に直面した患者とその家族に、疾患の早期より痛み、身体的問題、心理社会問題、スピリチュアルな問題にも的確な評価を行い、それが障害とならないよう予防、対処することでQOLを改善するアプローチ」と定義している。
3．エンド・オブ・ライフ・ケアは、2000年代から米国やカナダで高齢者医療と緩和ケアを統合する考え方として提唱されている。
4．患者の権利に関するリスボン宣言にある尊厳死の広義の意味は「患者は尊厳のうちに生きる権利を有する」である。

正解&なっとく Column

問題①

2．法的脳死判定の項目は、①深い昏睡、②瞳孔の散大と固定、③脳幹反射の消失、④平坦な脳波、⑤自発呼吸の停止である。⑥6時間以上経過した後に同じ一連の検査（2回目）をすることで、状態が変化せず、不可逆的であることの確認をします。なお、6歳未満の小児は脳死判定を24時間空けて行う。この6項目を必要な知識と経験をもつ臓器移植に無関係な2人以上の医師が行う。

3．虐待を受けた児童が死亡した場合、当該児童から臓器が提供されることのないように、医療に従事する者が児童に対し、虐待が行われた疑いがあるかどうか確認し、およびその疑いがある場合に適切に対応するための方策に関し検討を加え、その結果に基づいて措置を講ずる。

4．意思を表示することには、年齢の上限はなく、誰でも記入できる。臓器を提供する意思表示は、15歳以上が有効だが、実際の提供については本人の拒否の意思がなければ、15歳未満でも家族の承諾があれば提供が可能である。ただ、家族の意思、本人の意思の順ではなく、まず、本人の意思が最優先事項になる。

問題②

1．日本老年医学会（2012）は、終末期とは、「病状が不可逆的かつ進行性で、その時代に可能な最善の治療により病状の好転や進行の阻止が期待できなくなり、近い将来の死が不可避となった状態」としている。高齢者になると急変・急死することがよくあり、一般的に高齢者の余命を予測することは困難なため、このような曖昧な定義となっている。終末期の医療およびケアは、ターミナルケア、緩和ケア、ホスピスケアなどさまざまなよび方をされるが、基本的には同義語である。

3．エンド・オブ・ライフ・ケアは、1990年代から米国やカナダで高齢者医療と緩和ケアを統合する考え方として提唱されている。高齢化社会の到来に伴い、終末期ケアの在り方が模索される昨今、誰もが安心して人生の最終章を迎えるためには、がん患者の疼痛管理などを中心とした「緩和ケア」や終末期に特化した「ターミナルケア」だけで十分とはいえず、それぞれの場での看取りや地域における患者とその家族の希望にあわせた終末期ケア体制を確立する必要がある。

4．患者の権利に関するリスボン宣言の尊厳の権利で「患者は人間的な終末期ケアを受ける権利を有し、できるかぎり尊厳を保ち、安楽に死を迎えるための可能な助力を与えられる権利を有する」と示されています。

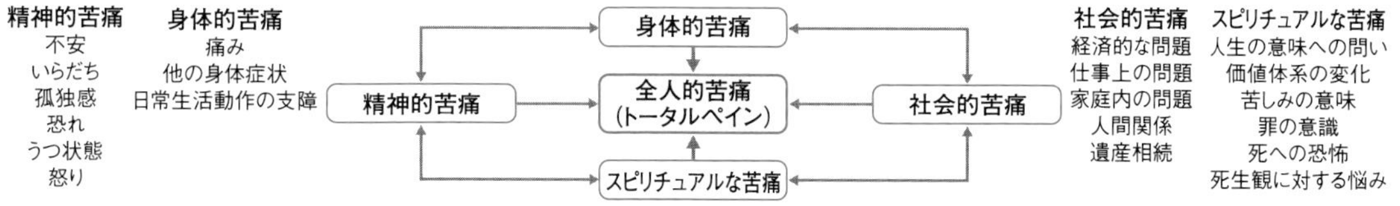

図1　トータルペイン　（梅田恵、的場典子：緩和ケア、p.10、南江堂、2011より改変）

参考文献

1）平野かよ子、渡戸一郎編：健康支援と社会保障（1）、健康と社会・生活、第4版、ナーシング・グラフィカ、p.146～158、メディカ出版、2019

2）香春知永ほか：臨床看護総論、系統看護学講座－基礎看護学④、第6版、p.118～121、医学書院、2018

問題1 ▶ 正解1

脳死後に臓器を提供する場合、法に定められた厳格な脳死判定を5項目行い6時間以上経過した後に同じ一連の検査（2回）確実に脳死であることを判定する。

問題2 ▶ 正解2

終末期における治療は、病を治す治療ではなく苦痛を緩和する治療である。WHOにより、トータルペイン（**図1**）に対するトータルケア（全人的ケア）が求められている。

（中谷こずえ）

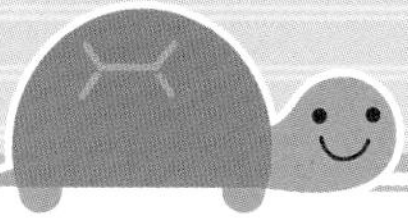

2

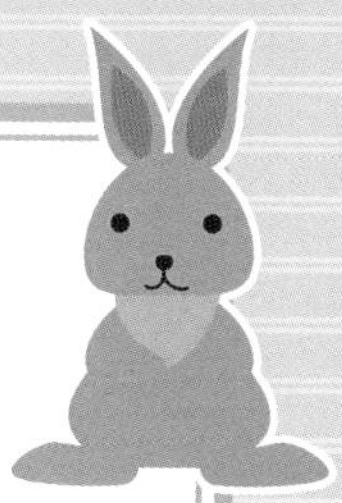

成人看護学

事例 1　2型糖尿病患者の看護

70歳代前半の男性。肝機能の悪化により、３か前にかかりつけ医より当院の消化器内科を紹介された。検査の結果、HbA1cが8.2％で、インスリン分泌促進作用とともにグルカゴン分泌抑制作用を併せもつ薬の処方を受けた。薬物療法により血糖値の改善がみられなかったため、インスリン治療の導入の目的で入院となった。２週間の入院予定である。

キーパーソンは妻である。食事は通常、妻が調理している。家族は、子どもが３人おり、うち１人の息子は遠方に居住している。既往歴は次のとおりである。15年前に左踵骨部を骨折し、ギプスにて完治した。11年前に前立腺がんの全摘出術を受けた。４年前、前立腺がんが再発し、ホルモン療法を24週に１回受けている。投与最終は３か月前である。

学習のキーポイント

この設問は、日本人に最も多い２型糖尿病患者の事例である。基本的な治療法や生活習慣病特有の看護のポイントを整理し、次の５つで正解をみつけよう。

❶主要な治療法は食事・運動・薬物療法である。
❷インスリン治療におけるHbA1cの管理目標値は7.0％未満である。
❸インスリン治療中の患者の留意点は、低血糖である。
❹食事療法は、１日に必要なエネルギー量を体格と身体活動量で算出し、これをもとに実施する。
❺運動療法は、生活の中に有酸素運動を取り入れて継続的に行う必要がある。

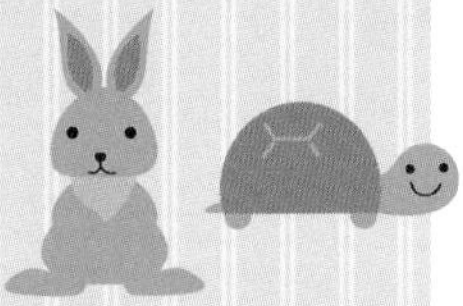

問題 1　２型糖尿病の主な治療ではないものは、次のうちどれか。

1．運動療法
2．食事療法
3．薬物療法
4．放射線療法

問題 2　この患者が食事療法を始めるために管理栄養士の指導を受けることになった。次の留意点のうち、正しいものはどれか。

1．栄養指導は、患者自身の意識を高めるために、患者だけで受けることが望ましい。
2．栄養は、身体活動量より、年齢や身長を考慮する必要がある。
3．各栄養素の１日のカロリーに占める割合として、50～60％を炭水化物から、タンパク質は20％までとし、残りを脂質でとることが望ましい。
4．食品が含むエネルギー量70kcalを１単位と決め、表の同じ分類に属する食品ならば、どの食品をとってもよい。

問題 3 ２型糖尿病の主な原因は、肥満、過食、運動不足によるものが多いため、運動療法が指示されることが多い。以下の運動療法の説明で間違っているものはどれか。

1．歩行運動なら、１日約１万5000歩、消費エネルギーに換算すると約160～240kcalの消費が望ましい。

2．歩行運動の目安は１回につき15～30分間、１日２回が望ましい。

3．患者は70歳代前半であるから、有酸素運動よりレジスタンス運動のほうがよい。

4．１週間に少なくとも３日以上の頻度で歩行運動を行うことが望ましい。

正解&なっとく Column

問題 1 放射線療法はがんの治療に用いられる。その照射目的には、根治的、緩和的、術前照射、術後照射、予防的照射がある。糖尿病の治療には用いられない。

問題 2 患者の食事を調理するのは妻であるとの情報から、妻とともに栄養指導を受ける必要がある。また、１日の必要カロリーは、標準体重と身体活動量により決まる。栄養指導は、栄養バランスがよい食事のとり方が必要であるため、食品交換表を用いると便利である。

問題 3 運動の種類には、有酸素運動とレジスタンス運動の２つがある（図１）。有酸素運動の継続がインスリンの働きを改善することができる。運動は、毎日継続できるような時間と方法を計画することが大切である。間違った方法で行えば、病状を悪化させることもある。

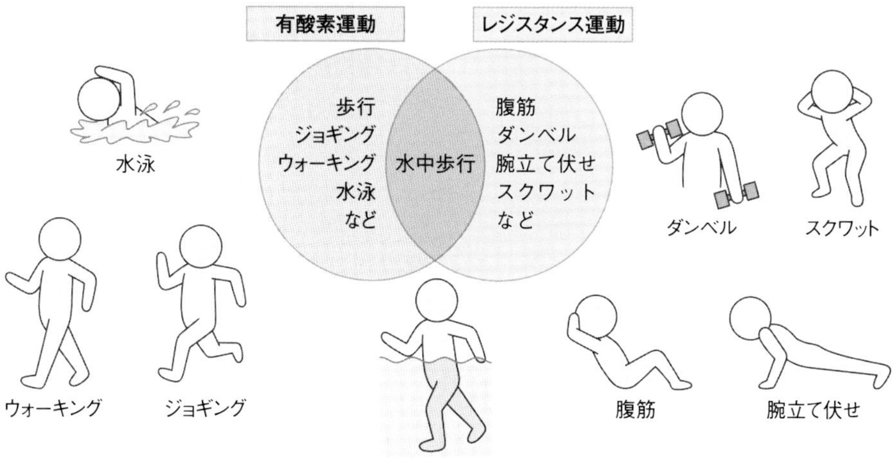

図１　有酸素運動とレジスタンス運動

参考文献

1）国立国際医療研究センター糖尿病情報センター、https://dmic.ncgm.go.jp/general/about-dm/040/040/03.html

問題１ ▶ 正解４
糖尿病の治療は食事療法、運動療法、インスリンなどの薬物療法である。

問題２ ▶ 正解３
エネルギー量の１単位は80kcalである。

問題３ ▶ 正解３
糖尿病の患者には、筋肉に負荷をかけるレジスタンス運動より、歩行やジョギングなどの全身運動にあたる有酸素運動のほうが適する。

（清水裕子）

事例 2 難病患者（全身性エリテマトーデス）の看護

40歳代前半の女性。10歳代で全身性エリテマトーデスを発症し、寛解と悪化をくり返している。同様に難病である夫との２人暮らしである。近所に両親が住んでおり、患者が家事を行うことができないときは、両親のサポートを受けている。患者のIC（Informed Consent）には、夫の他、両親も同席し、疾患への理解と支援が得られている。既往歴には、狭心症、甲状腺機能亢進症があった。

今回の入院は、血小板減少症の精査と治療が目的である。今回の入院後にいすにもたれかかった際に内出血によるあざが出来たり、脳梗塞を発症し、左上肢不全麻痺となった。現在、ADLは、拡大傾向にある。患者は、「家を空けていること」「自分ばかりこんな思いをして……」「どうして悪くなるのか」などの発言がある。

学習のキーポイント

この設問は、難病患者の看護の事例である。難病に属する全身性エリテマトーデスは、systemic lupus erythematosusといい、その頭文字をとって略してSLEとよばれる。SLEの特徴を整理し、次の４つのポイントで正解をみつけよう。

❶lupus erythematosusが特徴的であり、皮膚にできる発疹が、狼に噛まれた痕のような赤い紅斑であることから、こう名付けられた。
❷発熱、全身倦怠感などの炎症を思わせる症状と、関節、皮膚、そして腎臓、肺、中枢神経などの内臓のさまざまな症状が一度に、あるいは経過とともに起こる。
❸日本には、2013年時点で61,528人が本疾患による難病申請を行っている。
❹男女比は１：９で、圧倒的に女性に多く、なかでも生理が始まってから終わるまでの期間に多い。

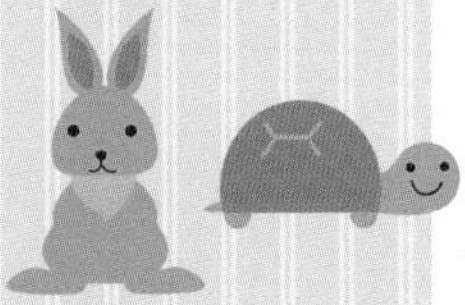

問題 1 重症の患者の治療は、ステロイドパルス療法が用いられる。副腎皮質ステロイドを３日ほど大量に点滴で使用し、その後内服で治療される。ステロイド療法の副作用として適切でないものはどれか。

1．易感染性
2．骨密度の増加
3．ムーンフェイス、中心性肥満
4．消化性潰瘍

問題 2 患者の発言から、病気に対する思い、家族への思いが感じられる。患者への心理的援助として適切でないものはどれか。

1．家庭における妻役割についての心配に耳を傾け、夫との対話の時間をもてるようにする。
2．疾病について知りたいことをまとめ、医師と意見交換できる時間を確保する。
3．気分転換にアニメなどのDVD視聴を促す。
4．足浴などのリラクゼーションケアを計画する。

問題 3 患者の生きる意味を問う態度は、スピリチュアルペインの現れである。人は動かしがたい難問にぶつかったときに、意味を問う存在となる。このスピリチュアルペインを癒すためにはどのようなかかわりが有効であるかを考え、以下からあまり有効でないと思われるものを選びなさい。

1．両親の手作りの料理を夫と４人で囲みながら会食を行う。
2．暖かい日に樹木などの日陰を選んで散策する。
3．ハーブを用いた足浴を行いあたためる。
4．看護師と一緒に将棋を指す。

正解&なっとく Column

問題 1 ステロイドパルス療法の副作用は、薬の量、内服期間などによりさまざまであるが、感染症にかかりやすくなる、骨密度の低下、血糖上昇傾向、消化管粘膜の脆弱化、血小板機能の亢進などがみられる。

問題 2 難病は、原因が不明であるため、根本的な治癒が望めないことが患者の苦しみとなっている。患者が気にかけている事柄に着目し、ともに考えること、心の重荷を軽くするかかわりが必要である。

問題 3 スピリチュアルペインは、患者の生きる意欲が低下している状態で現れており、それを癒すケアとして、家族の愛情や絆、自然の生命力などに触れ、皮膚や感覚に穏やかな知覚を与えるものが効果的である。

参考文献

1）難病情報センター、https://www.nanbyou.or.jp/entry/53

問題1 ▶ 正解2
骨密度は増加ではなく減少し、圧迫骨折や大腿骨頸部骨折などが起こりやすくなる。必要に応じて予防薬を内服する。

問題2 ▶ 正解3
問題から眼を背けず、問題についてできるかぎり患者の気持ちを表現できるような場を確保することが大切である。

問題3 ▶ 正解4
家族のやさしさや自然の有様、よい香りなどが癒しを提供する。競争は疲労をまねくことが多い。

（清水裕子）

事例 3　急性膵炎を発症している膵臓がん患者の看護

患者は、60歳後半の男性。妻とは7年前に死別した。娘は一人いるが、障害があり施設に入所している。母親は80歳代で、同じ市内に居住するが別々に住んでいる。同胞は妹がおり、隣県に居住している。高血圧の既往はあるが、未治療である。2カ月前に心窩部痛、食欲不振により近医を受診した。十二指腸の狭窄を指摘され、経過観察されていたが、1カ月前に食事摂取困難となり、精査、治療目的で入院となった。検査の結果、膵臓がんの十二指腸浸潤が認められ、十二指腸ステント留置が行われた。その合併症として、現在、急性膵炎を発症している。

学習のキーポイント

膵臓がんは、2018年には日本人の死因の第4位であり、女性が男性よりも多い。特徴的な臓器であるため、その機能と疾患について整理し、次の4つのポイントで正解をみつけよう。

❶長い臓器である。十二指腸に囲まれた膵頭部、脾臓に接する膵尾部、中央の体部で構成され、膵管が、膵臓を貫いて網の目のように走っている。

❷膵臓には膵液をつくり分泌する外分泌機能と、血糖値調節を行うインスリンなどのホルモンをつくり分泌する内分泌機能がある。膵液は主膵管に集まり、十二指腸乳頭で、肝臓から総胆管を通って運ばれてくる胆汁と合流して十二指腸へと流れていく。

❸膵臓がんの多くは膵管の細胞から発生する。膵管内乳頭粘液性腫瘍や神経内分泌腫瘍などとは区別される。治療の第1選択は手術である。手術の他には、化学療法、症状緩和目的の放射線治療がある。

❹膵炎には急性と慢性があり、重症膵炎では集中治療が必要であり、輸液管理に加え、臓器不全対策、感染予防、栄養管理などが必要となる。

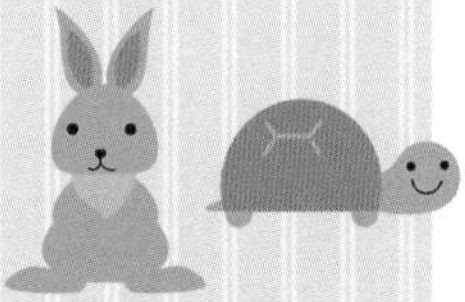

問題 1　急性膵炎の症状として間違っているものはどれか。

1．上腹部痛
2．嘔吐
3．発熱
4．めまい

問題 2　急性膵炎の治療として間違っているものはどれか。

1．タンパク分解酵素阻害薬
2．輸液
3．利尿剤
4．絶飲食

問題 3 膵臓は胃の裏側にあり、内視鏡で観察できない位置にある。膵臓がんの検査が必要と思われる症状を列挙した。膵臓がんの検査を要しないと思われる症状が１つだけある。該当するものを選びなさい。

1．上腹部痛や吐き気があり、胃薬を飲んだが改善しない。胃内視鏡検査を受けても原因がわからず、最近、体重減少もみられる。
2．食欲不振や胸やけのほかに、胃部腹満感や体重減少などがある。
3．糖尿病と診断され、運動療法や食事療法などによる血糖管理の効果が現れないため、インスリン治療になった。最近、原因のはっきりしない体重減少や上腹部痛、背部痛がある。
4．全身的に皮膚色が黄色みを帯び、受診したところ、閉塞性黄疸の指摘を受けた。

正解＆なっとく Column

問題 1 急性膵炎の最も多い症状は上腹部痛だが、背部まで痛みが広がることもある。他に嘔吐、発熱などの症状や、重症化すると、意識障害やショック状態などを起こすこともある（**図1**）。

問題 2 急性膵炎の治療は、絶飲食による膵臓の安静、十分な輸液投与、腹痛に鎮痛剤、膵酵素の活性抑制のためタンパク分解酵素阻害薬も使用する。重症膵炎では集中治療が必要であり、輸液管理に加え、臓器不全対策、感染予防、栄養管理などが必要となる。

問題 3 膵臓がんの症状は、選択肢１、３、４の他に「腹部超音波検査で、膵管の拡張を指摘された」、「腹部超音波検査で、胆管の拡張、胆嚢の拡張を指摘された」、「血液中のアミラーゼやリパーゼが高値で、慢性膵炎の疑いがあるといわれた」などがある。

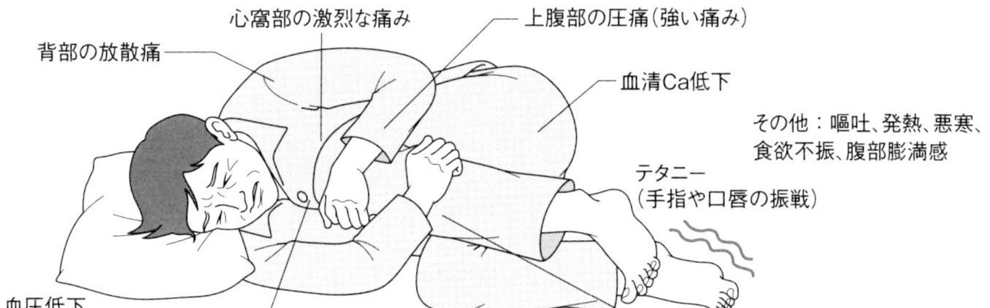

図1　急性膵炎の症状

参考文献
1）急性膵炎診療ガイドライン2015改訂出版委員会編：急性膵炎診療ガイドライン、第4版、http://www.jshbps.jp/huge/gl2015.pdf

問題1 ▶ 正解４
膵炎では、めまいは一般的には現れない。急性膵炎は、局所的な痛みと背部への放散痛が特徴的である。

問題2 ▶ 正解３
利尿剤は用いない。痛みがあるため、鎮痛剤が必要である。

問題3 ▶ 正解２
食欲不振や胸やけのほかに、胃部腹満感や体重減少などがみられるのは、胃がんの場合に現れる症状である。

（清水裕子）

事例4　肝動脈化学塞栓療法を受けた患者の看護

独居の80歳代男性。患者は、かかりつけ医で肝膿腺筋腫症と診断されて月１回の通院をしていたが、造影CTで肝細胞がんを指摘され、肝動脈化学塞栓療法（transcatheter arterial chemoembolization：TACE）目的で入院となった。肝細胞がんは、右葉に3.0cm、左葉にも小結節がみられた。TACE後の安静が守られず、術後２日目から４日目までせん妄状態が出現した。また、術後３日目に乏尿となり、現在は、浮腫、貧血、低栄養がある。２年前まで２歳年上の妻と暮らしていたが、妻は原因不明の痛みにより異なる病院へ入院し、要介護４になっている。キーパーソンの息子は、仕事のため見舞いには毎日訪れることができない。

学習のキーポイント

この設問は、近年よく用いられている肝臓がんの内科的治療である肝動脈化学塞栓療法（TACE）を受けた患者の事例である。塞栓療法には、肝動脈化学塞栓療法（TACE）と肝動脈塞栓療法（TAE）があり、肝細胞がんではTACEが主流になりつつある。TACEの特徴を整理し、次の５つのポイントで正解をみつけよう。

❶肝臓がんは、進行すると肝動脈の血流が豊富になり、腫瘍への栄養を供給するようになる。

❷チャイルドピュー Child-Pugh分類のＡまたはＢのうち、大きさが３cmを超えた２～３個のがん、もしくは、大きさにかかわらず４個以上のがんがある場合に行われることがある。がんの存在する範囲が広い場合は、治療を複数回に分けて行い、また、他の治療と併用することがある。

❸鼠径部動脈からカテーテルを挿入し、肝臓内の腫瘍を栄養する細い動脈までカテーテルを進め、抗がん剤などを注入し、動脈の血流を遮断することで腫瘍細胞を壊死させる方法である。

❹治療終了後は病室で安静にする。安静中より鼠径部のカテーテル刺入部はテープで固定しておく。

❺治療中や治療後に痛みや発熱、吐き気などが出現する場合がある。鎮痛剤、解熱剤、制吐剤などで対処する。

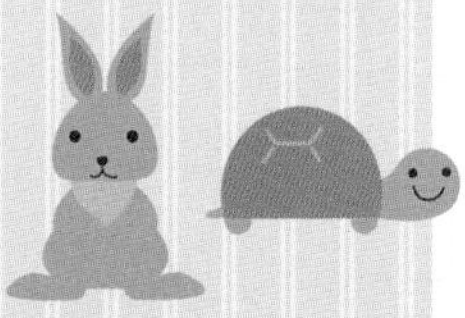

問題 1　TACEについての次の記述で間違っているものはどれか。

1．抗がん剤によりがん細胞の増殖を抑える治療である。

2．肝動脈を詰まらせることでがんへの血流を増加させる。

3．細胞障害性抗がん剤と、肝細胞がんに取り込まれやすい造影剤を混ぜて注入する。

4．がんに栄養を運んでいる血管を人工的に塞いでがんを「兵糧攻め」にする治療である。

問題 2 肝細胞がんの薬物療法では、分子標的薬による治療（分子標的治療）が標準治療であるが、その副作用として間違っているものはどれか。

1．手足の腫れや痛み
2．脱毛
3．白血球などの血球が増加
4．下痢

問題 3 肝臓がんの末期の患者に対する緩和ケアの記述について、正しいものはどれか。

1．Quality of life（生活の質）を維持する。
2．治療手段がなくなったら緩和ケアが開始される。
3．本人にしかわからないつらさがあるため、できるだけ1人の時間を確保できるよう支援する。
4．緩和ケアは、医師の治療の補助的手段である。

正解&なっとく Column

問題 1 肝臓がんは、進行すると肝動脈の血流が豊富になり、腫瘍への栄養を供給するようになる。そのため、がんに栄養を運んでいる血管を人工的に塞いでがんを「兵糧攻め」にする治療である。

問題 2 よくある副作用は、手足の感覚が鈍くなったり過敏になったりする、手足の腫れや痛み、皮疹、皮膚の表面がはがれ落ちる、悪心、下痢、食欲不振、高血圧症、疲労、脱毛などである。

問題 3 緩和ケアとは、Quality of life（生活の質）を維持するために、がんに伴う体と心のさまざまな苦痛に対する症状を和らげ、自分らしく過ごせるようにする治療法である。がんが進行してからではなく、がんと診断された時から必要に応じて行われる。患者本人にしか分からないつらさについても積極的に表出できるように支援する。

参考文献

1）日本肝臓学会：肝癌診療ガイドライン　2017年版、p.136～180、https://www.jsh.or.jp/medical/guidelines/jsh_guidlines/medical/

問題1 ▶ 正解2
肝動脈を詰まらせることでがんへの血流を減少させる。塞栓物質を注入する場合と、抗がん剤を注入する場合がある。

問題2 ▶ 正解3
重篤な場合には白血球などの血球が減少することがある。

問題3 ▶ 正解1
緩和ケアとは、Quality of life（生活の質）を維持する目的で行われる治療法である。

（清水裕子）

事例 5　がんサバイバーへの看護

70歳台前半の患者。既往歴は50歳台でC型肝炎、60歳台で左腎がん、膀胱結石、前立腺肥大、膀胱がん、右肺がん。9年前、左腎がんにて腹腔鏡下左腎摘出術を受けた。左腎がん経過観察中、右胸部異常陰影を指摘され、3年前に胸腔右肺下葉切除術およびリンパ節郭清術を受けた。3か月前、左肺の小結節影が増大傾向および気管分岐部リンパ節の増大も認められたため、進行腎細胞がんに対してキルトルーダ+インライタ併用療法を目的として入院となった。しかし、肝酵素の上昇と倦怠感、労作時呼吸苦の訴えがあり、自己免疫性肝炎と診断され、ステロイドによる治療を受けている。ADLは自立し、食事も経口摂取できている。しかし、「もう病気に負けそう」「次の薬も効かないかもしれない」「家に帰ってゆっくりしたい」との発言がみられる。

学習のキーポイント

この設問は、がんサバイバーへの看護の事例である。看護およびその特徴を整理し、次の4つのポイントで正解をみつけよう。

❶がんサバイバーシップとは、がんの状態によらず、がんと診断された後のすべての経験を意味する[1]。

❷がんの診断を受けた人は、その瞬間から生涯にわたってがんサバイバーである[1]。

❸家族、友人、ケアにあたる人々も、当人のサバイバーシップ体験から強い影響を受けるため、がんサバイバーに含まれる[1]。

❹国立がん研究センター編：がんサバイバーシップガイドラインは、がんとその治療が及ぼす長期間あるいは晩期に生じる影響に対して、一般的なサバイバーシップケアとマネジメントの枠組みを提供している[1]。

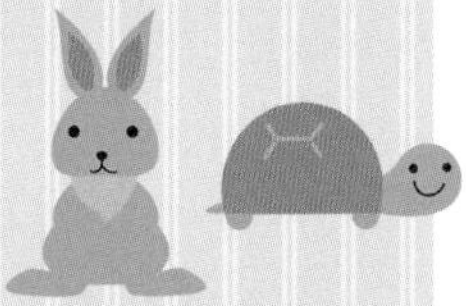

問題 1　事例のようながんサバイバーの健康増進に関する記述のうち、間違っている項目はどれか。

1. ワクチン接種
2. 習慣となっている喫煙により心理的安定をはかる。
3. 食と栄養に配慮すること。
4. 身体活動を高く維持すること

問題 2　事例のようながんサバイバーの長期間あるいは晩期に生じる影響とケアについて、適切でないものはどれか。

1. 痛み、しびれの評価、ケア、治療
2. 就労に関する評価、支援
3. 死後の財産管理に関する心配の評価、支援
4. 抗がん剤による心毒性など心血管系への影響についての評価、ケア、治療

問題 3 患者の発言から「気持ちのつらさ」があるものと考えられる。これについての看護として適切でないものはどれか。

1．気持ちのつらさの評価を行う。
2．つらさのために眠れないようであれば睡眠障害の評価を行う。
3．必要があればかかりつけ医と専門医の間で情報交換を行うよう依頼する。
4．現在のつらさから解放されるために今後予測できる状態の変化を伝える。

正解&なっとくColumn

問題 1 ガイドラインによれば、健康増進や予防に関する原則は、身体活動を高く維持すること、食と栄養に配慮すること、禁煙、ワクチン接種である。

問題 2 **問題 3** ガイドラインによれば、がんサバイバーに長期間あるいは晩期に生じる影響とケアとして、「抗がん剤による心毒性など心血管系への影響についての評価、ケア、治療」、「気持ちのつらさの評価、ケア、治療」、「痛み、しびれの評価、ケア、治療」、「睡眠障害の評価、ケア、治療」、「就労に関する評価、支援」がある。また、がんサバイバーにおける一般原則として「かかりつけ医と専門医の間におけるケアの協調、調整」がある。

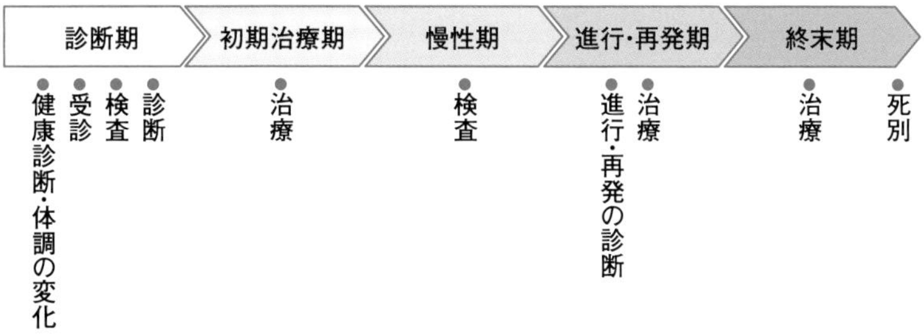

図1　がんサバイバーのがん治療・療養のプロセス
（清水多嘉子総監修：はじめてのがん看護－がんサバイバーへの支援、DVD/配信、丸善出版、2018より改変）

引用文献

1）国立がん研究センター編：がんサバイバーシップガイドライン、https://www.ncc.go.jp/jp/cpub/division/health_support/guidelines/020/index.html

問題1 ▶ 正解2
たとえ気分転換や気分を落ち着かせるための習慣であっても、喫煙による害は健康増進のために有益ではない。

問題2 ▶ 正解3
影響するものとして適切なものは、「気持ちのつらさの評価、ケア、治療」や「睡眠障害の評価、ケア、治療」である。

問題3 ▶ 正解4
今後予測できる状態の変化を伝えたとしても、現在のつらさから解放されるわけではなく、つらさそのものに焦点をあてていないため不適切である。

（清水裕子）

事例 6 肺がんで胸腔鏡下左肺下葉切除術が行われた患者

Aさんは、68歳の男性である。これまで病気を患ったことはなく、健康には自信があった。市の検診のX線検査で異常陰影が指摘され、呼吸器内科を受診し、胸部CT検査を施行した。その結果、左下葉に腫瘤影が認められ、7月に気管支鏡検査が行われた。細胞診の結果、非小細胞肺がん（腺がん）と診断され、手術目的で入院となった。Aさんは20歳から15本/日程度喫煙しており、外来で手術のために禁煙するように指導されていた。しかし、完全に禁煙することは難しく、入院まで5本/日程度喫煙を継続していた。

学習のキーポイント

この設問は、肺がんと診断され、全身麻酔で手術を受ける患者の事例である。次の4つのポイントで正解をみつけよう。

❶既往歴はなく、初めての手術である。
❷喫煙歴が長く、術前の禁煙ができていない。
❸胸腔鏡下左肺下葉切除術が行われる。
❹術後には呼吸器合併症のリスクが高い。

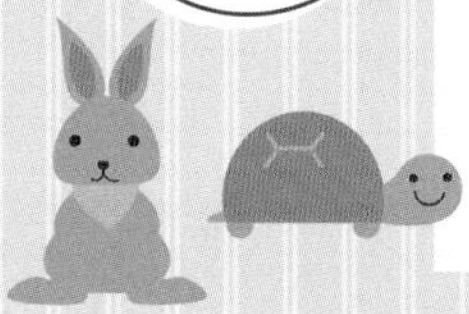

問題 1 Aさんは本日、予定通り胸腔鏡下左肺下葉切除術を受けるために手術室に独歩で入室した。Aさんの術中の体位はどれか。

1.
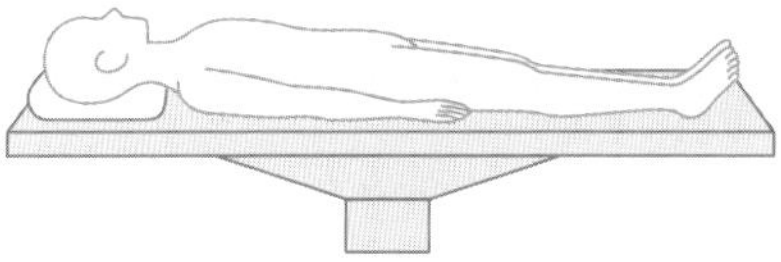

2.
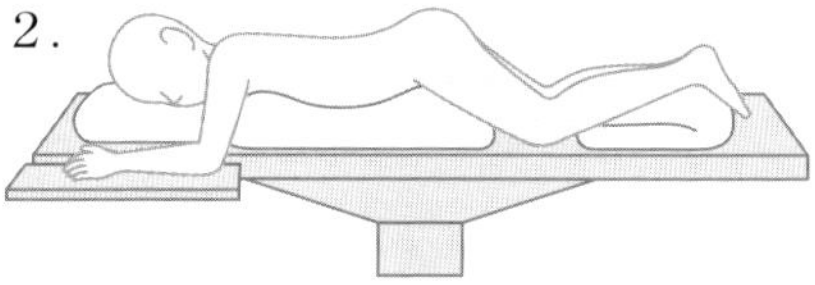

3.
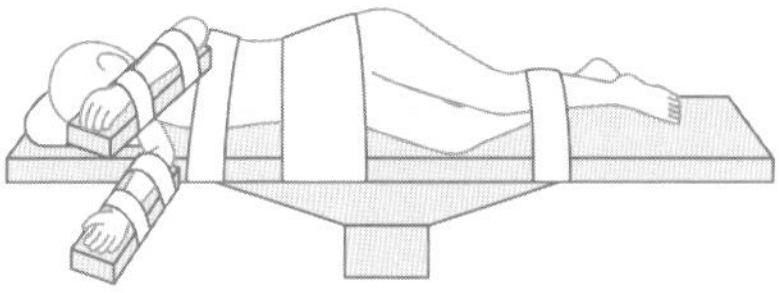

4.
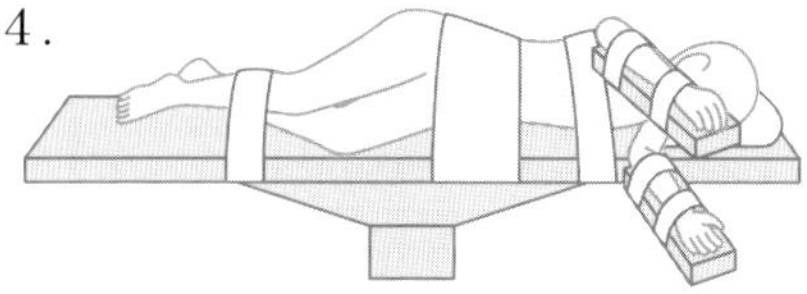

問題 2 Aさんの手術時間は5時間で、術中の出血量は80mLであった。左手末梢ルート、左胸腔ドレーン、膀胱留置カテーテル、硬膜外PCAが挿入されている。術後1日目のAさんは、酸素投与量2L/分で経鼻カニューレが装着され、SpO_2 96%、血圧158/88mmHg、脈拍108回/分、体温37.5℃、呼吸回数22回/分、WBC8,960/μL、CRP3.12mg/dL、Hb13.6g/dLである。創部痛が強く浅表性呼吸となっており、離床は行えていない。このときのAさんの状態のアセスメントで適切なのはどれか。

1．脈拍の増加は出血によるものである。
2．体温の上昇は感染によるものである。
3．血圧の上昇は全身麻酔の影響によるものである。
4．呼吸回数の増加は創痛によるものである。

問題 3 術後２日目、Ａさんは右肺下葉の呼吸音が減弱しており、胸部Ｘ線検査の結果、右肺下葉の無気肺と診断された。疼痛は軽度で痰の自己喀出は可能であるが、ベッド上で過ごすことが多い。Ａさんへの対応で最も適切なのはどれか。

1．「ベッド上では右側臥位で過ごすようにしましょう」
2．「日中は病棟内の歩行をこころがけましょう」
3．「肩関節の運動をしましょう」
4．「痰を出す時は腹部をしっかり押さえましょう」

正解&なっとく Column

問題 1 術式に応じた術中体位を考える問題である。術中体位の代表的なものには、仰臥位、砕石位、側臥位、腹臥位がある。術中体位は十分な術野が得られることが必要であり、肺切除術は一般的に側臥位をとる。体位を固定する際には良肢位を保ち、呼吸・循環障害や神経障害、皮膚障害に注意し、患者の安全と安楽を確保しなければならない。そのためには、各体位に特徴的な呼吸・循環への影響や、発生しやすい神経障害や褥瘡の部位を理解しておく必要がある。

問題 2 全身麻酔や手術侵襲が生体に及ぼす影響とムーア（Moore, F.D.）が提唱した術後の回復過程から、術後１日目の状態をアセスメントする問題である。術後１日目であることから、第Ⅰ相の傷害期に該当する。この時期は神経・内分泌系や代謝系の変動が大きく、循環血液量減少、尿量減少、高血糖、疼痛、発熱などが起こる。とくにこの時期は、疼痛による全身への影響を考える必要がある。

問題 3 無気肺を改善するための援助を考える問題である。無気肺の主な原因は、痰の喀出困難と肺の拡張不全である。術後は気管内線毛運動が低下し、気道内分泌物が増加する。さらに、創部痛によって深呼吸や咳嗽が困難となる。気道内分泌物は重力の作用で肺の下側に貯留しやすい。そのため、十分な疼痛コントロールを行い、深呼吸や咳嗽を促すこと、早期離床により肺の膨張や体位ドレナージを促すことが重要である。

問題1 ▶ 正解3
Ａさんの術式は胸腔鏡下左肺下葉切除術であり、術中体位は側臥位である。Ａさんは左肺が患側となるため、術野となる左肺が上方になる右側臥位の体位をとる必要がある。

問題2 ▶ 正解4
出血量やHb値より出血の影響は考えられない。WBC値やCRP値、体温の上昇は侵襲による生体反応と判断できる。Ａさんは創痛が強いため、疼痛による呼吸・循環への影響を考慮する必要がある。

問題3 ▶ 正解2
Ａさんは離床が進んでいないと判断できる。疼痛は軽度であり、無気肺を改善するためには離床を促し、肺の膨張とドレナージによる喀痰を促進することが必要である。

（小笠美春）

事例 7 変形性股関節症で右人工股関節全置換術が行われた患者

Bさんは、64歳女性の専業主婦である。15年前から両変形性股関節症を指摘され保存療法を行っていたが、右股関節の疼痛が増強しT字杖を使って500m程度しか歩行できなくなった。単純X線検査およびCT検査で右股関節の関節間隙の消失が認められ、末期の股関節症（左股関節は初期）と診断された。そのため、後方進入法による右人工股関節全置換術（THA：Total Hip Arthroplasty）を行う目的で入院となった。Bさんはこれまで大きな既往歴はない。自宅は2階建ての日本家屋で和式の生活が中心である。子ども2人は独立し、現在は夫（67歳）と2人暮らしである。

学習のキーポイント

この設問は、末期の変形性股関節症と診断され、全身麻酔で手術を受ける患者の事例である。次の4つのポイントで正解をみつけよう。

❶罹患期間が15年前からと長い。
❷右THAが行われる。
❸後方進入法に応じた禁忌肢位がある。
❹生活様式を考慮した日常生活指導が必要となる。

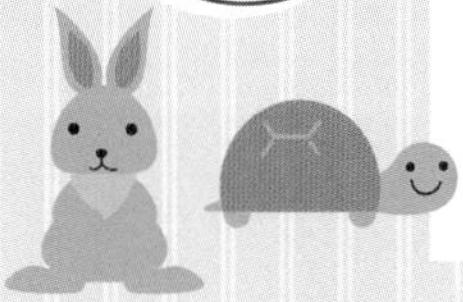

問題 1 入院時、Bさんは右側の足に体重がかかったときに、左側の骨盤が下がり上体が右側に傾く跛行が認められていた。この歩行状態から、Bさんの低下している筋力で最も適切なものはどれか。

1．大殿筋
2．中殿筋
3．腸腰筋
4．大腿四頭筋

問題 2 Bさんは予定どおり右THA（後方進入法）が行われた。Bさんがとってはいけない肢位（禁忌肢位）はどれか。

1．
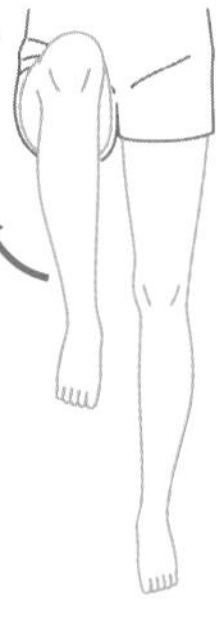

2．
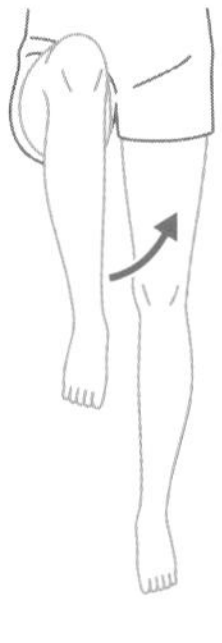

3．
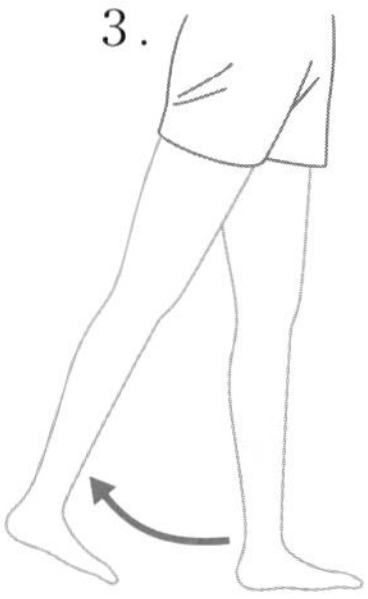

4．
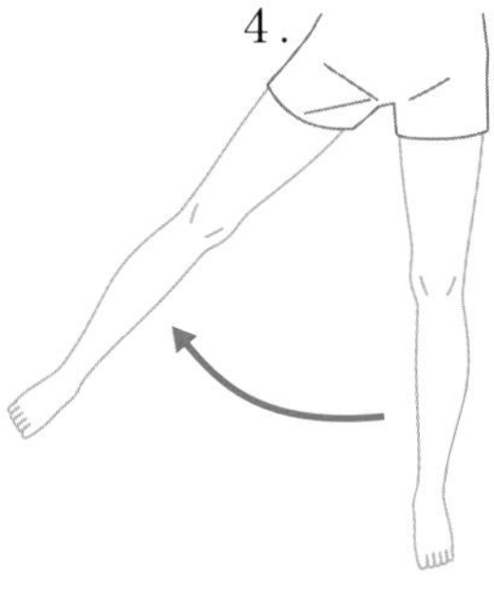

問題 3 Bさんの術後経過は良好で順調にリハビリテーションが進み、退院が近づいてきた。Bさんから「自宅は和式の便器のため、洋式トイレに変えてもらいました。あとは、家事をどうしようか悩んでいます」と発言があった。看護師のBさんに対する日常生活指導で誤っているものはどれか。

1.「買い物はカートやシルバーカーを使用しましょう」
2.「床の拭き掃除はモップなどを使用しましょう」
3.「布団の上げ下げはご主人さんに手伝ってもらいましょう」
4.「杖は右手で持って歩きましょう」

正解&なっとく Column

問題 1 変形性股関節症に特徴的な跛行に関する問題である。変形性股関節症の患者は、疼痛により股関節を動かさなくなるため、股関節の外転筋である大殿筋、中殿筋、小殿筋、大腿筋膜張筋の筋力が低下する。なかでも中殿筋の筋力が低下すると、患側の足に体重がかかったときに反対側の骨盤が下がり、上体が患側に傾くトレンデレンブルグ歩行となる。変形性股関節症では、股関節可動域の制限、鼡径部痛、跛行が特徴的であり、とくにトレンデレンブルグ徴候は診断における有用な身体所見である。

問題 2 THA後の人工関節の脱臼を予防するための肢位に関する問題である。THAの脱臼肢位は、前方進入法で過度の伸展、内転、外旋であり、後方進入法で過度の屈曲、内転、内旋である。術直後はとくに股関節の支持力が低下しているため脱臼しやすい状態にあり、外転枕を使用して脱臼を予防することが重要である。

問題 3 THA（後方進入法）後の日常生活動作について、脱臼肢位を考慮した指導を考える問題である。禁忌肢位である過度の屈曲、内転、内旋をとりやすい動作としては、しゃがみ込み、膝を曲げての前屈、足を組む、とんび座り（内股）などがある。これらの脱臼肢位をとりやすい日常生活動作について、患者が自宅での日常生活において起居、移動、排泄、清潔、更衣などの動作をどのように行っていたのか、また、どのような住宅環境で生活するのかについて情報収集し、日常生活場面ごとに具体的な指導を行っていくことが大切である。

参考文献
1）日本整形外科学会：変形性股関節症診療ガイドライン2016、改訂第2版、p.68、南江堂、2016

問題1 ▶ 正解2
Bさんの歩行状態から、トレンデレンブルグ歩行がみられていると判断できる。トレンデレンブルグ歩行は、中殿筋の筋力低下でみられる特徴的な跛行である。

問題2 ▶ 正解1
股関節について、選択肢1は内旋、2は外旋、3は伸展、4は外転である。Bさんの術式は後方進入法であり、脱臼を予防するため過度の屈曲、内転、内旋はとってはいけない肢位である。

問題3 ▶ 正解4
下のものを取る、掃除などでしゃがみ込む動作は、股関節が過屈曲、内転、内旋となるため脱臼のリスクが高まる。動作を工夫し、家族の協力を得ることが必要である。また、杖は健側の左手で持つ。

（小笠美春）

事例 8　直腸がんで腹腔鏡下低位前方切除術と一時的ストーマ造設が施行された患者

Cさんは、60歳の男性で建設業の自営をしている。3か月前より便に血が混じっていたが、痔と思い様子をみていた。しかし、血便が続くため病院を受診し、下部内視鏡検査の結果、肛門から7 cmの部位に腫瘍が認められ、手術目的で入院となった。入院時の身長は166cm、体重62kgである。5年前から糖尿病が指摘され、食事療法と運動療法を行っている。さらに、22歳より10年間、15本/日の喫煙歴がある。Cさんは、2日後に腹腔鏡下低位前方切除術予定であり、「つなげる部分が肛門の近くになる場合は、一時的にストーマを造設する可能性がある」と医師より説明されている。

学習のキーポイント

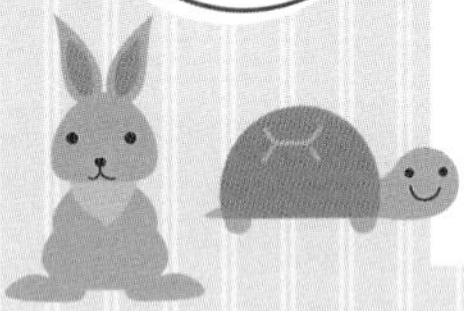

この設問は、直腸がんで腹腔鏡下低位前方切除術とカバーリングストーマを造設する患者の事例である。次の4つのポイントで正解をみつけよう。

❶5年前から糖尿病が指摘されている。
❷腹腔鏡下低位前方切除術が行われる。
❸ストーマが造設される可能性がある。
❹ストーマが造設された場合、セルフケアが必要となる。

問題 1　Cさんの術前検査の結果は、%肺活量82%、1秒率80%、心電図は洞調律、胸部X線異常なし、血液検査はWBC6,280/μL、RBC410万/μL、Hb13.0g/dL、TP7.5g/dL、Alb4.0g/dL、BUN14.2mg/dL、Cr0.6mg/dL、HbA1c7.1%、FPG126mg/dLであった。Cさんの術前の身体状況から、合併症や術後の回復に影響を及ぼすリスクが高いものはどれか。

1. 出血傾向がある。
2. 腎機能障害がある。
3. 拘束性換気障害がある。
4. 血糖コントロールが不良である。

問題 2　手術前日、医師より「回腸にカバーリングストーマを造設する可能性があるため、マーキングをしておいてほしい」と看護師に指示があった。Cさんのマーキング部位で正しいものはどれか。

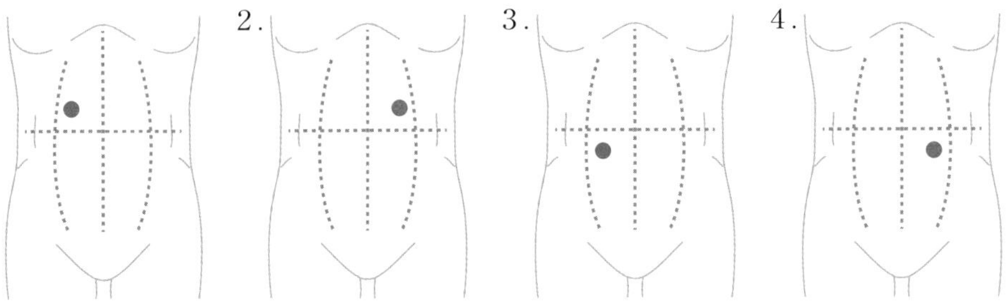

1.　2.　3.　4.

問題3 Cさんは、腹腔鏡下低位前方切除術と一時的ストーマが造設された。術後2日目、初めてのストーマ装具交換を行うことになった。Cさんのストーマは浮腫があるもののきれいなピンク色であり、サイズは縦2.5cm、横2.4cm、高さ1.8cmである。面板は均一に0.7cm溶解・膨潤している。Cさんは疼痛コントロール良好で離床も進んでおり、端座位保持が可能である。ストーマ装具交換の対応として最も適切なものはどれか。

1．疲労感に配慮し、ベッド上仰臥位で行う。
2．セルフケアに向けてCさんに装具交換を行ってもらう。
3．面板の穴は直径3.0cmにカットする。
4．抜糸までストーマは消毒する。

正解&なっとく Column

問題1 術前検査の結果から全身状態をアセスメントする問題である。呼吸機能検査（スパイロメトリー）では、%肺活量が80%未満で拘束性換気障害、一秒率が70%未満で閉塞性換気障害となる。また、低栄養状態や高血糖は創傷治癒遅延、縫合不全、感染、血液凝固能の低下は出血傾向、腎機能低下は急性腎不全、貧血は低酸素血症などのリスクが高まるため、栄養・代謝機能、肝機能、腎機能、血液・凝固機能、内分泌・免疫機能を評価するための基本的な血液検査の項目と基準値は覚えておく必要がある。

問題2 カバーリングストーマは、縫合不全を予防するために造設される一時的ストーマであり、一般的に術後3～6か月後に人工肛門閉鎖術が行われる。ストーマサイトマーキングはクリーブランド・クリニックの5原則によって、①臍より低い位置、②腹直筋を貫く位置、③腹部脂肪層の頂点、④皮膚のくぼみ、しわ、瘢痕、上前腸骨棘の近くを避けた位置、⑤本人がセルフケアしやすい位置に行われる。

問題3 ストーマ合併症を予防するために、術後48時間はストーマの色、浮腫、出血、壊死の有無を観察する。浮腫は術後3～4日ごろに最大となるため、それを考慮して面板の穴はストーマ径より5mm大きくカットする。セルフケア指導は患者が座位の保持が安定してから段階を経て進めていくが、初回は看護師が主体となり、患者の反応を観察しながら行っていく。

参考文献

1）江川安紀子：位置決めの実際、ストーマリハビリテーション講習会実行委員会編、ストーマリハビリテーション基礎と実際、第3版、p.136～138、金原出版、2016

問題1 ▶ 正解 4
FPGは99mg/dL以下、HbA1c（NGSP）は5.6％未満が基準値である。Cさんは糖尿病が指摘されており、これらの基準値から逸脱しているため、血糖コントロールが不良といえる。

問題2 ▶ 正解 3
臍より低く、腹直筋を貫く位置は選択肢の3か4である。カバーリングストーマはイレオストミー（回腸ストーマ）として造設されるため、マーキングの位置は右下腹部となる。

問題3 ▶ 正解 3
Cさんの状態から、端座位で看護師主体で装具を交換する。ストーマ径は2.5cm程度であり、面板の穴は3.0cmにカットする。ストーマは肛門と同様に、石けんや微温等で洗い流してよい。

（小笠美春）

事例 9 前立腺がんでロボット支援下前立腺全摘術が施行された男性患者

Dさんは、60歳の男性で会社員である。人間ドックでPSA10.2ng/dLと高値であり、近医の泌尿器科を受診した。経直腸的超音波検査で前立腺右葉に1.3×1.0cmの低吸収域を認め、前立腺針生検を行った。その結果、グリソンスコア7であった。CT検査、MRI検査、骨シンチグラフィでは転移や浸潤所見はなく、NCCN分類で中間リスクに分類された。前立腺がんの診断で、ロボット支援下前立腺全摘術目的で入院となった。既往歴として56歳より前立腺肥大があるが、その他大きな病気をしたことはなく、今回初めての手術となる。

学習のキーポイント

この設問は、前立腺がんでロボット支援下前立腺全摘術を受ける患者の事例である。次の4つのポイントで正解をみつけよう。

❶今回が初めての手術である。
❷ロボット支援下前立腺全摘術が行われる。
❸術後は尿失禁が生じる可能性が高い。
❹自尊心にかかわる問題への対処が必要となる。

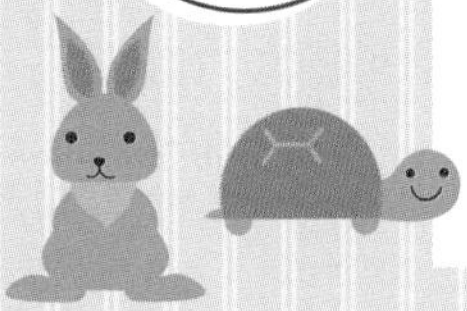

問題 1 看護師が術前オリエンテーションを行い、術後1日目から離床を行うことを説明した。それに対しDさんは、「5年前に父親が胃の手術をした翌日に歩行したら、急に胸が苦しくなって倒れてしまった。自分も同じようになるのではないかと思うと、動くのが怖いです」と不安そうに話した。Dさんの父親に起こった合併症で正しいものはどれか。

1．肺炎
2．肺血栓塞栓症
3．迷走神経反射
4．起立性低血圧

問題 2 Dさんは予定どおり、ロボット支援下前立腺全摘術が施行された。手術中にDさんに最も生じやすい合併症はどれか。

1．出血
2．高体温
3．心筋梗塞
4．無気肺

問題 3 Dさんは術後５日目である。膀胱造影検査が行われ、膀胱留置カテーテルが抜去された。カテーテル抜去後、尿意はあるが尿取りパッドに失禁が認められる。Dさんは、「この歳でおむつや尿パッドを使うのは恥ずかしい。手術後に尿漏れがあるとは聞いていたが、ここまで漏れるとは思っていなかった」と落ち込んでいる。術後５日目のDさんへの対応として最も適切なものはどれか。

1．「手術前に練習した骨盤底筋体操を行っていきましょう」
2．「１日に摂取する水分量を減らしてみましょう」
3．「徐々に尿パッドに慣れていきましょう」
4．「自己導尿の練習を行っていきましょう」

正解＆なっとく Column

問題 1 初回離床時に起こりうる合併症に関する問題である。術後の早期離床は、廃用症候群や術後合併症を予防し、早期回復を促進するために重要な援助であるが、呼吸・循環の変動による急変にはとくに注意しなければならない。初回離床時には、起立性低血圧、迷走神経反射、肺血栓塞栓症、疼痛の増強が起こる危険が高く、とくに注意が必要な急変は肺血栓塞栓症である。肺血栓塞栓症は下肢静脈の血栓が血流にのって運ばれ肺動脈を塞栓するものであり、急性の場合は胸痛、呼吸困難からショック状態に至る。

問題 2 全身麻酔とロボット支援手術の特徴をふまえて、手術中に起こりやすい合併症を考える問題である。ロボット支援手術は３Ｄ画像を見ながらロボットアームを遠隔操作して手術を行う方法であり、従来の腹腔鏡下手術よりも正確な切開や縫合が可能になり、合併症が減少するといわれている。一方で、気腹操作を行うため、横隔膜が押し上げられて肺が圧迫されることによる換気抑制や、全身麻酔と二酸化炭素の影響で体温が下がりやすいという特徴がある。

問題 3 膀胱留置カテーテル抜去後に初めて尿失禁を体験した患者の自尊心を考慮した対応を考える問題である。前立腺全摘術では、前立腺周辺の神経や尿道括約筋の損傷、尿道支持組織の障害により、術後ほとんどの場合に尿失禁が生じるが、多くは時間の経過とともに軽減または消失する。尿失禁への対策として、骨盤底筋体操によって尿道括約筋を鍛えることが有効であり、膀胱留置カテーテルとドレーン抜去後から継続の必要性を説明し、実施してもらう。

参考文献

1）日本循環器学会ほか：肺血栓塞栓症および深部静脈血栓症の診断、治療、予防に関するガイドライン（2017年改訂版）、https://js-phlebology.jp/wp/wp-content/uploads/2020/08/JCS2017.pdfより１月４日検索
2）矢津田旬一：前立腺がんのロボット手術、泌尿器Care & Cure Uro-Lo、25（３）：387-395、2020

問題１▶正解２
初回離床時に起こりうる可能性があるものは、肺血栓塞栓症、迷走神経反射、起立性低血圧である。「急に胸が苦しくなって倒れた」という状況から、肺血栓塞栓症を発症したと推測できる。

問題２▶正解４
ロボット支援下手術は出血のリスクは低いが、気腹の影響で低体温や換気抑制のリスクがある。心筋梗塞を起こす可能性もないとはいえないが、生じやすい合併症ではない。

問題３▶正解１
尿失禁の改善の目途を説明するとともに、骨盤底筋体操の継続を支援することが、失禁にショックを受けているDさんに大切な援助である。尿路感染症を予防するため水分摂取は必要である。

（小笠美春）

事例 10 交通事故により脊髄損傷で下肢に麻痺がある患者

Ｅさんは、32歳男性の会社員である。バイク走行中に転倒し、２ｍの側溝に転落した。救急搬送され、CT検査とMRI検査の結果、第10/11胸椎脱臼骨折と診断された。第12胸髄節以下の完全麻痺であり、全身麻酔で後方固定術が施行された。病状に対してＥさんは医師から「背中の骨が脱臼骨折したことで、足を動かすために大切な神経がダメージを受けています。麻痺の回復は非常に難しいです。リハビリをしながら様子をみていきましょう」と説明を受けている。術後の経過は良好であり、社会復帰を目標に、リハビリテーションを継続している。

学習のキーポイント

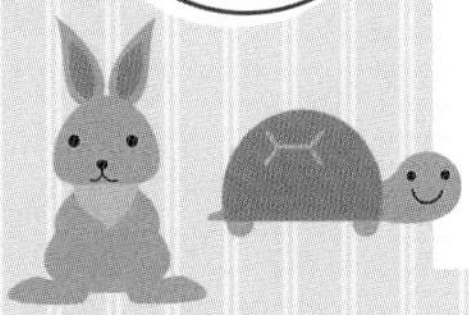

この設問は、第10/11胸髄レベルの脊髄損傷で社会復帰に向けてリハビリテーション中の患者の事例である。次の４つのポイントで正解をみつけよう。

❶交通事故による突然の受傷である。
❷第12胸髄節以下の完全麻痺である。
❸脊髄損傷後のリハビリテーション中である。
❹社会復帰をめざしている。

問題 1 手術から３週間が経過した。Ｅさんはリハビリテーションに積極的に取り組んでいるが、「なかなか足の動きがよくならない。早く動くようになってもらわなければ、仕事に復帰できない」と話している。現在のＥさんへの対応で最も適切なのはどれか。

1.「リハビリを引き続き頑張りましょう」
2.「なかなかよくならないと感じているのですね」
3.「時間が経てば必ずよくなりますよ」
4.「職場の担当者に相談してみましょう」

問題 2 Ｅさんのリハビリテーションの経過は良好であり、回復期リハビリテーションに移行することになった。回復期リハビリテーションの内容で正しいものはどれか。

1. 損傷脊髄の二次的損傷を予防する。
2. 肺炎を予防するために、排痰・呼吸訓練を行う。
3. 廃用症候群の予防として、関節可動域訓練を行う。
4. 機能障害に合わせて、ADL、IADLの自立支援を行う。

問題 3 Eさんは元の職場に復帰することになった。Eさんは経理部に所属しており、デスクワークが中心である。職場復帰に向けて、看護師が説明する内容で最も適切なのはどれか。

1．自己導尿は出勤前と帰宅後に自宅で行う。
2．車いすには体圧分散クッションを使用する。
3．仕事中は水分摂取を控えるようにする。
4．残業を免除してもらうように担当者に伝える。

正解&なっとく Column

問題 1 突然の障害に直面している患者の心理過程を考慮した問題である。脊髄損傷は突然の受傷により発症するため、急性期にある患者は戸惑いながらも回復への期待を抱き、正確に現状を認識するまでに至らないことも少なくない。そのため、身体の回復を実感できず自己概念の混乱をきたす。患者は医療者の言動に過剰な期待や絶望を抱くため、障害の回復の可能性と限界の説明については十分に検討し、医療チームで対応を統一する必要がある。

問題 2 脊髄損傷のリハビリテーションに関する問題である。脊髄損傷のリハビリテーションプログラムとして、急性期は合併症の予防と残存機能の維持、強化が目的となる。具体的には、関節可動域運動、肺理学療法、排泄訓練、体位交換などである。回復期では、機能レベルに応じてADL、IADLの自立に向けた訓練を行い、合わせて自助具や住宅整備なども行っていく。維持期では、社会参加をすすめ、QOLの高い生活を維持することを目標とする。

問題 3 職場復帰に向けた自己管理支援に関する問題である。回復期では、自己管理能力の違いが合併症の発生に影響するため、機能障害に合わせた自己管理指導が重要である。Eさんは両下肢の運動機能障害に加え、排尿機能、排便機能、性機能も障害されている。そのため、関節拘縮や褥瘡の予防、感覚障害からの熱傷予防、排便・排尿のコントロールが必要である。通常、脊髄損傷患者の排尿管理は、1日に5～6回カテーテルを尿道口から挿入して膀胱内の尿を排出する清潔間欠導尿法が主流である。社会復帰に向けて患者の生活環境や行動範囲を考慮したうえで、具体的な自己管理方法を指導しておくことが必要である。

参考文献

1）道木恭子：脊髄損傷－脊髄損傷のリハビリテーションプログラム、武田宜子ほか著、リハビリテーション看護、系統看護学講座別巻、p.230～231、医学書院、2015

問題1 ▶ 正解2
リハビリを頑張っているFさんに対し、これ以上の激励は適切ではない。脊髄損傷は回復するわけではないため、過剰な期待を持たせることは逆効果であり、精神的苦悩を傾聴することが大切である。

問題2 ▶ 正解4
損傷脊髄の二次的損傷、排痰・呼吸訓練、関節可動域訓練は急性期リハビリテーションである。回復期リハビリテーションの目標は機能障害に合わせたADL、IADLの自立訓練である。

問題3 ▶ 正解2
Eさんはデスクワークが中心であり、車いすでの職場復帰となる。長時間の同一体位により褥瘡が生じないように対策する。また、尿路感染を予防するため、水分摂取と定期的な自己導尿は必要である。

（小笠美春）

事例 11　乳がんの診断と患者への看護

Aさん（48歳、専業主婦）は、夫と高校生の子どもとの３人暮らしである。Aさんの母親は58歳のときに乳がんで他界している。最近、右乳房のしこりを発見し、乳腺外来を受診した。診察時、Aさんは「痛みはないけれど、右胸にしこりがあるような気がします。母が乳がんで他界しているので心配で……」と話した。

学習のキーポイント

この設問は、女性が自宅で自己検診を行い、乳がんの疑いで外来受診し、検査を受けた事例である。次の４つのポイントで正解をみつけよう。

❶乳がんの特徴、症状
❷乳がんの自己検診の基本知識
❸乳がん検査
❹乳がんの治療法

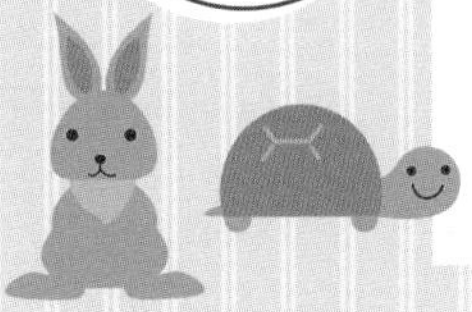

問題 1　乳がんについて適切でないのはどれか。

1．乳がんの危険因子には未婚、未産がある。
2．乳がんの腫瘤は無痛性で可動性は少ない。
3．乳がんの好発部位は乳房の上内側１／４円である。
4．乳がんは腋窩リンパ節への転移をしやすい。

問題 2　乳がんの自己検診の説明として適切なのはどれか。

1．自己検診は月経直前に行う。
2．自己検診は月経終了後７日くらいに行う。
3．閉経後の女性は自己検診を行わなくてもよい。
4．視診で異常がない場合、触診する必要はない。

問題 3　Aさんは検査の結果、右乳がんと診断され、右胸筋温存乳房切除術を行うことになった。乳がんの検査および治療法として適切なのはどれか。

1．がんが広範囲にある場合、乳房温存術が選択される。
2．センチネルリンパ節生検を行い、がんの浸潤の程度を調べる。
3．乳がんは放射線療法での効果が得られにくい。
4．補助療法としてのホルモン療法ではエストロゲン薬を投与する。

正解&なっとくColumn

問題① 乳がんの罹患率は30歳台から急激に増加し、50歳前後（閉経前後）の女性に多い。危険因子は、未婚、未産または高齢出産、早発月経、遅発月経、家族歴、肥満などである。乳がんは乳管外へ浸潤すると、しこりや皮膚にえくぼ様の陥没などの症状がみられる。乳がんの腫瘤は無痛性で境界が不明瞭であり可動性が少ない。乳がんの好発部位は乳房の上外側１／４円である（**図１**）。乳がんは同側の腋窩リンパ節や肺、肝、骨へ転移しやすい。乳房には乳がん以外にも乳腺症や線維腺腫などのしこりができる疾患があるため、鑑別が大切である。

問題② 乳がんの早期発見のためには、定期的に検診を受けるとともに、毎月自己検診できるように指導する。乳がんの自己検診は月経終了後７日ごろに行う。月経直前は乳房が張っており発見しにくい。閉経後は毎月同じ日に行うようにする。鏡の前でよく観察し（視診）、次に乳房全体をまんべんなく丁寧に触る（触診）。座位や仰臥位などいろいろな姿勢で観察する。自己検診にて乳房の形の左右差、ひきつれやくぼみ、しこり、乳頭からの血性分泌物、乳頭の陥没などの症状がある場合には速やかに受診するよう説明する。

問題③ 乳がんの検査はマンモグラフィ（X線検査、**図２**）や超音波検査が行われ、確定診断には穿刺細胞診や生検がなされる。センチネルリンパ節生検によって腋窩リンパ節へのがんの浸潤の程度を調べ、手術時のリンパ郭清の可否を判断する。乳がんの治療には手術療法、補助療法として放射線治療法、化学療法、内分泌（ホルモン）療法がある。手術療法には乳房切除術と乳房温存術があるが、乳がんの進行度によって術式が決定される。乳がんは腺がんであるが、放射線療法の効果が得られやすい。胸部に放射線を照射するため、放射線肺炎に注意する。エストロゲンは乳腺の発育を促す作用があるため、ホルモン療法では抗エストロゲン薬を投与する。

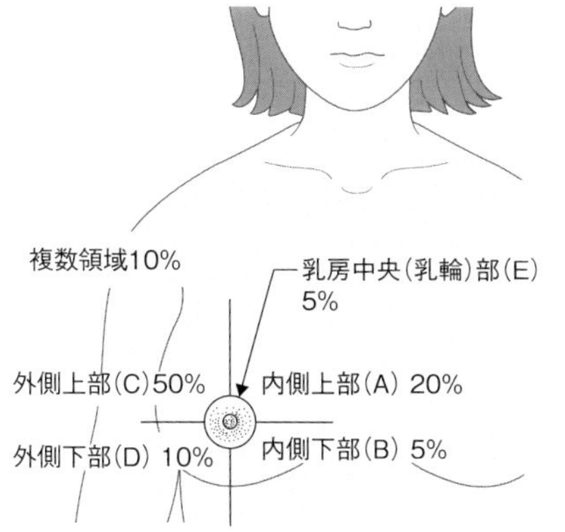

図１　乳がんの好発部位

内側上部をA、内側下部をB、外側上部をC、外側下部をD、乳房中央（乳輪）部をEと表記する。乳がんはCの部位に好発する

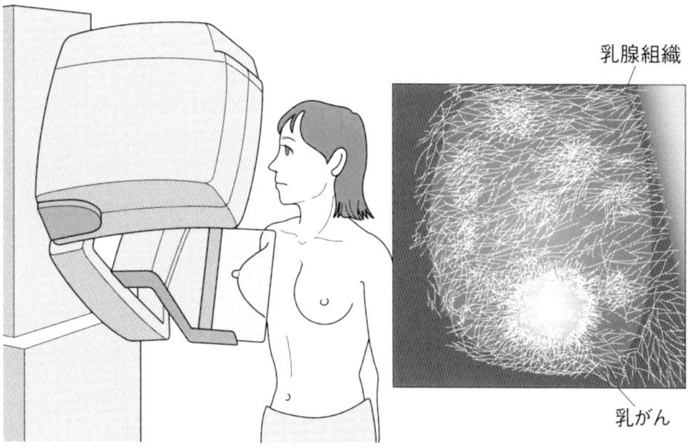

図２　マンモグラフィによる乳がん検査

マンモグラフィでは、乳房を上下、左右に挟み、X線撮影を行う。マンモグラフィの画像では乳がんは白く描出される。輪郭がはっきりしないのが特徴である

問題1▶正解3

乳がんは外側上方に多いため、選択肢３の上内側１／４円は誤りである。外側上方の発生率は50%である。

問題2▶正解2

自己検診は月経終了後７日くらいに行うとよい。毎月、自己検診をする習慣をつけるよう指導する。

問題3▶正解2

リンパ節転移の有無を調べるため、センチネルリンパ節生検を行いがんの浸潤の程度を調べる。

（藏本直子）

事例 12　乳がん患者の治療と看護

Aさん（42歳、女性）、事務職をしている。夫と子ども（5歳）との3人暮らしである。経済的な問題はない。趣味はバレーボールである。自己検診の際に左乳房にしこりを発見した。すぐに近医を受診したところ、乳腺外科のある総合病院を紹介された。病院でマンモグラフィと穿刺細胞診を行い、その結果、左乳がんと診断された。Aさんは激しく動揺したが、夫の励ましがあり手術を受けることを決意した。本日、手術目的で入院した。

学習のキーポイント

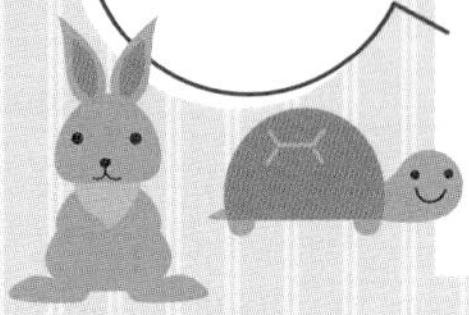

この設問は、左乳がんと診断され、手術のために入院し、左乳房温存腫瘍摘出術とリンパ節郭清が行われた事例である。次の3ポイントで正解をみつけよう。

❶乳がん患者の看護
❷ドレーンの管理
❸ボディイメージ混乱や女性としての価値観の変容に対する看護

問題 1　Aさんは手術にて左乳房温存術とリンパ節郭清が行われた。腋窩部にはドレーンが挿入された。術後1日目のAさんの看護で適切なのはどれか。

1．ドレーン抜去までは左側の運動は行わない。
2．左肘関節の回旋運動を行う。
3．患側上肢のマッサージは中心から末梢へ行う。
4．ドレーンのミルキングによる排液は行わない。

問題 2　Aさんの術後の経過は良好であり、明日退院予定である。Aさんは患側上肢のだるさや疲れやすさを訴えている。Aさんへの生活指導で適切でないのはどれか。

1．患側に腕時計や指輪をつけない。
2．患側上肢は安静のため動かさないようにする。
3．患側上肢のしびれ感や手指の動きに注意する。
4．衣服の袖はゆったりしたものを選ぶ。

問題 3　現在、Aさんは放射線療法のため外来に通院している。看護師がAさんに話しかけると、Aさんは「子どもがもう一人欲しいと思っていたのに、こんなことになってしまって…」と涙ぐんだ。現在、Aさんが感じている苦痛への対応で適切でないのはどれか。

1．気がかりなことはいつでも話してくださいと伝える。
2．患者会やサポートグループを紹介する。
3．Aさんの思いに寄り添う。
4．夫には話さないほうがよいことを伝える。

正解&なっとく Column

問題① 乳房温存術とリンパ節郭清後に起こりうる合併症の予防、ドレーンの管理に関する問題である。乳がん手術による上腕神経損傷に伴い、合併症として上腕の挙上障害や知覚障害が起こる恐れがある。そのため、創部やドレーン挿入部の疼痛の緩和をはかりつつ、患側の保護を行い、早期離床や肩関節の機能障害の予防などリハビリテーションを行う（**図1**）。ドレーンの管理として排液状態を観察し、乳房内の死腔への血液やリンパ液の貯留を防ぐため、ミルキングにより効果的に排液を促す。

問題② リンパ節郭清を行っているため、リンパ液や静脈血の還流低下によるリンパ浮腫が起こりやすい。リンパ浮腫予防のための生活指導をする。浮腫が起こると患側上肢の倦怠感や重圧感が現れる。また浮腫のある皮膚は傷つきやすく感染しやすい。浮腫予防のため、患側上肢を挙上し、衣服はゆったりしたものを選び、手に傷をつくらないようにする。

問題③ 乳がん患者の90％以上が女性であり、乳房喪失や形の変化によるボディイメージの変容、セクシャリティの問題、家族役割の変化が生じる。そのため、身体的側面の看護だけでなく、今後の生活への不安やストレスに対する心理的・社会的側面への看護が重要となる。乳房喪失に対しては乳房再建術や補正具を着用する方法があり、精神的苦痛の緩和への一助となる。

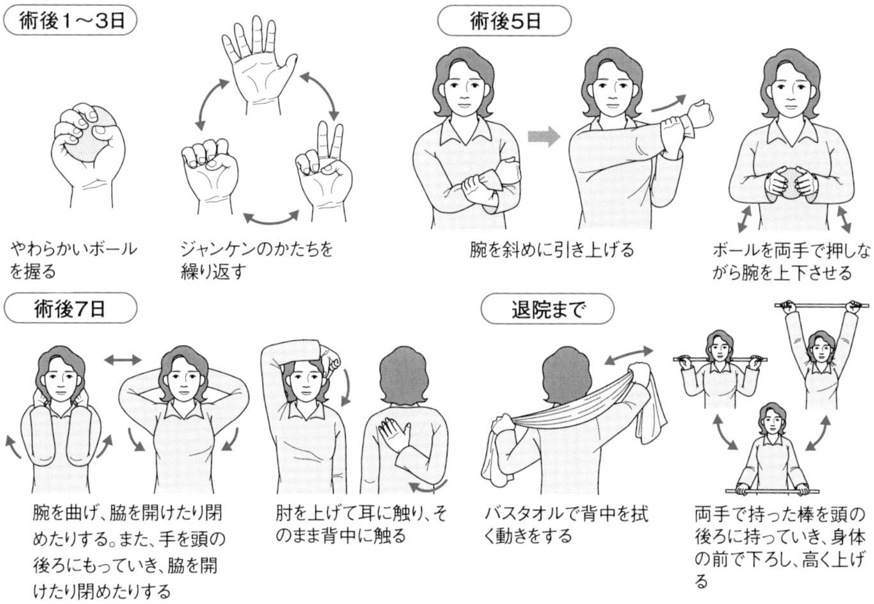

図1　乳がん手術後のリハビリテーション

問題1 ▶ 正解2
肩関節の拘縮予防のため、早期からリハビリテーションを行う。浮腫は末梢から生じるため、末梢から中枢に向かってマッサージする。

問題2 ▶ 正解2
浮腫や機能障害の予防のため、計画的に運動を行う。また異常症状や日常生活での注意事項を説明する。

問題3 ▶ 正解4
Aさんは生殖可能年齢であるが、乳がんによる治療により人生設計の変更を余儀なくされた。女性としての価値を見失い、自尊心が低下している。家族を含め、支援することが重要である。

（藏本直子）

事例 13　子宮頸がんの診断と患者への看護

Ａさん（48歳、女性）と夫（50歳）、中学生の子どもとの３人暮らしである。Ａさんは共働きで、銀行で働いている。穏やかな性格で、趣味はガーデニングである。毎年、子宮がん検診を行っているが、これまでは異常が見つからなかった。１か月前より性交時に不正出血がみられ、気になっていた。帯下の増加、疼痛はなし。近医を受診したところ、子宮頸がん検診を行うことになった。

学習のキーポイント

この設問は、がん検診において子宮頸がんが発見され、広汎子宮全摘出術を行った事例である。次の４ポイントで正解をみつけよう。

❶子宮頸がん検診
❷子宮がんの特徴と症状（子宮体がんと子宮頸がんの鑑別）
❸子宮頸がんの検査方法
❹広汎子宮全摘出術後の排尿障害に対する看護

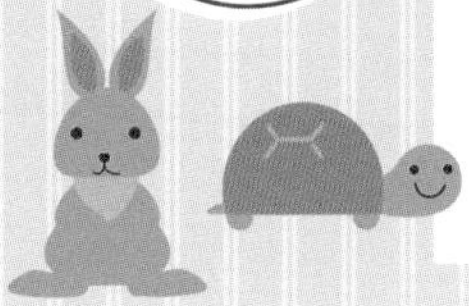

問題 1　子宮頸がん検診について適切でないのはどれか。

1．検診は20歳以上が対象である。
2．月経中は検査を避ける。
3．HPV（ヒトパピローマウイルス）ワクチンを接種した場合は検診の代用にできる。
4．妊婦も検査を受けることができる。

問題 2　Ａさんは子宮頸がん検査の結果、子宮頸がんと診断された。子宮頸がんの進行期を診断するための検査として適切なものはどれか。２つ選べ。

1．子宮卵管造影法
2．CT
3．腫瘍マーカー検査
4．直腸鏡
5．HPV（ヒトパピローマウイルス）検査

問題 3　Ａさんは子宮頸がんⅠＢ１期と診断された。総合病院に転院し、広汎子宮全摘出術を受けた。Ａさんの術後の経過は順調であり、術後７日に膀胱留置カテーテルを抜去した。Ａさんは尿意の乏しさや尿の出にくさを訴えている。Ａさんへの説明として適切なのはどれか。

1．飲水を１日１Ｌ程度しましょう。
2．排尿時に膀胱を圧迫するのは避けましょう。
3．尿の色や濁りに注意しましょう。
4．残尿量100mLが導尿中止の目安です。

正解&なっとく Column

問題 1 子宮がんには子宮頸部の上皮に発生する子宮頸がんと、子宮体部の内膜に発生する子宮体がんがある（**表1**）。子宮頸がんと子宮体がんは発生原因や治療方針が異なっている。子宮頸がんは検診の受検率の向上により子宮体がんより早期発見率が高い。子宮頸がんの発症は性行為によるHPV（ヒトパピローマウイルス）の感染と強く関連している。近年、若年者の子宮頸がんの罹患数が増加しており、性交年齢の低下やパートナーの多数化によるHPV感染の影響との指摘がある。予防にはHPVワクチン接種が有用だが、すべてのHPV感染を防止できないため、定期的な検診（2年に1度）が推奨されている。検診対象は20歳以上の女性である。子宮頸がん検診では細胞診（スメア）や視診、内診を行う。血液が標本に含まれると観察が困難になるため、月経中の検査は避ける。妊娠初期の妊婦健診では子宮頸がん検査が基本項目に入っている。

問題 2 子宮頸がんの疑いがあれば、コルポスコピー（子宮腟部拡大鏡診）や組織診が行われる。子宮頸がんの進行期の診断には、CTやMRI、直腸診、直腸鏡、膀胱鏡、腎盂尿管造影などが行われる。進行期分類により0期からⅣ期に分類される。子宮頸がんの治療法は手術療法と放射線療法、化学療法があり、進行期や年齢、全身状態を考慮し決定される。

問題 3 広汎子宮全摘出術は切除範囲が広く、膀胱支配神経等の損傷や尿路系の侵襲による排尿障害を起こす可能性が高い。そのため、自立排尿に向けた排尿訓練への援助が必要である。排尿障害がある場合は、腹圧をかけやすい体位の工夫や刺激による排尿誘導、残尿測定について指導する。残尿測定は毎回残尿が50mL以下になれば中止する。また、残尿による尿路感染症の恐れがあるため、日常生活での注意点を説明する。

表1　子宮頸がんと子宮体がんの特徴

	子宮頸がん	子宮体がん
好発年齢	30～60歳（30～40歳台にピーク） ＊近年、20歳台の若年者に増加傾向	40～60歳台（50歳台にピーク） ＊比較的、高齢女性に発症
発生要因	性行為によるHPV感染 性交年齢の低下、パートナーの多数化	エストロゲンによる刺激持続 未産、不妊、肥満、遅い閉経、高血圧、糖尿病
早期発見率	子宮頸がん ＞ 子宮体がん（がん検診の受検率向上のため）	
病理組織	扁平上皮がん（75%）	腺がん（95%）
症状	性交時の接触出血（初期は無症状） 進行期：下腹部痛、排尿障害、排便障害	不正性器出血（閉経後）、異常帯下 進行期：下腹部痛（→骨盤内組織への浸潤）
検査	子宮頸部細胞診、コルポスコピー（子宮腟部拡大鏡診）、頸部組織診	子宮内膜細胞診、経腟超音波検査、子宮内膜組織診、ヒステロスコピー（子宮鏡検査）
進行期診断検査	CTやMRI検査、直腸診、直腸鏡、膀胱鏡、腎盂尿管造影	
治療	第一選択は手術、浸潤の程度により選択 ⅠA期：挙児希望あり→円錐切除術 挙児希望なし→単純子宮全摘出術 ⅠB～Ⅱ期：広汎子宮全摘出術＋化学放射線療法 Ⅲ～Ⅳ期：放射線療法、化学療法	第一選択は手術、浸潤の程度により選択 Ⅰ期：単純子宮全摘出術＋両側付属器切除 Ⅱ期：広汎子宮全摘出術 Ⅲ～Ⅳ期：子宮全摘出術＋化学療法、放射線療法

問題1 ▶ 正解3
HPVワクチンを接種していても、定期的に子宮頸がん検診を受け、前がん病変（異形成）を早期発見することが重要である。

問題2 ▶ 正解2、4
進行期の診断には、CTや直腸鏡などを行う。子宮卵管造影法は不妊症に対する検査で用いられる。HPV検査はHPV感染の有無を調べる検査である。腫瘍マーカー検査は治療効果判定や再発の診断などの補助的検査で使用する。

問題3 ▶ 正解3
排尿障害による尿路感染症に注意する。そのため、尿の性状や頻尿などの症状への注意や外陰部の清潔ケアについて説明する。

（藏本直子）

事例 14 ヒト免疫不全ウィルス（HIV）感染症陽性の妊婦への看護

Aさん（29歳、女性）は未婚で、現在は無職である。海外留学の経験があり、半年前に帰国した。月経が遅れたため、妊娠検査薬を使用したところ陽性となり、近医を受診した。近医で妊娠が確認され、妊娠初期のスクリーニング検査でヒト免疫不全ウィルス（HIV）陽性が判明した。以後、総合病院へ転院となり、産婦人科と血液感染症内科で管理を行うことになった。本人とパートナーに病状が説明され、女性の周辺の人々に対するHIV検査が行われた。現在のパートナーはHIV陽性が判明した。パートナーは定期的に血液検査を実施し、治療導入の時期を検討している。

学習のキーポイント

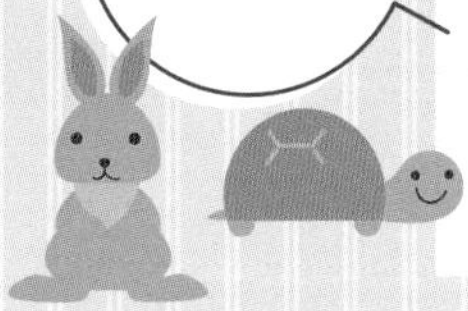

この設問は、女性がHIV感染症と診断され、母子感染予防が行われた事例である。次の3ポイントで正解をみつけよう。

❶HIV感染症と後天性免疫不全症候群（AIDS）の基礎知識
❷HIV患者および家族への看護
❸HIVの児への感染予防

問題 1 ヒト免疫不全ウィルス（HIV）感染症について適切でないのはどれか。

1．CD4陽性リンパ球数の増加により日和見感染を発症する。
2．HIVはレトロウィルス科に属する。
3．感染2～3週後にはインフルエンザ用の急性症状が出現する。
4．ヘルパーT細胞に感染する。

問題 2 HIV抗体陽性者に対する看護として適切なのはどれか。２つ選べ。

1．性交時にはコンドームを正しく装着する。
2．使用する食器はエタノール消毒を行う。
3．HIV感染による不安の緩和につとめる。
4．家族との信頼関係を築くため、本人より先に家族に病名を告知する。
5．無症状の場合は服薬を一時中断してもよい。

問題 3 Aさんは妊娠37週０日に帝王切開術を行い、女児を出産した。HIV感染症に対する母子感染予防対策として適切なのはどれか。

1．陣痛開始後に帝王切開術を行い、経胎盤感染を予防する。
2．母乳を止めて、人工乳を与える。
3．新生児への抗HIV薬の予防投与は効果がない。
4．妊娠中に抗HIV薬は投与しない。

正解&なっとく Column

問題① HIV感染症はヒト免疫不全ウィルス（HIV）によって引き起こされる感染症である（**表1**）。免疫不全により日和見感染症（ニューモシスチス肺炎など）や悪性腫瘍などを発症した場合を後天性免疫不全症候群（AIDS）とよぶ。HIVはレトロウィルス科に属し、CD4陽性リンパ球（主にヘルパーT細胞）に感染し、免疫機能を低下させる。HIV感染症の経過は、感染初期（急性期）、無症候期、AIDS発症期の３期に分けられる。HIV感染症の治療は、抗HIV療法（ART）が行われる。延命のためにはHIV-RNA量を減らすことが重要であり、治療開始後は無症候期でも確実に服薬するよう指導する。

問題② HIVの感染経路は、性行為による接触や血液（針刺し、輸血など）を介した感染、母子感染である。患者はHIV感染の病状や社会の偏見に対して不安を抱えており、不安の緩和を行うことが重要となる。規則正しい生活を送るための説明や確実な治療のための服薬指導が重要となる。また、パートナーへの二次感染予防のために、性行為の際にコンドームを装着するよう指導する。

問題③ HIV陽性の母親からの児への感染経路は、陣痛時の経胎盤感染や産道感染、母乳感染である。現在は、以下の母子感染予防対策がとられている。①妊娠初期にスクリーニング検査を行い、HIV感染を早期発見する。②妊婦ではCD4陽性リンパ球数やHIV-RNA量に関わらず、治療を開始する。③分娩時に抗HIV薬（ジドブジン）を点滴投与する。④陣痛開始前に予定帝王切開術を行う。⑤母乳を止めて、人工栄養を行う。⑥出生児には生後６週間、抗HIV薬（ジドブジン）シロップの予防投与を行う。

表1　ヒト免疫不全ウィルス（HIV）感染症の特徴と母子感染対策

病原体	ヒト免疫不全ウィルス（HIV）による感染
母体の感染経路	感染者との性的接触、HIV汚染血液との接触
病態生理	未治療の場合、CD４陽性T細胞が破壊されて免疫能が低下し、さまざまな日和見感染症を発症する（AIDSの状態）
妊婦のスクリーニング	妊娠初期のHIV抗体検査
母子感染の経路	陣痛時の経胎盤感染、産道感染、母乳感染
治療と母子感染対策	妊娠中：多剤併用療法（抗ウィルス療法、ART） 分娩：陣痛開始前の帝王切開 新生児：抗HIV薬の予防投与、授乳の禁止（人工栄養）
児への垂直感染率	未治療の場合：20～40％ 感染対策・治療を実施した場合：1％以下

問題1 ▶ 正解1
CD4陽性リンパ球数が200μL未満に減少すると、さまざまな日和見感染症や悪性腫瘍を合併する。

問題2 ▶ 正解1、3
HIVの病態や感染経路を理解し、HIV患者の看護を行うことが重要である。治療継続には信頼関係の構築が重要であり、プライバシーの確保につとめ、生活面や精神面の援助を行う。家族への病名の告知の際は必ず本人から同意を得る必要がある。

問題3 ▶ 正解2
母乳感染を防ぐため、母乳を禁止して、児に人工乳を与える。

（藏本直子）

事例15 全身性エリテマトーデスと診断を受けた女性患者

Aさん（23歳、女性、会社員）は、全身倦怠感と顔面の湿疹が気になり病院を受診する。血液検査や画像診断、病理検査の結果、指定難病である全身性エリテマトーデス（SLE：systemic lupus erythematosus）と診断された。医師より、入院治療が必要であると説明を受け、難病と診断されたAさんは途方にくれ不安を訴えていた。入院後にステロイドパルス療法を3日間行い、その後、副腎皮質ステロイドを服用している。入院2週目に入り、Aさんから、実家が遠方で1人住まいのため、退院後の仕事や療養生活が不安であると訴えがあった。

学習のキーポイント

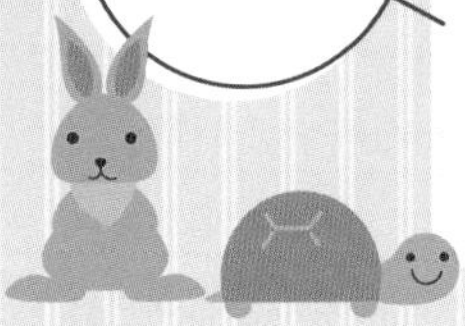

この設問は、全身倦怠感などの症状で病院を受診し、全身性エリテマトーデス（SLE）の診断を受け、治療が開始された事例である。次の3つのポイントで正解をみつけよう。

❶指定難病の法制度の理解
❷難病の理解
❸治療方法の理解

問題1 全身性エリテマトーデス（SLE）について正しいのはどれか。

1．障害者総合支援法の対象となっている。
2．介護保険が受けられる。
3．指定伝染病である。
4．感染症である。

問題2 指定難病について正しいものはどれか。

1．原因が不明である。
2．治療法が確立している。
3．医療費は3割負担である。
4．短期的な療養を必要とする。

問題3 Aさんへの退院指導で最も適切なものはどれか。

1．入院前と同様に仕事を続けることができるので、職場への主治医意見書の提出は必要ないと説明する。
2．退院後は、なるべく外出し日差しを浴びて体力をつけて下さいと説明する。
3．職場の同僚との付き合いは避けるよう説明する。
4．定期的な通院や服薬の継続の重要性を説明する。

正解&なっとく Column

問題① 障害者総合支援法の対象者は、身体障害者、知的障害者、精神障害者（発達障害者を含む）と規定されていたが、制度による谷間のない支援を行う観点から、障害者の定義に新たに難病などを追加し、障害者サービスの対象とされた（**表1**）。

問題② 難病とは、発病の原因が不明であり、治療方法が確立していない希少な疾患のため、長期の療養を必要とするものをいう。国が、2015年施行の「難病の患者に対する医療等に関する法律（難病法）」に定められる基準に基づいて医療費助成制度の対象としている難病を指定難病という。

問題③ 全身性エリテマトーデス（SLE）の患者は、退院後、病状が安定していれば必ずしも就業制限が必要とはかぎらない。ただし、適切に治療が維持されるために職場の理解が必要であり、両立支援が重要となる。また日常生活において留意すべきことは、日光（紫外線）や寒冷などによる症状悪化を予防するため屋外作業を避けることや、重量物運搬の制限などの配慮が必要である。

表1　障害者総合支援法の対象疾病の要件

指定難病（医療費助成の対象となる難病：361疾患）の基準を踏まえつつ、障害者総合支援法の対象となる難病等の要件は以下のとおりとされている。

指定難病の要件	障害者総合支援法における取扱い
①発病の機構が明らかでない	要件としない
②治療方法が確立していない	要件とする
③患者数が人口の0.1％程度に達しない	要件としない
④長期の療養を必要とするもの	要件とする
⑤診断に関し客観的な指標による一定の基準が定まっていること	要件とする

※他の施策体系が樹立している疾病を除く。※疾病の「重症度」は勘案しない。

（厚生労働省：障害者総合支援法の対象疾病（難病等）の見直しについて、https://www.mhlw.go.jp/content/000526647.pdfより改変）

参考・引用文献

1）増田雅暢、島田美喜、平野かよ子編：社会福祉と社会保障、第4版、ナーシング・グラフィカ、健康支援と社会保障③、p.116、メディカ出版、2020

2）医療情報科学研究所：クエスチョンバンク、健康支援と社会保障制度、p.33．メディクメディア、2019

3）難病情報センター、https://www.nanbyou.or.jp/entry/53、2021.1.24　閲覧

問題1 ▶ 正解1

2015年に、障害者総合支援法に難病が追加された。

問題2 ▶ 正解1

2015年の新たな医療費助成制度によって、医療費負担は3割から2割になった。

問題3 ▶ 正解4

定期的な通院と内服薬の継続は、症状を安定させ、社会生活を送るために重要である。

（山本純子）

事例 16　禁煙外来に通院を始めた患者

翔太さんは、33歳の男性である。18歳（高校３年生）のときから１日20本喫煙をしている。喫煙は身体によくないとわかっていてもなかなかやめられずにいた。しかし、最近このまま吸い続ければ健康障害が起こるのではないかと不安になってきた。将来のことを考え、禁煙をしようと思っている。翔太さんは禁煙を希望し、禁煙外来に通院を始めた。禁煙３日目に離脱症状が出現した。そこで、「タバコが吸いたくなったら、吸いたい気持ちをコントロールする方法を教えてほしい」と看護師に尋ねた。

学習のキーポイント

タバコは依存性が高く、肺がんや咽頭がんのリスクとなる嗜好品である。タバコに関する健康被害については多くが指摘されている。この設問は、禁煙を目的に禁煙外来に通院する患者の事例である。次の３つのポイントで正解をみつけよう。

❶ブリンクマン指数（喫煙指数）
❷ニコチンの離脱症状
❸吸いたい気持ちをコントロールする方法

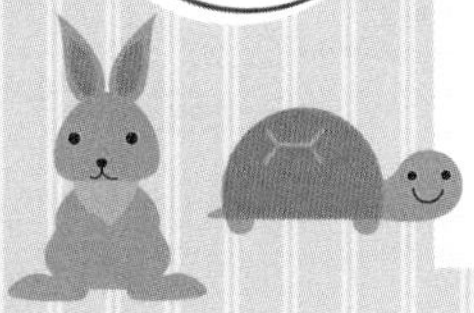

問題 1　翔太さんのブリンクマン指数（喫煙指数）を求めよ。

1．100
2．200
3．300
4．400

問題 2　離脱症状と考えられるのはどれか、２つ選べ。

1．瘙痒感
2．イライラする
3．鼻閉感
4．頭痛
5．物忘れ

問題 3　看護師の翔太さんへの説明で誤っているのはどれか。

1．「タバコを吸いたくなる場所を避けましょう」
2．「深呼吸をしましょう」
3．「コーヒーやアルコールを控えましょう」
4．「吸ってはいけないという気持ちを強くもちましょう」

正解&なっとく Column

問題1 ブリンクマン指数(喫煙指数)＝１日に吸うタバコの本数×喫煙している年数。喫煙指数が400以上で肺がんリスク、700以上で慢性閉塞性肺疾患(COPD)や咽頭がん、肺がんのリスクが倍増する(**図１**)。

問題2 ニコチンの離脱症状は禁煙３日、３週間、３か月に出現しやすいとされる。イライラ、頭痛、便秘、倦怠感、眠気などの症状が出現する[2)]。

問題3

1．**環境改善法**：タバコを吸いたくなる場所を避ける。禁煙具をすべて処分する。
2．**代償行動法**：深呼吸をする。水やお茶をのむ。干昆布やガムをかむ。
3．**行動パターン変更法**：コーヒーやアルコールを控える。朝一番の行動順序を変える。

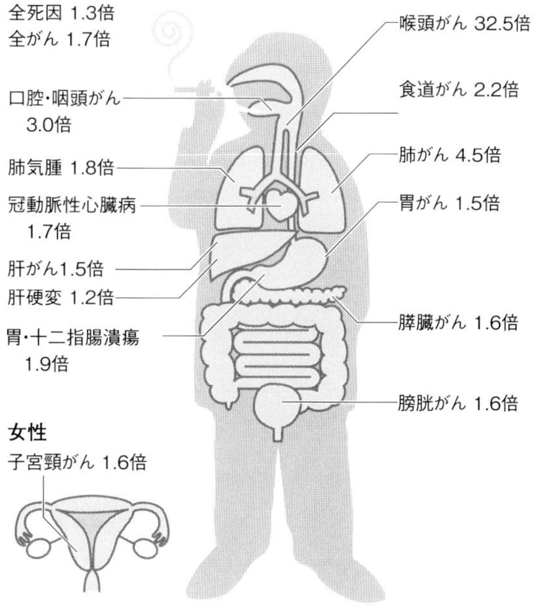

図１　喫煙が及ぼす全身への影響

(堤寛：新訂版クイックマスター病理学、第２版、p.34、サイオ出版、2018)

引用文献

１)ソニー健康保険組合：禁煙豆知識、喫煙指数(ブリンクマン指数)とは？、https://www.sonykenpo.or.jp/member/health/nonsmoking/nonsmoking_mame20.html より2020年12月30日検索
２)高橋敦彦：2006年世界禁煙デー記念シンポジウム(厚生労働省)、禁煙治療の現場から、https://www.mhlw.go.jp/topics/tobacco/kin-en/06d.html より2020年12月26日検索

参考文献

１)国立循環器病研究センター、循環器病情報サービス：[18]たばこのやめ方https://www.ncvc.go.jp/cvdinfo/pamphiet/genera/pamph18.html より2020年12月30日検索

問題1 ▶ 正解３	**問題2 ▶ 正解２、４**	**問題3 ▶ 正解４**
20本×15年間＝300	ニコチンに対する脳の依存度が高まっていること、タバコへの心理的依存という理由から離脱症状が起きる。	気持ちのもち方ではなく、翔太さんがタバコを吸いたくなった際に、行動を回避できる具体的な方法を説明することが重要である。

(石田美知)

事例 17 更年期を迎えた働く女性の生活習慣の改善とワーク・ライフ・バランスの提案

絵里さんは47歳の女性である。大学卒業後、現在の食品会社で25年間勤めている。その功績が認められ、数年前から商品開発の課長に昇進した。子どもはすでに独立しており、現在は夫と2人で暮らしている。課長職に就いてから多忙となった。最近、のぼせやほてり等の症状や、職場や家庭でイライラするなどの症状が出現するようになった。月経周期もここ半年間ぐらいは不規則である。

絵里さんは病院を受診した。医師より、更年期障害であると診断され、薬物療法をするのではなく、しばらく生活習慣を改善し様子をみていきましょうと説明を受けた。絵里さんはできれば今の会社で継続して働きたいと考えている。そこで、ワーク・ライフ・バランス（仕事と生活の調和）の考え方を会社に提案しようと思っている。

学習のキーポイント

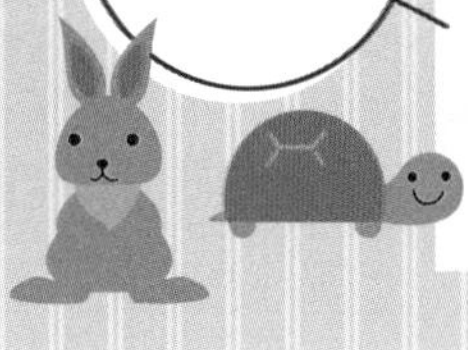

この設問は、更年期を迎えた働く女性の生活習慣の改善とワークライフバランスの提案についての事例である。次の２つのポイントで正解をみつけよう。

❶更年期にある女性の身体的・心理的・社会的特徴の理解

❷ワークライフバランスを考えた働き方改革

問題 1 血液検査で低下していると考えられるホルモンはどれか。

1．プロラクチン
2．エストロゲン
3．オキシトシン
4．黄体形成ホルモン（LH）
5．卵胞刺激ホルモン（FSH）

問題 2 看護師の絵里さんへの説明で誤っているのはどれか。

1．「バランスのとれた食事と、大豆などの食品を積極的にとりましょう」
2．「家族の方にも更年期の特徴を話して理解してもらいましょう」
3．「仕事に関して調整ができないか職場に相談してみましょう」
4．「ストレス解消法をみつけて行っていきましょう」
5．「課長職で大変ですが、やりがいはありますのでがんばっていきましょう」

問題 3 ワーク・ライフ・バランス憲章は2007年に策定されたが、その趣旨で適切でないものはどれか。

1．個人の時間の確保とのバランス
2．健康で豊かな生活の実現
3．多様な働き方の推進
4．女性が輝く働き方
5．やりがいや充実感を感じる働き方

正解&なっとくColumn

問題 1 閉経期のホルモン変化の特徴として、卵巣におけるエストロゲンの分泌低下と、フィードバック感受性の低下による黄体形成ホルモン（LH）と卵胞刺激ホルモン（FSH）の上昇がある。

問題 2 更年期障害は、消極的で考え過ぎるタイプ、ストレスに弱い性格、抑うつ的性格の人に現れやすいといわれ、心理的に退行的・守備的になっていると処理の方向に歪みが生じて不定愁訴につながると考えられている。したがって、ストレス解消と環境整備などについてのアドバイスやカウンセリング、心理療法を行う。また、バランスのとれた食事と大豆イソフラボン含有健康食品の摂取を促し、生活習慣を整えるために適度な運動をし、睡眠の改善をはかるなどの生活指導を行う。

問題 3 「ワーク・ライフ・バランス（仕事と生活の調和）憲章」とは、「我が国の社会は、人々の働き方に関する意識や環境が社会経済構造の変化に必ずしも適応しきれず、仕事と生活が両立しにくい現実に直面している。誰もがやりがいや充実感を感じながら働き、仕事上の責任を果たす一方で、子育て・介護の時間や、家庭、地域、自己啓発等にかかる個人の時間を持てる健康で豊かな生活ができるよう、社会全体で仕事と生活の双方の調和の実現を希求していかなければならない」としている。

引用文献

1）横尾京子et al：母性看護実践の基本、母性看護学①、ナーシンググラフィカ、第4版、p.96、メディカ出版、2016
2）横尾京子et al：母性看護実践の基本、母性看護学①、ナーシンググラフィカ、第4版、p.100、メディカ出版、2016
3）内閣府男女共同参画局ホーム：「仕事と生活の調和」推進サイト、http://wwwa.cao.go.jp/wlb/government/20barrier-html/20html/charter.htmlより2020年12月27日検索

問題1 ▶ 正解2
更年期は卵巣機能が低下して、エストロゲンの分泌が低下する。

問題2 ▶ 正解5
仕事にやりがいを感じているのは絵里さん自身がいちばん知っていることである。症状の軽減のため、生活習慣の改善方法を伝えるべきである。

問題3 ▶ 正解4
憲章では、「国民一人ひとりが積極的に取り組めるように」と掲げており、女性だけには特化していない。

（石田美知）

事例 18 慢性閉塞性肺疾患発症後、感染症の罹患により急性増悪した患者

Aさん（58歳、女性）は、10年前に慢性閉塞性肺疾患（COPD）を指摘されたが喫煙を続け、体動時に軽い息切れを自覚していた。外来受診したAさんは呼吸機能検査を受けることになった。

学習のキーポイント

この設問は、慢性閉塞性肺疾患（COPD：chronic obstructive pulmonary disease）と診断されたが喫煙を続け、感冒様症状を契機に細菌性肺炎に進行し、呼吸困難をきたしたことから、COPDの急性増悪が疑われる患者の事例である。次の４つのポイントで正解をみつけよう。

❶COPDは、タバコの煙を主とする有害物質を長期的に吸収し、暴露したことで生じた肺の炎症疾患で、進行性で不可逆的な気流障害を示す。
❷COPDでは、１秒率が70％未満に低下する。
❸動脈血液ガス分析から呼吸不全が分類できる。
❹COPDの管理には、さまざまなセルフマネジメントが必要となる。

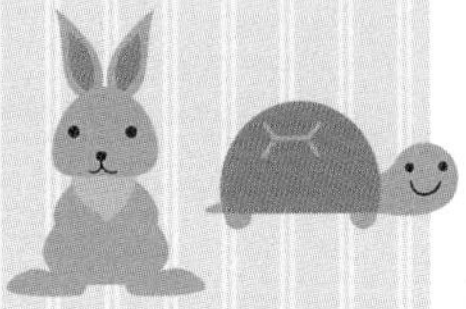

問題 1 COPDの特徴的な呼吸機能検査所見はどれか。

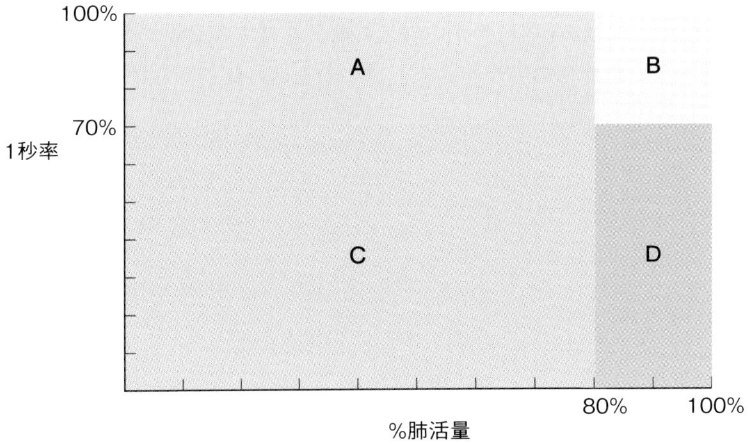

1．A
2．B
3．C
4．D

問題 2 Aさんは、1週前から感冒様症状があり市販薬を服用し経過をみていたが、呼吸困難、咳嗽、膿性痰があり救急車で搬送された。発汗が著明で口唇は乾燥している。体温38.3℃、呼吸数35回/分、脈拍108回/分、血圧108/70mmHg、呼吸音の減弱と水泡音が聴取された。経皮的動脈血酸素飽和度（SpO_2）89%であった。動脈血液ガス分析では、動脈血酸素分圧（PaO_2）60Torr、動脈血二酸化炭素分圧（$PaCO_2$）68Torr、pH7.29であった。血液検査データは白血球13,000/μL、胸部エックス線写真では下肺野に浸潤影あり。この時点でのAさんのアセスメントで誤っているものはどれか。

1．脱水である。
2．細菌性肺炎である。
3．呼吸性アシドーシスである。
4．Ⅰ型呼吸不全である。

問題 3 入院後14日。Aさんは退院することとなった。「入院時は息苦しくて死ぬかと思った。あのような思いはもうしたくない」という。Aさんに対する日常生活指導について適切なものはどれか。

1．口すぼめ呼吸で息を吐きながら動作する。
2．労作時の息切れがないように安静にしているほうがよい。
3．タバコは本数を減らすだけでよい。
4．インフルエンザや肺炎球菌ワクチンの予防接種は必要ない。

正解&なっとく Column

問題 1 COPDは、気道・肺がタバコ煙などの有害物質に長期間曝露されることにより発症する。閉塞性換気障害では、1秒率が70%未満に低下をきたす（**図1**）。閉塞性換気障害には、COPDや気管支喘息などがある。拘束性換気障害には、間質性肺炎、肺線維症（じん肺、肺結核後遺症）などがある。COPDが進行すると拘束性換気障害が加わり、混合性換気障害を呈する。

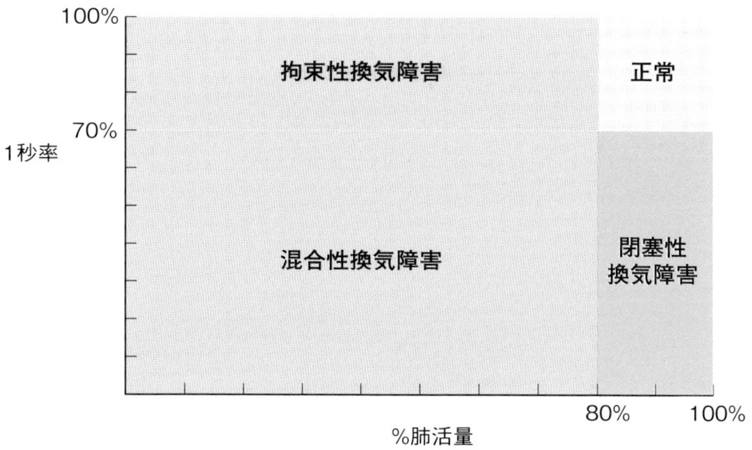

図1　換気障害の分類

問題② 感冒様症状を契機に、細菌性肺炎に進行しCOPDの急性増悪が疑われる。

1．発熱と著明な発汗があり、脱水を疑うのは妥当である。

2．咳嗽、膿性痰がみられ、肺胞呼吸音は水泡音が聴取されている。血液検査では白血球が増加、胸部エックス線写真では下肺野に浸潤影を認め細菌性肺炎の特徴を示している。

3．動脈血二酸化炭素分圧（$PaCO_2$）が正常より上昇していることから、呼吸性アシドーシスが存在する。動脈血二酸化炭素分圧（$PaCO_2$）の基準範囲は35～45Torrである。また、pH7.29とアシデミア（酸血症）をきたしていることもそれと一致する。

4．動脈血酸素分圧（PaO_2）≦60Torrは呼吸不全と定義される。呼吸不全は、動脈血二酸化炭素分圧（$PaCO_2$）≦45TorrがⅠ型呼吸不全、動脈血二酸化炭素分圧（$PaCO_2$）＞45TorrがⅡ型呼吸不全に分類される。

問題③ 閉塞性換気障害のあるAさんが退院後もセルフマネジメントしていけるように教育的支援を行うことが必要である。

1．COPDは気道閉塞があるため、ゆっくりでないと呼気しづらい。口すぼめによる呼気では、気道内圧が高まるため、気道が拡張されて肺胞の換気が促進される。呼吸困難が軽減し静脈血の酸素化も改善される。

2．日常の身体活動性の低下は骨格筋の機能低下などの運動耐用能の低下をまねき、予後を悪化させる。口すぼめ呼吸などを指導し、生活習慣に身体活動を組み込むよう働きかけることが重要である。

3．喫煙指数が高いほど生命予後は不良である。増悪予防の観点からも禁煙を強く勧める必要がある。喫煙指数（ブリンクマン指数）は、喫煙年数×喫煙本数（1日あたり）で算出される。

4．COPD患者においては呼吸器感染症が重症化しやすく、かつ増悪の原因となるため、呼吸器感染症の予防がきわめて重要となる。インフルエンザや肺炎球菌ワクチンの予防接種を勧める。患者と同居する家族にも指導し協力を得る必要性がある。

問題1 ▶ 正解4

換気障害の種類は％肺活量、1秒率から分類される。
閉塞性換気障害（COPD）では、初期は1秒率の低下だけがみられる。進行すると残気量が増加し、％肺活量も低下して混合性換気障害となる。

問題2 ▶ 正解4

動脈血二酸化炭素分圧（$PaCO_2$）68Torrであるため、Ⅱ型呼吸不全である。

問題3 ▶ 正解1

気道閉塞があるためゆっくりでないと呼気しづらい。
口すぼめによる呼気は気道内圧が高まるため、気道が拡張されて肺胞の換気が促進される。

（志戸岡恵子）

事例 19 2型糖尿病による血糖コントロール不良でインスリン療法を導入した患者

Aさん（52歳、女性）は、5年前に2型糖尿病と診断され、自宅近くの診療所で通院治療を続けていた。近ごろ、足先のしびれ感を感じている。検査結果、HbA1c9.0%、早朝空腹時血糖値178mg/dLであったため、血糖コントロール目的で入院となった。

学習のキーポイント

この設問は、血糖コントロールが十分でないためインスリン導入した患者の事例である。近年はインスリン療法を早期に開始するのが効果的と考えられている。一方、インスリン療法は、安全に実施するうえでの注意事項が多く、治療継続における教育的支援が必要である。次の3つのポイントで正解をみつけよう。

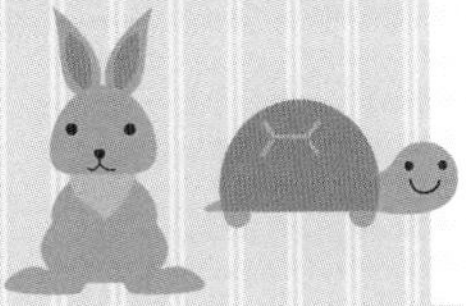

❶糖尿病神経障害は、糖尿病患者に最も早期に出現し高頻度に認められる合併症である。

❷インスリン療法を安全に実施するうえでの注意事項の説明が必要である。

❸インスリン療法はセルフモニタリング（血糖値、症状や体調をみていくこと）が必要となる。

問題 1 糖尿病神経障害で正しいのはどれか。

1．下肢の近位から遠位、上肢に拡大する。
2．両側アキレス腱反射は消失しない。
3．下肢末端のしびれ感は感覚障害である。
4．感覚は障害されない。

問題 2 入院後、Aさんにインスリン療法が開始された。血糖値が50mg/dL以下になると出現しやすい中枢神経症状で適切なものはどれか。2つ選べ。

1．発汗
2．意識障害
3．集中力の低下
4．手の震え
5．動悸

問題 3 インスリン注射を受けるAさんの指導で適切なものはどれか。

1．インスリン注射をした後は、吸収率を高めるために注射部位をもんだほうがよい。
2．食欲不振で食事や水分が摂取できないときは、インスリン注射を中止する。
3．低血糖症状を自覚したときは、ブドウ糖5～10gを摂取し、15分程度安静にする。
4．注射部位は、腹部や大腿部であれば同じ部位にくり返し注射して問題ない。

正解&なっとく Column

問題① Aさんは5年前に2型糖尿病と診断されて、診療所で通院治療を続けてきている。しかし、HbA1cは9.0％であり、コントロール目標値の「治療強化が困難な際の目標（HbA1c8.0％未満）を超えている。足先のしびれ感を訴えていることから糖尿病神経障害がみられる。

糖尿病神経障害は、多発神経障害と単神経障害に大別される。最も多いのが多発性神経障害である。多発性神経障害は、感覚障害、自律神経障害に大別される。自律神経障害は、起立性低血圧や消化器症状（便秘、下痢）、発汗異常、神経因性膀胱（排尿障害）、勃起障害（ED）などを認める。

単神経障害は、動眼神経麻痺、顔面神経麻痺、腓骨神経麻痺などを引き起こす。

1．感覚障害は下肢末端から、進行するにつれて徐々に下肢近位、上肢に拡大する。
2．感覚障害は両側アキレス腱反射の低下または消失、振動覚低下が特徴的であり、診断に有効である。
3．感覚障害は左右対称性、足先・足底から始まるしびれ、感覚低下、感覚異常、こむらがえりなどがある。
4．感覚は障害される。

糖尿病における足病変で最も重要なことは予防である。定期的な足の観察を含むフットケアの実施が必要であり、爪の切り方、はき物の選び方、熱傷の予防、外傷の対応など具体的な予防法を実施できるように支援する必要がある。

問題② インスリン療法による厳格な血糖コントロールをめざすと低血糖になる頻度が増える。血糖値が60mg/dL以下に低下すると、身体は血糖値を上げようとしてさまざまなインスリン拮抗ホルモン（グルカゴン、アドレナリン、コルチゾール、成長ホルモン）を分泌する。最初にグルカゴンが分泌され、次にアドレナリンが分泌されると自律神経が刺激されて、発汗、手指の震え、動悸などの警告症状が出現する。血糖値が50mg/dL以下に低下すると、眠気、倦怠感、会話や動作の低下、集中力の低下などの中枢神経症状が現れる。血糖値が30mg/dL以下に低下すると、意識障害、けいれん、昏睡などの症状が現れる。

低血糖症状を自覚する血糖値には個人差があり、普段の血糖値が高いAさんは100mg/dLでも症状を自覚する場合がある。また、自律神経障害のある人ではアドレナリンの分泌が障害されると、警告症状がなく突然中枢神経症状が現れる場合がある。これを無自覚性低血糖という。

表1　血糖コントロールの指標

	コントロール目標値 注4)		
目標	血糖正常化を 注1) めざす際の目標	合併症予防 注2) のための目標	治療強化が 注3) 困難な際の目標
HbA1c（%）	7．0未満	7．0未満	8．0未満

治療目標は年齢、罹病期間、臓器障害、低血糖の危険性、サポート体制などを考慮して個別に設定する

注1）適切な食事療法や運動療法だけで達成可能な場合、または薬物療法中でも低血糖などの副作用なく達成可能な場合の目標とする
注2）合併症予防の観点からHbA1cの目標値を7％未満とする。対応する血糖値としては、空腹時血糖値130mg/dL未満、食後2時間血糖値180mg/dl未満をおおよその目安とする
注3）低血糖などの副作用、その他の理由で治療の強化が難しい場合の目標とする
注4）いずれも成人に対しての目標値であり、また妊娠例は除くものとする

（日本糖尿病学会編：糖尿病治療ガイド2018-2019、p.29、文光堂、2018より改変）

問題 3 インスリン療法を安全に実施するうえでの注意事項について説明し、セルフマネジメントしていけるように教育的支援が必要である。

1．インスリン注射後に注射部位をもむと吸収が促進されるため、インスリンが急激に血管内に入り低血糖を起こす危険性がある。

2．糖尿病患者が、感染症や消化器疾患、外傷、ストレスなどにより体調を崩し、食欲不振のため食事ができないことをシックディ（Sick day）という。インスリン注射を自己判断で中止すると、著しい高血糖やケトアシドーシスになることがあり危険である。シックディ対応の原則は、インスリン注射について医師に相談するよう指導する（**表2**）。

3．ブドウ糖摂取15分後、症状が改善しない場合は同量の砂糖またはブドウ糖を摂取する。さらに、食事まで30分以上ある場合は1単位（80kcal）程度のクッキーなどを摂取しておく。

4．同一部位へくり返して注射を行うと、注射部位の脂肪が増加し、やわらかい腫脹を生じることがあり、インスリンの吸収を不安定にする場合がある。これをインスリン・リポハイパートロフィーといい、1型糖尿病患者に多い。

表2　シックディ対応の原則

①シックデイには主治医に連絡し、指示を受ける。
②インスリン治療中の患者は、決して自己判断でインスリンを中止しない。
③十分な水分摂取により脱水を防ぐ。
④口あたりのよい消化のよい食物を選び、できるだけ摂取する（絶食はしない）。
⑤血糖自己測定により血糖値を3～4時間ごとに測定し、血糖値が200mg/dLを超えてさらに上昇傾向がみられるときは、医師の指導のもとそのつど速効型インスリンを追加する。
⑥来院時、尿中ケトン体の測定を行うこと
早急の入院治療：嘔吐、下痢が止まらずに食物摂取が不能の場合、2日以上の発熱が続き、尿ケトン体強陽性、血糖値が350mg/dLより低下しない場合は、早急に入院治療させる必要がある

（日本糖尿病学会編：糖尿病治療ガイド2018-2019、p.79～80、文光堂、2018より作成）

問題1 ▶ 正解 3
感覚障害は、夜間に増加するしびれ、疼痛から始まり、進行すると感覚低下を起こす。

問題2 ▶ 正解 2、3
血糖値が30mg/dL以下に低下すると、意識障害を起こす。
血糖値が50mg/dL以下に低下すると、集中力の低下を起こす。

問題3 ▶ 正解 3
低血糖症状を自覚したときは、ブドウ糖5～10gを摂取し、15分程度安静にする。

（志戸岡惠子）

事例20 徐脈性不整脈でペースメーカー植え込みをした患者

Aさん（58歳の男性）は、会社員。3年前の定期健康診査で徐脈を指摘されていた。3か月前から時折り、めまいを感じることがあったが放置していた。本日、会社から帰宅途中に意識消失発作があり入院した。脈拍数32回/分、血圧120/80mmHg。意識は清明。めまいを訴えている。

学習のキーポイント

この設問は、徐脈性不整脈でアダムス・ストークス症候群を起こした患者の事例である。ペースメーカーは、洞結節などの刺激伝導系の代わりとして、心臓に適切な電気刺激を与え続けることで調律をコントロールするものである。次の4つのポイントで正解をみつけよう。

❶アダムス・ストークス症候群は、不整脈によって脳への血液灌流が不十分となり、そのために出現する一過性の心原性失神をいう。
❷ペースメーカーは、心筋の興奮を感知（センシング機能）し、設定心拍どおりに刺激（ペーシング機能）して心室を興奮させる。
❸ペースメーカー植え込みによる合併症を理解する。
❹ペースメーカー植え込み後は、セルフマネジメントが必要となる。

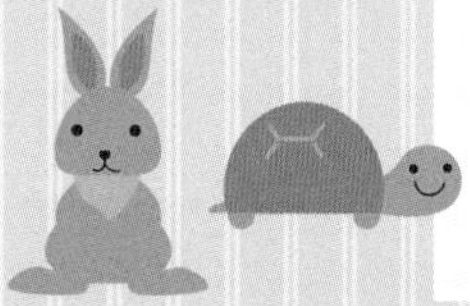

問題 1 Aさんは、アダムス・ストークス症候群が疑われた。アダムス・ストークス症候群の説明で適切なものはどれか。

1．原因は徐脈性不整脈だけである。
2．原因は頻脈性不整脈だけである。
3．徐脈性不整脈、頻脈性不整脈が原因である。
4．長時間同じ姿勢を維持した後に倒れるのが特徴である。

問題 2 ペースメーカー植え込み術が行われた。ペースメーカーの植え込み術後の合併症で適切でないものはどれか。

1．気胸
2．リードの移動・脱落
3．出血・血腫形成
4．ペーシング・センシング不全

問題 3 退院後は職場復帰を希望している。生活指導で適切なものを2つ選べ。

1．「車の運転に制限はありません」
2．「脈拍はできれば測定しましょう」
3．「3～6か月ごとにペースメーカー専門外来を受診してください」
4．「植え込み後1週間は、上肢を強い力で挙上することは避けましょう」
5．「電磁暴露について、植え込まれたペースメーカーの業者が作成したパンフレットを使って説明しますね」

正解&なっとく Column

問題1 徐脈、頻脈を問わず不整脈が原因で起こる脳虚血発作をアダムス・ストークス（Adams-Stokes）発作とよぶ。心臓の障害が原因で起こる失神である。

失神の原因は大きく分けると、神経調節性失神、起立性低血圧、心原性失神の３つに分類される。アダムス・ストークス症候群は、不整脈によって脳への血液灌流が不十分となり、そのために出現する一過性の心原性失神をいう。成因としては徐脈性不整脈と頻脈性不整脈の両方がある。

長時間同じ姿勢を維持した後に倒れるのは、神経調節性失神の特徴である。

問題2 ペースメーカー植え込みによる合併症には、植え込み術による合併症と長期的な合併症がある。

1．ペースメーカー植え込み術中に起こる合併症として、ポケット形成やリード留置操作による気胸・血胸、静脈や心臓壁の穿孔などがある。また、さまざまな機械的刺激によって不整脈、とくに心室細動や心停止を起こす危険性もある。

2．3．4．は術後合併症である。術後合併症には、リードの移動・脱落、ポケット形成や血管穿刺部の出血、ペーシング・センシング不全、さらに感染や金属アレルギーがある。

ペースメーカーは、本体とリードから構成される。リードには心房リードと心室リードがあり、このリードを介して心筋の興奮を感知（センシング機能）して情報を伝え、設定心拍どおりに刺激（ペーシング機能）が出て心室を興奮させることで、心臓の拍動を保つことができる。

問題3

1．ペースメーカーを植え込んだ患者は失神発作が生じる可能性があるため、自動車の運転は道路交通法に則って制限される。概要は日本不整脈心電学会から情報が得られるため、自動車運転の状況について確認し、患者・家族に理解を求める必要がある。

2．ペースメーカーの作動不全の早期発見および不整脈症状の管理のため、自己検脈について指導する必要がある。高齢者などでは自己検脈が難しい場合もあるため、できるだけ早期から取り組んでいく必要がある。なお自己検脈ができない場合は、家族が検脈できるように指導する。

3．不整脈や電池残量、必要な治療が行われる設定であるかを確認調整するため、３～６か月ごとのペースメーカー専門外来の受診を徹底する必要がある。

4．リードの脱落や断線を防ぐため、植え込み後２か月は上肢を強い力で挙上することは避け、その後も激しく体がぶつかる運動や、埋め込み部に近い腕の筋肉を続けて動かす運動（腕立て伏せ、重い荷物の上げ下ろしなど）を避ける必要がある。

5．電磁干渉を受けた際の症状（ふらつき、めまい、胸部不快など）について説明し、干渉を感じたらすぐに原因部から距離をとること、基本的には離れることで正常作動に戻ることを説明する。症状が改善しないときはただちに医療機関に連絡することを指導する。過度な不安を抱かないように配慮する必要がある。

問題1 ▶ 正解3
徐脈、頻脈を問わず不整脈が原因で起こる脳虚血発作をアダムス・ストークス（Adams-Stokes）発作とよぶ。

問題2 ▶ 正解1
気胸は、ペースメーカー植え込み術中に起こる合併症である。

問題3 ▶ 正解3、5
３～６か月ごとにペースメーカー専門外来に受診する必要がある。
植え込まれたペースメーカーによって違いがあるため、業者が作成するパンフレットを用いて確認する。

（志戸岡恵子）

事例 21 C型肝炎から肝細胞がんに伸展し、肝動脈化学塞栓療法（TACE）を受ける患者

Aさん（60歳の男性）は、10年前にC型肝炎と診断され通院治療を続けている。Aさんは医師から「C型肝炎から肝硬変、肝細胞がんを発症することがある」と説明を受けていた。1か月前の定期受診で肝細胞がんを指摘された。肝動脈化学塞栓療法を受けることとなった。

学習のキーポイント

この設問は、C型肝炎から肝細胞がんに伸展した患者の事例である。C型肝炎はウイルス肝炎のなかで最も慢性化しやすく、肝細胞がんの患者7～8割はC型肝炎に感染している。肝細胞がんはC型肝炎や肝硬変を基礎疾患とすることから、治療を行っても多発性に再発するという特徴がある。治療として、肝動脈塞栓療法がある。肝動脈化学塞栓療法（TACE）は代表的な肝動脈塞栓療法であるが、肝機能に影響を与えるためセルフモニタリングができるように治療継続における教育的支援が必要である。次の4つのポイントで正解を見つけよう。

❶肝臓の正常組織は主として門脈から血流を受けるため、肝動脈塞栓による影響を受けることが少ない。TACEはこのような肝臓の血流分布を利用した治療法である。
❷TACEは、根治的治療が対象にならない肝細胞がんが治療の対象となる。また、肝臓の予備機能チャイルド・ピュー（Child-Pugh）分類がグレードA～Bであるとされる。
❸TACEの副作用と合併症について患者が十分に理解し、安全、安楽に治療が受けられるように支援する必要がある。
❹TACEは、肝機能に影響を与えるため肝臓を庇護しながら生活できるように支援する。

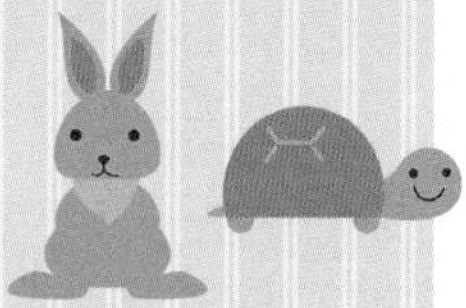

問題 1 肝臓の予備機能の指標として適切なものはどれか。

1．フレッチャー・ヒュー・ジョーンズ（Fletcher-Hugh-Jones）分類
2．NYHA（New York Heart Association）分類
3．フォレスター（Forrester）分類
4．チャイルド・ピュー（Child-Pugh）分類

問題 2 TACE治療前の血液検査は、血清アルブミン3.8g/dL、AST（GOT）69IU/L、ALT（GPT）72IU/L、血清ビリルビン1.6mg/dL、プロトロンビン活性（PT%）58%であった。治療後の副作用と合併症として適切なものはどれか2つ選べ。

1．腹痛を伴う可能性がある。
2．穿刺部から出血の可能性はない。
3．肝機能低下の可能性はない。
4．発熱する可能性がある。
5．血栓が形成する可能性はない。

問題 3 順調に経過し、明日退院予定となった。退院指導で適切でないものはどれか。

1．便秘にならないように説明する。
2．感染予防の必要性を説明する。
3．バランスのとれた食事の必要性を説明する。
4．運動は控えるように説明する。

正解&なっとく Column

問題 1

1．フレッチャー・ヒュー・ジョーンズ（Fletcher-Hugh-Jones）分類は、呼吸器疾患患者の運動機能と呼吸困難からみた重症度分類である。
2．NYHA（New York Heart Association）分類は、心不全の重症度の分類である。
3．フォレスター（Forrester）分類は、スワンガンツカテーテルで得た検査値のなかでも心係数・肺動脈楔入圧から導き出した心不全の重症度の指標である。
4．肝臓の予備機能の指標として用いられるのはチャイルド・ピュー（Child-pugh）分類である。臨床症状と検査値の５項目（肝性脳症、腹水、血清アルブミン、プロトロンビン時間、血清ビリルビン）で肝硬変の重症度を判定する。各項目は１～３点でスコア分けされ、各点を合計し、その合計点で判定する。５～６点が軽症、７～９点が中等症、10～15点が重症の３つに分類されている。

問題 2 TACEは血管造影に用いたカテーテルの先端を肝動脈まで進め、細胞障害性抗がん剤（以下、抗がん剤）と、肝細胞がんに取り込まれやすい造影剤を混ぜて注入し、その後に塞栓物質を注入する治療法である。肝動脈を詰まらせることでがんへの血流を減らし、抗がん剤によりがん細胞の増殖を抑える。

TACEの副作用は、塞栓物質が血管内に注入された刺激によって生じる腹痛、造影剤や抗がん剤の副作用で生じる悪心・嘔吐、食欲不振、腫瘍の壊死に伴う炎症や吸収熱のための発熱、使用された抗がん剤による骨髄抑制、造影剤による副作用のアナフィラキシーがある。

TACEの合併症は、塞栓物質や抗がん剤が、肝細胞がんの栄養血管以外の血管に流れ込んで生じる胃・十二指腸潰瘍、胆嚢炎、膵炎、肝機能の悪化により凝固機能が低下している場合に生じる穿刺部の出血、大腿動脈を穿刺する刺激によって生じる血栓の形成、肝臓の血流が遮断されることによる正常な肝組織への影響と腫瘍の壊死によって起こる一時的な肝機能障害、腫瘍が大きい場合には、腫瘍の壊死した部分に感染が生じる肝膿瘍、造影剤や抗がん剤、壊死した腫瘍の排泄で生じる腎機能障害がある。

1．TACE施行時に生じる腹痛は、塞栓物質が血管に注入された刺激により生じる。施行時後に生じる上腹部痛は、栄養血管を塞栓した結果として腫瘍が壊死することに伴う痛みである。
2．大腿動脈穿刺部の圧迫止血が不十分であると、出血することがある。この事例では、術前から血液凝固能が低下している。術後はさらに血液凝固能が低下するため、止血しにくい可能性がある。
3．肝臓の血流が遮断されることによる正常な肝細胞への影響と、腫瘍の壊死によって、一時的な肝機能低下が生じる。腫瘍が大きい場合や塞栓を行った範囲が広い場合は肝機能障害が増悪することがある。
4．TACE後は発熱が生じる。
5．大腿動脈を穿刺する刺激により、血栓が形成されることがある。

問題３ 肝細胞がんの進行やくり返されるTACEは患者の肝機能に影響を与える。肝機能の低下を最小限に抑え、肝臓を庇護しながら患者が望む生活を送れるように教育的支援を行う。

1．肝機能が低下するとアンモニア代謝が低下し、肝性脳症を生じる。日ごろから便秘にならないように排便コントロールを行う必要がある。

2．抗がん剤の副作用による骨髄抑制や肝機能低下による免疫低下を生じることがあるので、感染予防の必要性を説明する必要がある。

3．この事例は、チャイルド・ピュー（Child-Pugh）分類によるGradeAの代償期であるため、バランスのとれた食事の必要性を説明する。非代償期では、アンモニアの発生を抑えるためにタンパク質の摂取が制限される。肝機能の状態に応じた食事療法を指導する必要がある。

4．ストレス解消や体力保持のための適度な運動が必要である。

問題１▶正解４

チャイルド・ピュー（Child-Pugh）分類は、肝性脳症、腹水、血清ビリルビン値、血清アルブミン値、プロトロンビン時間の５項目を１～３点で評価する。５項目の合計点数により、GradeA～Cに分類される。

問題２▶正解１、４

TACE施行時に生じる腹痛と、施行時後に生じる上腹部痛がある。

TACE施行後２～３日は腫瘍の壊死に伴う炎症や吸収熱のため37～38℃の発熱が生じる。

問題３▶正解４

肝血流量を保持し肝細胞の再生をはかるための安静と運動の両方のバランスをとるように説明する必要がある。

（志戸岡恵子）

事例 22 乳がんと診断され手術療法後にホルモン療法を受ける患者

Aさん（48歳　女性）は、お風呂で体を洗っているとき乳房にしこりを発見し、乳がんではないかと心配になって受診した。夫と２人暮らしで子どもはいない。また、家族に乳がんに罹患した人はいない。

Aさんは検査の結果、浸潤性乳管がんで大きさは9.5mm、病期（ステージ）Ⅰと診断され、乳房温存部分切除術が施行された。腋窩リンパ節郭清は省略された。Aさんの術後経過は良好で退院した。退院後、外来看護師に「放射線治療で気をつけることを知りたい」と話している。Aさんは医師から病理診断結果より、ホルモン受容体陽性、HER2陰性、がん細胞の増殖活性（Ki-67値）低値でサブタイプはルミナルAであり、ホルモン療法が必要であると説明を受けた。

学習のキーポイント

この設問は、乳がんと診断され手術療法、ホルモン療法を受ける患者の事例である。乳がんは、女性のがんのなかでは最も多く、とくに40歳台後半～60歳台後半の罹患率が高い傾向がある。次の４つのポイントで正解をみつけよう。

❶乳がんの自己検診は重要な診断法の１つである。自己検診の普及などにより早期発見される症例が増えた。すべての女性は自己検診の指導を受けておくべきである。

❷ボディイメージを守り患者のQOL向上のため、乳房温存術が選択されることが増えてきた。

❸乳房温存術では、術後必ず放射線療法を行う。放射線療法の皮膚炎は注意すべき症状である。

❹乳がん術後の病理診断結果から薬物療法が選択される。

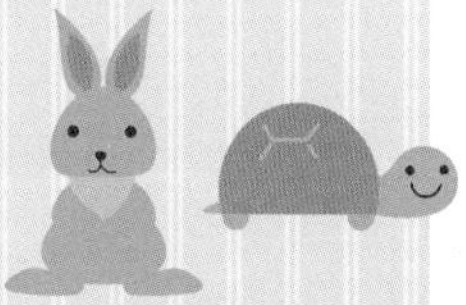

問題 1 乳がんが疑われたAさんに対し、視診、触診後、次に行われる検査で適切なものはどれか２つ選べ。

1．骨シンチ
2．乳腺MRI
3．センチネルリンパ節生検
4．マンモグラフィ
5．超音波検査

問題 2 放射線療法について看護師の説明で適切でないものはどれか。

1．照射範囲内の皮膚を洗うときは、ぬるま湯で低刺激の石けんで泡洗浄してください。
2．タオルで拭くときは、押さえ拭きをしてください。
3．ヒリヒリした痛みや発赤は、照射開始後２～３週間で消失します。
4．ブラジャーは、締め付けないブラ付きタンクトップなどがいいです。

問題 3 ホルモン療法について看護師の説明で適切なものはどれか。

1．ホルモン療法は、放射線治療より短期間で終了します。

2．ホルモン療法は、更年期障害に似た症状がみられることがあります。

3．ホルモン療法は、閉経前も閉経後も同じ薬を服用します。

4．ホルモン療法は、乳房のみに効果のある局所的な治療です。

正解&なっとく Column

問題 1 女性のがんで罹患率第１位、死亡率は第５位である（2018年人口動態統計による全国がん死亡）。乳がん増加の原因として、食生活の欧米化、女性のライフスタイルの変化、遺伝因子などがある。乳がんが疑われた場合原則として、腫瘍の大きさや位置→良性と悪性の鑑別→悪性度、腫瘍の性質→腫瘍の広がりなどの流れで検査を行う。

1．骨シンチでは、乳がんの遠隔転移の有無を調べる。骨転移巣に異常集積を認める。

2．乳腺MRIは、超音波検査とマンモグラフィよりも感度がよく腫瘍の存在、大きさや広がりを調べるために用いられる。腫瘍をより正確に把握できる。

3．センチネルリンパ節生検は、がんのリンパ節の転移の有無を調べるために用いられる。手術前または術中に行われ、リンパ節郭清が必要かどうか判断される。

4．乳がんの早期発見のため、40歳以上の女性は２年に１度無料で検査を受けることができる。微細石灰化はマンモグラフィでしか確認できない。

5．超音波検査は、腫瘍の大きさや位置、良性と悪性の鑑別に用いられる。

問題 2 近年は切除範囲が大きい胸筋温存乳房切除術と小さい乳房温存術では、適切に症例を選択すれば治療成績が変わらないことが分かってきて、今では乳房温存術が約６割となっている。放射線療法の皮膚炎は急性有害事象で必ず注意すべき症状である。

1、2．照射中の皮膚への刺激を避けるため、照射範囲内の皮膚を洗うときは、ぬるま湯で低刺激の石けんで泡洗浄し、タオルで押さえ拭きするように説明する。

3．照射開始後２～３週間くらいから、乳房から腋窩にかけて発赤、ヒリヒリした痛み、瘙痒感、熱感、皮膚の乾燥、色素沈着が出現する。

4．ブラジャーはワイヤー入りを避け、締め付けないブラ付きタンクトップなどを選ぶように説明する。

問題 3 乳がんの薬物療法は大きく４つに分類される。この４つの分類は「サブタイプ」とよばれている。サブタイプごとに行われる薬物療法は次のとおりである（**表１**）。

表１　乳がんの薬物療法

	ホルモン受容体陽性	ホルモン受容体陰性
HER2陰性	ルミナルA ホルモン療法 ルミナルB ホルモン療法、化学療法	トリプルネガティブ 化学療法
HER2陽性	ルミナルHER2 ホルモン療法、化学療法 抗HER2療法	HER2陽性 化学療法、抗HER2療法

1．ホルモン療法では、10年間服用が必要とされている。
2．ホルモン療法は、更年期障害に似た症状がみられることがある。
3．閉経前は、エストロゲンが乳がん細胞のホルモン受容体に結合するのを妨げる抗エストロゲン薬の服用をする。閉経後は、アンドロゲンが脂肪細胞のアロマターゼによってエストロゲンに転換されるのを防ぐアロマターゼ阻害薬を服用する。アロマターゼ阻害薬では、骨粗鬆症をきたすことがある。
4．乳がんは比較的進行が遅いが微小転移しやすく全身にがん細胞が散らばりやすいため、ホルモン療法は、乳房に対してだけではなく「全身病」ととらえた治療である。

問題1▶正解4、5
マンモグラフィは、乳房組織の微細な石灰化、腫瘤の発見に用いられる。
超音波検査は、腫瘤の形状や境界を観察し、内部、後方、外側などの所見から良性・悪性の診断に用いられる。

問題2▶正解3
乳房から腋窩にかけての発赤、ヒリヒリした痛み、瘙痒感、熱感、皮膚の乾燥、色素沈着は照射開始後２～３週間くらいから出現する。

問題3▶正解2
更年期障害に似た症状（顔のほてりや発汗、のぼせ、肩こりなど）がみられることがある。

（志戸岡惠子）

事例23 2型糖尿病をもつ患者

Dさん（48歳、男性）は、営業の勤務で残業も多く、1人暮らしをしている。昨年、勤務先の定期健診時に血糖値が高く要精査を告げられたが、とくに症状がないため放置していた。今年も定期健診を受け、早朝空腹時血糖値180mg/dL、HbA1c9.6％の結果で、ただちに精査するようにいわれる。外来を受診し、２型糖尿病と診断を受け教育目的で入院した。入院時は、GFR58mL/分/1.73m^2の結果で食事療法と運動療法が指示された。Dさんは、普段は外食やスーパーでお惣菜を購入して食事をとり、油ものを好んでいる。糖尿病教室で３大合併症について話を聞き、右足の足底の潰瘍が気になった。

学習のキーポイント

この設問は、２型糖尿病を有する患者の事例である。次の４つのポイントで正解をみつけよう。

❶糖尿病の診断基準　❷糖尿病の合併症
❸２型糖尿病患者の看護　❹２型糖尿病患者への退院指導

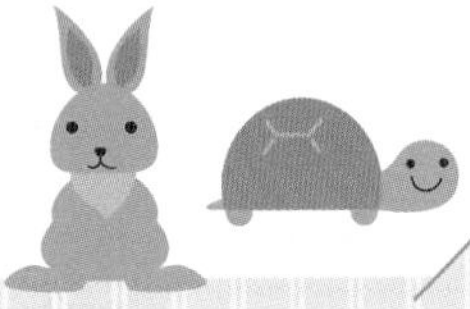

問題1 ２型糖尿病の正しい診断基準の指標を１つ選べ。

1．尿糖（＋）　2．空腹時血糖値110mg/dL以上
3．多飲、多尿　4．HbA1c値6.5％以上

問題2 Dさんにみられる所見を２つ選べ。

1．網膜症　2．腎症
3．神経障害　4．緑内障

問題3 Dさんの指導で適切なものを２つ選べ。

1．外食やお惣菜の購入はやめましょう。
2．残業は身体によくないのでやめる方向でいきましょう。
3．いつも食べている食事を振り返ってみましょう。
4．フットケアを行いましょう。

問題4 Dさんにインスリン注射の指導を行った。適切なものを２つ選べ。

1．使用した針は自宅の不燃ごみに捨てる。
2．シックデイについて説明する。
3．インスリン製剤は、冷凍庫に入れておく。
4．インスリン注射後は、硬結しないようによくもむ。

正解&なっとく Column

問題① 糖尿病の診断基準は、空腹時血糖値126mg/dL以上、75g経口ブドウ糖負荷試験２時間値200mg/dL以上、時間関係なく測定した血糖値200mg/dL以上、HbA1c 6.5％以上である。尿糖や多飲、多尿は、糖尿病の診断基準に含まれない。

問題② 糖尿病の３大合併症として糖尿病腎症、糖尿病網膜症、糖尿病神経障害がある。Ｄさんは、GFR58mL/分/1.73m^{2}のデータより糖尿病腎症の第２期であること、右足の足底に潰瘍があることから糖尿病神経障害の所見が認められている。

高血糖状態が続くと、糸球体を形作る毛細血管が傷害を受け、糸球体の基底膜が厚くなり、そこからタンパク質であるアルブミンが微量に漏れるようになる。さらに進行すると、糸球体の構造が壊れ多量のタンパク質が漏れるようになり、その後腎機能が急速に低下し血液が十分にろ過されずに老廃物が身体に溜まるようになる。

また高血糖が続くことで、神経細胞の代謝障害や血管障害により神経障害が起きる。初期はしびれなどがあるが、進行すると感覚の低下により痛みを感じなくなる。創傷を受けても痛くないので放置し、さらに感染などが加わり潰瘍となる。

網膜症は眼底検査によって所見がみられる。緑内障は糖尿病の合併症ではない。

問題③ 合併症がさらに悪化しないように、血糖コントロール目標をHbA1c7.0％未満とし、食事療法、運動療法を実践することが基本となる。

Ｄさんは、油ものを好んでいること、外食やスーパーのお惣菜を購入して食べていることから、食事指導として、いつも食べている食事を振り返り、自分で気づいてアクションプランが立てられるように支援する。また、足底の潰瘍を悪化させないような靴を選ぶ、靴下を履く、適切な爪の切り方などフットケアを指導する。

問題④ 初めて自己注射をするときは、手を添えて誘導しながら行うと患者は安心する。同一部位へくり返し注射を行うと、注射部位の脂肪が増加するため注射部位はローテーションする。またインスリンを注射した場所をもむと、吸収が早まり低血糖になる可能性がある。注射後は軽く押さえる程度にする。

インスリンの保存方法は、使用中の保管は常温、未使用のものは冷蔵庫に保管する。使用した注射器や針は、決められた容器に入れて必ず医療機関へ持っていく。

問題1 ▶ 正解4
糖尿病の診断基準は、空腹時血糖値126mg/dL以上、随時血糖値200mg/dL、HbA1c6.5％以上である。HbA1cは、グルコースと結合したヘモグロビンの割合。食事や運動などの影響を受けない過去１～２か月の平均の値である。血糖コントロールは、このHbA1cを基準に行う。その他は、診断基準にならない。

問題2 ▶ 正解2、3
糖尿病の細小血管障害による３大合併症のうち、腎症と神経障害が認められている。

問題3 ▶ 正解3、4
今までの食事について振り返り、自分で悪い部分に気づくようにかかわる。改めて食事について考えることができるように動機づけを行う。足底に潰瘍があるためフットケアを指導し、潰瘍が悪化しないようにする。

問題4 ▶ 正解2、3
使用した針は、外来受診時に持参する。自宅では捨てない。
シックデイは、糖尿病患者が感染症等に罹患し、嘔吐、食欲不振によって食事摂取ができない状態をいう。このようなときの対応について教育指導を事前に行っておく。
インスリン製剤は２～８℃の冷蔵庫で保存する。

（永坂和子）

事例24 高次機能障害による失語症患者

Aさん（58歳、女性）は、左被殻出血で脳外科病棟に入院した。保存的治療で順調に経過し、ADL状態は良好であるが失語症状を有している。言語訓練を行うためにリハビリテーション病院に転院した。入院時評価において、トイレに行く際にはナースコールを押すように何度も説明したが、ナースコールはなく自分で行ってしまう。また、時計を呈示し名前をたずねると「これはね、うん、そうだね、使うね、トイイ」という。鉛筆を呈示した際には、「かお、たね、きーね、エシピ……分からない」という。

学習のキーポイント

この設問は、高次脳機能障害による失語症患者の事例である。次の４つのポイントで正解をみつけよう。

❶大脳のそれぞれの障害部位について
❷失語症の分類
❸失語症患者のアセスメント
❹失語症患者の看護

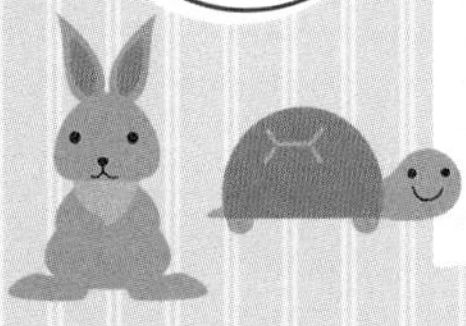

問題 1 Aさんに生じた大脳の障害部位はどれか。

1．前頭葉　　2．頭頂葉
3．後頭葉　　4．側頭葉

問題 2 Aさんの失語症はどれか。

1．健忘失語　　2．ウェルニッケ失語
3．ブローカ失語　　4．全失語

問題 3 Aさんのアセスメントで正しいものはどれか。

1．言語の理解はできている。　　2．言語の理解はできていない。
3．喚語困難はみられない。　　4．高次脳機能障害はみられない。

問題 4 Aさんの看護で間違っているものはどれか。

1．「はい」「いいえ」で答えるクローズドクエッションを使う。
2．「はい」「いいえ」で答えないオープンクエッションを使う。
3．イラストやジェスチャーを使う。
4．家族指導として、患者の言動を理解していく努力について指導する。

正解&なっとく Column

問題1 大脳皮質は、前頭葉・側頭葉・頭頂葉・後頭葉の４つに分けられる。それぞれ知覚、随意運動、嗜好、推理、記憶などの脳の高次機能を司っている。Aさんの失語症は、側頭葉の言語中枢障害により生じている。

問題2 **問題3** Aさんは、言葉は流暢（すらすらとなめらか）であるが、いい間違いが多く、内容が支離滅裂になっている。このように「何をいっているのかわからない」という状態がウェルニッケ失語の特徴である。また、他者の言葉の復唱も困難で、言葉の理解も障害されている。書かれた言葉を読んで理解することも困難である。

- **ブローカ失語（運動性失語）**：脳のブローカ野が損傷した場合に生じる。言葉を聞いて理解する力はある。しかし、流暢に話すことや復唱することが困難となる。右片麻痺を発症している場合が多い。
- **ウェルニッケ失語（感覚性失語）**：聴いて理解する・復唱する・文字を書く能力の障害が起こる。いいたい単語が別の単語に変わることが多い。
- **全失語**：話す、聴く、読む、書くすべての機能が困難となる。

問題4 失語症を有する人とのコミュニケーションは、ゆっくりと短い言葉で話しかける。伝わらないときは絵や写真、ジェスチャーなどを加えたり、一度で理解できないときはくり返し話すなどの工夫が必要である。

言いたいことを伝えようとしているときは、急がずゆっくりと待ち、先回りをして話さないことが大切である。質問の工夫は、「はい」「いいえ」と簡単に答えられる質問をすると答えやすい。重要な内容を伝える時は、正しく理解されているか確認をする。

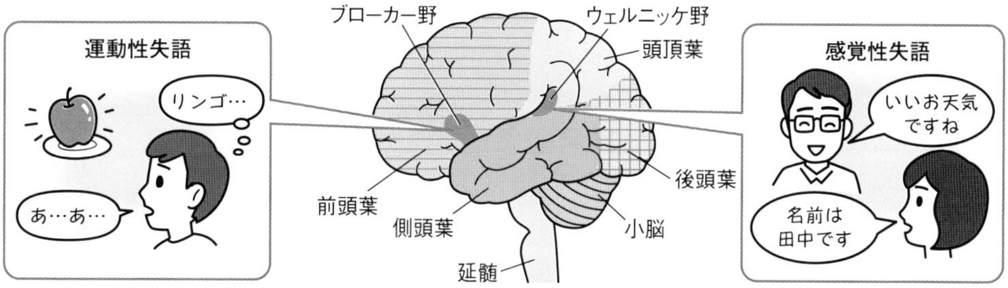

図1　運動性失語と感覚性失語

問題1 ▶ 正解4
大脳の局在性病変（脳腫瘍、頭部外傷、脳内出血、脳梗塞など）により大脳の言語機能に関与する部位に障害が生じ失語症が発症する。通常、右利きの人は、左側頭葉に言語中枢が存在する。前頭葉の障害では、注意や遂行機能、社会的行動の障害が認められる。

問題2 ▶ 正解2
感覚性言語の働きをしているのが側頭葉のウェルニッケ野である。聴覚・視覚情報を統合し「それが何か」を判断する中枢である。

問題3 ▶ 正解2
言葉は流暢であるが、言語理解が不可能となっている。錯誤の頻発がみられる。

問題4 ▶ 正解1
話の内容を正確に理解することが困難なため、「はい・いいえ」で答えられる質問にすると答えやすい。

（永坂和子）

事例25 脳梗塞により排尿障害がある患者

Ｅさん（53歳、男性）は、20歳ごろより１日10本の喫煙をしている。強度の頭痛や手足のしびれが出現したため妻が救急車を要請。近くの病院に搬送され、緊急入院となった。脳梗塞と診断され、保存的治療で軽快する。左片麻痺と軽度の歩行障害があり、トイレでパンツの上げ下げが上手くできない。入院時に膀胱留置カテーテルが挿入され、10日間後にカテーテルは抜去された。抜去後より頻尿が続き３日間経過をみていたが、話を聞くと、頻尿もあるがトイレに間に合わずに失禁してしまうということだった。とくに尿意切迫感が強いため、泌尿器科に受診し抗コリン剤が投与された。

学習のキーポイント

この設問は、脳梗塞による麻痺と尿失禁がある患者の事例である。次の４つのポイントで正解をみつけよう。

❶脳梗塞による排尿障害のある患者のアセスメント
❷排尿障害の分類
❸排尿障害のある患者の看護
❹退院指導

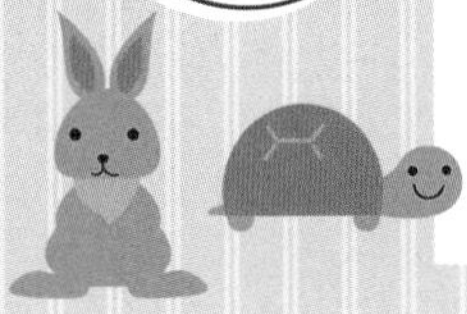

問題 1 Ｅさんの排尿障害に対するアセスメントとして適切でないものを選べ。

1．排泄動作　　2．水分摂取量
3．残尿量　　4．恥骨上部を押さえ、尿意の確認をする。

問題 2 Ｅさんの症状から考えられる尿失禁はどれか、２つ選べ。

1．腹圧性尿失禁　　2．溢流性尿失禁
3．切迫性尿失禁　　4．機能性尿失禁

問題 3 Ｅさんの排尿障害に対する看護について適切なものはどれか。

1．水分摂取は控えめにする。
2．麻痺があるため、転倒しないように全て介助する。
3．尿漏れが多くなったら、留置カテーテルを挿入する。
4．トイレに近い部屋にする。

問題 4 Ｅさんに対する退院指導について適切なものはどれか、２つ選べ。

1．陰部の掻痒感がある時は、ゴシゴシと強く洗うように指導する。
2．尿が出にくい場合は、病院で診察を受けるように説明する。
3．便秘になることがあるが心配しないように説明する。
4．再発が起こりやすいので、禁煙できるように支援する。

正解&なっとく Column

問題1 脳梗塞ではさまざまな排尿障害を有し、脳の障害部位により症状も異なる。Eさんは、軽度の歩行障害がありトイレでのパンツの上げ下げが上手くできないので、まず排泄動作（トイレまでの移動、衣服の着脱、便器に腰かける、排泄をする、後始末をする）のアセスメントを行うことで今後のケアに生かすことができる。

また、頻尿があるため、水分摂取量が多いことも考えられ、摂取量を確認し、適切な摂取量について指導する必要がある。さらに、残尿量が多い可能性もあるため、必ず残尿量をチェックすることが重要となる。

尿意の確認は問診で行う。恥骨上部を強く押すことは、腎臓に尿が逆流する場合もあるので行わない。

問題2 Eさんは、頻尿と尿意切迫感を強く訴え、トイレに間に合わず尿失禁があるということから切迫性尿失禁が考えられる。また、脳梗塞後で歩行障害があり、トイレでパンツの上げ下げが上手くできないということから機能性尿失禁も考えられる。

一方、腹圧性尿失禁は、咳や腹圧をかけたときに尿が漏れる状態である。溢流性尿失禁は、糖尿病や脊椎疾患による末梢神経障害などで膀胱に貯留した尿を排出できない状態で、チョロチョロ漏れる、残尿量が多くなることがみられる。

問題3 膀胱留置カテーテルは、①厳重な尿量測定が必要、②尿汚染を防ぎ局所管理が必要な場合などの絶対的適応以外は原則として行わない。

Eさんの看護として、適切な水分量が摂取できるように指導する。また、転倒しないように全介助するのではなく、トイレに近い部屋を選ぶ、ベッドに介助バーを設置する、トイレの手すりを活用するなど自立できるように環境を整備する。

問題4 脳梗塞は再発することが多く、Eさんの再発予防として、まずは禁煙できるように支援することが重要である。また尿失禁を有しているため、下着の汚染や尿の付着、パッド使用による物理的刺激などでスキントラブルが起こりやすい。角質層に損傷を与え皮膚のバリア機能が低下するためゴシゴシ洗うことはしない。

切迫性尿失禁のため処方されている抗コリン剤は、膀胱の排尿筋の収縮を抑制し尿意切迫感を軽減させる働きがある。一方、口内乾燥、便秘、残尿量の増加、尿閉などを起こしやすい。そのため、尿が出にくい時は病院を受診すること、便秘になりやすいため注意することを説明しておく。

問題1 ▶ 正解4
尿意は、問診で確認する。恥骨上部を押さえて尿意を確認することはしない。

問題2 ▶ 正解3、4
脳梗塞後の中枢神経障害により、排尿抑制を生じ切迫性尿失禁が認められることが多い。また麻痺があることで、歩行障害やトイレ動作の障害による機能性尿失禁も考えられる。

問題3 ▶ 正解4
水分制限は脱水をまねくため適切な水分量を指導する。歩行障害があるためトイレに近い部屋を選択し、排泄時は転倒しないよう適宜介助し、自立できるように支援する。

問題4 ▶ 正解2、4
退院後は、脳梗塞の再発予防が重要となる。また抗コリン薬の副作用として、口喝や尿閉、便秘があり、膀胱の収縮を抑制することにより残尿量が増えるため注意が必要である。

（永坂和子）

事例 26 心不全がある患者

Bさん（53歳、男性）は、50歳のときに心筋梗塞を発症した。その後、慢性心不全と診断されて循環器外来に通院していた。１週間前から咳嗽が出現し、風邪を引いたのだろうと思い様子をみていた。３日前より動くと呼吸困難が出現。救急外来を受診し、緊急入院となった。入院時は、体温36.6℃、脈拍102回/分、呼吸25回/分、血圧118/78mmHg、咳嗽が著明で、浮腫や体重増加はない。胸部X線像で心胸郭比（CTR）66%であった。

学習のキーポイント

この設問は、症状が増悪した心不全患者の事例である。次の４つのポイントで正解をみつけよう。

❶心不全の症状や身体所見による分類
❷心不全患者のアセスメント
❸心不全患者の看護
❹心不全患者への退院指導

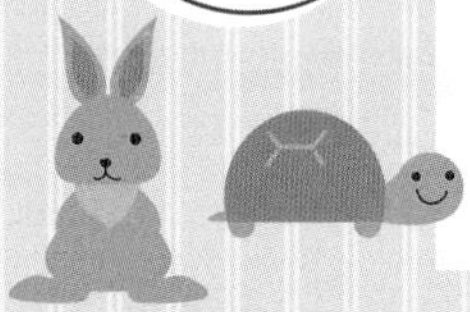

問題 1 Bさんにみられる徴候から考えられる病態はどれか。

1．右心不全
2．左心不全
3．虚血性心疾患
4．狭心症

問題 2 Bさんのアセスメントで正しいものはどれか。

1．NYHA心機能分類のⅠ度に分類される。
2．頸静脈怒張がみられる。
3．心胸郭比（CTR）は正常である。
4．肺うっ血による水泡音が聴取される。

問題 3 Bさんの咳嗽を軽減させるための安楽な方法はどれか。

1．仰臥位を保つ。
2．起座位を保つ。
3．吸入を行う。
4．水分を制限する。

問題 4 Aさんの退院指導で間違っているものはどれか。

1．塩分は１日９g未満を守る。
2．指示された水分量を摂取する。
3．自宅で定期的に血圧測定を行い、記録する。
4．手洗いやうがいを励行し、感染予防につとめる。

正解&なっとく Column

問題① Bさんは、咳嗽が著明であり浮腫がないことから左心不全である。

表1　右心不全と左心不全の違い

右室・右房のポンプ機能低下
↓
右心不全

理由：右室から肺に血液を送り出すことが困難→右室や右房に血液が過剰に溜まる→全身からの血液を受け取る右房に血液が入りにくい→全身（とくに顔や手足）に浮腫が出現する

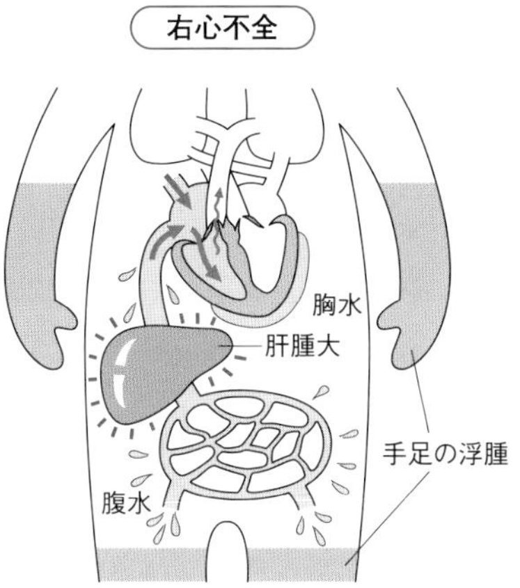

左室・左房のポンプ機能低下
↓
左心不全

理由：左室から全身に送り出す血液量が減少→全身から心臓に戻ってくる血液量は変わらない→送り出す血液量に対し、受け取る血液量が多くなる→左室や左房に多くの血液が溜まる→左房の手前にある肺に血液が溜まる→息切れや動悸などの症状が出現する。この状態を、肺うっ血とよぶ

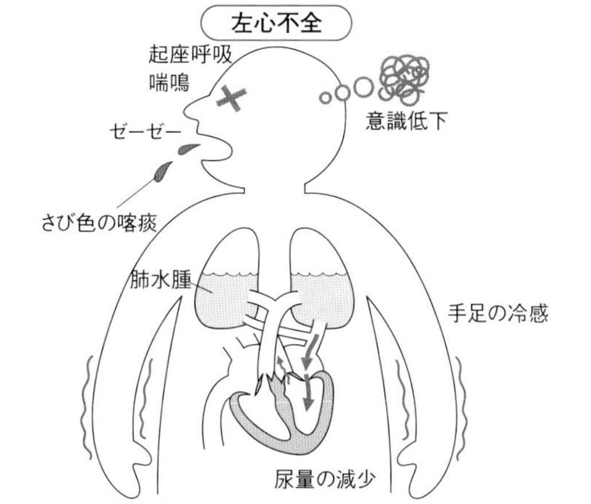

心不全：左心不全と右心不全を併発

右心不全が単独で起きることは非常に少なく、左心不全が慢性化して起きることが多い。
慢性化すると肺うっ血が悪化し、肺に血液を駆出する右心にも負担がかかって右心不全になる

問題②

1．**表2**にNYHA（New York Heart Association）心機能分類を示す。

2．頸静脈怒張は、右房圧が上昇し血液がうっ滞することで起こる右心不全の指標である。**図1**に示すように半座位または座位で怒張がみられる。

3．成人の胸部X線画像では、通常、心胸郭比（CTR）50％以上で心拡大と判定している（**図2**）。

4．肺うっ血時は、液体が貯留しているため呼吸運動により水泡音（ゴロゴロ、ブツブツ）が聴取される。

表2　NYHA心機能分類

分類	症状	覚え方
Ⅰ	心疾患はあるが身体活動に制限はない。日常的な身体活動では著しい疲労、動機、呼吸困難あるいは狭心痛を生じない	動いても症状はない
Ⅱ	軽度ないし中等度の身体活動の制限がある。安静時には無症状。日常的な身体活動で疲労、動悸、呼吸困難あるいは狭心痛を生じる	動くと軽度〜中等度の症状が生じる
Ⅲ	高度な身体活動の制限がある。安静時には無症状。日常的な身体的活動以下の労作で疲労、動悸、呼吸困難あるいは狭心痛を生じる	動くと高度の症状が生じる
Ⅳ	心疾患のためいかなる身体活動も制限される。心不全症状や狭心痛が安静時にも存在する。わずかな労作でこれらの症状は増悪する	安静時でも高度の症状を生じる

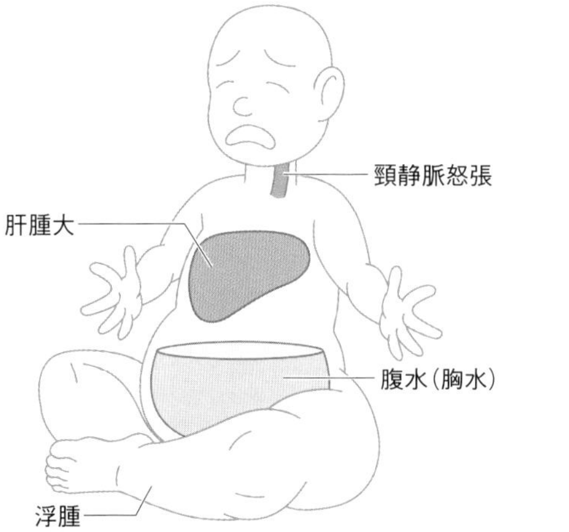

図1　右心不全でみられる徴候(半座位や座位で著明)

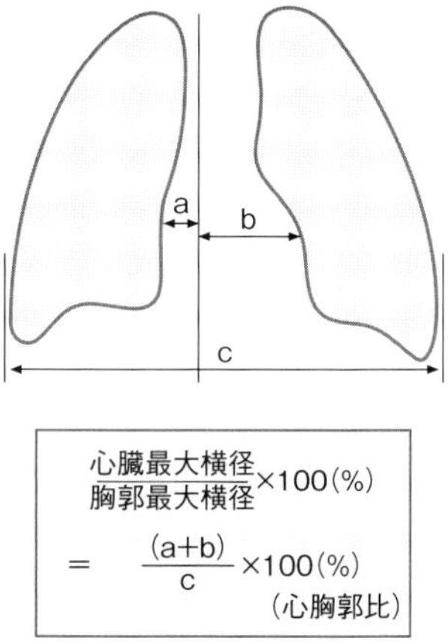

図2　CTRの計算方法

問題 ③ 心不全が増悪すると、安静時にも呼吸困難が出現し起座呼吸がみられる。仰臥位は静脈還流量(全身から戻ってくる静脈血の量)が増加するため、肺うっ血が助長されて呼吸困難が増悪する。起座位をとることで静脈還流量が減少し呼吸困難が軽減する。心不全の経過イメージを**図3**に示した。

問題 ④ 塩分摂取過多は、血圧が上昇し血液量が増加することで心臓に負荷がかかる。栄養士と連携し、食事の工夫ができるよう患者教育が必要である。

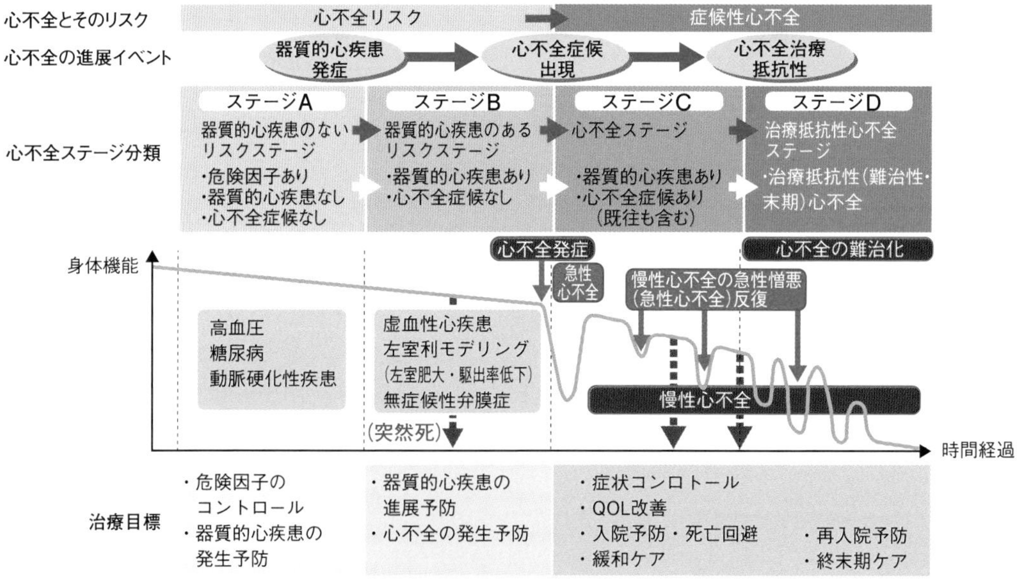

図3　心不全の経過イメージ

(日本循環器学会編：急性・慢性心不全診療ガイドライン、p.12、2017年改訂版、http://www.j-circ.or.jp/guideline/pdf/JCS2017_tsutsui_h.pdf より改変)

問題1 ▶ 正解2
咳嗽や呼吸困難が出現しているのは、肺うっ血の典型的な症状であり左心不全である。

問題2 ▶ 正解4
NYHA心機能分類では、動くと呼吸困難があるのはⅡ度である。
頸静脈怒張は、右房への血液がうっ滞して起こる(右心不全)。

問題3 ▶ 正解2
仰臥位では静脈還流量が増加するため、肺うっ血が助長され呼吸困難が増悪する。起座位をとることで、静脈還流量が減少し呼吸困難も軽減する。

問題4 ▶ 正解1
塩分の成分であるナトリウムは水を身体に溜め込む性質があり、とり過ぎると血液量が増加して心臓に負担がかかる。目安として1日6g未満とする。

(永坂和子)

3

老年看護学

事例 1 脳梗塞で救急入院した1人暮らしの82歳の高齢男性

Aさん（82歳 男性）は、1人暮らしであり、結婚歴はなく、兄弟や親戚等とは疎遠状態にある。70歳頃から高血圧と糖尿病を指摘されていたが、健康に自信があったAさんは、放置していた。楽しみは飲酒（日本酒2合/日）。1か月前頃からめまいとふらつきがあったが、飲酒のせいと考え様子をみていたが、洗面時に突然意識消失。10分程度で意識は回復したが手足に力が全く入らず、言葉が出ないために、救急車で脳神経外科病院に運ばれ入院。左中大脳動脈領域の脳梗塞と診断され、右上下肢に不全麻痺と、重度の運動性失語と構音障害を認め、治療とリハビリ開始。右上下肢の麻痺は改善し、簡単な言語理解は可能となったが、発語はなく、うなずくだけである。6か月間入院。介護認定で要介護3と判定されている。

学習のキーポイント

この設問は、家族とは疎遠状態にある1人暮らしの82歳の男性であり、高血圧と糖尿病の既往があったが治療歴はなく、脳梗塞で救急入院した事例である。次の3つのポイントで正解をみつけよう。

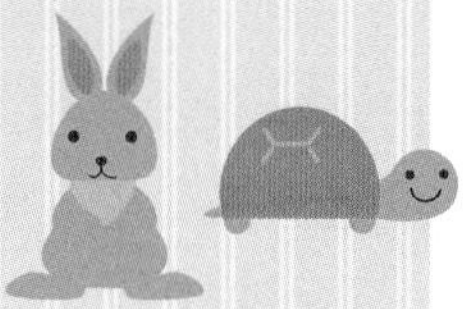

❶上下肢の麻痺は改善したが、失語と構音障害に対する支援では多職種連携をどのような職種で進めていくのか。

❷終末期のことを含めて、高齢者の意思・希望を確認し、家族等の意向も踏まえて、医療チームが行うカンファレンス・会議としてどのようなものがあるのか。

❸急性期での入院治療が一旦終了したものの継続治療が必要であり、それとともに日常生活上のケアも必要な介護保険施設にはどのようなものがあるのか。

問題 1 Aさんのカンファレンスが開催されたが、主治医、担当看護師の他にどのような職種が参加することが望ましいか。最も優先すべき職種を1つ選べ。

1．退院調整看護師

2．理学療法士

3．言語聴覚士

4．ソーシャルワーカー

問題 2 右上下肢の麻痺は改善し、独歩可能となり、今後のことや終末期のことについての話し合いが複数回開催されたが、患者や家族、医療チームとの話し合いのプロセスを何とよぶか。

1．アドバンス・ケア・プランニング

2．インフォームドコンセント

3．エンド・オブ・ライフ・ケア

4．エンディングノート

5．ADR

問題 3 Aさんは要介護3と認定されたが、糖尿病による閉塞性動脈硬化がかなり進行しており、脳神経外科病院は一旦退院となった。看護師として最も適切な退院先として考えるのはどれか。

1．介護老人福祉施設
2．介護老人保健施設
3．介護医療院
4．グループホーム

正解&なっとくColumn

問題 1 言語聴覚士は脳卒中後の言語障害や聴覚障害、嚥下障害などに対して対処法を見出すための検査・評価を実施し、必要に応じて訓練、指導、助言を行う職種である。事例は、入院初期では摂食・嚥下障害の問題に専門的な支援が期待されていたと推察されるが、現時点では、運動性失語と構音障害への対処が課題となっており、理学療法などのリハビリテーションよりニーズは高いと判断する。

問題 2 命の危険が迫ったときに、約70％の人が自分の意思を伝えることができないといわれる。アドバンス・ケア・プランニング（人生会議）は、患者と家族を含むケア提供者との間の話し合いのプロセスであり、将来のケアへの意向を表現し選択できるものである。これらのプロセスを通じて、本人の生死への価値観や治療・ケアの意向を明確にすることにつながる。人生会議ではもしものときにどんな治療・ケアを受けたいか、どんな所で療養したいかなどを話し合う。

問題 3 介護医療院は、介護保険を利用して入所できる施設であり、要介護者の長期療養のための医療と日常生活の世話（看護）を提供する。なお、単なる療養病床などからの移行先ではなく、「住まいと生活を医療が支える新たなモデル」として創設され、「利用者の尊厳の保持」「自立支援」を理念に掲げ、「地域に貢献し地域に開かれた交流施設」の役割を担う施設として2018年4月に創設された。

問題1 ▶ 正解3
言語聴覚士は言葉によるコミュニケーション障害のある人へ専門的サービスを提供する。いずれの選択肢も事例の背景・経過に伴い連携・協力が必要であるが、質問の意図から言語聴覚士の参加が最も優先される。

問題2 ▶ 正解1
アドバンス・ケア・プランニング（ACPと略す）は、患者や家族のエンドオブライフケアの質を高め、関係者のストレスも軽減することにつながる。1以外の選択肢は、いずれもACPのプロセスの一部・要素である。

問題3 ▶ 正解3
介護医療院は長期療養のための医療と日常生活の世話（看護）を提供する施設として2018年に創設された介護保険施設。1は介護が主、2は中間施設、4は認知症の診断が必要などの理由から正解は3となる。

（臼井キミカ）

事例 2 大腿骨頸部骨折の高齢女性

Aさん(78歳、女性)、夫(76歳)と2人暮らし。Aさんは夫とともに自動車部品工場を夫婦で営んできた。重い部品を運ぶ作業をすることが多く、運搬中、下にあった部品につまずき転倒してしまった。左大腿部の激痛を訴えているのを夫が工場で作業しているときに発見する。Aさんは1人で歩行することもできないため、夫が慌てて近くの総合病院に電話したところ、すでに通常診察時間が終了していたため救急外来を受診するように指示を受ける。X線検査の結果、左大腿骨頸部骨折と診断され、即日入院となった。骨折の分類は、Garden分類ステージⅢであり、人工骨頭置換術の手術が入院2日目に行われた。術後の経過は順調で、クリニカルパスどおりに進み22日後に退院となった。現在、屋内での生活はおおむね自立しているが、左足の動きは緩慢で立ち上がりから歩行までの動作はゆっくりである。外出する際は、夫とともに出かけている。自宅は70歳のときにバリアフリーの一軒家に引っ越している。

学習のキーポイント

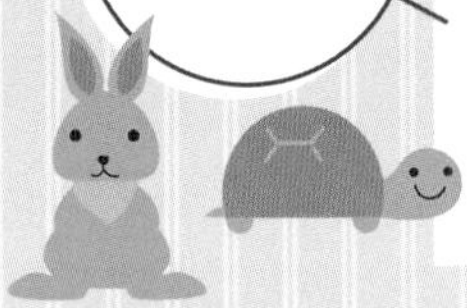

この設問は、左大腿骨頸部骨折と診断された高齢者の女性の事例である。次の3つのポイントで正解をみつけよう。

❶障害高齢者の日常生活自立度(寝たきり度)を理解する。
❷高齢者の特徴を理解する。
❸社会資源の活用について理解する。

問題 1 Aさんの障害高齢者の日常生活自立度(寝たきり度)判定基準はどれか。

1. ランクJ
2. ランクA
3. ランクB
4. ランクC

問題 2 現在、Aさんの活動を阻害している要因として、最も考えられるのはどれか。

1. 身体機能障害
2. 活動意欲の低下
3. 介護力の不足
4. 自宅の構造

問題 3 Aさんが利用するサービスで最も優先度が高いのはどれか。

1. 住宅改修
2. 訪問介護の身体介護
3. 通所介護(デイサービス)
4. 短期入所生活介護(ショートステイ)

正解&なっとく Column

問題① 障害高齢者の日常生活自立度（寝たきり度）判定基準ランクを**表1**に示す。

問題②

1．老化による身体機能の低下は考えられるが、機能的な障害や体動による痛みなどの情報はない。
2．Ａさんは再転倒の不安に対する恐怖や、手術とその後の痛みを思い出し自ら積極的に動こうとはしない状況が推測される。
3．屋内での生活はおおむね自立しており、夫婦２人の生活であることから介護力の不足には当てはまらない。
4．８年前にバリアフリーの一軒家に引っ越しており、自宅の構造に問題があるとの情報はない。

問題③

1．８年前にバリアフリーの住宅に引っ越しており、住宅改修の優先度は低いと考えられる。
2．訪問介護には、身体介護として食事・排泄・入浴の介護などがあるが、Ａさんは自身で行えているので、身体介護の必要性は低い。
3．デイサービスでは、介護保険法によって居宅要介護者の日常生活や機能訓練を行う。個々の特徴をふまえ、社会的な交流がはかられ孤独感を解消する効果もあると考えられ、活動意欲が低下しているＡさんには最も優先される。
4．ショートステイは、常に介護が必要な人の短期間入所を受け入れている。Ａさんはある程度自立しており、夫の介護負担の訴えの情報もないため優先度は低いと考える。

表1　障害高齢者の日常生活自立度（寝たきり度）の判定基準

生活自立	ランクＪ	何らかの障害等を有するが、日常生活はほぼ自立しており独力で外出する 1．交通機関等を利用して外出する 2．隣近所へなら外出する
準寝たきり	ランクＡ	屋内での生活は概ね自立しているが、介助なしには外出しない 1．介助により外出し、日中はほとんどベッドから離れて生活する 2．外出の頻度が少なく、日中も寝たり起きたりの生活をしている
寝たきり	ランクＢ	屋内での生活は何らかの介助を要し、日中ベッド上での生活が主体であるが、座位を保つ 1．車いすに移乗し、食事、排泄はベッドから離れて行う 2．介助により車いすに移乗する
	ランクＣ	１日中ベッド上で過ごし、排泄、食事、着替において介助を要する 1．自力で寝返りをうつ 2．自力では寝返りもうてない

（厚生労働省：https://www.mhlw.go.jp/file/06-Seisakujouhou-12300000-Roukenkyoku/0000077382.pdf）

参考文献

1）厚生労働省：介護サービス施設・事業所調査：調査の結果、用語の解説９、寝たきり度、https://www.mhlw.go.jp/toukei/list/24-22-2b.html、検索日 2020年12月28日

問題1 ▶ 正解2
介助により外出し、日中はほとんどベッドから離れて生活する状態であるので、ランクＡ（準寝たきり）となる。

問題2 ▶ 正解2
高齢者にとって、活動意欲の低下は、日常生活への関心を失い、何もしなくなることによって認知機能を低下させることにもつながる。

問題3 ▶ 正解3
通所介護（デイサービス）は、要介護認定を受けた人が自宅での生活を続けていけるように、身体機能の維持・向上をめざし、機能訓練や他者との交流をとおして社会的な孤立の解消や認知症の予防を図る。

（中谷こずえ）

事例 3 脳出血の後遺症が残る高齢女性の介護をめぐる問題

Aさん（72歳、女性）は、多発性脳出血の後遺症で言語障害があり在宅療養中である。夫（71歳、腰痛あり）と同居し、40歳台の娘が家族と同敷地内で生活している。要介護3、認知症高齢者の日常生活自立度Ⅲaである。娘が主に介護を担い排泄、食事の世話をしている。1週間に4回デイサービスに通っており、入浴は済ませている。食事は娘が調理したものを食べるが、嫌いなものは食べずに残している。しかし、お腹がすくと手当たりしだい甘いものを食べている。

身長150cm、体重70kg、起床時の血圧124/80mmHgである。内服薬ロスバスタチン2.5mg 1錠を内服している。自分の身体を支えられないため動作が緩慢である。トイレは寝室の隣にあるが、娘に促されないと行かないためオムツ内に排尿してしまうこともある。

1週間前、主介護者である娘が乳がんの診断を受け、来月手術を行いその後化学療法の治療を受けることになった。

学習のキーポイント

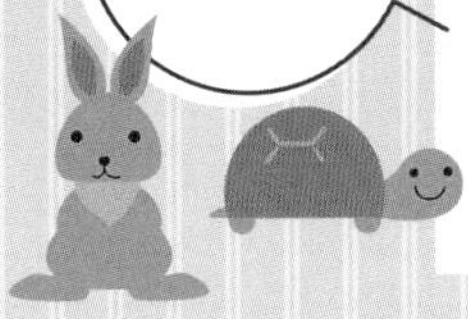

この設問は、脳出血の後遺症が残る高齢女性の介護について、主介護者が入院することで生じる問題について考える事例である。次の3つのポイントで正解をみつけよう。

❶対象者の状況に応じた生活支援の方法を考える。
❷脳出血の再発予防のための食事指導を理解する。
❸体格指数（BMI）について理解する。

問題 1 ケアマネジャーがAさんと家族に行う指導として最も適切なのはどれか。

1．「Aさんの介護は、すべてご主人にやってもらいましょう」
2．「在宅での生活を続けることができないため施設で生活しましょう」
3．「いろいろな選択肢のなかから、Aさんとご家族がどのようにしたいのかを話し合いましょう」
4．「ご家族の希望に合わせましょう」

問題 2 脳出血の再発を予防するための食事指導として最も適切なのはどれか。

1．低タンパク食、低糖質食
2．低カリウム食
3．動物性脂肪をより多くとる
4．減塩食、植物性脂肪の摂取

問題 3 身長150cm、体重70kgであるAさんの体格指数（BMI）の値を求めよ。ただし、小数点第1位以下は四捨五入すること。

BMI = | ① | ② |

① 0 1 2 3 4 5 6 7 8 9
② 0 1 2 3 4 5 6 7 8 9

正解&なっとく Column

問題 1 介護を担っている家族をアセスメントする際には、家族構成員の一人ひとりに関する情報や家族史なども含めて分析・統合し、どのようなケアや支援が必要かを見極めることが大切である。介護を受ける人だけでなく、介護を担う家族とともに話し合い決定していくことが求められる。

問題 2 脳出血を予防するためには、高血圧症における生活習慣の改善が必要である。具体的には、①塩分制限、②野菜・果物の積極的摂取、コレステロールや飽和脂肪酸の摂取を控える、魚（魚油）の積極的摂取、③適正体重の維持（BMI25未満）、④運動療法：有酸素運動（毎日30分以上を目標）、⑤アルコール制限、⑥禁煙などである。

なお、降圧薬の内服管理が自分で行えない場合は介護者が行い、飲み忘れがないようにする必要がある。その方法を家族に指導することも看護師の重要な役割である。

問題 3 BMIの計算方法は、「体重（kg）÷身長（m）^{2}＝BMI」である。

日本肥満学会の定めた基準では、18.5未満が「低体重（やせ）」、18.5以上25未満が「普通体重」、25以上が「肥満」とされる。さらに肥満はその度合いによって「肥満１」～「肥満４」に分類される（**表1**）。

表1　肥満度分類（日本肥満学会 2011）

BMI (kg/m^2)	判定
18.5未満	低体重
18.5～25未満	普通体重
25～30未満	肥満（1度）
30～35未満	肥満（2度）
35～40未満*	肥満（3度）
40以上*	肥満（4度）

*BMI35以上を「高度肥満」と定義

引用・参考文献

1）闕戸啓子編：臨床栄養学、第４版、ナーシング・グラフィカ、疾病の成り立ち④、p.186、メディカ出版
2）厚生労働省：e-ヘルスネット、BMI、https://www.e-healthnet.mhlw.go.jp/information/dictionary/metabolic/ym-002.html

問題1 ▶ 正解3
ケアマネジャーの役割は、一人ひとりのニーズを具体的に把握し、必要な介護サービスへ橋渡しをすることである。そのため、まずは介護サービスの利用を希望する人がどのような状況なのか具体的に把握する必要がある。

問題2 ▶ 正解4
脳血管疾患のリスクを上げる食べ物として、アルコール、動物性脂肪（飽和脂肪酸）、塩蔵品、加工食品、調味料、甘い物（過剰の糖質摂取）などがある。それらを控えるよう指導する。

問題3 ▶ 正解①3、②1
70kg ÷ 1.5^{2}m = 31.11となる。肥満2と判定する。

（中谷こずえ）

事例 4　慢性閉塞性肺疾患により在宅療養を行う患者

Aさん（75歳、男性）は、妻（72歳）と2人暮らしである。6年前から階段を昇るときに息切れが生じ、2年前からは自宅の階段が昇れずに1階で生活するようになった。25歳のときから喫煙しており1日30本吸っていた。現在は禁煙している。6年前に肺炎で入院し、その頃から痰は出ていたがこの数年その量が増えた。1年ほど前にも肺炎を発症。入院時PaO_2 50～55Torrであり、呼吸機能検査および画像検査の結果、慢性閉塞性肺疾患（COPD）と診断され、在宅酸素療法（1L/分、24時間持続）が開始となった。

身長170cm、体重52kg。酸素吸入（1L/分）により安静時SpO_2 90～95％であり、チアノーゼはない。ステロイド吸入を1日2回、朝と夕に行っている。気管支拡張薬を1日2回、朝と夕に内服している。HOT（在宅酸素療法）の指示量は安静時1L/分、労作時1.5L/分である。訪問看護を2回/週（月・木）受けている。

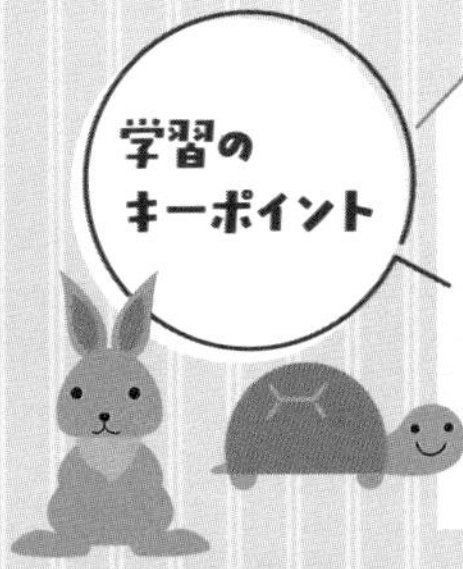

この設問は、慢性閉塞性肺疾患（COPD）により在宅療養を行う患者の事例である。次の3つのポイントで正解をみつけよう。

❶酸素療法中の合併症について理解する。
❷在宅酸素療法について、使用方法や注意点などを理解する。
❸慢性閉塞性肺疾患（COPD）の特徴や症状などを理解する。

問題 1　慢性閉塞性肺疾患（COPD）患者に起こりやすい酸素療法中の合併症はどれか。

1．CO_2ナルコーシス
2．呼吸性アルカローシス
3．軽躁状態
4．気胸

問題 2　Aさんへの日常生活指導で誤っているのはどれか。

1．便秘予防
2．酸素の量を適宜調整
3．酸素チューブが生活圏内に届くよう長さの調整
4．停電時の対処方法

問題 3　慢性閉塞性肺疾患（COPD）における記述で正しいものを選びなさい。

1．肺気腫、急性気管支炎など、タバコ煙を主とする有害物質を長期に吸引暴露することで生じる肺の炎症性疾患である。
2．可逆的気流閉塞を伴い、体動時の呼吸困難を特徴とする。
3．慢性の咳、痰を伴い、女性に多い。
4．呼吸機能検査、胸部X線撮影、肺高分解能CT検査などにより診断を行う。

正解&なっとくColumn

問題①

1．CO_2ナルコーシスとは、体内にCO_2（二酸化炭素）が蓄積することによって急激な高二酸化炭素血症となり、中枢神経障害や意識障害が出現する状態である。Ⅱ型呼吸不全の場合に起こりやすい。

2．慢性閉塞性肺疾患患者では動脈血二酸化炭素分圧（$PaCO_2$）の上昇による呼吸性アシドーシスに注意する。

3．酸素療法により、低酸素血症による意識レベルの低下は改善すると考えられるが、気分が高ぶることは考えられない。

4．酸素療法は気胸の原因とならない。

問題②

1．いきむことにより低酸素状態となるため、便秘を予防することが大切である。

3．労作により呼吸困難を生じるため、生活範囲内に酸素チューブが届くように延長しておく必要がある。患者の生活圏を把握し、延長チューブの抜けやねじれがないよう確認することも必要である。

4．停電時の対処方法として、まずは慌てずに安全を確保し、酸素供給装置から携帯用の酸素ボンベに切り替えることを指導する。種類によってはバッテリーが内蔵され一定時間作動する機器もあるため、対象者の機器を把握したうえで指導を行う。また、酸素ボンベの残量を日ごろから確認し、外来受診時もしくは訪問時には患者やその家族と毎回確認する。

問題③

1．慢性閉塞性肺疾患（COPD）には、肺気腫、慢性気管支炎がある。

2．非可逆的気流閉塞を伴い、体動時に呼吸困難を生じる。

4．慢性の咳、痰を伴い、性別では男性に多い。

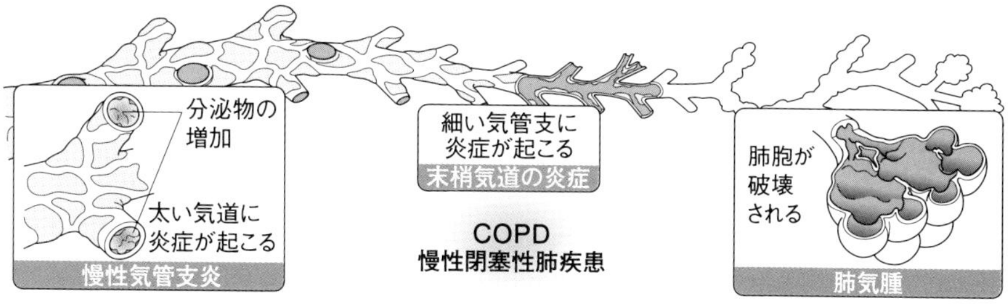

図1　COPDの病態

参考文献

1）亀井智子編：健康障害をもつ高齢者の看護、新体系看護学全書、老年看護学②、第4版、p.202、メヂカルフレンド、2016

問題1 ▶ 正解1

酸素療法中の慢性閉塞性肺疾患（COPD）患者の体内に酸素が過剰になると、呼吸抑制が生じ肺胞低換気となり、二酸化炭素が蓄積することでCO_2ナルコーシスが起こる。

問題2 ▶ 正解2

在宅酸素療法の酸素量は、医師の指示によって決められている。酸素の過剰によりCO_2ナルコーシス、欠乏により低酸素症に陥る危険性があるため、医師の指示量を守り、患者やその家族の判断で変更することがないよう指導することが重要である。

問題3 ▶ 正解4

診断は、呼吸機能検査、胸部X線撮影、スライス厚2～3mm以下で撮影する肺高分解能CT検査などによって行う。

（中谷こずえ）

事例 5 レビー小体型認知症で初めて短期入所療養介護のサービスを受ける患者

Aさん（82歳、女性）は、会社員の娘（54歳）と2人暮らしである。レビー（Lewy）小体型認知症でパーキンソニズムがみられ、要介護2となり、改訂版長谷川式簡易知能評価スケール（HDS-R）17点、mini-mental state examination（MMSE）18点、認知症高齢者の日常生活自立度判定基準Ⅱbである。

娘が仕事で不在の日中は、通所介護や訪問介護を利用して自宅で生活していたが、娘が子宮頸がんと診断され子宮頸部円錐切除手術で入院することとなったため、Aさんは初めて短期入所療養介護のサービスを利用することになった。

学習のキーポイント

この設問は、レビー小体型認知症の高齢者が、介護を担う家族の入院で初めて短期入所療養介護のサービスを受けることになった患者の事例である。次の4つのポイントで正解をみつけよう。

❶Aさんはレビー小体型認知症である。
❷介護サービスを使い自宅で暮らしていた。
❸娘が手術のため入院した。
❹初めての短期入所療養介護の利用である。

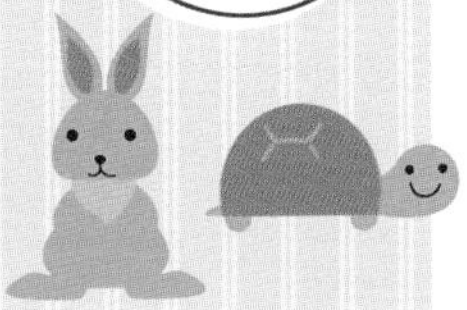

問題 1 入所時のAさんを観察した看護師は、転倒リスクが高いと判断した。対応として適切なのはどれか。

1．すり足で歩くよう指導する。
2．移動時は車いすを使用する。
3．部屋の前に目印をつける。
4．リズムをつけて歩くよう指導する。

問題 2 入所2日目の夕食後、床頭台を指さして「ネズミがいる」と訴えがあった。対応で適切なのはどれか。

1．ネズミを退治するふりをする。
2．ネズミはいないと説明する。
3．部屋を暗くする。
4．Aさんと一緒にベッド周囲を片づける。

問題 3　Aさんの娘は退院した翌日に面会に訪れた。看護師に「ずっと母と２人で暮らしていこうと思っていたけれど、私は手術後の身体が想像以上につらくて、母の介護ができるのかこれからが不安です」と話した。このときの看護師の対応で適切なのはどれか。

1．子宮頸部円錐切除手術後の経過について説明する。
2．Aさんのサービス担当者会議の開催を提案する。
3．短期入所療養介護のサービス延長の手続きをする。
4．娘も介護サービスが利用できることを説明する。

正解&なっとく Column

問題 1　看護師は、入所時のAさんを観察して転倒リスクが高いと判断している。状況説明から、Aさんは複数の転倒リスク要因を有していると考えられる。パーキンソニズムは、筋固縮、無動・寡動、姿勢反射障害などにより日常生活に支障をきたし、転倒リスクが高くなる。また認知症高齢者の日常生活自立度判定基準も参考になる。認知症による見当識障害も転倒の要因となるため、Aさんの重症度から考えてみよう。

問題 2　Aさんの「ネズミがいる」との訴えの原因をアセスメントすることがポイントとなる。レビー小体型認知症は、幻視や誤認が特徴的に出現す（**表１**参照）る。壁やカーテンの模様が虫に見えたり、かけてある洋服が人に見えたりして混乱したり不安になったりする。

問題 3　キーパーソンである娘が自身の病気療養とAさんの介護の両立に不安を訴えている。娘の今後の治療のことも考え、Aさんと娘がサポートを選択できるよう情報提供を行う必要がある。そのために看護師には介護保険の知識が求められる。娘が介護サービスを受けるには２号被保険者になる必要があるが、娘の疾患と術式から考えて認定要件は満たさない。

表１　４大認知症の病態と特徴的な症状

認知症名	病態	特徴的な症状
アルツハイマー型認知症	大脳皮質の老人班（アミロイドβタンパク質凝集）と神経原線維変化による神経細胞変性	記憶障害、見当識障害、失行、失認、失語、運動機能や感覚機能は特異的に保持される
レビー小体型認知症	レビー小体の増加による神経細胞変性	認知機能の変動、幻視、幻聴、パーキンソンニズム、レム睡眠行動障害
血管性認知症	脳血管障害が原因で、脳の血液循環が悪くなることによる脳神経細胞の壊死	脳血管障害部位により症状が異なる。麻痺や構音障害、嚥下障害などの局所神経症状を併発していることが多い
前頭側頭型認知症	タウタンパク質TDP-43などの蓄積による神経細胞変性	性格の変化、脱抑制、常同行動、易刺激性

参考文献
1）北川公子他：老年看護学、第９版、系統看護学講座専門分野Ⅱ、p.267～269、医学書院、2020
2）亀井智子編：健康障害をもつ高齢者の看護、新体系看護学全書、老年看護学②、p.121～129、メジカルフレンド社、2020

問題１ ▶ 正解４
パーキンソニズムの特徴であるすくみ足や小刻み歩行では、その場で足踏みをしてから歩き出す、リズムをつけて歩く、目印をまたぐように足を出すなどの方法が有効である。

問題２ ▶ 正解４
レビー小体型認知症による幻視である。誤認予防のため環境整備を本人と行うことで、ネズミがいないことの確認もでき、安心につながる。

問題３ ▶ 正解２
サービス担当者会議は、ケアプランの作成・変更時などに開催が義務づけられている。主催は介護支援相談員であり、各関係機関の専門職がプランの決定を行う。

（本多容子）

事例 6 誤嚥性肺炎で入院した認知症の高齢女性

Bさん(92歳、女性)は、アルツハイマー(Alzheimer)型認知症で7年前から特別養護老人ホームに入所している。55歳のときに夫と死別してから入所するまでは1人暮らしだった。息子が2人いるが独立して遠方に住んでいる。長谷川式簡易知的機能評価スケール〈HDS-R〉11点、障害高齢者の日常生活自立度判定基準B-1である。1週間ほど前から、食べ物にむせる様子がみられた。2日前から咳嗽が強く微熱があり、外来を受診したところ誤嚥性肺炎と診断され入院となった。入院時のバイタルサインは、体温37.3℃、呼吸数18回/分、脈拍90回/分、血圧136/84mmHg、SpO_2 92%。入院後は持続点滴静脈内注射と抗菌薬の投与と酸素2L/分が開始された。絶飲食で経鼻経管栄養が開始される予定である。

学習のキーポイント

この設問は、アルツハイマー型認知症で特別養護老人ホームに入所していた高齢者が、肺炎と診断されて入院となった事例である。次4つのポイントで正解をみつけよう。

❶Bさんはアルツハイマー型認知症である。
❷誤嚥性肺炎と診断された。
❸入院後は持続点滴静脈内注射と抗菌薬の投与が開始された。
❹経口摂取再開時の援助

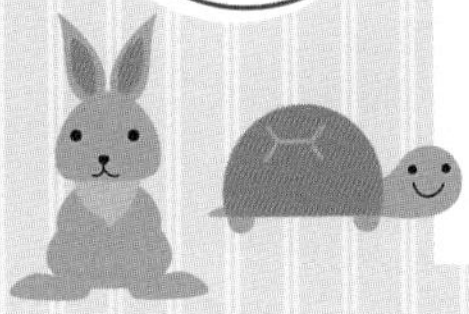

問題 1 Bさんの病室環境で適切なのはどれか。

1. 転落防止のためベッドを柵で囲む。
2. ナースコールは設置しない。
3. 足部を挙上させる。
4. 座った時に足底が床につく高さにベッドを調整する。

問題 2 Bさんの入院時にみられる所見はどれか。

1. 高調性連続性副雑音
2. チェーンストークス呼吸
3. 粗い断続性副雑音
4. 樽状胸郭

問題 3 高齢者の薬物動態の特徴で正しいのはどれか。

1. 薬物の代謝が亢進する。
2. 薬物の分布への影響は小さい。
3. 薬物の吸収が亢進する。
4. 薬物の排泄が低下する。

問題 4 入院８日後、Ｂさんは回復し経鼻経管栄養を中止し経口摂取が開始されることになった。Ｂさんの食事援助で正しいのはどれか。

1．頸部を前屈させるよう指導する。
2．きざみ食にする。
3．リクライニング車いすを使用する。
4．大きなスプーンを使用するよう指導する。

正解&なっとく Column

問題 1 障害高齢者の日常生活自立度判定基準B-１は、ベッド上での生活が主体であるが介助なしで車いすに移乗し、食事・排泄はベッドから離れて行うレベル(p.97、**表１**参照)。状態を把握し、必要な環境整備を考えよう。

問題 2 肺炎の典型的症状として、咳嗽・喀痰・胸痛・呼吸困難・発熱がある。病態および看護をしっかり把握して考えよう。高齢者に多い疾患は、ひととおり理解しておこう。

問題 3 薬物は消化管および皮膚・鼻腔などの投与部位から吸収され、循環血液中に入り体内に分布、肝臓で代謝される。その後、薬物は主に腎臓から尿中へ、または肝臓から胆汁中に排泄される(**表１**)。

問題 4 適切な姿勢で食事を摂取することが、誤嚥防止につながる。

表１　加齢に伴う変化と薬物動態への影響

薬物動態	加齢に伴う変化	薬物動態への影響
吸収	胃酸分泌の低下 消化管血流・消化管運動の低下	薬物吸収への影響は小さい 薬物分布に影響
分布	体内総水分量の低下 体脂肪量の増加 血清アルブミンの低下	・水溶性薬物の血中濃度上昇 ・脂溶性薬物の血中濃度上昇 ・半減期の延長
代謝	肝血流量の低下 肝機能の低下	薬物代謝の低下 →初回通過効果を大きく受ける薬物で、血中濃度が上昇
排泄	腎血流量の低下 糸球体濾過率の低下	薬物排泄の低下 →腎排泄型の薬物の血中濃度上昇

参考文献
1）北川公子他：老年看護学、第９版、系統看護学講座専門分野Ⅱ、p.271～275、医学書院、2020
2）任 和子ほか：基礎看護技術Ⅱ、第18版、系統看護学講座-専門分野Ⅰ、基礎看護学３、p.193～204、医学書院、2021

問題１▶正解４
車いすに移乗して排泄すると推測されるため、ベッドは立ち上がりやすい高さが適当である。ベッドを柵で囲む行為は、身体拘束禁止の対象となる行為である。

問題２▶正解３
粗い断続性副雑音は、低調でブツブツという音で気道に分泌物が貯留している肺炎の所見。
高調性連続性副雑音は気管支喘息でみられる。

問題３▶正解４
高齢者では、一連の薬物動態が加齢に伴う変化で影響を受ける。加齢による肝機能の低下、肝血流量の減少により薬物代謝は低下する。

問題４▶正解１
頸部前屈位は誤嚥を防ぐ食事姿勢の基本である。水分でむせる場合はトロミ剤を使用する。きざみ食は咀嚼機能低下を考慮した食事形態である。

（本多容子）

事例 7　脳梗塞で緊急入院後、回復期にある高齢男性

Cさん（73歳、男性）は、妻（73歳）と築40年の自宅で２人暮らし。近隣に長女夫婦が住んでいる。大手造船会社退職後、シルバー人材センターに登録し公民館の仕事をしていた。１か月前、仕事中に右半身の脱力を訴え搬送された。頭部MRI検査の結果、左中大脳動脈領域の脳梗塞と診断され、血栓溶解療法が行われた。現在、軽度の右片麻痺があり、歩行訓練を中心としたリハビリテーションと退院調整が行われている。ADLは車いす移乗時に介助が必要である。保清や保容は、左手を使って軽介助で実施できる。食事は自助具を使用して自力摂取可能である。軽度の嚥下障害が認められる。

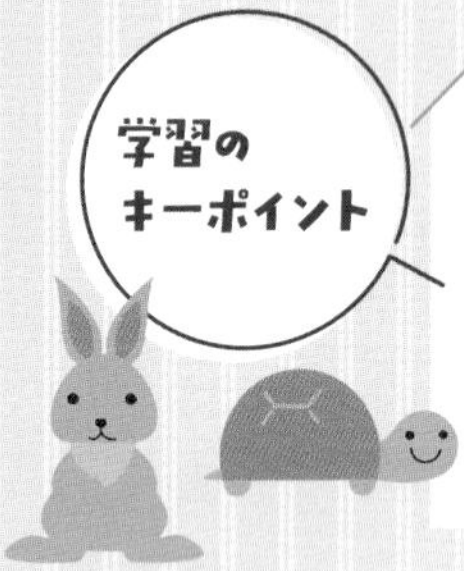

脳梗塞で緊急入院後、急性期を脱して回復期にある高齢者の事例である。次の３つのポイントで正解をみつけよう。

❶脳梗塞後である。
❷軽度の右片麻痺がある。
❸歩行訓練を中心としたリハビリテーションを受けており、退院調整中である。

問題 1　Cさんは入院後の検査で不整脈が認められた。脳塞栓症を生じやすい不整脈はどれか。

1．心室頻拍　　2．心房細動
3．心室細動　　4．完全房室ブロック

問題 2　Cさんに適切な食事援指導はどれか。

1．食事前に吸引が必要であることを指導する。
2．なるべく大きなスプーンが適していると指導する。
3．右側に顔を向けて嚥下するよう指導する。
4．軽く下顎を挙上して飲み込むよう指導する。

問題 3　Cさんは介護認定で要介護２と判定された。自宅への退院も検討されたが、妻の介護負担を考慮した退院先を選定することになった。退院先として最も適切なのはどれか。

1．介護老人保健施設　　2．介護老人福祉施設
3．短期入所生活介護　　4．認知症対応型共同生活介護

問題 4　Cさんは看護師に「本当は家に帰りたかったけれど、帰っても妻に迷惑をかけるだけだから……」とつぶやいた。看護師の適切な返答はどれか。

1．「娘さんにも手伝ってもらいましょう」　　2．「家に帰れるように頑張りましょう」
3．「奥さんは迷惑だと思っているのですか」　　4．「家に帰りたいのですね」

正解&なっとく Column

問題1 脳塞栓症は脳血管の閉塞によるもので、閉塞の原因によってアテローム血栓症脳梗塞、心原性脳梗塞、ラクナ梗塞がある。本問題は心原性脳梗塞の原因となる心疾患について尋ねている。脳梗塞の発症は、動脈硬化や高血圧症に起因し、加齢変化に加えて生活習慣が背景にある。そのため高齢者は、アテローム血栓症脳梗塞、心原性脳梗塞が多い。

問題2 誤嚥を防ぐためには、適切な食事姿勢が大切である。食事の基本姿勢（90°ルール）を確認しておこう（**図1**）。誤嚥を防ぐためには、姿勢の補正の他、とろみをつけるなど食事形態の調整、食器や自助具の工夫、環境整備が必要である。

問題3 施設サービスには、介護老人保健施設、介護老人福祉施設（特別養護老人ホームいわゆる特養）、介護療養型医療施設（いわゆる老健）がある。居宅サービスには、小規模多機能型居宅介護、認知症対応型共同生活介護（グループホーム）、短期入所生活介護（ショートステイ／特別養護老人ホーム等の短期入所）、短期入所療養介護（ショートステイ／介護老人保健施設等の短期入所）などがある。よく似た名前が多いので、気をつけて覚えておこう。また通所サービスである通所介護（デイサービス）と通所リハビリテーション（デイケア）も混同しやすいため確認しておこう。

問題4 本当は自宅に帰りたかったが妻に迷惑はかけられないというCさんの気持ちに寄り添うことが必要である。

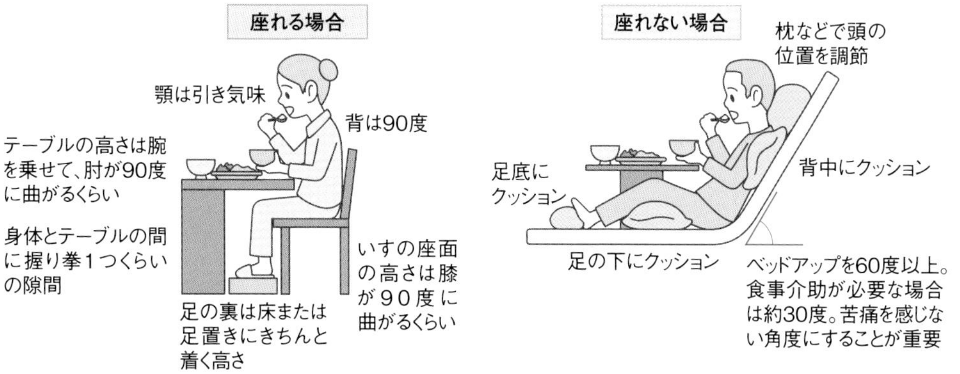

図1　食事の基本姿勢

（埼玉県歯科医師会：誤嚥性肺炎予防のための食事姿勢と口腔健康管理、2018より改変）

参考文献

1）亀井智子編：健康障害をもつ高齢者の看護、新体系看護学全書、老年看護学②、p.121～129、メヂカルフレンド社、2020
2）堀内ふきほか編：高齢者看護の実践、第5版、ナーシング・グラフィカ、老年看護学2、p.160～163、メディカ出版、2021

問題1 ▶ 正解2
高齢者では、心房細動により生成された血栓が原因で発生する心原性脳梗塞の頻度が高くなる。これは皮質下の梗塞のため死亡率が高く、救命されても重篤な後遺症を残すことが多い。

問題2 ▶ 正解3
片麻痺の場合は、麻痺側に頸部を傾けて嚥下する横向き嚥下が誤嚥防止に有効である。横向き嚥下で麻痺側の梨状窩の咽頭残留物を防ぐことができる。

問題3 ▶ 正解1
介護老人保健施設は、病状が安定期にあり、リハビリテーションや看護・介護を必要とする要介護状態の高齢者が対象である。

問題4 ▶ 正解4
まずはCさんの気持ちを受け止めることが大切である。方針の押し付けや批判、無用な励ましにつながる回答は好ましくない。

（本多容子）

事例 8　脳梗塞により摂食・嚥下障害のある高齢女性

Aさん（88歳、女性）は、同い年の夫と2人暮らし。畑仕事中、急に倒れこみ自力で起き上がれなくなる。緊急搬送され、脳梗塞と診断される。急性期は脱したが、右上下肢の不完全麻痺、構音障害が残り、リハビリテーションを行っている。

食事は、セッティングを行うと左手で自力摂取できているが、利き手交換が不十分なため1回にすくう量が多くなっている。また、食事をこぼしてしまう姿を見られたくないとの思いから、早食いになっている。食事の途中で身体が右側に傾くことがある。

学習のキーポイント

この設問は、脳梗塞発症後、急性期を脱し食事摂取を開始した高齢者とその家族に対する看護についての事例である。次の4ポイントで正解をみつけよう。

❶右上下肢の不完全麻痺、構音障害以外の障害はない。
❷発症前までADLは自立していた。
❸Aさんは利き手交換訓練中である。
❹Aさんは88年の人生を生き抜いてきた。

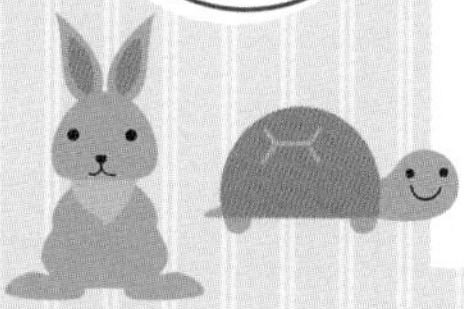

問題 1　Aさんと夫への看護で不適切なのはどれか。

1. もう少し小さいスプーンの準備を夫に依頼する。
2. 落ち着いて食べることができる場所を尋ね、環境を整える。
3. 姿勢を整え、頸部後屈位を保持する。
4. 人生の苦難を乗り越えてきた話を傾聴し、Aさんの力を称賛する。

問題 2　1週間前から食事中のむせを認め、喉がゴロゴロと鳴っている。日ごとに元気がなくなり、食事を行うスピードが落ちている。今朝、突然39℃の発熱が出現し、呼吸困難感を訴える。Aさんの病態で最も考えられるのはどれか。

1. 尿路感染症
2. 脳梗塞再発
3. 誤嚥性肺炎
4. 抑うつ

問題 3　摂食・嚥下の過程で正しいものはどれか。

1. 先行期→準備期→口腔期→咽頭期→食道期
2. 準備期→先行期→口腔期→咽頭期→食道期
3. 準備期→口腔期→先行期→咽頭期→食道期
4. 先行期→口腔期→準備期→食道期→咽頭期

正解&なっとく Column

問題 1 脳梗塞後のリハビリテーション期における、高齢者の心理および摂食・嚥下障害を視野に入れた食事摂取行動の自立を考慮した問題である。脳梗塞発症前までADLは自立していたこと、88年の人生を生き抜いてきたことからＡさんの気持ちを考慮して援助を考える必要がある。また、食事摂取行動の自立をめざし、解剖生理をふまえた姿勢の保持、Ａさんに適した自助具の選択、環境調整等を考慮した援助が必要である。

問題 2 脳梗塞による右上下肢の不完全麻痺、構音障害があるため、食事開始後の誤嚥性肺炎のリスクを考慮した問題である。看護師は、高齢者の食事摂取の状況をよく観察し、五感を働かせてリスクアセスメントを行う必要がある。高齢者からいつも訴えがあるとは限らない。

問題 3 摂食・嚥下の過程に関する知識を確認する問題である。摂食・嚥下の過程を理解できていれば、食事摂取時の観察、リスクアセスメントを行うことができる。また、食事摂取がうまくいかない段階に焦点をあてた適切な援助を行うことができる。

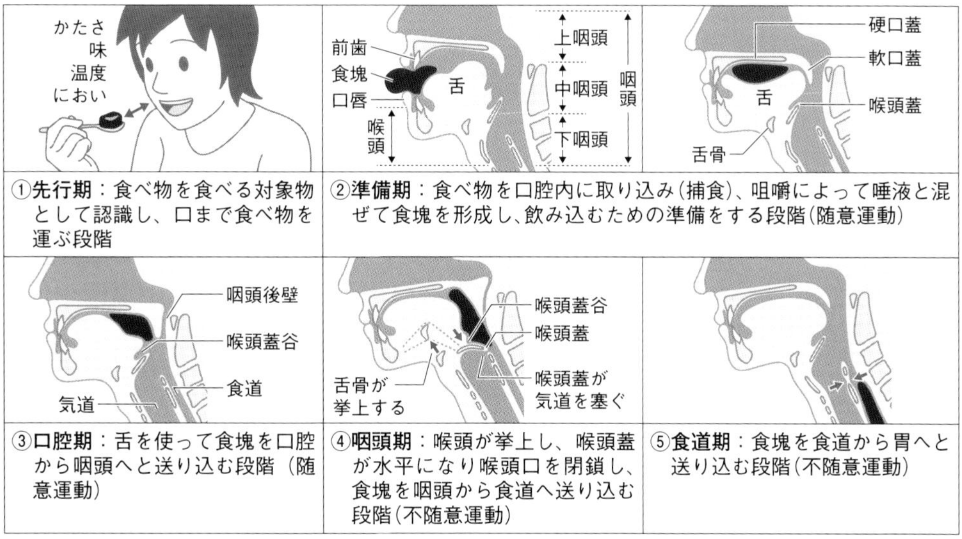

図１　摂食・嚥下過程の５期モデル

（北川公子：老年看護学、第９版、系統看護学講座 専門分野Ⅱ、p.147、医学書院、2018より改変）

問題１ ▶ 正解３
食事中、崩れた体勢を整えることで摂食・嚥下障害を予防することは看護師として必要な援助である。しかし、誤嚥を予防する体位は、頸部前屈位である。

問題２ ▶ 正解３
食事中のむせ、喘鳴、活気のなさ、食事摂取スピードの低下、高熱、呼吸困難感等から総合的に判断し、看護師は誤嚥性肺炎の徴候に気づく必要がある。

問題３ ▶ 正解１
摂食・嚥下の過程は、［認知段階］先行期、［咀嚼段階］準備期、［嚥下段階］口腔期→咽頭期→食道期と進む。看護師は、この過程を理解し援助する必要がある。

（西村美穂）

事例 9 白内障の手術を受けた高齢女性

Bさん（90歳、女性）は、夫と死別し１人暮らし。キーパーソンは、同敷地内に住む息子夫婦。両眼白内障の手術目的で入院予定であるが、両膝の変形性関節症がありシルバーカーなしでは生活できないことや、機能性尿失禁があり心配であると外来看護師に話している。

12月12日にM大学附属病院に入院。過去に眼科手術を受けたことはない。12月13日に右眼、12月15日に左眼の超音波乳化吸引術、眼内レンズ挿入術を局所麻酔で行う予定である。現在、感染症対策として家族の棟内立入りは原則禁止である。

学習のキーポイント

この設問は、白内障の手術を受けた高齢者とその家族に対する入退院支援についてである。次の４ポイントで正解をみつけよう。

❶M大学附属病院眼科病棟への入院は初回である。
❷加齢による日常生活への影響がある。
❸息子夫婦のサポートのみで生活している。
❹術後約３か月は点眼管理が必要である。

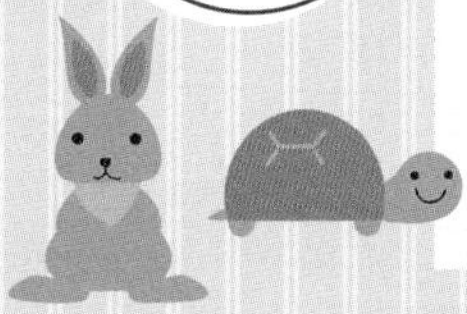

問題 1 入院初日の看護として、不適切なものはどれか。

1．入院後は、病棟のシルバーカーを必ず使用してくださいと説明する。
2．入院前の情報から、トイレに近い病室を準備する。
3．入院・術前オリエンテーションは、同じ看護師が理解度を確認しながらていねいに行う。
4．必要時は、患者や家族の意思を尊重したうえで、介護保険の申請を提案する。

問題 2 右眼の手術は20分で終了し、車いすで帰室する。術中は血圧が180/89mmHgまで上昇するが、帰室時は133/80mmHgである。右眼はガーゼの上にカッペがテープ固定されている。安静度はトイレ歩行のみ可である。左手末梢の静脈ラインは、帰室後へパリンロックを行う。Bさんは、やや多弁になっている。術後の看護で不適切なものはどれか。

1．廃用症候群予防のため、初回のトイレは自力で行く必要があることを説明し促す。
2．静脈ラインはできるだけ視界に入らないよう工夫する。
3．頻回に訪室し、様子を確認する。
4．ベッドから転落するリスクがある場合は、ベッド柵は４本設置しない。

問題 3 術後、３種類の新しい点眼薬が処方される。自宅退院に向け自己管理の練習を開始するが、「忘れてしまいそう。どれを点したか分からなくなる」との言動がある。退院前の看護で適切なのはどれか。

1．患者と一緒に、どのような方法であれば確実に自己管理できそうか試行錯誤する。
2．患者と家族に対して、看護師が確実に自己管理できると判断した方法を説明する。
3．患者が自己管理できることは期待できないため、退院時に家族にパンフレットを渡す。
4．多少の点し忘れは仕方ないため、術後合併症の兆候があれば受診するよう説明する。

正解&なっとく Column

問題① 白内障の手術目的で入院した高齢者の入院から退院後の適応を考慮した問題である。M大学附属病院眼科病棟に初回入院であること、両膝の変形性関節症や機能性尿失禁があること、感染症対策で家族の棟内立入りは原則禁止であることなどを視野に入れた援助を考える必要がある。不慣れな環境下で、キーパーソンのサポートを受けることができないBさんの気持ちを推測し、日常生活の困難感を最小限にし、安全に安心して生活できるよう適応を促す援助が必要である。また、入院時から退院後の状況予測、サポート体制の把握を行い、必要時は早期に退院支援を開始することが重要である。

問題② 白内障手術後、高齢者に起こりうるリスクを考慮した問題である。術後は血圧の変動、片眼に伴う遠近感の不十分さや視野狭窄が生じている。また、やや多弁になっており、術後安静保持困難、せん妄などの可能性がある。さらに、入院前よりシルバーカーを使用しており、機能性尿失禁を認めている。これらの状態から、転倒転落、静脈ラインの自己抜去等の身体損傷のリスクがあり、Bさんの安全を守る援助が必要である。

問題③ 術後から始まる新たな点眼薬を、退院後も継続して確実に管理することを考慮した問題である。退院後は高齢者自身が適宜サポートを受けながら自己管理していく必要がある。そのため、高齢者がもつ力を信じ、その人が自分の意思で自分に適した管理方法を見出せるような援助が必要である。点眼薬の管理例として**表1**に点眼表、**図1**に点眼薬ケースを示した。

表1　点眼表

右眼	朝	昼	夕	眠前
ベガモックス	●	●		●
ブロナック	●			●
オドメール	●	●	●	●

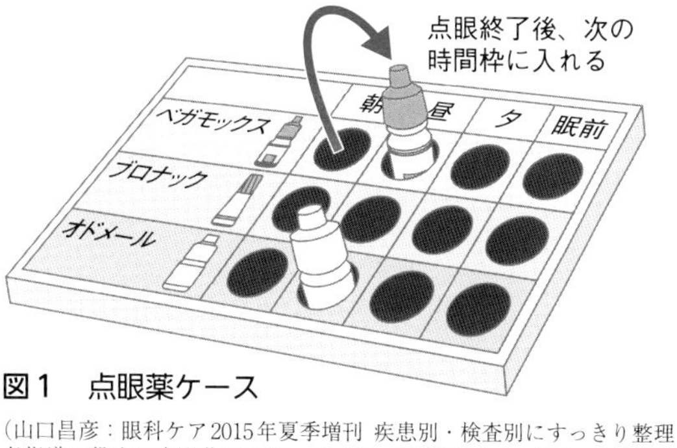

図1　点眼薬ケース

（山口昌彦：眼科ケア2015年夏季増刊 疾患別・検査別にすっきり整理！ケアと患者指導に役立つ点眼薬マスターブック、通巻211号、p.200、メディカ出版、2015より図4・図6を一部改変）

問題1▶正解1
入院後もシルバーカーを使用した生活に配慮することは看護師として必要な援助である。しかし、病棟のシルバーカーが高齢者にとって使用しやすいとはかぎらない。

問題2▶正解1
廃用症候群予防のため、早期離床を促すことは看護師として必要な援助である。しかし、初回のトイレ時は付き添い、状態の観察が必要である。

問題3▶正解1
高齢者自身がこの方法であれば自己管理できるという感覚をもち、確実に継続できる方法を一緒にみつけていくことは看護師として必要な援助である。

（西村美穂）

事例 10 全身麻酔下で胃切除およびリンパ節郭清後、せん妄が出現した高齢男性

Cさん（74歳、男性）は、我慢強く感情を表に出さない性格である。３か月前から嘔吐、体重減少を認め、進行胃がんと診断される。医師が手術の説明を行うが、難聴があり変なタイミングでうなずいている。全身麻酔下で胃切除およびリンパ節郭清を施行する。術後は４人部屋の回復室に入室する。麻酔覚醒後からドレーンを頻回に触り、真夜中に「部屋の入り口に人がいる」と大声で叫ぶようになる。このような症状は、術後３日目に消失する。

学習のキーポイント

この設問は、全身麻酔下で胃切除およびリンパ節郭清後、せん妄が現れた高齢者とその家族に対する看護についてである。次の４ポイントで正解をみつけよう。

❶Cさんは我慢強く感情を表に出さない性格である。
❷入院により生活環境に変化が生じている。
❸難聴があり、医師の説明に対する反応に違和感がある。
❹手術による侵襲がある。

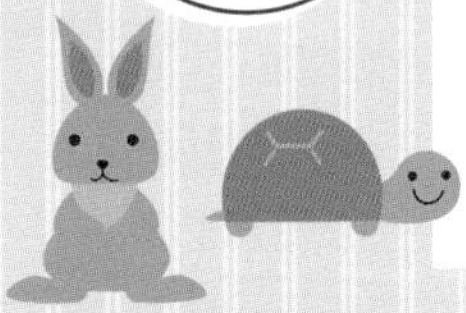

問題 1 付き添いの娘さんが廊下で泣いており、「入院してから父が別人のようになってしまった。このままなのでしょうか」と訴えている。看護として最も適切なのはどれか。

1．高齢者にはよくあることであり、仕方がないと説明する。
2．ドレーンを自己抜去する可能性があるため、横でずっと見ていてくださいと説明する。
3．医師に状態を報告し、薬で速やかに眠っていただけるようにしますと説明する。
4．面談室で気持ちが落ち着くまで傾聴し、症状は一過性であることを伝え休息を促す。

問題 2 Cさんはドレーンが気になるようで頻回に触っている。ナースコールを鳴らさずにベッドから１人で降りようとする行動もみられる。看護として最も適切なのはどれか。

1．抑制に関する同意書があるため両手に抑制帯をつける。
2．ベッド柵を４本設置する。
3．離床センサーを設置後、興奮が強くなるが落ち着くまでは外さないようにする。
4．高齢者がなぜそのような行動をするのか推測してかかわる。

問題 3 身体拘束について不適切な記述はどれか。

1．関節の拘縮、筋力低下、圧迫部位の褥瘡などの身体的弊害をもたらす。
2．不安や怒り、屈辱、あきらめといった精神的弊害をもたらす。
3．身体拘束を行うときには「切迫性」「非代替性」「一時性」の３要件を２つ以上満たす必要がある。
4．身体拘束を最小限にするためには、チームで取り組む必要がある。

正解&なっとく Column

問題① 全身麻酔下で胃切除およびリンパ節郭清を施行後、せん妄が出現したCさんに付き添う娘さんの心理を考慮した問題である。娘さんは、入院を機に別人のようになってしまった父親に心を痛めており、今後の成り行きに不安を感じている。廊下で泣いていることから、あふれる気持ちを抑えきれなくなっており、介護疲れがそれを助長させていることが推測できる。娘さんの様子から気持ちや状況を察した援助を行う必要がある。

問題② 術後、せん妄が出現した高齢者に対する安全確保に関する問題である。危険な行動を止めるという対処ではなく、ドレーンを頻回に触る、ベッドから降りようとするCさんという１人の人間の行動には意味があるという前提に立つことが重要である。Cさんの我慢強い性格、難聴に伴う不十分なコミュニケーションがあるなかでの手術施行、術後侵襲、４人部屋の回復室の環境などを考慮し、術後疼痛や不快感の軽減、安心できる環境の提供といった援助が必要である。その際、娘さんからの情報提供を大切にしていくことは、個別性のある看護につながる。

問題③ 高齢者に対する身体拘束と倫理についての知識を確認する問題である。身体拘束がもたらす弊害、やむをえないときの対応、身体拘束廃止に向けてなすべきことなどを理解したうえで援助方法を検討する必要がある。看護職はどのような行為が身体拘束禁止となるのかを理解しておく必要がある。厚生労働省が提示している身体拘束禁止の対象となる具体的な行為を**表1**に示した。

表1　身体拘束禁止の対象となる具体的な行為

①徘徊しないように、車いすやいす、ベッドに体幹や四肢をひも等で縛る。
②転落しないように、ベッドに体幹や四肢をひも等で縛る。
③自分で降りられないように、ベッドを柵（サイドレール）で囲む。
④点滴・経管栄養等のチューブを抜かないように、四肢をひも等で縛る。
⑤点滴・経管栄養等のチューブを抜かないように、または皮膚をかきむしらないように、手指の機能を制限するミトン型の手袋等をつける。
⑥車いすやいすからずり落ちたり、立ち上がったりしないように、Y字型拘束帯や腰ベルト、車いすテーブルをつける。
⑦立ち上がる能力のある人の立ち上がりを妨げるようないすを使用する。
⑧脱衣やおむつ外しを制限するために、介護服（つなぎ服）を着せる。
⑨他人への迷惑行為を防ぐために、ベッドなどに体幹や四肢をひも等で縛る。
⑩行動を落ち着かせるために、向精神薬を過剰に服用させる。
⑪自分の意思で開けることのできない居室等に隔離する

（厚生労働省「身体拘束ゼロ作戦推進会議」：身体拘束ゼロへの手引き-高齢者ケアに関わるすべての人に、2011より引用）

問題1 ▶ 正解4
娘さんの様子から気持ちや状況を察し、面談室での傾聴、症状は一過性であることの説明、休息を促すことは看護師として必要な援助である。

問題2 ▶ 正解4
抑制帯の使用、ベッド柵で囲むことは身体拘束であり興奮を助長させる可能性がある。症状ではなく、その人をみることは看護師として必要な援助である。

問題3 ▶ 正解3
身体拘束を行うときには「切迫性」「非代替性」「一時性」のすべての要件を満たすことが必要である。また、身体拘束に関する記録が義務づけられている。

（西村美穂）

事例 11　意識消失し救急搬送された高齢男性

自宅で、１人で生活を続けている田中与作さんは介護認定で要介護１の92歳の男性である。ある日、訪問介護を受けている最中に意識が消失し救急搬送された。病院到着時、覚醒し目をキョロキョロしてまわりを見回すが言葉を出てこないようである。JCSはⅠ－１であった。体温65.8度、血圧は右160/98mmHg・左158/96mmHg、脈拍90回/分、SPO_2 95％、上下肢のバレー徴候で両方とも右側に反応があった。検査の結果、ラクナ梗塞による多発性脳梗塞の一過性脳虚血発作と診断され、検査と治療目的で入院となった。

学習のキーポイント

この設問は、自宅で倒れた高齢者が救急搬送される事例である。高齢者に多い意識障害の原因となる疾患・徴候を念頭に入れた搬送時の対応が必要である。次の３つのポイントで正解をみつけよう。

❶せん妄と尊厳
❷介護職との連携
❸多発性脳梗塞高齢者の看護

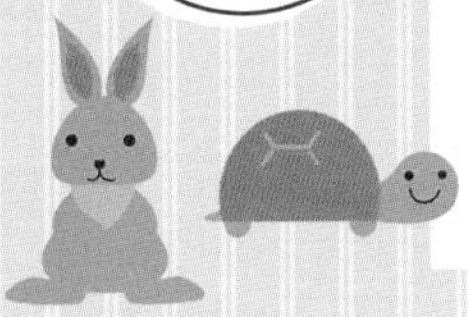

問題 1　病棟到着時の声掛けとして適切なものはどれか。

1．与作さん　ここは病院ですよ
2．田中さん　ここは病院ですよ。
3．田中さん　大丈夫ですよ、ここは病院ですよ。
4．どこか苦しいところはないですか。

問題 2　病院到着後に、連絡を受けた介護支援専門員が到着した。看護師が最初に行う対応はどれか。

1．心臓病、高血圧、糖尿病などの既往歴と内服薬の有無などの情報収集
2．家族に連絡しているかの確認
3．病院到達時から今までの報告
4．退院調整を始めることの連絡

問題 3　救急処置室から病棟へ移動することになった。病棟への申し送りで最も重要な項目はどれか。

1．血圧の値が右160/98mmHg・左158/96mmHgであったこと
2．両上下肢に軽度麻痺があったこと
3．JCSはⅠ－１であったこと
4．上肢下肢のバレー徴候が右側にあったこと

正解&なっとく Column

問題1 意識障害や救急搬送は極めてせん妄を起こしやすい状況である。とくに高齢者が、いつもと違う場所、人のなかで覚醒するとき、せん妄に注意が必要である。せん妄のリスク要因には認知症や入眠困難・多剤内服等の「身体的要因」、うつ傾向・不安、環境の変化などの「心理的要因」、身体拘束や家族との接触がないなどの「環境要因」がある。また、「脆弱性」と「促進因子」もせん妄のリスク要因である。高齢者が加齢変化や多くの既往症を抱える状況は「脆弱性」と「促進因子」をあわせもつ状況である。せん妄予防の看護では、身体状態の安定、不安の軽減、良質な睡眠をとるなどがある。救急搬送され、高齢者の場合は、意識が回復していれば不安軽減に必要な情報提供や見当識障害への配慮を考える必要がある。また、老年看護に携わる者には高齢者の尊厳を守る対応が責務としてある。呼称は名字で行うことが望ましい。

問題2 意識があり血圧が高値であることから脳血管系の疾患を強く疑う。高齢者は多くの持病を抱え、病名をはっきり伝えられなくても意識レベルやバイタルサインがわかれば今の状態をある程度判断できる。介護認定を受けている場合は介護支援専門員や訪問介護など介護職から情報を得ることができる。また介護認定を受けている高齢者は入院となっても、退院し地域につなぐことを考えておく必要があり、場合によっては早期に退院調整担当とも連携する。

問題3 身体状況のアセスメントである。ラクナ梗塞は大脳深部で細い血管が詰まる比較的小さな拘束で予後は良好とされる。しかし、多発性に発生すると運動障害や自発性低下などから寝たきりや血管性認知症を発症しやすいといわれている。高血圧、脂質異常症、糖尿病などによる血管障害が大きな原因で、再発を予防するために、血圧、血糖、血中コレステロールのコントロールが必要である。

問題1 ▶ 正解3
意識消失で救急搬送された高齢者が覚醒したとき、きちんと名前を呼び、今どこにいるか伝える。手を握るタッチングを併用してもよい。見当識障害の対応と考えてもよい。

問題2 ▶ 正解1
内服薬の有無と内容は重要な情報である。本人、家族だけでなく、要介護高齢者は介護職からも情報収集が可能である。日常生活の自立状況も同様である。

問題3 ▶ 正解1
再発作や合併症を防ぎ、日常生活動作が自立できることを目標とする。ここでは、まず高血圧に対する治療と血圧のモニタリングが必要である。

（吉村雅世）

事例 12 パーキンソン病で長期療養する高齢女性と家族

ふみさんは６年前にパーキンソン病と診断され自宅で療養を続ける81歳の女性である。夫（85歳）と共働きの長男（65歳）夫婦と４人家族である。ホーン-ヤールの重症度分類はⅢ、生活機能障害度はⅡである。最近、薬の効きが悪い、あるいは突然薬が効かなくなると感じるようになった。また意識しない手足の震えがひどくなり、食事、排泄などの生活行動が１人ではできなくなった。日中は夫が介護していたが、薬物療法の再調整と生活リハビリのため入院となった。

学習のキーポイント

この設問は、パーキンソン病で長期内服治療を続け、加齢と病気の慢性的進行により介護が必要になった高齢女性とそれを支えている家族の事例である。症状の重症化とともに本人の不安や家族の負担が増え看護の必要性も増してくる。次の４つのポイントで正解をみつけよう。

❶パーキンソン病の今の病態を把握する。
❷長期間の投薬による有害事象（運動合併症）
❸パーキンソン病の４徴候を含む症状と看護
❹家族の介護力

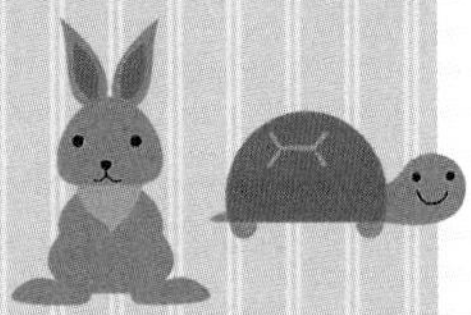

問題 1 入院時の重症度の程度として適切なものはどれか。

1．症状が左右上下肢にみられるが、歩行や姿勢のバランスを崩すことはない。
2．歩行や姿勢のバランスが悪くなるなどの運動機能の障害はあるが、１人での生活は可能である。
3．長期薬物療法による運動合併症で１人での生活は困難である。歩くことはまだどうにか可能である。
4．立つことも不可能で、介助がなければ寝たきりの生活を余儀なくされる。

問題 2 パーキンソン病の特徴の観察として適切でないものはどれか。

1．安静時の振戦や筋固縮等の身体症状の有無と程度
2．食欲不振、嘔気などの消化器症状の有無と程度
3．構音障害の有無と程度
4．オン-オフ現象、ウェアリング-オフ現象の有無と程度

問題 3 日常生活の支援として最も適切なのはどれか。

1．移動には常に車いすを使用し、転倒予防に努める。
2．膀胱直腸障害に対し、膀胱留置カテーテルを挿入し排尿管理を行う。
3．ジスキネジアによる食事摂取障害があるので、落ち着いて食事ができる環境をつくる。
4．着脱しやすい丸首タイプの衣服を選択する。

問題 4 家族の介護力のアセスメントで最も適切なのはどれか。

1．夫と息子夫婦がいるため介護力に不足はない。
2．日常生活は自立しており家族の介護は必要ない。
3．介護の必要度が高くなったが介護力は十分ある。
4．家族に十分な介護力はない。

正解&なっとくColumn

問題 1 ホーン-ヤールの重症度分類に照らし合わせてみよう（**表1**参照）。Ⅰは片方の手足に症状がある。Ⅱは両方の手足に症状がある。Ⅲは姿勢障害や歩行障害があるが、1人で歩行は可能。Ⅳは起立歩行可能だが、非常に不安定で介助が必要。Ⅴは日常生活全介助、車いす使用、ほとんど寝たきり。Ⅲ以降では嚥下機能障害を起こしやすく、誤嚥性肺炎に注意する必要がある。

問題 2 **問題 3** パーキンソン病の主要な兆候として、安静時の振戦、筋固縮、無動・寡動、姿勢反射障害の4つがある。筋固縮では抵抗が断続する歯車様固縮が特徴的である。純粋なパーキンソン病では四肢の麻痺やバビンスキー反射などは認められない。無動・寡動では仮面様顔貌、動作の開始が困難となりすくみ足・小きざみ歩行などがみられる。動作はゆっくりとなり前傾姿勢や、小字症・小声症などの症状も特徴的である。姿勢反射障害では、バランスを崩したとき立ち直ることが難しく転倒しやすくなる。その他、自律神経障害として便秘、発汗低下、起立性低血圧、排尿傷害などがある。ドーパミンによる長期薬物療法では、オン-オフ現象やウェアリング-オフ現象といった有害事象（運動合併症）が現れる。

問題 4 65歳以上の高齢者がいる世帯の形態は、夫婦2人または1人暮らしが6割弱を占めている。これは介護する家族も高齢者、あるいは介護する家族がいない世帯が多いことを示している。また、介護する子どもも高齢者である場合もあり、家族がいるからといって十分な介護力があるとはいえないのが現状である。家族の介護力を評価し家族の負担を考慮した支援を考える必要がある。

表1　ホーン-ヤールの重要度分類と生活機能障害度

ホーン-ヤールの重症度分類		生活機能障害度	
Ⅰ度	一側性障害で身体の片方だけ振戦や固縮を示す。軽症例である	Ⅰ度	日常生活、通院にはほとんど介助を要さない
Ⅱ度	両側性の障害で、姿勢の変化がかなり明確になり、振戦、固縮、寡動や無動とも両側にあるため、日常生活がやや不便である		
Ⅲ度	明らかな歩行障害がみられ、方向転換の不安定など、立直り反射障害がある。日常生活動作にもかなりの障害がみられ、突進現象もはっきりと認められる	Ⅱ度	日常生活、通院に介助を要する
Ⅳ度	起立や歩行などの日常生活動作が非常に困難になり、労働能力は失われる		
Ⅴ度	完全な廃疾状態で、介助による車いす移動または寝たきりになる	Ⅲ度	日常生活に全面的な介助を要し、歩行、起立不能

問題1▶正解3
ホーン-ヤールの重症度分類を参考にする。
オン-オフ現象、ウェアリング-オフ現象、持続する振戦などにより介護が必要で、1人での生活は困難な状態である。

問題2▶正解2
筋固縮や無動・寡動、ドーパミン長期内服による有害事象（運動合併症）などがパーキンソン病の特徴的症状である。

問題3▶正解3
食事は振戦を気にすることなく摂取できるよう環境を整える必要がある。車いすの使用は歩行の機会をなくすため必要時とする。排泄は可能なかぎり自立をめざす。衣服は着脱のしやすい前開きのものを選ぶ。

問題4▶正解4
主たる介護者は85歳の夫で、「老老介護」の現状であり、十分な介護力とはいえない。息子も高齢者で夫婦共働きの現状を考え対応する必要がある。

（吉村雅世）

事例 13 介護老人福祉施設で終末期を迎える高齢女性

ミネさんは特別養護老人ホームに入所している95歳の女性である。脳梗塞後遺症、糖尿病、高血圧などの疾患がある。夫とは5年前に死別、子どもはなく、保証人は甥である。障害老人日常生活自立度B-2、認知症高齢者の日常生活自立度Ⅲ。日中は車いすで過ごしている。昼間はリハビリパンツと尿取りパット、夜間は紙オムツを使用している。食事は全粥食の副食軟菜(1300cal)を全量摂取している。車いす移乗および移動、食事、排泄などすべてにおいて介助が必要である。90歳で入所したときに「死んだときはおまかせするしか仕方がない」「もういつ死んでもいいです」との言葉が聞かれた。

学習のキーポイント

この設問は、5年間介護保険施設を生活の場としていた高齢者が終末期を迎える事例である。介護保険施設におけるエンドオブライフケアを考える。次の3つのポイントで正解をみつけよう。

❶介護保険施設における看護の役割
❷高齢者の発達課題
❸看取りの看護

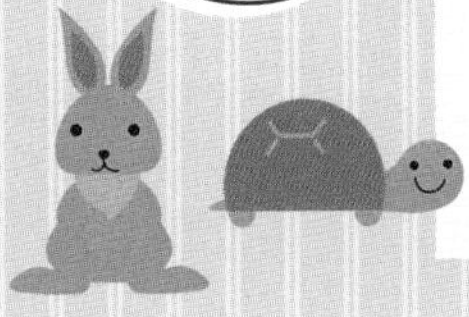

問題 1 介護老人福祉施設における看護師の役割として最も適切なのはどれか。

1. 医療ニーズの高くない高齢者の食事介助を行う。
2. 体温・血圧などのモニタリングや疾患の観察を行い、高齢者の健康管理を行う。
3. 退所して自宅へ帰る調整を行う。
4. 介護サービスを利用するケア計画を立案する。

問題 2 最近、食事以外はベッドで臥床することが目立ってきた。食事は半分ほどしか食べなくなり、栄養補助食品が追加された。食事や排泄介助が終わると「いつもありがとう」、施設に飾っている手芸品を見て「きれいやね」と、いつにない反応がみられた。心理的特徴として最も当てはまるものはどれか。

1. 身体機能低下や役割から撤退する自分に絶望している。
2. 人生に対して悔恨している。
3. 死を自然の摂理として受け止めている。
4. 自分中心から、他者を優先するという考え方に変化がみられる。

問題 3 傾眠傾向が続き、水分以外の食事をとらなくなった。体温35.7℃、血圧90/52mmHg、脈拍52回/分、SPO_2 89%。医師から看取りについて考えるよう指示があった。最も優先順位の高い看護はどれか。

1．不動により引き起こされる褥瘡や関節拘縮の予防に努める。
2．口腔内や腋窩、手指間・手掌など不潔になりやすい部位の保清に努める。
3．表情や手の動きなど全身を注意深く観察し痛みや苦痛の緩和に努める。
4．水分補給のための点滴管理に努める。

正解&なっとくColumn

問題 1 介護保険施設で求められる看護には、入所者の健康管理、高齢者の意思の尊重、介護職との連携・協働、安全に配慮した環境づくりなどがある。とくに健康管理は医師以外では看護師の役割であり責務となる。介護保険施設とは、介護保険サービスの１つとして、要介護認定を受けた方が利用できる居住型の施設である。利用者の必要に応じて、介護老人福祉施設（特別養護老人ホーム：特養）、介護老人保健施設（老健）、介護療養型医療施設（療養病床）の３つに分かれる。

問題 2 高齢者の発達課題の９番目にトーンスタム提唱の老年的超越の考え方がある。超越では、時間や空間に対する一般的な考え方の変化（宇宙的な次元）、自分中心・自分本位から他者優先・他者に利があるように考え方を変える（自己の次元）、対人・対社会への考え方の変化（社会と個人の関係の次元）という３つの側面があるとされている。事例では、エリクソンの心理社会的人生段階の第８段階の統合から、第９段階の老年的超越へとステップアップしたと考える。

問題 3 臨死期の看護である。生が終わるときまで最善の生を生きることを支えるエンド・オブ・ライフ・ケアでは、意思決定の支援としてACP（アドバンス・ケア・プランニング）や、自分に行われる医療行為に対する意向をあらかじめ指示しておくAD（アドバンス・ケア・ディレクティブ）がある。しかし、認知機能の低下がみられる高齢者の意思確認は難しい。

末期段階の看護としては苦痛の緩和と家族への支援がある。苦痛の軽減と予防、身体の清潔保持、不動による苦痛の除去、精神的苦痛・混乱・せん妄に対するケアなどを行い、また家族もケアの対象とし、心情を聴き、希望を取り入れ、悲嘆に対するケア（グリーフケア）を行う。特別養護老人ホームの場合、親しい入所者にも家族と同様の配慮が必要である。

参考文献（事例１～４）

1）北川公子他：老年看護学、第９版［電子版］、系統看護学講座専門分野Ⅱ、医学書院、2020
2）鳥羽研二他：老年看護　病態・疾患編、第５版［電子版］、系統看護学講座専門分野Ⅱ、医学書院、2020
3）井手隆文他：脳・神経　第15版［電子版］、系統看護学講座専門分野Ⅱ、成人看護学［７］、医学書院、2020
4）田中栄他：運動器、第15版［電子版］、系統看護学講座専門分野Ⅱ、成人看護学［10］、医学書院、2020

問題1 ▶ 正解2
介護職と内容が重複する業務もあるが、健康管理は医師以外では看護師の役割・責務である。

問題2 ▶ 正解4
言動から、自分中心・自分本位から他者優先・他者に利があるように考え方を変える「自己の次元」であり、老年的超越の段階と考えられる。

問題3 ▶ 正解3
末期段階の看護で最も優先されるのは苦痛の緩和である。

（吉村雅世）

事例14 腰椎圧迫骨折により入院した認知症の高齢女性

認知症と診断され、自宅で夫（80歳）と２人で生活しているミチさん（75歳）は、しりもちをつき一時起き上がれなかったが、夫の介助で受診し腰椎圧迫骨折の診断で保存療法を目的に入院となった。

入院して腰部をダーメンコルセットで固定されているが歩行など行動に規制はない。動作時の腰痛と下肢のしびれ、歩行時のふらつきがある。認知症高齢者の日常生活自立度Ⅱである。「いすがあると思って座ったらこけた」と話している。家では水道の蛇口を閉め忘れたり、ぼんやりしていることがあり、家事は夫が協力して行っている。料理は夫の協力がないと最後までつくることができない。

学習のキーポイント

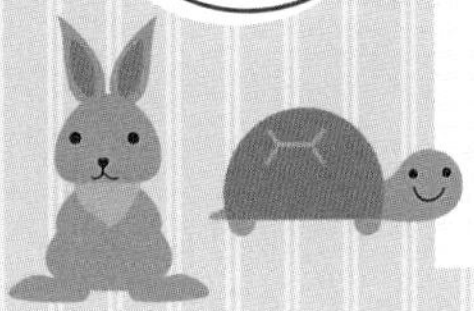

この設問は、軽度から中等度の認知症高齢女性が、転倒・骨折で入院し治療を受ける事例である。認知症の症状・程度を把握し状況に合った対応を心がけながら、早期の回復と安全な生活への看護を考える必要がある。次の３つのポイントで正解をみつけよう。

❶認知症の中核症状とBPSDおよびそれぞれへの対応
❷認知症高齢者の自立アセスメント
❸腰椎圧迫骨折の病態と看護

問題１ 症状から該当する中核症状はどれか。２つ選びなさい。

1．記憶障害
2．全般的注意障害
3．実行機能障害
4．見当識障害
5．失認・失行・失語

問題２ 日常生活の自立の状況として当てはまるのはどれか。

1．ほぼ自立している。
2．誰かが注意していれば自立できる。
3．介護を要する。
4．常に介護を要する。

問題３ 生活支援として適切なものはどれか。

1．ダーメンコルセットと皮膚の接触部の観察は行わない。
2．清潔ケアは入浴より清拭がよい。
3．機能性尿失禁を予測しリハビリパンツを使用する。
4．トイレに行くときは１人で行かず看護師を呼ぶように説明する。

正解&なっとく Column

問題1 認知症の症状は、脳の器質的病変により生じる認知機能障害(中核症状)と、それを背景にして生じる認知症の行動・心理症状(BPSD:behavioral and psychological symptoms of dementia)の2つに分けられる(**図1**)。症状を正しく理解することは認知症ケアの目標設定につながる。中核症状では他に視空間認知障害などもある。

全般的注意障害は認知症初期から起きるもので、必要な作業に注意を向けたり、注意を維持したり、反応したりが難しくなる。作業ミスやぼんやりしているなどで症状がわかる。

実行機能障害は段取りを立てて行動することが難しくなる。料理は食材をそろえ、切って、調理して盛り付けなどが必要で、家事が滞ることで症状が判断できる。

問題2 認知症高齢者の看護は、症状が引き起こす身体や生活障害を最小限にとどめるとともに、今ある能力を最大限に引き出すことである。そのためにはまず、今の能力を知っておくことが重要である。

認知症高齢者にかぎらず、高齢者では疾患だけでなく、全身に及ぶ加齢変化の影響や心理面や社会面、さらに相互にどのように影響しているかなど幅広い情報から判断する必要がある。

また、他職種とのチーム連携が不可欠で、明確な情報伝達が必要になる。さまざまな評価ツールは高齢者を的確に理解するとともに、チームでその内容を共有することで看護の実践に役立てることができる。

認知症高齢者の日常生活自立度判定基準もその1つで、「ほぼ自立」から「常に介護を要する」まで8段階で評価される(**表1**参照、Mは専門医の管理下での治療が必要で、Mのみ場合は、認知症の程度に関係なく適用されるレベルとなる)。

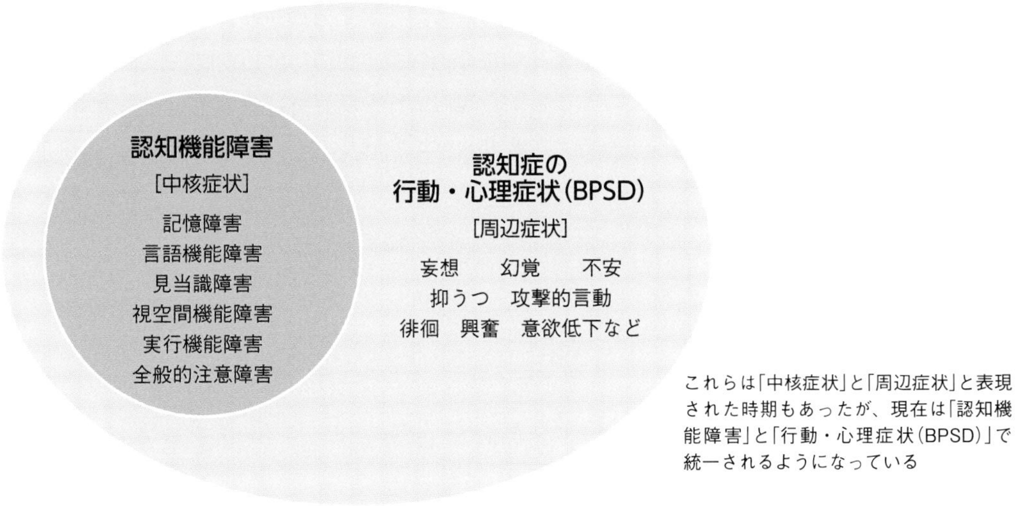

図1　認知症の症状

(水野恵理子、岩﨑みすず編著:精神看護の看護過程、p.70、サイオ出版、2020より改変)

表1　認知症高齢者の日常生活自立度

ランク	判定基準	みられる症状・行動の例
Ⅰ	何らかの認知症を有するが、日常生活は家庭内および社会的にほぼ自立している	
Ⅱ	日常生活に支障を来すような症状・行動や意志疎通の困難さが多少みられても、誰かが注意していれば自立できる	
Ⅱa	家庭外で上記Ⅱの状態がみられる	たびたび道に迷うとか、買い物や事務、金銭管理などそれまでできたことにミスが目立つなど
Ⅱb	家庭内でも上記Ⅱの状態がみられる	服薬管理ができない、電話の対応や訪問者との対応など1人で留守番ができないなど
Ⅲ	日常生活に支障を来すような症状・行動や意志疎通の困難さがときどきみられ、介護を必要とする	
Ⅲa	日中を中心として上記Ⅲの状態がみられる	着替え、食事、排便・排尿が上手にできない・時間がかかる、やたらに物を口に入れる、物を拾い集める、徘徊、失禁、大声・奇声を上げる、火の不 始末、不潔行為、性的異常行為など
Ⅲb	夜間を中心として上記Ⅲの状態がみられる	ランクⅢaに同じ
Ⅳ	日常生活に支障を来すような症状・行動や意志疎通の困難さが頻繁にみられ、常に介護を必要とする	ランクⅢに同じ
M	著しい精神症状や問題行動あるいは重篤な身体疾患がみられ、専門医療を必要とする	せん妄、妄想、興奮、自傷・他害などの精神症状や精神症状に起因する問 題行動が継続する状態など

（厚生労働省：https://www.mhlw.go.jp/file/06-Seisakujouhou-12300000-Roukenkyoku/0000077382.pdf）

問題③ 高齢者の骨折や治療の特徴を理解しておくこと。高齢者では、転倒時に尻もちをつくと脊椎圧迫骨折、腰を打つと大腿骨近位部骨折、肩を打つと上腕骨近位端骨折、地面に手のひらをつくと橈骨遠位端骨折が起こりやすい。

治療として、大腿骨近位部骨折はほとんどが手術適応となる。それ以外は、保存療法や疼痛の緩和、場合によっては手術が適応される。脊椎圧迫骨折の保存療法では軟性コルセットが使用される。軟性といってもある程度の硬さがあり、慣れるまで起居・更衣に制限や拘束感がある。摩擦やずれによる皮膚損傷のリスクもある。治療による身体損傷や生活規制に対する看護が必要になる。

コルセット使用時は、皮膚とコルセットの接触部分の保護、保清に努め皮膚損傷を起こさない看護が必要である。コルセットを装着していることから起居動作や歩行時には注意して観察する必要がある。事例は動作時に腰痛や歩行時にふらつきがあり、転倒の既往があることから、今後の転倒にも注意が必要である。

問題1 ▶ 正解2、3
蛇口の締め忘れやぼんやりすることは全般的注意障害である。料理を最後までつくれないことは実行機能障害である。

問題2 ▶ 正解2
ランクⅡは「日常生活に支障をきたすような症状・行動や意思疎通の困難さが多少みられても、誰かが注意していれば自立できる」状態である。

問題3 ▶ 正解4
動作時の腰痛と下肢のしびれ、歩行時のふらつき、しりもちの経験から排泄行動時の転倒リスクが高いと判断できる。入浴を妨げる状況にはない。コルセットは皮膚との摩擦に注意が必要である。

（吉村雅世）

事例 15 脳梗塞により右片麻痺となった認知症の高齢女性

良子さんは82歳の女性である。息子夫婦と暮らし日常生活は自立しており、お嫁さんとの関係は良好である。7月の暑い日に畑で倒れているところを発見され救急搬送にて一命をとりとめた。その後、自宅復帰をめざすために介護老人保健施設に入居した。入居時の良子さんの病状は、脳梗塞後の右半身不全麻痺で、左上下肢MMT 4／5・右上下肢MMT 2／5である。コミュニケーションは、滑らかに言葉が出て来ずに言葉にならない言葉を発している。認知症高齢者の日常生活自立度Ⅳである。良子さんは畑仕事に従事していたので腕力は強いが、右半身麻痺があるため車いすに座ると体幹は右に傾いている。良子さんには、車いすから立ち上がる・大声を出す・スタッフを力強く叩くなどの認知症の行動・心理症状（BPSD）がある。家族が面会に来たときの表情はにこやかでBPSDはみられないが、帰ろうとするとお嫁さんの腕をしっかりと掴んで離さず「あ～あ～」と発語して悲しい表情になる。

学習のキーポイント

この設問は、後期高齢者が突然に脳梗塞を発症し、右半身不全麻痺と認知症になった事例である。次の４つのポイントで正解をみつけよう。

❶脳梗塞後遺症がある。
❷認知症がある。
❸認知症の行動・心理症状（BPSD）への対応について考える。
❹健康状態が急変したことによる高齢者の思いについて考える。

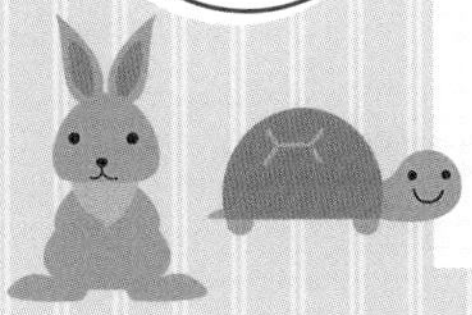

問題 1 良子さんの失語症はどれか。

1．ウェルニッケ（Wernicke）失語
2．ブローカ（Broca）失語
3．全失語
4．伝導失語

問題 2 良子さんの認知症で最も考えられるものはどれか。

1．前頭側頭型認知症
2．レビー小体型認知症
3．血管性認知症
4．アルツハイマー型認知症

問題 3 良子さんは、左手で車いすのアームレストを持ち立ち上がろうとするため転倒のリスクが高い。転倒を防止するための援助で適切でないのはどれか。

1．立ち上がり動作を援助して立位をとった後、「座りましょうね」と声をかけ座るよう促す。
2．立ち上がり防止センサーや車いす用体動コールなどを用いる。
3．車いすの座面や背もたれにクッションを用いて体幹の安定をはかる。
4．立ち上がり防止のために車いす用のテーブルを設置する。

問題 4 家族が面会を終えて帰ろうとするときの良子さんの心情として考えられるのはどれか。

1．リハビリテーションを頑張って早く帰るからという思いである。
2．この施設は気に入らないから、他の施設に変わりたいという思いである。
3．家に帰りたいから、一緒に連れて帰って欲しいという思いである。
4．この施設が気に入っているので、ここに居たいという思いである。

正解&なっとく Column

認知症とは、生後正常に発達した種々の精神機能が、慢性的に衰退・消失することで、日常生活・社会生活を営めなくなる状態をいう。認知症は、脳神経の変性により脳の一部に萎縮が起こり、もしくは脳梗塞や脳血栓により一部の脳細胞が死滅することで発症し、アルツハイマー型認知症、レビー小体型認知症、前頭側頭型認知症、血管性認知症（**図1**）がある。

失語症は、脳梗塞や脳血栓などの脳血管障害により言語機能中枢（言語野）が損傷され、一旦獲得した言語機能（「聞く・話す」の音声の機能、「読む・書く」の文字の機能）が障害された状態である。代表的なものに、言葉の意味は理解できるが言葉をうまく発せられないブローカ失語、言葉の意味が理解できないが流暢に話せるウェルニッケ失語、話すことも理解することもできない全失語、発語する言葉を間違えたり復唱時にいい間違える伝導失語がある。

大脳の言語機能中枢（言語野）は9割の人で大脳の左側にあり、失語を伴う場合の多くに右（片）麻痺の症状がある。

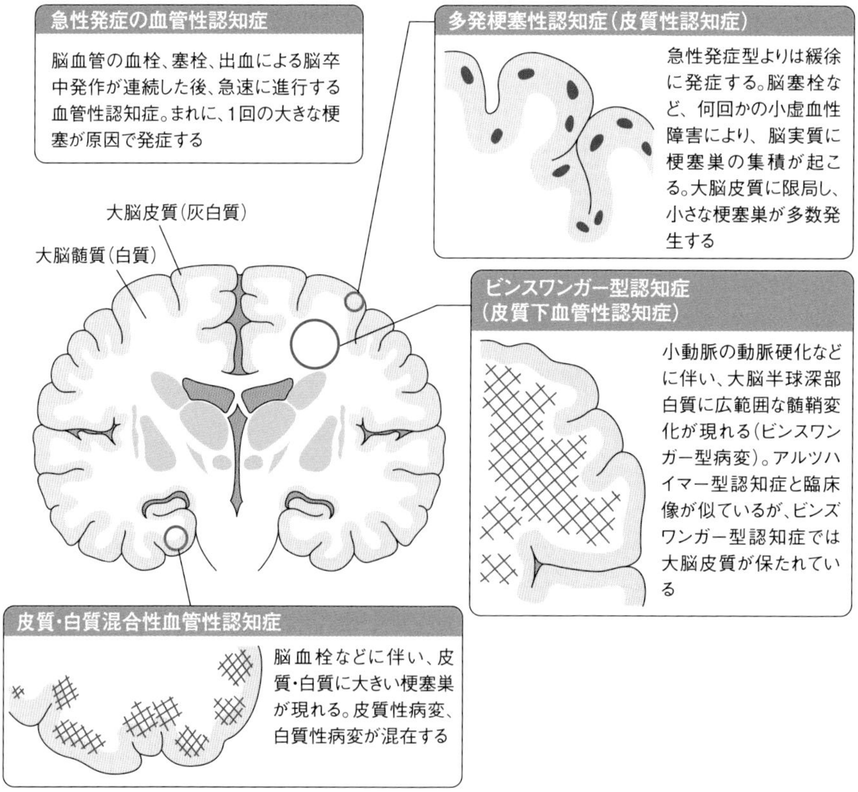

図1　血管性認知症の型

問題1 この事例の場合は、脳梗塞により右半身不全麻痺となったことから、大脳半球の左脳にダメージを受けて失語症が発症したと考えられる。そして、表情の変化から喜びや悲しみの感情の発露をみることができ、その場の状況が理解できていると考えられる。

問題2 この事例は脳梗塞発症前には日常生活は自立していたが、脳梗塞発症後に認知症の行動・心理症状(BPSD：behavioral and psychological symptoms of dementia)の症状が出現して認知症高齢者日常生活自立度Ⅳと判定されている(p.121、**図1**、p.122、**表1**参照)。前頭側頭型認知症の特徴である性格変性や行動の異常、配慮に欠けた行動はみられない。レビー小体型認知症の特徴である幻視の症状もみられない。

問題3 1999年厚生省(現厚生労働省)より介護保険指定基準の身体拘束禁止規定が発令され、そのなかで「サービスの提供にあたっては、当該入所者(利用者)または他の入所者(利用者)等の生命または身体を保護するために緊急やむを得ない場合を除き、身体的拘束その他の入所者(利用者)に行動を制限する行為を行ってはならない」と述べられている。つまり身体拘束を禁じている。車いすからの立ち上がり防止のためにテーブルを設置することは、車いすに高齢者を拘束することになる(p.113、**表1**参照)。

問題4 この事例は脳梗塞とそれに伴う認知症を突然に発症し、気がつけば今まで自由に動けていた自分が動けず立つことも困難で、話すことも思うようにできない悲嘆の状況にあることが推測される。

問題1 ▶ 正解2	問題2 ▶ 正解3	問題3 ▶ 正解4	問題4 ▶ 正解3
表情から、その場の状況を理解していると考えられるが、伝えたい言葉が出てこない状態である。ブローカ(Broca)失語に分類できる。	脳梗塞により認知症となったので、脳血管性認知症である。	高齢者である良子さんに対して、身体の自由を奪うことになるので、身体拘束にあたり適切な援助ではない。	家族の面会時、表情はにこやかでBPSDはみられず、帰ろうとするとお嫁さんの腕をしっかりと掴んで離さず悲しい表情になることから「置いていかないで、家に帰りたいから、連れて帰ってほしい」という思いであると考えられる。

(山本裕子)

事例 16 瘙痒感の強い高齢女性

清子さんは、85歳の女性である。右大腿骨頸部骨折の術後で、障害高齢者の日常生活自立度B－1である。1月10日にリハビリテーション目的で介護老人保健施設に入所して3週間になる。清子さんは、「足と腰がかゆくて仕方がない、夜も寝るまでに時間がかかる」「冬の時期はいつもかゆくなったが、ここに来てからかゆみがひどくなった」と看護師に伝えた。観察した結果、下腿と腰部に皮膚乾燥がみられシーツ上には多数の落屑があった。さらに、掻破による創傷が多数あり出血もあった。なお、清子さんが入居している施設は常時換気設備が設置されている。

学習のキーポイント

この設問は、後期高齢者が大腿骨骨折後にリハビリテーション目的で介護老人保健施設に入居し、冬季に老人性乾皮症が生じた事例である。次の4つのポイントで正解をみつけよう。

❶季節は、冬である。
❷加齢により皮膚が変化する。
❸環境にも注意する。
❹瘙痒感についての看護を考える。

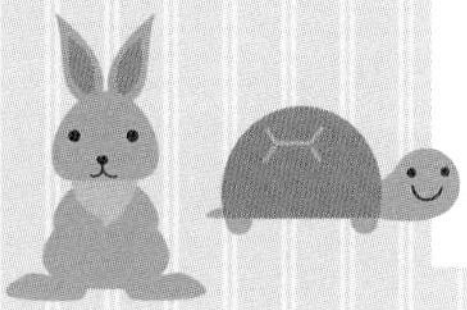

問題 1 清子さんは、寒がりのため居室のエアコンの設定温度を23度にしており、空気清浄機も設置されている。居室の湿度は22％である。快適な環境とするために必要なのはどれか。

1．エアコンの風が当たるところに座る。
2．2時間に一度、窓を全開にして換気する。
3．加湿器を設置して湿度を40％以上にする。
4．室温の設定を28度にして部屋を暖める。

問題 2 清子さんは、熱めのお湯に入浴することが多い。清子さんの入浴に関連する援助として適切でないのはどれか。

1．硫黄成分が入った入浴剤を使う。
2．湯温は38～40度程度として、長時間の入浴はしない。
3．洗身には、弱酸性で低刺激性の洗浄剤を使用する。
4．洗身には、やわらかい木綿素材のタオルを使用する。

問題 3 清子さんの入浴後の援助として適切でないのはどれか。

1．入浴後、10分以内に瘙痒感のある部位に白色ワセリンなどを塗布する。
2．入浴後、コップ1杯の水分を摂取する。
3．入浴後、爪を切り整える。
4．保温効果のある化学繊維でできた肌着の着用を勧める。

正解&なっとく Column

皮脂は皮膚に分布する脂腺から分泌されて、皮膚の柔軟性の保持だけでなく皮膚を弱酸性に保つことで外部からの刺激や雑菌の繁殖を抑える働きがある。表皮と真皮の接合部には、C線維神経終末（かゆみ受容体）が分布している。高齢になると皮膚の菲薄化・表皮突起の短縮・角質層の肥厚・皮脂分泌の低下・角質水分量の減少により、とくに皮脂分泌の少ない腰部や大腿、下腿前面、上肢に老人性乾皮症（皮脂欠乏症）が発症しやすくなる。

70歳以上の高齢者では、約半数以上が瘙痒感を訴えるといわれている。老人性乾皮症（皮脂欠乏症）の発生原因は、皮膚の乾燥と角質層の水分保持能力の低下により皮膚のバリア機能が低下することでC線維神経終末を刺激し瘙痒感が発生する。さらに、血管拡張による体温上昇はかゆみ閾値を低下させる。皮膚の乾燥の原因には、低湿度の環境・間違った皮膚のケアなどがある。

問題1 この事例の場合は、季節が冬でエアコンを使用することでさらに室内の空気は乾燥し、湿度は22%まで低下し、皮膚が乾燥状態となり瘙痒感を誘発しやすい環境である。そのため加湿器を用いて湿度を40%以下にならないように調整する必要がある。

問題2 老人性乾皮症（皮脂欠乏症）による瘙痒感は、入浴や就寝などで体が温まると血管が拡張してかゆみ閾値を低下させるために瘙痒感が発生しやすくなる。また、刺激の強い洗浄剤やナイロンタオルなどの機械的刺激は、皮脂を除去するだけでなく皮膚のバリア機能にも損傷を与えるため注意が必要である。

問題3 入浴後の皮膚に付着した水分を手早く除去し、その後に保湿剤を塗布して角質層からの水分の蒸発を防止することで瘙痒感の発生を予防することができる。また、入浴は多量の発汗を伴うため水分の補給が必要である。そして、日々のケアとして、爪をスクエア型に短く整えることで、皮膚掻破による感染の防止を行う。化学繊維は主原料が石油で、ポリエステル、ナイロン、アクリル、ポリウレタンなどでできている。化学繊維は静電気を起こしやすい素材で、マイナスの電気を帯びやすい。一方、皮膚はプラスの電気を帯びやすい特徴があるため、マイナスの電気を帯びている化学繊維と接触することで、静電気が起こり瘙痒感を誘発する。

問題1 ▶ 正解3
瘙痒感の誘発を防止するためには、加湿器を用いて湿度が40%以下にならないようにする必要がある。

問題2 ▶ 正解1
硫黄は、脱脂効果があるため皮膚の乾燥を助長し瘙痒感が強くなる。

問題3 ▶ 正解4
皮膚はプラスの電気を帯びやすい特徴があるため、マイナスの電気を帯びている化学繊維と接触することで、静電気が起こり瘙痒感を誘発する。

（山本裕子）

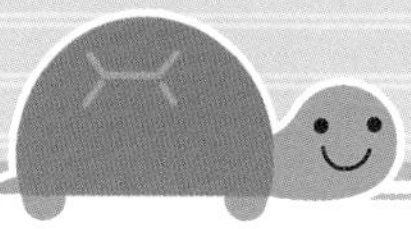

4

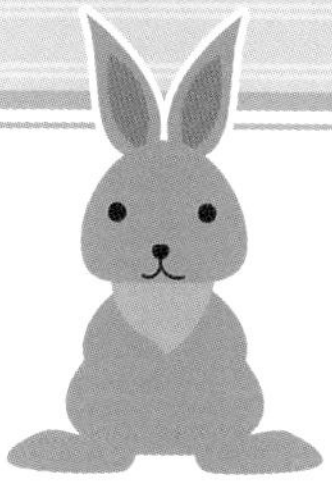

小児看護学

事例 1　ウイルス性胃腸炎の小児と家族への看護

Aちゃん（10か月、女児）。昨日は元気に保育園へ登園し帰宅後19時に夕食を摂取した。夕食1時間後に嘔吐があったが、その後ミルクを100mL摂取した。21時に入眠したが23時に再び嘔吐し、朝までに下痢便が2回みられたため、朝9時に母親とともに小児科外来を受診した。来院時の体温は37.3℃であった。母親が「保育園で数日前から腸炎で欠席している園児が数名いる」と看護師に話していた。

学習のキーポイント

この設問は、嘔吐と下痢の主訴で来院した10か月児の事例である。次の3ポイントを把握したうえで、適切な判断ができるための力をつけよう。

❶嘔吐・下痢の随伴症状である脱水重症度の指標
❷10か月児のバイタルサインの基準値
❸入院後の感染防止対策

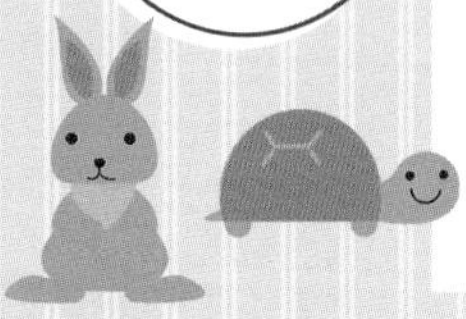

問題 1　来院後Aちゃんと母親が待合室にいるときに、小児科外来看護師が母親に問診を行った。次のうち優先される問診内容はどれか。2つ選べ。

1．出生時体重
2．保育園を欠席している園児の数
3．排尿の最終時刻・量・性状
4．昨日21時以降の水分摂取状況
5．来院前の自宅での体温

問題 2　Aちゃんは外来待合室で母親に縦抱きで抱かれており、目を開けていた。看護師が目を合わせようとすると、啼泣はせず顔をそむけた。待合室でのバイタルサイン測定では、体温37.3℃、呼吸数32回/分、脈拍数120回/分、血圧98/54mmHg、SpO_2 97%であった。皮膚の状態は前腕の皮膚をつまむとすぐに戻り、軽度末梢冷感と口唇の乾燥がみられた。Aちゃんへのアセスメントと対応で、正しいのはどれか。

1．体温が高いため氷枕を準備する。
2．SpO_2が基準値以下なので酸素吸入の準備を行う。
3．尿検査の指示が予測されるため、採尿パックを準備する。
4．重症脱水が考えられるため、ベッドに寝かせて下肢を挙上する。

問題 3 便検査の結果、ロタウイルスが検出されて、母親の付き添いで入院となった。左手背から輸液ポンプを使用してソリタT3号の持続点滴が30mL/時間で開始された。Aちゃんの入院後の看護で、正しいのはどれか。

1．部屋は気管支喘息の１歳児と肺炎の３歳児と同室にした。
2．輸液ポンプを使用しているが、定期的な自然滴下チェックは必要である。
3．母親に点滴ルートのからまりなどを常にチェックしてもらう。
4．排便のあったオムツを交換した後は、そのまま病棟のオムツ用ごみ箱に捨てる。

正解＆なっとく Column

問題 1 外来での問診で、何を優先すべきかを判断する問題である。状況設定にある情報は限られているため問診では多くの情報が必要となる。そのなかでも、嘔吐・下痢による脱水は生命にかかわるため、脱水重症度を判断できるための問診内容が優先される。

問題 2 看護師にはバイタルサイン値や観察内容を判断する力と、その後の適切な対応が求められる。啼泣がないので、脱水指標である流涙量は不明だが、看護師を見て顔をそむけるので、意識障害はなく重症脱水ではないと判断できる。バイタルサインは年齢相応の値であるが、軽度末梢冷感と口唇の乾燥がみられるため、軽度の脱水が考えられる。

問題 3 入院時の看護を総合的に問う問題である。ロタウイルスは、飛沫、接触にて他者に感染が広がるため、同じロタウイルス腸炎の児と同室になる場合もあるが、他児と接触しない個室などの環境が必要となる。排便時の処置やオムツの廃棄にも留意しなければ、感染拡大のリスクを高める。また、家族の付き添いは、子どもの権利である「家族からの分離の禁止」を守るために子どもと家族の希望に応じて考慮されるべきであり、看護業務の一旦を担うために付き添うものではない。

問題1 ▶ 正解3、4

昨夜21時に摂取したミルクを嘔吐しているので、脱水の判断のためにそれ以降の水分摂取状況と尿量・性状の情報が必要である。乏尿・無尿の状態は急性腎不全のリスクを高める。下痢便が出ているので排尿の有無を家族が判断することは難しいが、オムツ内の便の性状とともに、排尿の跡が判別できたかを確認する。

問題2 ▶ 正解3

体温やSpO_2値は基準値であるため、１・２のアセスメントは誤りである。４の重症脱水の状態ではないが、脱水を起こしている状態であることは予測されるため、尿検査によりその判断が必要となる。今後の治療として輸液の種類や量を決めるためにも、尿比重やpH、ケトン体などを確認しなければならない。10か月児なので採尿カップでの採尿はできないため、採尿パックの準備が必要である。

問題3 ▶ 正解2

輸液ポンプは、指示量を的確に投与することができ、点滴ルートの詰まりやねじれがあった場合はアラームで知らせる機能がある。しかし、詰まりやねじれ、輸液が血管外に漏れていても、すぐに反応しない場合があるため、定期的に自然滴下があるかを確認することで、異常の早期発見ができる。

（西田千夏）

事例 2　心室中隔欠損症の小児と家族への看護

B君(生後1週間、男児)。在胎週数41週1日、出生時体重2,850g、身長46.8cm、アプガースコア7/9であった。出生4日目に心雑音聴取、心エコーで心室中隔欠損症の診断となり、水分制限と利尿剤投与が開始された。心電図検査で心室性期外収縮を認めたが、在宅で水分制限と利尿剤投与を続けることとなり、2週間ごとの外来フォローと生後3～4か月での外科的根治術予定が決まって、出生8日目に退院となった。

学習のキーポイント

心室中隔欠損症は1/2から1/3は自然閉鎖するといわれているが、欠損孔が大きい場合は、根治術が必要となる。この設問は、心室中隔欠損症の患児が手術が必要となった事例である。水分制限が必要な理由や根治術後の留意点を把握したうえで、家庭での生活管理方法を適切に行うための看護の知識が必要となる。次の3つのポイントから正解をみつけよう。

❶心室性期外収縮の心電図波形を理解しておく。
❷水分制限のある児を母乳で育てる場合の留意点を知る。
❸根治術後の経過を把握する。

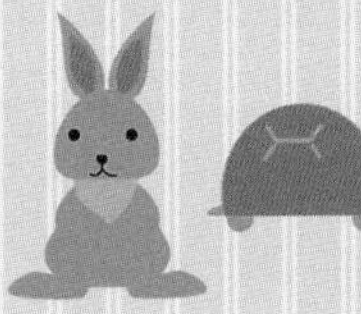

問題 1　心電図で、心室性期外収縮を示しているのはどれか。

1. 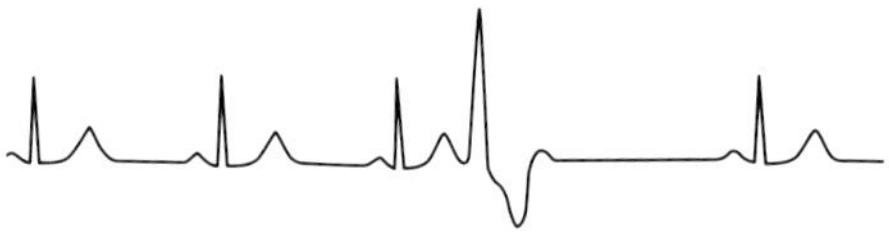

2. 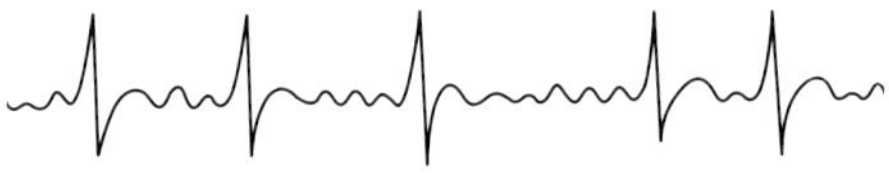

3. 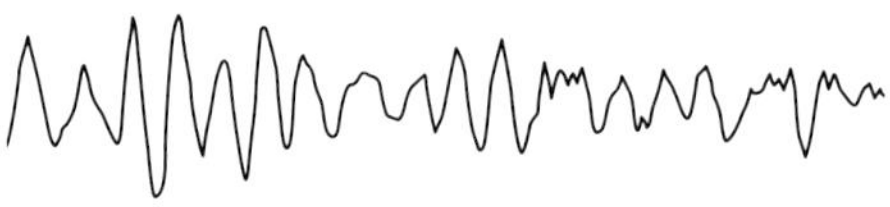

4. 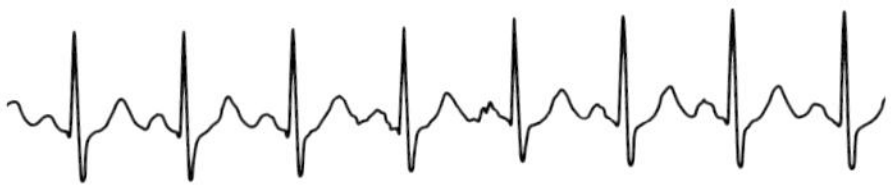

問題② 退院前に母親が「母乳で育てたいのですが、水分制限があるので人工乳にしたほうがいいでしょうか」と看護師に尋ねた。看護師の対応として、正しいのはどれか。２つ選べ。

1．管理しやすいため人工乳のほうがよいと伝えた。
2．母乳を搾乳し、哺乳びんで授乳する方法について説明した。
3．直接母乳は禁忌であると伝えた。
4．直接母乳は愛着形成に重要なので、児が欲しがるだけあげてくださいと伝えた。
5．直接母乳は呼吸状態の観察や哺乳前後の体重測定により不可能ではないため、医師に相談してみましょうと伝えた。

問題③ Ｂ君は、予定通り生後４か月で心室中隔欠損閉鎖術が行われ、術後は順調に経過し、術後10日目で退院となった。退院時の家族への説明で、正しいのはどれか。

1．「乳歯が生えた後虫歯などで治療する際は、事前に相談してください」
2．「術後１年間は予防接種ができません」
3．「手術のあとが膿んでくることは通常の経過なので、様子をみてください」
4．「手術後６か月間問題がなければ、定期受診は終了となります」

正解&なっとく Column

問題① 小児看護学領域にかぎらず、基本的な不整脈の心電図波形は押さえておかなければならない。

問題② 母乳は、免疫グロブリンIgAやビフィズス菌増殖因子など感染防御因子を多く含み、消化吸収もよく、母子相互作用の促進ができるなどの利点が多くある。水分制限があるという理由で母乳栄養が禁止されることはなく、可能なかぎり母乳栄養を促進する支援が必要である。

問題③ 術前に肺高血圧が強い場合は術後に肺うっ血や肺高血圧の影響が残存するが、Ｂ君は順調に経過しており、根治術を受け退院した後は、術前のような利尿剤投与や水分制限は必要ない状態となることが予測される。しかし、感染を起こすと心内膜炎のリスクがあるため、とくに歯の治療時には注意が必要となり、その他の感染も起こさないように生活することが重要となる。

参考文献

1）日本新生児看護学会、日本助産学会編：NICUに入院した新生児のための母乳育児支援ガイドライン、p.18、2010

問題１▶正解１
心室性期外収縮は心室内に異所性興奮が発生し、本来の洞調律時に発生する興奮より早い時点で興奮が出現する。このときのQRS波形は、本来の洞調律の波形と比べて幅が広く、形の違った波形を示す。これを示すのが１であり、２は心房細動、３は心室細動、４は洞性頻脈の波形である。

問題２▶正解２、５
水分制限が必要であっても、母乳を制限する必要はない。ただし、肺高血圧や肺うっ血が存在する場合は、呼吸状態には十分留意して授乳しなければならない。したがって、５の呼吸状態の観察や授乳量把握の方法を検討することで、直接の授乳は可能である。また、搾乳した母乳を哺乳びんから授乳する方法を知っておくことで、児の状態に応じた授乳ができる。

問題３▶正解１
根治術により、欠損孔へのパッチ縫い付けを実施している。術後は、歯の治療などより、血液中に細菌が侵入すると、心内膜炎を発症するリスクがある。術後の期間や経過にもよるが、歯科治療前に抗菌剤の予薬が必要になる場合があるので、治療前に主治医・歯科医に相談する。

（西田千夏）

事例 3　急性糸球体腎炎の小児と家族への看護

C君（14歳、男児）。10日ほど前に風邪をひいていたが、市販薬で軽快し、病院には行っていなかった。2日前から眼瞼、下肢の浮腫、血尿がみられたため受診し、急性糸球体腎炎と診断され入院となった。入院時、尿タンパク（1＋）、尿沈渣で赤血球円柱が多数確認され、血液検査では、総タンパク6.8g/dL、アルブミン4.3g/dL、尿素窒素20mg/dL、クレアチニン1.0mg/dL、Na 139mEq/L、K 3.5mEq/L、ストレプトリジンO抗体（ASO）は上昇していた。C君は小学校高学年から中学生が入院している4人部屋に入院した。主治医からC君と両親に、疾患や治療の説明がなされた。

学習のキーポイント

急性糸球体腎炎は、咽頭炎や扁桃炎、主にA群β溶血性連鎖球菌の感染から1～2週間後に起こる急性腎炎である。主症状は血尿・浮腫・高血圧であり、慢性腎炎へ移行しなければ、入院期間は1～2か月ほどとなる。退院後も、運動や食事制限を継続しなければならないケースも多い。本事例は、好発年齢（4～10歳）よりも年齢が高いが、この年齢で罹患することもあり、思春期の児に対する看護の難しさがある。次の3つのポイントから正解をみつけよう。

❶急性期の症状が起こる機序を理解しておく。
❷急性期に必要な看護の根拠を理解しておく。
❸思春期の発達段階を考慮する。

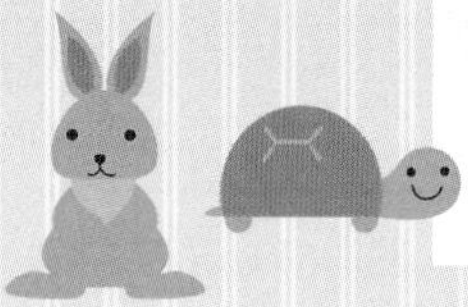

問題 1　入院時の血液検査に対するアセスメントで、正しいのはどれか。

1．腎機能の低下がみられる。
2．低タンパク血症をきたしている。
3．A群β溶血性連鎖球菌の感染があったことを示している。
4．脱水が起こっている。

問題 2　入院初日から2～3日目までの看護として、正しいのはどれか。2つ選べ。

1．食事のタンパク質付加
2．毎日の体重測定
3．シャワー浴の実施
4．食事の塩分を1日7g
5．蓄尿

問題 3　C君は入院後１週間となり、その日のバイタルサインは、体温36.8℃、呼吸数18回/分、脈拍数80回/分、血圧138/86mmHgであった。その後、「なぜ血圧が高くなるのかな」と看護師に尋ねてきた。C君への対応で、正しいのはどれか。

1．医師に聞いてくださいと答えた。
2．安静にしていれば下がるので心配ないですよと答えた。
3．血の中にバイ菌が入っているので血圧が上がりますと答えた。
4．糸球体の仕組みと血液量の関係を、パンフレットを用いて説明した。

正解&なっとく Column

問題 1　血液データ基準値と、そのデータが何を示すものなのかを知っておかなければならない。急性糸球体腎炎の場合は、ネフローゼ症候群のような著明な低タンパク血症をきたすことは少ない。

問題 2　急性糸球体腎炎は、糸球体への免疫複合体の沈着や内皮細胞の腫脹によって、糸球体濾過率が低下し水分やナトリウムの体内貯留から浮腫や血圧の上昇が起こる。食事制限として、老廃物の低下により腎臓負担を軽減するためのタンパク制限や、水分の貯留を防ぐための水分・塩分制限がなされる（**表1**）。

問題 3　思春期の発達段階を踏まえた対応が必要となる。患児は血圧が高いことを理解しているが、なぜ高くなるのか、という疑問を抱いている。その疑問にていねいに答え、患児が自身の身体を知ることで治療に前向きになるよう支援する必要がある。

表1　急性糸球体腎炎の食事療法（日本腎臓学会 1998）

内容	乏尿期	回復期
カロリー	35kal/kg*/日**	35kal/kg*/日**
タンパク質	0.5g/kg*/日	1.0g/kg*/日
食塩	0～3g/日	3～5g/日
水分	前日尿量＋不感蒸泄	制限なし
カリウム	5.5mEq/L以上のときは制限する	制限なし

*標準体重　**高齢者、肥満者に対してはエネルギーの減量を考慮する

問題1 ▶ 正解3
腎機能を示す尿素窒素、クレアチニンの値は基準値内である。総タンパク6.8g/dL、アルブミン4.3g/dLは、基準値であり低タンパク血症にはなっていない。脱水を示す所見はなく電解質データに異常はない。ストレプトリジンO抗体（ASO）の上昇は、過去にA群β溶血性連鎖球菌の感染があったことを示している。

問題2 ▶ 正解2、5
急性期では、タンパク質、塩分、水分の制限がなされる。また、安静療法によって腎血流量を保持し血圧上昇と老廃物の増加を防ぐ。安静を保持するためには、シャワー浴よりも清拭のほうがよい。体重測定は浮腫の程度の確認、蓄尿は尿量や尿タンパク値の推移を知るために重要となる。

問題3 ▶ 正解4
思春期の認知発達段階は形式的操作段階であり、論理的な思考が可能となる。身体の中のある部分がどう機能しなくなって病気が起こっているのかということを理解できるようになる。児の理解度に合わせて説明する必要はあるが、パンフレットなど、体内を図示したものを用いることで、理解は可能と考えられる。

（西田千夏）

事例 4 在宅療養で医療的ケアを要する小児と家族への看護

D君（6歳、男児）。出生時から成長発達は問題なかった。幼少時から祖父母が日中預かる日があったが、2歳時のある日、祖父母宅で過ごしているときに、祖父母が目を離している間に1人で浴室に入り、お湯を張った浴槽の中で溺水した。祖父母がみつけたときは浴槽に浮かんでおり、救急搬送され命は助かったが、重度の脳障害により寝たきりとなった。在宅療養中で気管切開により自力で呼吸できるが、頻回の気管内吸引が必要である。経口摂取はできず、胃ろうから栄養剤を1日6回注入している。

学習のキーポイント

この設問は、不慮の事故により重度の障害が残った事例である。このような後天的な事故以外でも、早産や低出生体重児の増加から在宅療養で医療的ケアを要する子どもは年々増加している。この事例の状況を想定できるようになるためには、以下の2点を念頭において取り組もう。

❶在宅での医療的ケアが必要な児と家族の置かれている現状に日頃から目を向けておく。
❷子どもの成長発達や家族を支援するための看護の視点を広げる。

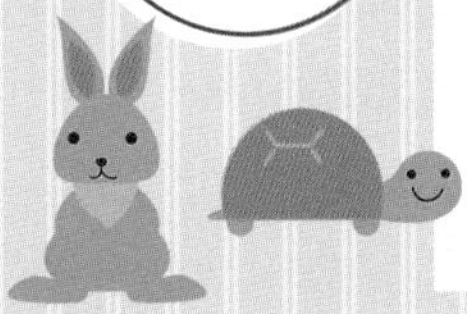

問題 1 D君の障害のレベルの指標として、用いられるのはどれか。

1．ホーン-ヤールの重症度分類
2．大島分類
3．改訂長谷川式簡易知能評価スケール
4．WISC-Ⅳ（ウェクスラー式知能検査）

問題 2 在宅で主に医療的ケアを実施しているのは母親である。週2回、1回1時間の訪問看護を利用しており、母親から「最近疲れがたまって気分がふさぎがちで……。夜間の吸引が前は3～4時間に1回くらいだったけど、ここ数日は2時間くらいで溜まってくるみたいで、私もあまり眠れていないです」と訴えがあった。訪問看護師が優先すべき対応はどれか。2つ選べ。

1．父親に夜間の吸引をしてもらう。
2．訪問看護の週3回の利用を提案する。
3．D君の気管内分泌物が増加した要因をアセスメントする。
4．レスパイトケア利用の提案をする。
5．母親へ精神科受診を勧める。

問題 3 D君は翌年に小学校入学を控えている。教育や社会資源について、正しいのはどれか。

1．小学校は特別支援学校に入学しなければならない。
2．授業中も家族がD君のそばに付き添わなければならない。
3．特別支援学校の教諭は、吸引を実施することはできない。
4．訪問教育の制度も利用できる。

正解&なっとく Column

問題① 大島分類とは、運動機能と知能指数で分類するものであり、重症心身障害児は１～４の段階に入る児童と定義されている（**図１**）。医療的ケア児に関する他の分類には、重症度スコアによる「超重症児」「準超重症児」があり、長時間訪問看護加算等の指標に用いられている。他の選択肢についても理解しておく必要がある。

問題② 近年、小児を対象とした看護事業所は増加傾向であり、学校への看護師配置や、児童発達支援制度が充実してきている。しかしながら、在宅療養児のケアは、ほとんどを家族が担っている。睡眠時間を削っている家族は少なくないため、家族自身の心身の健康を保つ支援が求められている。

問題③ 子どもは皆、教育を受ける権利を有している。また、子どもは教師や仲間とのかかわりから刺激を受けることで、成長の可能性を広げることができる。障害のある子どもへの教育制度や方法は自治体によって差はあるが、子どもたち全員が最適な教育を当たり前に受けられることが重要課題である。

					(IQ)
21	22	23	24	25	80–70
20	13	14	15	16	70–50
19	12	7	8	9	50–35
18	11	6	3	4	35–20
17	10	5	2	1	20–0
走れる	歩ける	歩行障害	座れる	寝たきり	

（1）1、2、3、4の範囲に入るものが重症心身障害児
（2）5、6、7、8、9は重症心身障害児の定義に当てはまりにくいが、
①絶えず医学的管理下に置くべきもの
②障害の状態が進行的と思われるもの
③合併症があるもの
が多く、周辺児とよばれる
（3）10、17は強度行動障害児

図１　大島分類

問題1 ▶ 正解2
大島分類は運動機能と知能指数によって重症心身障害児と判定される指標である。ホーン-ヤールの重症度分類はパーキンソン病の分類指標である。改訂長谷川式簡易知能評価スケールは、日時や場所、単語の記名などから、認知症の全般的な認知機能の評価指標のひとつとして用いられている。WISC-Ⅳ（ウェクスラー式知能検査）は、言語理解や処理速度などから、子どもの知的発達の程度を多面的に判断するものである。

問題2 ▶ 正解3、4
児の気管内分泌物が増加している要因として、肺炎などの徴候がないかなどをアセスメントし、受診の必要性を判断する。父親と協同して子どもをケアすることは当然であるが、夫婦にはそれぞれの事情がある。情報を聞くことは必要だが、父親や家族の状況・考えがわからないなかで吸引を父親に頼む提案は適切ではない。訪問看護を１回増やしても、直接夜間のケアの負担軽減にはつながりにくい。母親が精神科受診することも必要かもしれないが、今は患児のレスパイト入院の間、母親の睡眠時間を確保することが優先であると考えられる。

問題3 ▶ 正解4
普通小学校に行くか、特別支援学校に通うのか、訪問授業を受けるかは子どもや家族の希望が優先されなければならない。現在、教室での家族の付き添いを求められることは減ったが、別室での待機が求められることがある。しかし障害のない子どもに親は付き添わないので、障害のある子どもにも同様にすべきである。吸引や経管栄養などの定められた特定行為は、研修を受け都道府県で認定された者が実施してよいとされている。

（西田千夏）

事例 5 発達障害のある小児と家族への看護

E君。1歳6か月男児。在胎週数38週、出生時体重2,900gで出生。身体発育は順調であり、現在1人歩きができ、離乳食は完了している。父親は会社員、母親は専業主婦であり、きょうだいはいない。現在、地域の子育てセンターを週2～3回利用している。1歳6か月健診時の診察前に、母親が「生まれてから今まで体調を崩すこともなく元気です。でも、言葉が出ていなくて、あまり私と目が合わないですし、2人でやりとりする遊びよりも、1人で何時間も積み木を並べて遊ぶことが多いです。遊んでいるときに呼びかけても、こちらを向いてくれないです。子育てセンターでも、気に入った積み木でずっと遊んでいて、お友達と遊ぶことがないのですが大丈夫でしょうか」と話していた。

学習のキーポイント

近年、発達障害を「スペクトラム（連続体）」と捉えるべきとの考え方が主流となり、米国精神医学会DSM-5では、自閉症・アスペルガー症候群・広汎性発達障害が「自閉スペクトラム症/自閉症スペクトラム障害」と統一され、「神経発達症群 / 神経発達障害群」に分類されている。主な特性は、社会性の障害、コミュニケーションの障害、イマジネーションの障害であり、感覚過敏を伴うことが多い。年少児では気づかれにくいこともあるが、1歳代で言葉の遅れや、他者との相互のやり取りの乏しさ、行動の偏りなどの特徴が現れることも少なくなく、療育は早期に始めるほどよいとされている。次の3つのポイントから正解をみつけよう。

❶子どものこだわりや相互関係の築きにくさなど、障害の特徴を知る。
❷環境を整える方法を知る。
❸親にとっての子育ての困難さに配慮しつつ、子どもとの関係構築を支援する。

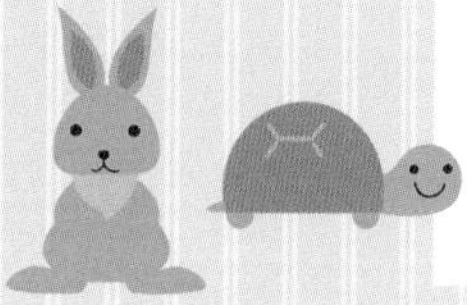

問題 1 看護師の対応として、最も適切なのはどれか。

1．まだ友達と一緒に遊ぶ時期ではないので心配ないと母親に伝える。
2．子育てセンターへ行く日を増やすよう母親に伝える。
3．発達相談に関する情報提供が必要かを、健診担当医と相談する。
4．積み木だけではなく他の遊びを提供するよう母親に伝える。
5．E君の発達検査の手続きを行う。

問題 2 E君は、1歳6か月健診後経過観察されていたが、3歳時に自閉スペクトラム症（ASD：autism spectrum disorder）の診断を受けた。自閉スペクトラム症（ASD）の特徴・治療・療育で、正しいのはどれか。

1．幻覚・妄想を伴う進行性の障害である。
2．原因は、機能的因子ではなく、環境的因子が大きい。
3．DSM-5（アメリカ精神医学会　精神疾患の診断基準・診断分類）では、「神経発達症群 / 神経発達障害群」に分類されている。

4．過敏性があるので、できるだけ話しかけない。

問題 3 3歳10か月時、38℃の発熱があり外来を受診したが、採血時に体動が激しく実施が困難であった。採血を担当する看護師の対応として、最も適切なのはどれか。

1．母親にＥ君の好きな物や落ち着く環境について聞く。
2．医師に鎮静剤の投与について相談する。
3．母親にＥ君の腕を押さえてもらう。
4．Ｅ君に、「身体の中の血を調べないと元気にならないよ」と説明する。

正解&なっとく Column

問題 1 Ｅ君は、言葉の遅れやこだわりなど、ASDに特徴的な行動が現れている。発達相談や発達検査を受けることが必要と考えられるが、看護師は心理専門職ではなく、他の情報を得ていない状況で直接母親に勧めたり、先に手続きをすることは適切ではない。専門機関につなげることは必要であるため、医師への情報提供が適切である。

問題 2 ASDの原因には解明されていない点が多くあるが、内側前頭前野・後部帯状回の機能的連結の弱さや、脳幹縫線核の機能低下、セロトニンの減少など、脳の機能的な部分に障害があるともいわれている。自閉スペクトラム症の特徴が周囲から理解されないことによって、責められ続ける環境に置かれ、いじめを受けるなどの体験があると、心的外傷後ストレス障害（PTSD）やうつ病などの症状が現れることがある。このような発達障害の二次障害を避けるためにも、児に応じた環境を整える支援が重要となる。

問題 3 ASD児は、普段と違う環境や刺激に対して、適応することが難しいという特徴がある。したがって、見慣れない環境のなかで苦痛を伴う処置をされることは、大きなストレスとなる。看護師には、Ｅ君の特徴の情報収集と、Ｅ君の落ち着ける環境を整えることが求められる。

問題1 ▶ 正解3

1．ASDでなくとも1歳6か月児は1人遊びがよくみられるため、これだけの情報では問題があるとはいえない。しかし、こだわりなど他の情報から「心配ない」と判断することはできない。
2．他児とのかかわりを無理に増やすのではなく、児に応じた療育を慎重に進める必要がある。また、家族の状況も情報がないなかで、子育てセンターの利用回数を増やす提案は適切ではない。
4．Ｅ君は、積み木で遊ぶことで安心を得ているため、それを無理にやめさせることでパニックに陥る可能性があるため、適切ではない。
5．看護師が他職種との相談・連携前に発達検査の手続きを進めることは不適切な行動である。

問題2 ▶ 正解3

1．統合失調症に特徴的な症状である。ASD児が学童期、思春期になり二次障害によりこれらの症状が現れる可能性はあるが、ASDに特徴的な症状ではない。
2．環境要因ではなく脳の機能障害といわれている。
4．ASD児にかかわる周囲の人は、児が過敏反応を起こす刺激を避け、児がわかりやすいツールを用いたコミュニケーション、そして児が承認体験を得られるかかわりが求められる。話しかけないことは刺激を避けているとはいえ、児は拒否されていると感じ、疎外感を募らせる。周囲の人が児を尊重し受け入れる対応を続けることが、児の自己肯定感を育てることにつながる。

問題3 ▶ 正解1

2．鎮静剤は副作用もあるため、安易に使用を提案するものではない。薬剤使用の提案ではなく環境調整が優先である。
3．母親がそばにいることで安心する可能性はあるが、苦痛なことを母親が実施することで母親に不信感を抱く可能性があるため、適切ではない。
4．恐怖で混乱しているＥ君に、言葉で説明しても、理解を得ることは難しい。

（西田千夏）

事例 6　麻疹の患児の看護

A君（11か月、男児）は、３日前の昼ごろ突然39.2℃の高熱、悪寒戦慄の症状があり、自宅の近くにあるかかりつけ医を受診し診察を受けた。その後も解熱せず、昨日は咳嗽、鼻汁、眼脂、結膜の充血などのカタル症状も出現した。今朝は、臼歯に面する頬粘膜に白斑が出現し、再診した小児科医院ではコプリック斑との診断が出され、今回の発熱は麻疹によるものであると診断された。A君は保育園に通っていたが、発症後は休んでいる。

学習のキーポイント

この設問は、小児看護学において、基本となる重要なウイルス感染症である麻疹の知識を問う事例である。次の３つのポイントから正解をみつけよう。

❶カタル期、発疹期、回復期における病態変化
❷発疹の出現時期、形状、消退時期などの特徴
❸学校などへの出席に関する学校保健安全法施行規則の内容

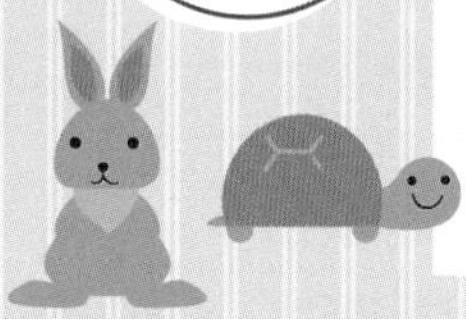

問題 1　A君に出現した発疹について、正しいのはどれか２つ選びなさい。

1．耳介後部、顔面から始まり、体幹、四肢へと拡大する。
2．散在性で融合しない発疹であり、色素沈着を残さない。
3．２峰目の発熱と同時に出現し、４～５日ごろから色素沈着を残して消退する。
4．皮膚や粘膜に紅斑、丘疹、水疱、痂疲が次々連続して出現し、それらが混在してみられる。

問題 2　A君が登園できない期間はいつまでか、学校保健安全法施行規則を目安に選びなさい。

1．解熱後24時間後まで。
2．解熱後３日を経過するまで。
3．解熱後７日を経過するまで。
4．発疹が消失するまで。

問題 3　麻疹と診断されたA君の症状の変化で、当てはまらないのはどれか答えなさい。

1．解熱後24時間後に再び発熱し、40℃の高熱が出現した。
2．２峰性の発熱後、翌日には解熱した。
3．発疹は８日目には消退したが、色素沈着はしばらく残った。
4．結膜炎症状、鼻カタル症状は、発疹出現後に一層増強し、２峰性発熱の解熱後、軽快した。

正解&なっとく Column

問題1 ウィルス性感染症における発疹の出現時期、その形態について、それぞれの疾患ごとにその特徴を覚えておくことが必須である。麻疹の場合は、症状の初めに発熱があり、3～4日でいったん解熱するが、解熱後12～24時間で再び発熱（2峰性発熱）し、40℃近い高熱とともに頭頸部から始まる全身の発疹が出現する（**図1**）。

問題2 学校保健安全法では学校において予防すべき感染症の種類を第1～3種に区分し、その区分ごとに出席停止の期間が定められている（**表1**）。感染症法と学校保健安全法の両方の知識を必要とする。とくに小児においては、罹患後の登校時期が重要なポイントである。

問題3 小児の感染症では、発熱、発疹、カタル症状の出現時期や期間をそれぞれ覚えておくことが必要となる。また、皮疹の出現時期、出現部位、形状、色、消退の時期など疾患による違いや特徴を押さえておくことが重要である（**図1参照**）。

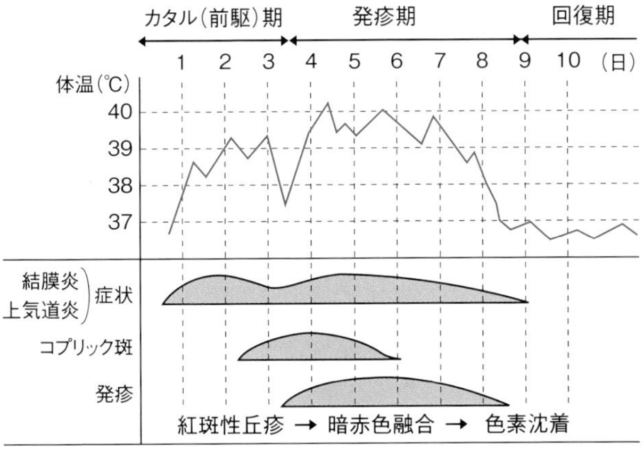

図1　麻疹の経過

表1　出席停止の期間（学校保健安全法施行規則第19条）

第1種感染症：完全に治癒するまで

第2種感染症（結核、髄膜炎菌性髄膜炎を除く）：病状により学校医その他の医師において伝染のおそれがないと認めたときは、このかぎりでない

インフルエンザ（鳥インフルエンザおよび新型インフルエンザは除く）：発症した後5日を経過し、かつ、解熱した後2日（幼児にあっては 3日）を経過するまで

百日咳：特有の咳が消失するまでまたは5日間の適正な抗菌性物質製剤 による治療が終了するまで

麻疹：解熱した後3日を経過するまで

流行性耳下腺炎：耳下腺、顎下腺、舌下腺の腫脹が発現した後5日を経過し、かつ全身状態が良好になるまで

風疹：発しんが消失するまで

水痘：すべての発しんが痂皮化するまで

咽頭結膜熱：主要症状が消退した後2日を経過するまで

第3種感染症：病状により学校医その他の医師において感染のおそれがないと認めるまで（結核、髄膜炎菌性髄膜炎を含む）

第1種感染症＝エボラ出血熱、クリミア・コンゴ出血熱、痘そう、南米出血熱、ペスト、マールブルグ熱、ラッサ熱、ジフテリア、重症急性呼吸器症候群（SARS）、急性灰白髄炎（ポリオ）、鳥インフルエンザ（H5N1）など

参考文献

1）浅野みどり編：発達段階から見た小児看護過程＋病態関連図、第3版、p.148～161、医学書院、2020
2）中村友彦編：小児の疾患と看護、ナーシンググラフィカ小児看護学③、p.96～98、メディカ出版、2019

問題1 ▶ 正解1、3
麻疹の発疹は、耳介部から頸部、顔面、体幹、四肢へと広がり、鮮紅色の小班状丘疹が互いに融合する。4～5日で消褪し色素沈着を残すが、水疱、痂疲をくり返すことはないため1と3が正解となる。

問題2 ▶ 正解2
麻疹は、第2種感染症に指定されており、通常の目安として「解熱後3日を経過するまで」となっている。ただし、病状により医師において伝染の恐れがないと認めたときは、このかぎりではないとされている。

問題3 ▶ 正解2
麻疹の特徴は2峰性の発熱であり、いったん解熱した後再び高熱と発疹が出現する。高熱は3～4日続くため2が正解となる。

（平岡　翠）

事例 7　気管支喘息の患児の看護

B君（6歳、小1、男児）は、1歳ごろ気管支喘息と診断されている。年1～2回の頻度で喘息発作を起こし、近所のクリニックを定期的に受診し薬物療法を続けている。常用薬であるオノンドライシロップとホクナリンテープを貼用し、喘息発作は抑えられていた。しかし、1週間前より鼻汁、咳嗽が出現し、2日前にかかりつけ医を受診し内服薬を処方されていた。処方された薬の内服はできていたが、本日は咳嗽に加え息苦しさも感じたため、再度外来を受診し、喘息発作の治療のため入院となった。入院後、退院に向けて継続して吸入を行っていくことになり、初めての機器なので、B君に対するプレパレーションを予定している。

学習のキーポイント

この設問は、気管支喘息の患児の事例である。気管支喘息は慢性疾患であり、喘息発作が起こらないようコントロールしていくことが必要となる。次の3つのポイントから正解をみつけよう。

❶日々の状態を把握し、定期的な受診を継続する。
❷発作のない状態でも、指示された薬物療法を実行することが重要である。
❸アレルゲンの除去など、生活環境や患児個々のリスクに応じた指導を行う。

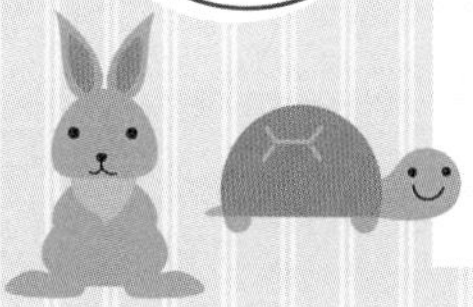

問題 1　B君の喘息発作時の呼吸困難を緩和する看護援助で、誤っているものを選びなさい。

1．起座位やファーラー位など安楽な体位をとらせる。
2．深呼吸と咳嗽による喀痰を促す。
3．苦しくて嫌がるため、吸引は行わない。
4．スクイージングなどの肺理学療法を行う。

問題 2　B君が自己管理を継続していくにあたって、影響を及ぼす要因として当てはまらないものを選びなさい。

1．服薬状況
2．外来の定期受診
3．アレルゲンの回避状況
4．規則正しい生活習慣
5．便秘の状況

問題 3　B君にプレパレーションを行う目的の説明で、正しくないのはどれか選びなさい。

1．これからどんなことをするのか、なぜ体験するのかを知るためである。
2．検査・処置・治療中の過ごし方について意思表明をしたり、選択したりするためである。
3．学校の友達に説明するためである。
4．治療の内容について、小児が不安・恐怖・拒否などの感情を表現できる。

正解&なっとく Column

問題1 呼吸困難の状態は、子どもにとって苦痛であり恐怖の体験である。少しでも緩和するための体位を工夫し、必要時は酸素吸入の準備を整える。分泌物の貯留が観察されれば、吸引を行い呼吸困難の軽減につとめることが必要になる。ただし、吸引施行時の患児の顔色、SpO_2値を把握しアセスメントしながら実施すること、吸引圧・チューブの大きさは子どもの年齢や体格に合わせて選択し、短時間で確実・安全に実施することが重要である。

問題2 気管支喘息は、気道の炎症により気道の過敏性が亢進し、さまざまな誘発因子が作用し増悪すると喘息発作が出現する（**図1**）。そのため、定期的な受診と確実な服薬、誘発・悪化因子の除去、体調悪化をまねかないよう規則正しい生活を指導することが大切である。

問題3 小児の入院や治療では、小児自身が理解し納得して治療に取り組めることが重要である。プレパレーションとは、事前に人形などを用いて処置や手術の流れを説明することで、子どもの心理的準備を促すことをいう。発達段階や個別性に応じて説明内容や方法を変えていく。

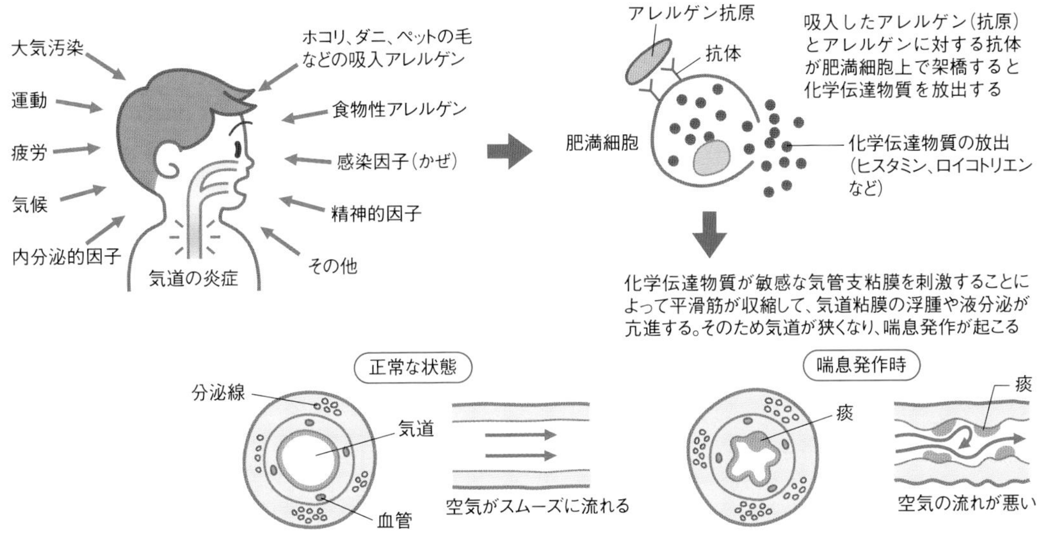

図1　気管支喘息が起こるメカニズム

参考文献

1）中野綾美編：小児の発達と看護、第6版、ナーシンググラフィカ小児看護①、p.204～206、p.180～182、メディカ出版、2020

2）中村友彦編：小児の疾患と看護、第2版、ナーシンググラフィカ小児看護③、p.130～132、メディカ出版、2019

問題1 ▶ 正解3

気道吸引は、疼痛やチューブを挿入される恐怖心などから患児は嫌がることが多い。しかし、貯留している分泌物を吸引し、気道の確保をはかることは重要な看護援助である。実施時は、十分に必要性を説明し、協力を求めることが必要である。

問題2 ▶ 正解5

気管支喘息は慢性疾患であり、発作が起こらないようコントロールしていくことが必要である。自己管理を継続させるため、影響を及ぼす要因を除去していくことが重要であるが、便秘は要因にはなりにくい。

問題3 ▶ 正解3

プレパレーションは、小児の心理的準備の援助のために行うものである。患児が主体的に診療に取り組めるようかかわるもので、B君の「友人に説明する」ことが目的ではない。

（平岡　翠）

事例 8 ノロウイルスによる胃腸炎を起こした患児の看護

Cちゃん（3歳、女児）は、本日朝方嘔吐し、その後から下痢が出現し、現在（15時）まで5回の下痢便があり、便の性状は水様となった。経口摂取は、朝食に食パン1／4枚と牛乳50mL摂取したのが最後である。体温も38.4℃と上昇したため、近くのかかりつけ医を受診した。便の簡易検査の結果、ノロウイルスによる胃腸炎と診断された。発語も少なく、ぐったりしてきているため個室に入院し、輸液療法が開始された。

学習のキーポイント

この設問は、ノロウイルスにより胃腸炎を起こした患児の事例である。腸管感染症は日常的に頻度の高い疾患である。その特徴を知り、ケアにつなげる必要がある。次の3つのポイントから正解をみつけよう。

❶腸炎の原因となる菌やウイルスの特徴
❷病原体の含まれた糞便・嘔吐物を介しての感染を広げないための感染予防の知識
❸嘔吐や下痢による脱水症状の見極め方と、脱水症状への看護

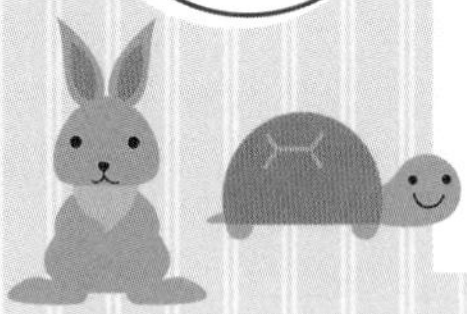

問題 1 Cちゃんは今回が初めての入院であり、家族の付き添いは認められていない。Cちゃんに対する看護師の対応として適切でないのはどれか。

1．Aちゃんの状態を評価し、悪化の兆候を示している症状はないか確認する。
2．家族に治療・処置に関する情報を提供し、両親に同様の症状がないことを確認し、面会を奨励する。
3．入院生活になじめるよう環境を整える。
4．必要に応じて、友人の面会を検討する。

問題 2 入院後、トイレに行く途中の廊下で嘔吐した。吐物の処理のしかたで正しいのはどれか2つ選びなさい。

1．廊下をアルコールを含ませた不織布で清掃した。
2．廊下を次亜塩素酸ナトリウムを含ませた不織布で清掃した。
3．処理した汚物は、病室のごみ箱に捨てた。
4．処理した汚物は、汚物処理室の感染性廃棄物容器に捨てた。

問題 3 Cちゃんの脱水症状の観察として誤っているのはどれか。

1．皮膚の乾燥
2．眼窩や大泉門の陥没
3．口腔粘膜・口唇の乾燥
4．意識障害の有無

正解&なっとくColumn

問題1 胃腸炎による嘔吐、下痢のため脱水症状を起こしている。脱水は重篤化することも考えられるため、悪化の兆候をアセスメントし、症状の観察を行うことは必須である。また両親に対して治療や処置、感染防止についての説明、初めて入院する子どもへの声かけやなじめる環境づくりなど配慮すべきことは多い。しかし、感染防止の観点から他の児との接触は避けなければならないため、面会制限が必要となることを理解する。しかし、親への面会については、今回が初めての入院であり、不安も大きいことが予測されるため、親に症状がないことを確認し、面会を奨励する。初めて１人で入院を経験しているＣちゃんの安心につながる援助も必要である。

問題2 看護師には、感染性疾患に対する知識、感染予防のための技術が必要である。原因となる菌やウイルスの特徴に応じた対処、消毒薬の使用、処理方法などを理解し院内感染を予防することが重要である。

問題3 脱水は水分摂取が不足した状態、あるいは身体から水分が失われた状態である。水分は、皮膚、肺、腎、消化管の４つの経路から失われ、同時に電解質も失われる。子どもは体液の喪失や摂取量の減少から容易に脱水をきたしやすい。また脱水には、血清ナトリウム濃度によって等張性脱水、低張性脱水、高張性脱水の３型に分けられるが、それぞれの原因や臨床症状について理解することも必要である。脱水時の観察のポイントを**表１**に示した。

表１　脱水時の観察のポイント

①バイタルサイン（頻脈、発熱、多呼吸、血圧低下など）
②体重減少
③排尿の性状・量・回数、最終の排尿時間
④排便の性状・量・回数
⑤皮膚の状態（口唇・口腔粘膜の乾燥、ツルゴール反応の低下など）
⑥眼窩や大泉門の陥没
⑦意識状態（表情、脱力感、痙攣の有無など）
⑧検査データ（血液検査：電解質値、ヘマトクリット、ヘモグロビン、総タンパク、尿素窒素、クレアチニンなど、尿検査：尿比重、ケトン体、糖、タンパク、尿沈渣、クレアチニンなど）

参考文献
1）中村友彦編：小児の疾患と看護、第２版、ナーシンググラフィカ小児看護③、p.93～96、メディカ出版、2017

問題1 ▶ 正解4
３歳の幼児にとって初めての入院は大きな体験である。恐怖や不安に対して安心、安全な環境を提供することが重要であるが、感染力の強いウイルス感染症であるため、面会は制限しなくてはいけない。しかし、親の面会については患児の安心のため、症状を確認し許可する。

問題2 ▶ 正解2、4
ノロウイルスは、アルコールで不活化されず、加熱、塩素系消毒液で不活化される。また感染力が強いため、排泄物の処理には感染性廃棄物容器を使用するなど十分な注意が必要である。

問題3 ▶ 正解2
脱水がどのような原因で起こり、どのような状態にあるのか経時的に見ていくことが重症度の見極めには重要である。しかし、３歳では、大泉門はすでに閉じているため、観察項目として２は誤りである。

（平岡　翠）

事例 9　早産で低出生体重児として出生した新生児

明子さんは28歳の初産婦である。妊娠経過は母児ともに順調であり、立ち仕事の多い仕事ではあったが、妊娠中も休まず続けていた。妊娠32週に入ったころより仕事中に腹部緊満感を自覚するようになり、妊娠32週4日の妊婦健診で処方された子宮収縮抑制剤（リトドリン）を内服しながら産前休業期間まで働き、その後は自宅で安静にしていた。しかし、妊娠34週5日、突然破水し子宮収縮も抑制することができず、そのまま出産となった。明子さんの全身状態は問題なく、出生児の体重は2,100g、アプガースコアは8点であった。児はNICUに入院し経過観察となった。

学習のキーポイント

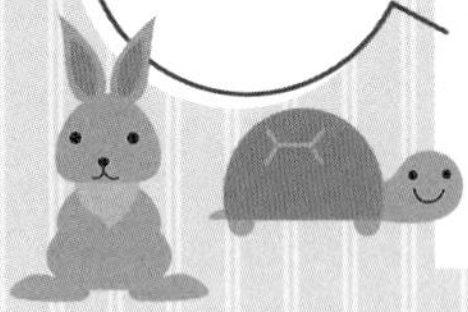

この設問は、早産で低出生体重児として出生した新生児の事例である。次の2つのポイントで正解をみつけよう。

❶母親の事情で妊娠が早期に中断されたため、早産児でAGA児*であること。

*AGA (appropriate for gestational age) 児：妊娠期間に比して適当な大きさの児

❷母親は子宮収縮抑制剤を服用しながら産前休業期間に入るまで仕事をしていたこと。

問題 1　出生した新生児を何とよぶか。

1．正期産児
2．極低出生体重児
3．超低出生体重児
4．低出生体重児

問題 2　出生した新生児の生理的特徴として正しいものはどれか。

1．身体からの熱喪失が速い傾向がある。
2．呼吸障害がみられる可能性はない。
3．水分代謝の余力は十分であり、水が不足しても脱水に傾くことはない。
4．肝機能は正常に機能している。

問題 3　出生した児はNICUで保育器に入っている。明子さんが初めて面会に来たときの看護師の対応として正しいのはどれか。

1．「今赤ちゃんは安静にしているので、赤ちゃんを保育器の外から見守るだけにしてください」
2．「手を洗った後、お母さんの手を保育器の中に入れて、優しくなでながら声をかけてみましょう」
3．「もう少しお腹の中でがんばっていたら、赤ちゃんももっと大きく生まれてきたのに残念ですね」
4．「小さく産まれたので、これからの育児が大変ですね」

正解&なっとく Column

問題① 新生児の出生体重（生まれたときの体重）を基準とした呼び方がある。出生体重が2,500g未満の児は低出生体重児という。低出生体重児のなかでも、1,500g未満の児は極低出生体重児とよばれ、1,000g未満の児は超低出生体重児とよばれる。

低出生体重児が出生する原因は大きく分けて２つある。１つは母親の事情で、妊娠が早期に中断された場合（たとえば、頸管無力症など母親の疾患により妊娠が継続できなかった場合）、もう１つは胎児発育不全がみられる場合（たとえば、胎盤からの胎児への栄養供給が不十分な場合：重症妊娠高血圧症候群や染色体異常など）で、妊娠週数のわりに体重が少なく、SGA児**であることも多い。

**SGA（small for gestational age）児：妊娠期間に比して小さい児

問題② 低出生体重児の生理的特徴として、一般に皮下脂肪の蓄積が少なく、また体重が少ないほど体重当たりの体表面積は大きくなる。このため、低出生体重児は身体からの熱喪失が速い傾向がある。肺胞内に肺サーファクタントが十分に分泌されるようになるのは、通常妊娠（在胎）33～36週ごろである。このため早産の低出生体重児では呼吸障害がみられる可能性が高い。今回の事例は妊娠35週で出生しているため、肺サーファクタントが十分である可能性はあるが、呼吸障害がみられる可能性がないとは断定できない。また早産児では腎機能が未熟で、腎の濃縮力が低く高張尿をつくることができない。このため、水分代謝の余力が少なく、水が不足すると脱水に傾きやすい。早産児は、肝機能も未熟なため、成熟児に比べて体内でビリルビンが急速に増える。さらに成熟児よりも血液脳関門におけるビリルビンの透過性が高く、ビリルビン値が低くても核黄疸になりやすいため早期発見・治療が必要である。

問題③ タッチケア（優しく触れること）は母と子の絆形成に効果的である。子宮収縮を感じながらも仕事を続けていた母親には早く産んでしまったことに対する自責の念があるかもしれない。早期から母親が児に触れることは重要なケアである。さらに、早産児は視聴覚より身体感覚が優位であり、優しくなでることによる触覚刺激は迷走神経を刺激し、消化管の蠕動運動を良好にして消化機能を促進することにつながる。

参考文献

1）森恵美ほか：母性看護学各論、第13版、系統看護学講座、専門分野２、母性看護学２、p.254～257、p.464～473、医学書院、2016

問題1 ▶ 正解4
出生体重が2,500g未満の新生児は低出生体重児と よばれる。出生体重を基準とした呼び方を確認しておこう。

問題2 ▶ 正解1
体重が少ないほど体重当たりの体表面積は大きくなるため、低出生体重児では身体からの熱喪失が速い傾向がある。早産児・低出生体重児の特徴を覚えておこう。

問題3 ▶ 正解2
母親がわが子に触れ声をかけることを促すのは、母と子の絆形成に効果的である。カンガルーケアについても復習しておこう。

（池内和代）

事例 10　光線療法を受ける新生児

明子さんは、妊娠経過、分娩経過ともに順調で、妊娠39週６日、2,900gの女児を出産した。授乳を出産直後から開始した。授乳は時間を決めて母乳を与える規則授乳ではなく、児が飲みたいときに、または空腹時に合わせて母乳を与えていた（１日９～10回）。児の啼泣は活発で母乳の吸啜も良好であった。生後４日目、新生児の体重は2,650g（約7.6%）減少していた。経皮的ビリルビン値の測定値は22mg/dL（前日の値：20mg/dL）、排尿３～５回/日、排便１回/１～２日、血清ビリルビン値18mg/dL、UB値0.7μg/dLであった。新生児はNICUに入院し光線療法を実施することとなった。

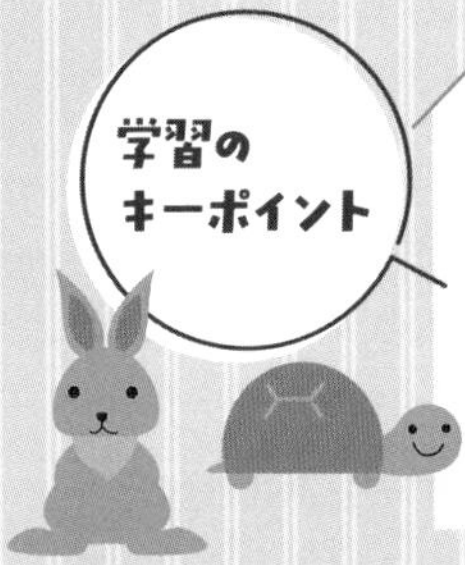

この設問は、高ビリルビン血症となりNICUで光線療法を受ける新生児の事例である。次の３つのポイントから正解をみつけよう。

❶母児ともに妊娠経過・分娩経過は順調であったこと。
❷母乳栄養量は測定していないが、新生児の排便・排尿回数、生理的体重減少率に留意
❸出生時体重・日齢に沿った血清ビリルビン値に留意

問題 1　高ビリルビン血症児（生後１週間以内）のアセスメントとして正しいのはどれか。

1．光線療法は、ビリルビンが熱によって分解されやすい物質であることを利用した治療法である。
2．原因の１つに水分過多がある。
3．排泄に関することは特に気にしなくてよい。
4．経皮的ビリルビン濃度の測定は、侵襲の少ない検査方法であるため、成熟児のスクリーニング、モニタリングとして有効である。

問題 2　光線療法の副作用について間違っているものはどれか。

1．発熱
2．哺乳力亢進
3．嗜眠
4．ブロンズベビー症候群

問題 3　光線療法時の看護について間違っているものはどれか。

1．新生児は裸にして、性腺保護のためおむつのみの着用とする。
2．アイマスクを使用する場合は、装着による周囲の皮膚損傷や眼脂を予防するため定期的に観察し、１日１回交換する。
3．処置時には看護師の網膜の保護と、正確な観察のためにライトを消す。
4．光線療法を効果的に実施するために母乳は一旦中止する。

正解&なっとく Column

問題① 生理的黄疸は、ほとんどの新生児にみられる現象である。しかし、早期新生児期はビリルビン代謝が未熟であることに加え、哺乳量の不足などによるビリルビン排泄の遅れもあり、高ビリルビン血症になりやすい。予防的なケアとしては、胎便の排泄を促すことがあげられる。また母親の母乳分泌不良や児の哺乳がうまくいかず脱水傾向となり、排泄回数が減少する場合は、黄疸の程度、体重減少率とあわせて児の水分補給を考慮する。経皮的ビリルビン濃度の測定は、侵襲の少ない検査方法であるため、成熟児のスクリーニング、モニタリングとして有効である。また治療としての光線療法は、ビリルビンが光によって分解されやすい物質であることを利用した治療法である。

問題② 光線療法の副作用には発熱、不感蒸泄の増加、下痢、緑色便、嗜眠、哺乳力低下、皮疹、ブロンズベビー症候群（皮膚、尿がブロンズ色を呈する）などがある。長期的には網膜の障害、概日リズムへの影響、性成熟や内分泌への影響、潜在的細胞障害の可能性などがある。

問題③ 光線療法中であっても母乳の利点を重視し、母乳を継続する施設が多い。授乳時はアイマスクを外し着衣して授乳する。状況により母親が先に退院するケースもあり、母乳栄養の維持ができるよう環境を整える必要がある。

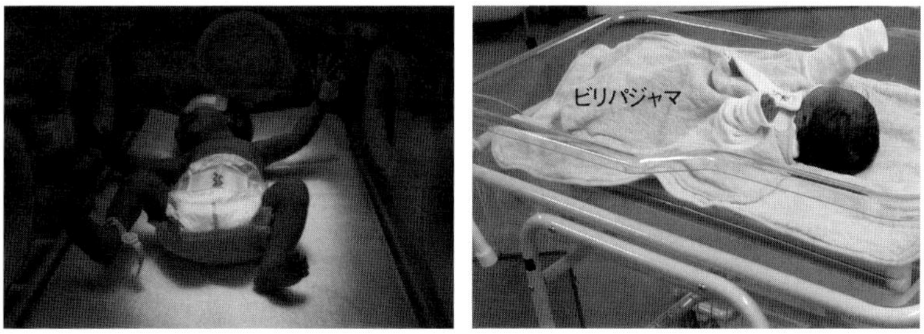

スタンド型光線療法器
性腺保護のためにおむつのみを着用する。網膜の保護のためにアイマスクを装着。アイマスクがずれて光が入ったり、鼻呼吸を妨げないように固定を確認する。眼脂の発生が起こらないように定期的に観察する。2〜3時間ごとに体位変換を行う

ベビーコット一体型光線療法器
性腺保護のためにおむつを着用し、ビリパジャマの前のファスナーを開け、ガーゼでおおわれている照射パネルの上に児の背中が当たるように寝かせ、袖を通して、ファスナーを締める。照射が胴体部分に限定されるため、アイマスクは必要ない

図1　光線療法

参考文献

1）森恵美他：母性看護学各論、第13版、系統看護学講座、専門分野Ⅱ、p.478〜-482、医学書院、2016

2）中野仁雄、遠藤俊子、新藤幸恵編：マタニティサイクルにおける母子の健康と看護、第6版、新体系看護学全書、母性看護学２、p.530〜534、メジカルフレンド社、2018

問題1 ▶ 正解4
経皮的ビリルビン濃度の測定は、侵襲の少ない検査方法であり、成熟児のスクリーニングなどに有効である。血清ビリルビン値とあわせて正常値を確認することが大切である。

問題2 ▶ 正解2
光線療法の副作用は発熱、不感蒸泄の増加、嗜眠、哺乳力低下、ブロンズベビー症候群などである。

問題3 ▶ 正解4
光線療法中でも母乳を中止する必要はなく、母乳の利点を重視し、母乳を継続する。

（池内和代）

事例 11 NICUに入院した児と家族の看護

由子さんは、経産婦である。第1子は正常に妊娠・分娩経過を経て3,200gの女児を出産している。今回の出産は2回目である。子宮内感染が原因で、妊娠30週の早産で1,450gの男児を出産した。児は呼吸窮迫症候群(RDS)のためNICUに入院した。由子さんは、「私の責任で赤ちゃんが大変なことになった。赤ちゃんは助かるのでしょうか。何か後遺症とか残ったらどうしよう」と涙を流しながら医師の説明を夫とともに聞いていた。看護師は由子さんを支援する方法についていろいろ話した。

学習のキーポイント

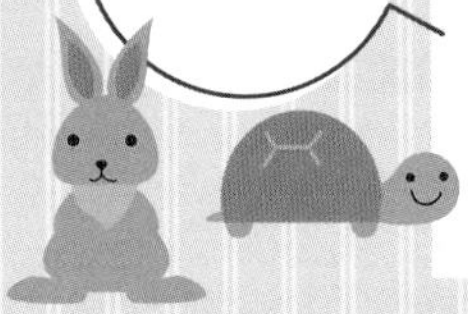

この設問は、早産で小さく産まれた児がNICUに入院してしまい、母親が不安と自責の念に駆られている事例である。次の3つのポイントから正解をみつけよう。

❶NICUの環境について考える。
❷NICUにわが子が入院してしまった母親の思いに焦点を当てる。
❸NICUの看護師の役割について振り返る。

問題 1 NICUの一般的な環境づくりに関する看護師の役割について正しいものはどれか。

1. NICUは異常に対し速やかに対応するためにワンフロアである施設が多く、家族のプライバシーを確保する必要はない。
2. NICUは24時間絶えず異常に対し速やかに対応しなければならないため、夜間のNICUフロアの照明を暗くする必要はない。
3. 医療機器からの音やケア中の騒音を軽減することで、児にストレスをかけないように配慮する必要がある。
4. 感染防止のため、両親の面会は一定時間の制限を設ける必要がある。

問題 2 NICUに入院した児に対するデベロップメンタルケアについて間違っているものはどれか。

1. タッチケア・ホールディングを推進する。
2. 人工栄養を推進する。
3. ポジショニングを行う。
4. カンガルーケアを行う。

問題 3 由子さんの思いに対する看護で正しいものはどれか。

1. 赤ちゃんは大丈夫ですので安心してくださいと声をかける。
2. 小さく産まれてしまったのは仕方がないことなので、これから前向きに進んでいきましょうと声をかける。
3. 母親の言葉に傾聴するとともに、臨床心理士の活用について紹介する。
4. 夫にもっと妻を支援するように促す。

正解&なっとく Column

問題① NICUの一般的な環境つくりとして、保育器に遮光カバーをかけ、静かで暗い子宮内環境に近づけるようにしている。サーカディアンリズムのある環境の提供や医療機器からの音やケア中の騒音を軽減することで、児にストレスをかけないような配慮をしている。NICU入院中の児は、母児分離を余儀なくされた状況であるため、児とできるだけ長い時間を過ごせるよう、両親の面会は24時間いつでもできるように配慮している施設が多い。

問題② デベロップメンタルケア（Developmental care）とは、早産で出生した低出生体重児や疾患をもって出生した新生児の成長発達を促すケアである。母乳に含まれる免疫物質により感染予防効果があるほか、母乳には匂いや味により児が安心感を得られる効果があるとされている。できるだけ母乳を推進する。デベロップメンタルケアとして、他にはタッチケアやポジショニング、カンガルーケアが推奨されている。

問題③ NICUの看護師は傾聴の姿勢、寄り添う姿勢をもつことが大切である。両親・家族が不安や心配事をいつでも相談できるように専門の臨床心理士を置いている施設も多い。看護師と連携する公的機関などの臨床心理士の活用を考えることも必要な支援である。NICUにおいてはとくに母親に視点が行くが、父親も不安や心配でいることを忘れてはいけない。

問題1 ▶ 正解3
NICUでは、静かで暗い子宮内環境に近づけ、サーカディアンリズムのある環境とし、また医療機器の音やケア中の騒音を軽減する。

問題2 ▶ 正解2
できるだけ母乳を推進する。最初は1滴の母乳を児の口腔内に垂らすことから始める。

問題3 ▶ 正解3
看護師は傾聴の姿勢、寄り添う姿勢をもつことが大切である。看護師と連携する公的機関などの臨床心理士の活用を考慮することも必要である。

（池内和代）

事例 12 緊急帝王切開術で生まれたハイリスク新生児

A君は、初産婦の母親の妊娠高血圧症候群の症状の悪化による緊急帝王切開術にて、在胎33週0日に体重1,980gで出生した男児である。アプガースコアは1分後7点、5分後8点だったが、10分後に多呼吸、呻吟、鼻翼呼吸、陥没呼吸がみられ、経皮的酸素飽和度（SpO_2）が80％台後半に低下したため気管挿管された。手術室内で母親にタッチケア（touch care）され、搬送用保育器でNICUへ搬送された。A君は父親と搬送用保育器越しに面会してからNICUへ入院となった。

学習のキーポイント

この設問は、妊娠33週、初産婦、妊娠高血圧症候群の悪化により緊急帝王切開術で生まれたハイリスク新生児の事例である。次の４つのポイントで正解をみつけよう。

❶早産児である。
❷低出生体重児である。
❸呼吸窮迫症候群である。
❹両親にとって第１子である。

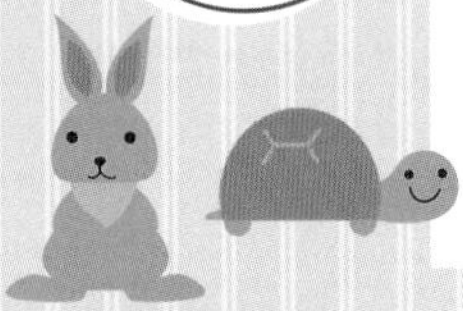

問題 1 A君はNICUに入室後、複数の検査が行われ呼吸窮迫症候群と診断された。この診断に直接的に関係のない検査はどれか。

1．マイクロバブルテスト（Stable Microbubble Rating）
2．胸部X線撮影
3．心エコー
4．血液ガス

問題 2 日齢２、A君は抜管されたが、保育器内での治療が継続された。母親が面会に来て注射器に入った１mLの母乳を看護師に渡した。看護師の母親への対応として最も適切なものはどれか。

1．「A君は抜管したので、今から持ってきた母乳を哺乳瓶で授乳させましょう」
2．「A君はまだ呼吸の治療中なので母乳を持って来ないでいいですよ」
3．「次の授乳時間に経管栄養チューブを使ってこの母乳をあげます」
4．「A君が保育器からコットへ移床できれば母乳をあげられるので、それまで冷凍保存しておきます」

問題 3 日齢４、A君は呼吸が安定して酸素投与もなくなった。その後もA君の全身状態は安定し保育器内管理であったが、日齢８にカンガルー・マザー・ケア（Kangaroo Mother Care）をすることになった。不適切なものはどれか。

1．実施する時間は必ず15分以内とする。
2．父親も実施可能である。
3．母乳の出がよくなることがある。
4．両親とA君の親子の絆が深まる。

正解&なっとく Column

問題1 呼吸窮迫症候群は、肺サーファクタントが不足しているために肺が拡張せずに呼吸障害を起こす病態である。その発症に関与する因子としては、早産、帝王切開、母親の糖尿病、男児などがあげられる。A君は在胎33週の早産で、帝王切開術で出生した男児であるため、この疾患のリスクが高い。呼吸窮迫症候群の診断では、羊水や出生直後の胃液の中のサーファクタントを調べるためにマイクロバブルテストが行われる。胸部X線撮影ではスリガラス様の不透明さが特徴的な像がみられるため重要である。血液検査は肺サーファクタントの不足により肺胞虚脱が生じ、低酸素血症となり代謝性アシドーシスを引き起こすため、その状態を確認する必要がある。心エコーは直接診断には用いられない。

問題2 早産で産んだ母親の母乳は、成熟児を産んだ母親の母乳に比べてタンパク質や長鎖多価不飽和脂肪酸、電解質などが豊富に含まれ早産児に適した組成である。とくに早産児は消化吸収機能も未熟であるため、消化によい母乳を人工乳より優先させる。また、現在は比較的早期から腸管栄養を開始する傾向にある。これは早期栄養法のほうが新生児の発育・発達がよいことがあげられる。しかし、経口哺乳は全身状態が安定していることが条件となり、吸啜反射とその後に起こる嚥下反射が完成する32～34週後ごろまでは経管栄養を行わなければならない。A君はまず呼吸状態が安定してから、修正週数34週になるのを待ち、その後、吸啜反射と嚥下反射の状態を評価したうえで哺乳瓶による経口哺乳が開始される。

問題3 ディベロップメンタルケア（Developmental Care）におけるカンガルー・マザー・ケア（カンガルーケア）についての知識を問う設問である。カンガルー・マザー・ケアとは、早産児が親に直接肌と肌を触れ合わせて抱っこしてもらうケアのことである。両親ともに実行可能であり、親としての自信や責任感が高まり、新生児の保温や感染防御、（適度な）刺激、親子の絆を深めるために効果的な方法である。カンガルー・マザー・ケアの実施では、新生児の全身状態によって時間を調整することが重要であるため、実施時間は変わる。あらかじめ「必ず15分以内」と決める必要はない。

参考文献

1）仁志田博司, 他編：新生児学入門 第5版、p.153、医学書院、2018
2）World Health Organization著、中村和恵ほか訳：カンガルー・マザー・ケア実践ガイド、p.1～2、日本ラクテーション・コンサルタント協会、2004

問題1 ▶ 正解3
呼吸窮迫症候群の病態を理解するうえで肺の成熟度を示すサーファクタントの役割を知り、それを調べるための検査を知っておくことが重要である。

問題2 ▶ 正解3
在胎週数（または修正週数）により栄養摂取方法に相違があることや、早産児にとっての母乳栄養の意味を理解したうえでの対応を考えることが大切である。

問題3 ▶ 正解1
カンガルー・マザー・ケアの実施時間は、新生児の全身状態によって調整される。

（福山智子／福井早苗）

事例 13　虐待の存在を知ったときの看護師の対応

母親が「Ｂ子（女児、２か月）が息苦しさを訴える」とＡ医療機関の緊急外来を受診してきた。Ｂ子はぐったりとしている。診察のために洋服を脱がせると、腕部分に内出血しているところがあった。よく観ると３か所あった。また身体が痩せている。診察をした医師が背部・腹部にも不自然な内出血を発見し、CT撮影を行った結果、頭蓋内に硬膜外出血が確認された。母親は「昨日20cmの高さのソファから寝返りをして転落した。今朝になって様子がおかしいので受診しました」と落ち着かない様子で話した。

学習のキーポイント

この設問は、虐待（現代の健康課題）を受けていることを知ったときの看護師の対応を問う事例である。子どもや家族と直接かかわる看護師は、子どもの虐待に気づく機会が多い。そこで、看護師として虐待を受けた子どもへの支援の役割・内容を整理しておくことが重要である。次の３つのポイントから正解をみつけよう。

❶子どもの虐待の予防と早期発見
❷虐待を受けた子どもおよびその家族への支援
❸関連職種との連携

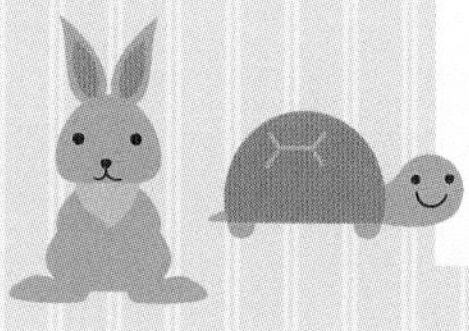

問題 1　看護師として最も適切な対応はどれか。

1．衣服を脱がせ、他の部位も観察する。
2．痩せているので体重を測定する。
3．観察事項や母親から聞き取ったことを医師に伝える。
4．内出血部位の処置を行う。

問題 2　アセスメントとして適切なのはどれか。

1．寝返りをして、20cmの高さから落ちたことによる内出血だろう。
2．母親の話していることと、Ｂ子の成長との整合性がない。
3．母親の話し方が不自然である。
4．母親の様子が不自然である。

問題 3　児童虐待の防止等に関する法律で、親の虐待によって負傷した児童を発見した際の通告先として規定されているのはどれか。

1．警察署
2．福祉事務所
3．家庭裁判所
4．市町村保健福祉課

正解&なっとく Column

問題1 虐待を受けた子どもおよびその家族への支援において、子ども・家族等と直接かかわる機会の多い看護師の役割は、医師をはじめとする関連職種とチームを組んで、協働して支援していくことである。したがって、診療援助のなかで観察した事項を診察を行う医師に伝え、チームで子どもの支援を行えるようにすることが重要である。

問題2 乳幼児の頭蓋内出血として硬膜外出血は、偶発的事故でも起きることがあり虐待とはかぎらない。しかし、2か月児は寝返りすることはできない。

問題3 2000（平成12）年に制定、2007（平成19）年に改正された「児童虐待の防止等に関する法律」の第6条に児童虐待にかかわる通告について記されている。これには、「児童虐待を受けたと思われる児童を発見した者は、速やかに、これを市町村、都道府県の設置する福祉事務所若しくは児童相談所又は児童委員を介して市町村、都道府県の設置する福祉事務所若しくは児童相談所に通告しなければならない」とある。

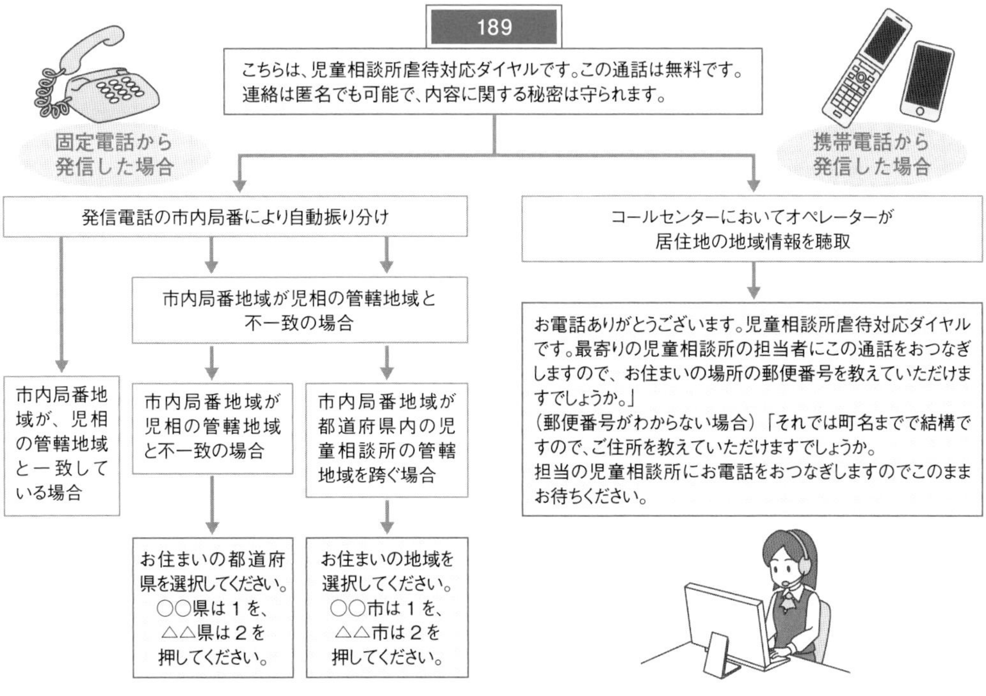

図1　児童相談所虐待対応ダイヤル「189」のフロー

（厚生労働省：児童相談所虐待対応ダイヤル「189」について、https://www.mhlw.go.jp/bunya/kodomo/dv39/dl/dialflow.pdf）

問題1 ▶ 正解3
診療援助のなかで観察した事がらを記録にとり、チームとともに支援していく。

問題2 ▶ 正解2
乳児の寝返りを始める時期は個人差はあるが、一般的に4～6か月である。

問題3 ▶ 正解2
「児童虐待を受けたと思われる児童を発見した者は、市町村、都道府県の設置する福祉事務所若しくは児童相談所に通告しなければならない」と規定されている。

（松原紀子）

事例 14　麻疹に感染した男児

A君（2歳、男児）は、基礎疾患のない小児である。昨夜から38℃の発熱があり、鼻水、眼脂、咳が時々あり、翌朝受診し、風邪といわれ内服薬を処方された。翌日解熱したが、全身に紅斑と両頬粘膜に白い斑点がみられ、再び受診し麻疹と診断された。

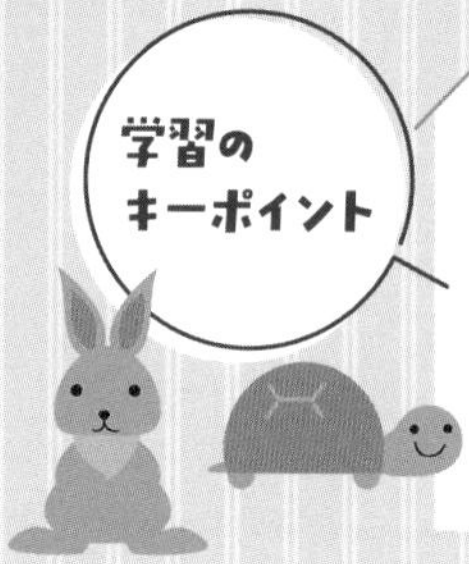

この設問は、麻疹に感染した女児の事例である。次の２つのポイントから正解をみつけよう。

❶麻疹（はしか）の病態生理を理解しよう。
❷発熱時の看護について理解しよう。

問題 1　受診時に観察した内容で病態に適合しないものはどれか。

1．発疹は癒合して班丘疹となる。
2．乳児では下痢・腹痛もみられる。
3．麻疹の潜伏期間は４～５日である。
4．コプリック班があれば麻疹の診断がつく。
5．発疹は暗赤色となり、出現順序にしたがって退色する。

問題 2　発熱時の看護について不適切なのはどれか。

1．発熱時は安静・安楽な体位の保持につとめる。
2．体温１℃上昇に対して、７～13％の代謝亢進がみられる。
3．高熱で悪寒・戦慄がみられても冷罨法は必要である。
4．脱水に注意し、できるだけ水分や消化のよいものの摂取を促す。
5．解熱時発汗が多いときは適宜保清につとめ、更衣による負担を軽減する。

正解&なっとく Column

問題1 麻疹の発疹ははじめ紅斑色で扁平であるが、しだいに皮膚面より隆起し、癒合して斑丘疹となる。発疹は暗赤色となり、出現順序に従って退色する。代表的な症状は両頬粘膜に白い斑点であるコプリック斑がみられる（**図1**）。乳幼児には下痢や腹痛がみられることもある。麻疹は空気感染するウィルス感染症であり、10～12日間の潜伏期間の後、発熱や喉の痛みなどの症状で発症する。発症した児が周囲に感染させる期間は、症状が出現する１日前（発疹出現の３～５日前）から発疹出現後４～５日目くらいまでである。幼児や学童では、解熱後３日を経過するまで出席停止扱いとなる（p.141、**図1**、**表1**参照）。麻疹感染時は、免疫機能の低下のために細菌感染症（２次感染症）などの合併症が起こることがある（**図1**）。

問題2 発熱期間中は安静臥床させて、解熱後３日間程度は安静にする。適度な室温と湿度を保つようにし、口腔内や皮膚を清潔に保つ。麻疹では有熱期間が長いため、食欲不振を伴って体力を消耗しやすい状態にある。発熱すると代謝が亢進し、体温が１℃上昇すると代謝が７～13％増加し、熱感、発汗、倦怠感などが生じる。したがって、十分な水分と栄養を補給できるように注意する。

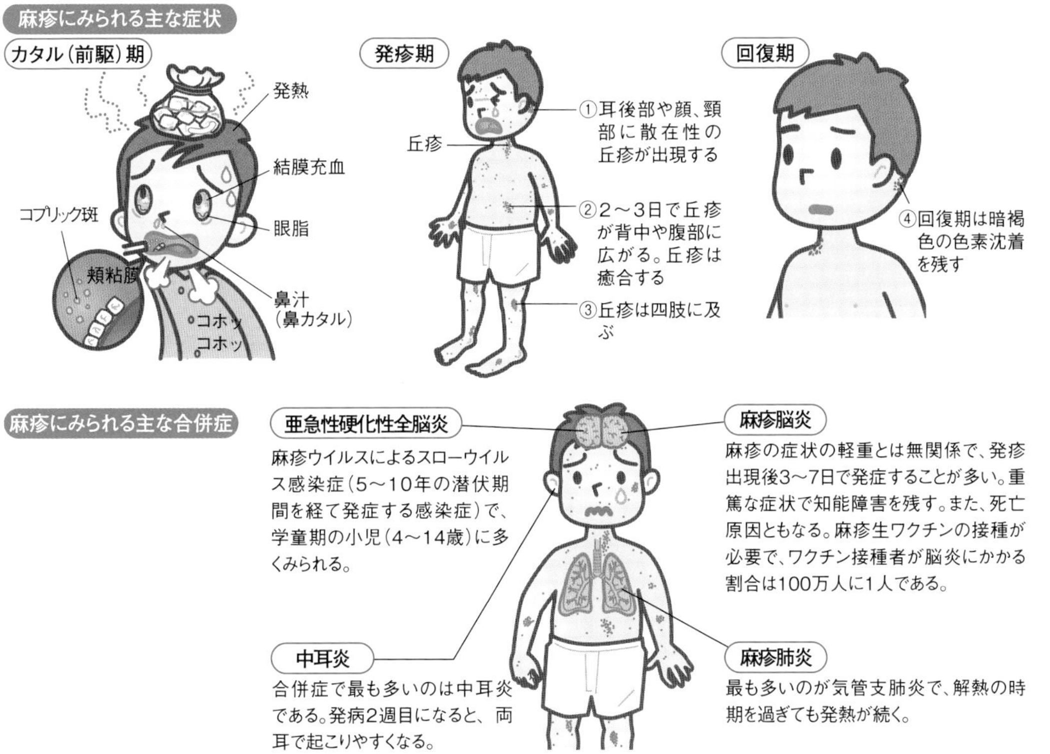

図1　麻疹にみられる主な症状と合併症

（山田幸宏：臨地実習に役立つ病態と治療、p.394、p.369、サイオ出版、2021より改変）

問題1 ▶ 正解3

麻疹ウイルスに感染後、14日前後の潜伏期間を経て、38～39度前後の発熱、発熱、咳、鼻汁（鼻カタル）、くしゃみ、結膜充血、眼脂、羞明、頬粘膜にコクリップ斑が出現する。

問題3 ▶ 正解3

高熱であっても悪寒・戦慄がある場合は、冷罨法は行わない。

（赤井由紀子）

事例15 在胎週数36週4日で出生した新生児

Bちゃんは在胎週数36週4日で15時10分に出生した。出生時体重2,500g、分娩前に遅発性徐脈がみられ、羊水の混濁(+)もみられた。出生時のアプガースコアは6/8点、出生後1時間のバイタルサインは体温37.0℃、脈拍120回/分、呼吸66回/分、呻吟がみられた。

学習のキーポイント

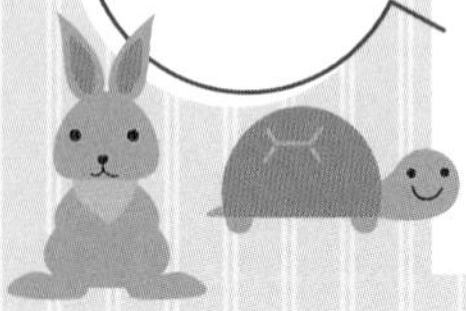

この設問は、在胎週数36週4日で出生した新生児の事例である。次の2つのポイントから正解をみつけよう。

❶新生児のアセスメントに必要な知識を理解しよう。
❷新生児に呼吸状態の異常がみられる場合の検査について理解しよう。

問題1 出生後1時間のアセスメントで適切なのはどれか。

1. 児は正期産児である。
2. 児は低出生体重児である。
3. 出生直前に子宮収縮と胎児心拍の低下が同時に起こる遅発性徐脈がみられた。
4. 呼気時にきかれる、うめくような呼吸が呻吟である。
5. 胎便吸引症候群(MAS)は、排便反射が確立されていない早産児に多い。

問題2 出生後2時間の呼吸は77回/分であった。優先度の低い検査は何か。

1. マイクロバブルテスト
2. SpO_2
3. 胸部単純X線検査
4. 尿検査
5. 腹部超音波検査

正解&なっとく Column

問題 1

1．時期による分娩の分類は、以下のとおりである。

流産：妊娠22週未満の分娩

早産：妊娠22週以降妊娠37週未満の分娩

正期産：妊娠37週以降妊娠42週未満の分娩

過期産：妊娠42週以降の分娩

2．出生体重による分類は、以下のとおりである。

低出生体重児：出生体重が2,500g未満

極低出生体重児：出生体重が1,500g未満

超低出生体重児：出生体重が1,000g未満

低出生体重児は2,500g未満の児のことをいうため、2,500gのＢちゃんは低出生体重児ではない。

3．出生直前に、子宮収縮と同時に胎児心拍が低下するのは、児頭の圧迫によって起こる早発性徐脈である。

5．胎盤吸引症候群（MAS）は、胎児が何らかの原因で低酸素状態となり、羊水内に胎便を排泄し、その胎便によって混濁した羊水を吸引したことで起こる。排便反射が確立される妊娠36週以降、とくに羊水の減少している過期産児に多い。

問題 2 新生児に呼吸状態の異常がみられる場合、呼吸窮迫症候群の検査であるマイクロバブルテストや経皮的動脈血酸素飽和濃度測定、肺野の透過性を確認するため胸部単純レントゲン検査が必要である。またMASの場合、胎便成分が体内に吸収され尿中に排出されることもあり、尿の色が緑から褐色を呈することもある。超音波検査としては、重度の仮死やアシドーシスを伴う場合、心臓超音波検査において心不全や肺高血圧症合併の所見を認める。

問題1 ▶ 正解4

呼気時に聴かれる、うめくような呼吸を呻吟という。声門を閉めて息を吐くことで呼気時に聴かれる呼吸障害である。

問題3 ▶ 正解5

腹部超音波検査の優先度は最も低い。

（赤井由紀子）

事例 16　ダウン症候群の可能性がある児

Cちゃんは40歳の母親と45歳の父親の第1子である。結婚8年目に顕微授精により妊娠した。両親とも待望の妊娠であり、妊娠経過に異常は認められなかった。

出生後2日目に心雑音が認められ、顔貌の特徴からダウン症候群の可能性を指摘され精密検査をすることになった。

学習のキーポイント

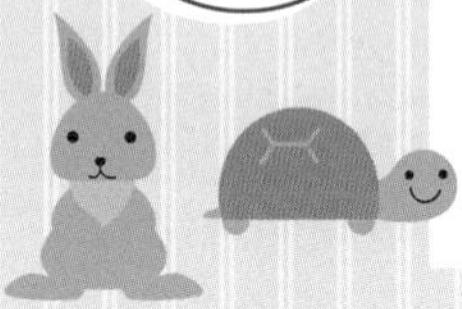

この設問は、出生後に心雑音が認められ、顔貌の特徴かダダウン症候群の可能性を指摘された事例である。次のポイントから正解をみつけよう。

❶先天異常の知識を理解しよう：ダウン症候群
❷ダウン症児の粗大運動と表出言語を理解しよう

問題 1　アセスメントで不適切なのはどれか。

1．ダウン症候群は18番染色体の全長あるいは一部の重複が認められる。
2．染色体異常の発生頻度は、母親が40歳の場合、出生100人あたり1人程度である。
3．ダウン症候群は妊娠初期の流産、中期では胎児水腫を起こす確率が高い。
4．ダウン症候群のフルトリソミー型は95％である。
5．ダウン症候群の外表的特徴として、顔貌以外では短く湾曲した小指、単一手掌屈曲線がある。

問題 2　生後5日目、染色体検査でダウン症候群と診断され、心臓超音波検査では心室中隔欠損症を指摘されたが経過観察でよいといわれた。父母とも口数が少なく心配している様子である。不適切な対応はどれか。

1．ダウン症候群特有の筋緊張の亢進があるため、抱っこの方法を指導した。
2．巨舌のため吸啜力が弱く授乳に時間がかかるが、ゆっくり授乳をするよう説明した。
3．独歩や発語に通常の2～3倍の時間を要することが多いため、早期療育が有用である。
4．思春期以降に急激に退行がみられることがあるが、環境調整やカウンセリングが有効である。

正解&なっとく Column

問題① 2．母親が20代前半では発症率が約1000人に１人だが、40歳以上になると約100人に１人と発症する確率が高くなる。

3．ダウン症候群やエドワーズ症候群（18トリソミー）が原因で胎児水腫（胎内でむくむ状態）などが起こり、死産や流産になる。

4．ダウン症候群は染色体の構造の違いによって、標準型、転座型、モザイク型に分類される。90～95％は標準型（フルトリソミー型）であり、突然変異で不均衡な分離により染色体が３本になったものである。ほとんどの場合、両親の染色体は正常である。

5．ダウン症候群では、大きな額、両目が少し離れていて吊り上がり、二重まぶた、鼻が小さめ、舌が大きい、耳朶が変形し、少し下に位置する、後頭部が扁平などの特徴がみられる。

問題② 2．口が小さく、舌を出していることがよくあり、乳首をうまく口に含むことができない。また筋力の低下などもあり、吸啜力が弱く授乳に時間がかかる。

3．独歩や発語に通常の２～３倍の時間を要することが多い（**表１**）。

4．青年期のダウン症候群の患者のなかに、まれに急激に退行様症状がみられる。主な症状は、動作緩慢、会話・発語の減少、閉じこもり、睡眠障害などがみられ、原因不明のひきこもりのような症状となる。

表１　粗大運動と表出言語のマイルストン

		日本人の平均達成月齢	ダウン症児の平均達成月齢
粗大運動	頸がすわる	3～4か月	4か月
	寝返り	5～6か月	6～7か月
	ひとり座り	7～8か月	11～13か月
	はいはい	8～9か月	12～13か月
	ひとり立ち	12か月	19～23か月
	独歩	14か月	22～27か月
表出言語	有義語を２～３語話す	12か月	21～27か月
	２語文を話す	2歳	40～44か月
	文章を話す	3歳	44～55か月

（外木秀文：ダウン症の赤ちゃんが生まれたらパート４、運動発達の問題、https://www.tenshi.or.jp/column/ダウン症の生涯を通しての健康管理について05_天使病院小児科.pdfより改変）

問題１▶正解１

ダウン症候群は21番染色体のトリソミーである。18番染色体のトリソミーはエドワーズ症候群である。

問題３▶正解１

ダウン症候群では、筋緊張の低下がみられる。また、関節の過伸展のため、体重支持機能の発達が遅れたり、平衡感覚が弱くなる。

（赤井由紀子）

事例 17　食事制限により体調を崩した思春期の女性

愛さんは15歳で中学２年生の女子学生である。モデル体型にあこがれを抱いており、痩せたいという願望をもっていたことから食事制限をしていた。あるとき、体育の時間に動悸と息切れが出現したために保健室で休んでいた。顔色も悪く、食欲もないとのことで病院を受診した。血液検査の結果は、Hb10g/dL、Ht31％であった。医師より、成長期に食事制限をしていたことで貧血が生じていたと説明された。貧血の治療として鉄剤の内服薬が処方され、食生活に気をつけるよう注意された。

学習のキーポイント

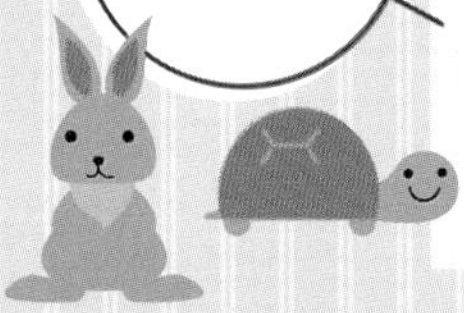

この設問は、思春期にある女性が食事制限により体調を崩した事例である。次の２つのポイントで正解をみつけよう。

❶健康に関する指標として、受療状況（有訴者の状況、有病率、受療行動、受療率、入院期間、外来受診の状況など）を理解しておこう。

❷思春期にある女性の身体的・心理的・社会的特徴を理解しておこう。

問題 1　平成29年における、15～19歳の女性の外来受療率の特徴で適切なのはどれか。

1．性・年齢階級別でみた受療率は、15～19歳で最も高い。
2．性・年齢階級別でみた受療率は、15～19歳で最も低い。
3．性・年齢階級別でみた受療率は、10～14歳の受療率の次に低い。
4．性・年齢階級別でみた受療率は、10～14歳の受療率の次に高い。

問題 2　愛さんの血液検査の結果から、動悸と息切れの原因として最も可能性の高いのはどれか。

1．巨赤芽球性貧血
2．鉄欠乏性貧血
3．溶血性貧血
4．再生不良性貧血

問題 3　看護師の愛さんへの生活指導の説明で誤っているのはどれか。

1．「緑茶と一緒に飲むと鉄の吸収が妨げられることもありますが、鉄剤は必ず飲みましょう」
2．「鉄剤の副作用として、むかつきや嘔吐、便秘、下痢などの症状が現れることがあります」
3．「食事は基本的に３食規則的にバランスよく食べましょう」
4．「食事はビタミンCやタンパク質も積極的にとりましょう」
5．「食事は自分の好きなものを食べましょう」

正解&なっとく Column

問題① 受療率とは、ある特定の日に疾病治療のために、すべての医療施設に入院あるいは通院、または往診を受けた患者数と人口10万人との比率をいう。

問題②

1．巨赤芽球性貧血は、高齢者に多く貧血はゆっくり進行し、診察時には高度になっていることが多い。萎縮性胃炎が根本的な原因である。貧血のほかに消化器症状と神経症状を伴う。
2．思春期女性の貧血は鉄欠乏性貧血が多い。体内で鉄が慢性的に欠乏して、赤血球の産生が低下して起こる。生理のある思春期から閉経期までの女性に多くみられる[3)]。
3．溶血性貧血は、赤血球の寿命が異常に短縮することによって生じる貧血である。貧血のほかに、食欲低下、頭痛などさまざまな症状を伴う。
4．再生不良性貧血は、末梢血で汎血球減少症が生じ、骨髄が低形成を示す疾患である。貧血症状、出血傾向、感染による発熱が起こる。

問題③ 鉄欠乏性貧血の治療には、食事療法と薬物療法がある。食事は鉄分を多く含み、かつ吸収のよい食品を摂取することである。鉄の所要量を**表1**に示す。動物性食品、植物性食品などをバランスよく摂取する。鉄剤は緑茶に含まれるタンニンにより鉄の吸収は妨げられるが、現在の鉄剤はほとんどが徐放鉄であるのでかなり吸収される。

表1　鉄の所要量

鉄の推定平均必要量（推奨量）mg/日

性別	男性		女性			
年齢	推定平均必要量	推奨量	月経なし		月経あり	
			推定平均必要量	推奨量	推定平均必要量	推奨量
10～11歳	7.0	8.5	7.0	8.5	10.0	12.0
12～14歳	8.0	10.0	7.0	8.5	10.0	12.0
15～17歳	8.0	10.0	5.5	7.0	8.5	10.5
18～29歳	6.5	7.5	5.5	6.5	8.5	10.5
30～49歳	6.5	7.5	5.5	6.5	9.0	10.5
50～64歳	6.5	7.5	5.5	6.5	9.0	10.0
65～74歳	6.0	7.5	5.0	6.0	−	−
75歳以上	6.0	7.0	5.0	6.0	−	−

（厚生労働省：日本人の食事摂取基準 2020 年版より改変）

ヘム鉄（動物性食品）は筋肉中の赤い色素であるミオグロビンの成分であり、吸収率は25%である。非ヘム鉄（植物性食品）はミオグロビン以外に含まれている鉄で、吸収率は2%である

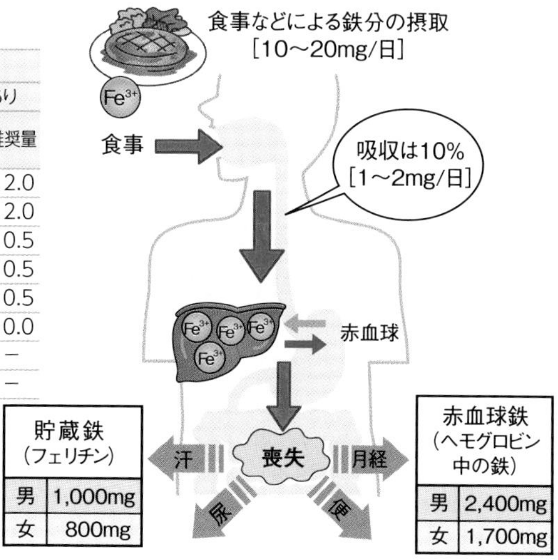

引用文献

1）厚生労働省：厚生労働統計に用いる主な比率及び用語の解説、https://www.mhlw.go.jp/toukei/kaisetu/index-hw.htmlより2021年1月15日検索
2）．平成29年　患者調査（厚生労働省）：男女別、年齢階級別受療率、https://www.mhlw.go.jp/toukei/saikin/hw/kanja/17/dl/02/pdfより2020年12月26日検索
3）水島裕監修：疾患・症状別今日の治療と看護、p.502、505～506、510、南江堂、1998

問題1 ▶ 正解2
15～19歳の女性の外来受療率は2,123（人口10万対）となっており、女性の年齢階級別のなかで最も低い（平成29年）。

問題2 ▶ 正解2
赤血球の産生の低下によりヘモグロビンが減少し、酸素を身体全体に供給することができなくなる。その結果、全身倦怠感や動悸、息切れ、食欲不振などの症状が現れる。

問題3 ▶ 正解5
自分の好きな食事だけをするのではなく、栄養バランスを考えた食事とする。

（石田美知）

事例 18 川崎病の患児の看護

Cちゃん、7か月の女児。両親と5歳の姉の4人暮し。父親は会社員、母親は専業主婦である。入院5日前、38.6℃の発熱で外来を受診し解熱剤で様子をみていた。昨日体温39.3℃に上昇し、活気がなく食事も水分もほとんど摂取できず夜間救急外来を受診。発疹、眼の充血、咽頭の腫れがあり緊急入院となった。持続点滴ソリタT3（500mL）を40mL/時で開始され、抗生剤のフルマリンが投与された。入院後川崎病と診断され、内服薬（アスピリン）、γグロブリンが処方された。Cちゃんはミルクも飲まず、口唇の乾燥、口腔内粘膜と舌の充血がみられている。母親は、医師から川崎病の説明を受け不安そうにしている。予防接種はポリオ、三種混合1期初回、Hib・肺炎球菌初回接種済み。身長66.0cm、体重7,500gである。

学習のキーポイント

川崎病は、原因不明の全身性の血管炎を主体とした炎症性疾患である。最大の合併症は冠動脈病変による心筋梗塞であり、早期発見が重要である。この設問は、川崎病の患児の事例である。川崎病の診断指標、子どもの発達指標、予防接種状況など、次のポイントを把握したうえで、適切な判断ができるための力をつけよう。

❶川崎病の診断指標
❷子どもの発達指標
❸川崎病の具体的治療および看護

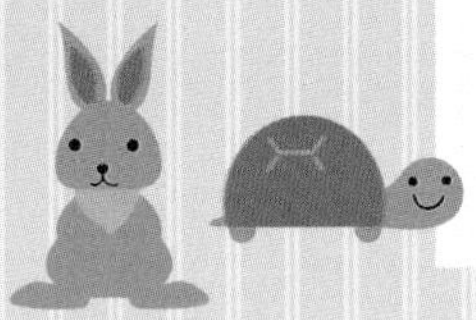

問題 1 川崎病について適切なのはどれか。

1．主要症状である5日以上続く発熱、眼球結膜の充血、いちご舌、発疹、手足の腫脹、頸部リンパ節腫脹などのうち、4つ以上伴うものを川崎病と診断する。
2．高熱の治療としてアスピリンの内服が重要である。
3．γグロブリン大量療法では、ショック症状に注意が必要である。
4．主要症状が完全にそろわない不全型川崎病は軽症であり、心合併症の心配はない。
5．動脈瘤病変が4 mm以下の小動脈瘤では、アスピリンの内服を約2か月間行う。

問題 2 身長66.0cm、体重7,500gのCちゃんのカウプ指数で正しいのはどれか。四捨五入して小数点第1位まで求めよ。

1．15.2
2．16.2
3．17.2
4．18.2
5．19.2

問題 3 川崎病の看護について不適切なのはどれか。２つ選べ。

1．急性期は安静を保ち、体力の消耗を防ぐためできるだけ啼泣させないよう母親にそばにいてもらう。

2．γグロブリンは、アスピリンと併用して経口投与される。

3．皮膚の落屑に対し、爪を短く切り、必要時は手袋をして皮膚を保護する。

4．Ｃちゃんの今後について家族が不安を表出でき、治療を理解して前向きな気持ちになれるようかかわっていく。

5．MR、水痘、流行性耳下腺炎の予防接種は、発熱がなければいつでも接種可能であると説明した。

正解&なっとく Column

問題 1

1．①５日以上続く発熱、②両側眼球結膜の充血、③口唇・口腔所見（口唇の紅潮、いちご舌など）、④不定形発疹、⑤四肢末端の変化、⑥急性期の非化膿性頸部リンパ節腫脹のうち、５つ以上を伴うものを川崎病としている。

2．アスピリンの内服は、抗炎症作用と抗凝固作用を期待している。

4．主要症状が完全にそろわない不全型の川崎病が15～20％存在し、それらは軽症ではなく心合併症も少なくない。

5．アスピリンの内服は冠動脈病変の退縮まで続ける必要がある。

問題 2 乳幼児の発育状態は、カウプ指数によって評価する。正常の範囲は15～19とされ、22以上は太り過ぎ、22～19は優良または肥満傾向、13～15はやせ、10～13は栄養失調、10以下は消耗性とされる。計算式は〔体重（g）÷身長（cm）^{2}〕×10である。

問題 3

1．体力の消耗を防ぎ、心臓に負担をかけないことが重要である。またＣちゃんの発達に応じたディストラクションにより精神的苦痛の緩和をはかる。

3．発病10～15日後、解熱したころに指先の爪と皮膚の境目から亀裂ができて皮膚の落屑が始まる。皮膚の落屑部位からの感染にも注意する。

4．入院時の医師からの説明に対し不安そうにしていることから、家族の気持ちを十分受けとめていくことが重要である。

参考文献

1）奈良間美保ほか：小児看護学各論、系統看護学講座-専門分野Ⅱ、小児看護学２、第14版、p.205～207、p.218～222、医学書院、2020

問題１ ▶ 正解３

抗炎症療法であるγグロブリン大量療法では、開始後30分はアナフィラキシーショックに注意が必要であり、ショック症状の観察が重要である。

問題２ ▶ 正解３

〔7500÷66^2〕×10＝17.21

カウプ指数は17.2と算出される。

問題３ ▶ 正解２、５

２：γグロブリンは血液製剤のため静脈内へ投与される。

５：γグロブリンにはさまざまな抗体が含まれており、予防接種の効果が弱まるため一般的には６か月間は避けたほうがよいとされる。患児の状態にもよるので主治医と相談して実施するのが望ましい。

（下村明子）

事例 19　1型糖尿病の患児の看護

Dちゃん、11歳、女児は、両親と３人で暮らしている。３週間前から疲労感を訴え昼寝をするようになった。そのころから夜間に尿意で起きてトイレに行くようになり、１日の排尿回数が増えた。２日前から食欲がなくなり、ヨーグルトや水分を摂取していたが、今朝から吐き気と嘔吐があり、水分もとれない状態になったため、母親とともに受診した。血液検査データは、赤血球580万/μL、Hb13.9g/dL、白血球9,500/μL、尿素窒素31mg/dL、クレアチニン0.7mg/dL、Na141mEq/L、K4.8mEq/L、Cl194mEq/L、随時血糖900mg/dL、動脈血ガス分析は、pH7.21、BE－12.3、HCO_3^-10.9mEq/L、尿検査は、尿糖２＋、尿ケトン体３＋であった。Dちゃんは１型糖尿病の疑いで入院した。

学習のキーポイント

１型糖尿病とはインスリンを合成・分泌する膵臓のβ細胞が破壊されて生じる代謝症候群で、小児期に発症する糖尿病の多くは１型である。ある種のウイルス感染や自己免疫疾患などによりβ細胞の破壊・消失が起こり、インスリンの分泌が低下する。その結果、高血糖による口渇、多飲、多尿、夜尿などさまざまな症状がみられ、進行すると意識障害、昏睡にいたる。学童期から思春期に発症することが多い。この設問は、１型糖尿病の患児の事例である。次のポイントをおさえ、適切な判断ができる力をつけよう。

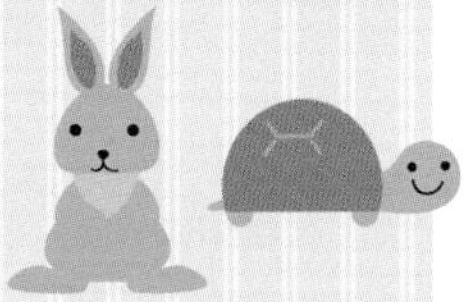

❶病態（症状）の理解
❷インスリン自己注射の手技の確認と指導
❸１型糖尿病の療養生活に必要な知識

問題 1　入院時のバイタルサインは、体温37.3℃、呼吸数20回/分、脈拍120回/分（整）、血圧110/68mmHgであり、点滴静脈内注射が開始された。入院時のDちゃんの状態で優先すべき所見はどれか。２つ選べ。

1．冷汗
2．浮腫
3．悪寒
4．意識障害
5．皮膚の弾力性（ツルゴール）の低下

問題 2　Dちゃんはインスリンの持続的な注入が開始され、３日後に血糖値が安定した。１型糖尿病と診断が確定し、インスリンの自己注射を始めることになった。ペン型注入器を用いて、毎食後に超速攻型インスリンの皮下注射、21時に持続型溶解インスリンの皮下注射を行うという指示が出ている。Dちゃんと両親に対するインスリンの自己注射の指導で適切なのはどれか。２つ選べ。

1．インスリンを注射する部位は、前回の部位より２cm前後ずらして行うよう指導した。
2．超速攻型インスリンは、単位数を変更せずに注射するよう指導した。

3．食欲がなく、ほとんど食べられないので、食後の超速攻型インスリン注射を中止するよう指導した。
4．血糖値が100mg/dL以下のときは、持続型溶解インスリンの注射を中止するよう指導した。
5．インスリンの自己注射をした後は、針を刺した場所をよくもむよう指導した。

問題3 Dちゃんおよび両親は、１型糖尿病の療養生活に必要な知識や手技を順調に獲得した。血糖値が良好にコントロールされたために、退院に向けてDちゃんと両親、主治医、担当看護師および学校の関係者との間でこれからの学校生活について話し合った。医療者から学校の関係者に伝える内容で、最も適切なのはどれか。

1．「長距離走や水泳の授業は見学させてください」
2．「上気道炎や胃腸炎などで、食欲がないときや嘔吐、下痢のあるときはインスリン注射を中止してください」
3．「教室内に、インスリン注射を行う場所を設けてください」
4．「家庭科の調理実習は、同級生と違う献立にしてください」
5．「手指の震えや強い空腹感があるときは、ブドウ糖などの補食が必要です」

正解&なっとくColumn

問題1 冷汗は低血糖時の主な症状。浮腫は、嘔吐時や、食事・水分もとれない脱水状態では考えにくい。悪寒は、現段階の体温からは考えにくい。

問題2 3．インスリン注射を中止すると、ケトアシドーシスに陥る危険性がある。食欲がなくほとんど食べられない場合は、注射を中断せず糖質を含むものを少量ずつ摂取できるよう工夫し、こまめに血糖測定をして低血糖に注意する。4．持続型溶解インスリンは24時間持続するものであり、その時の血糖値が低めでも中止してはならない。注射したうえで低血糖に注意し、必要時に補食などを行う。5．針を刺した部位をもむと、吸収を速め副反応が出ることがあるので、軽くアルコール綿で押さえもまないよう指導する。

問題3 1．運動前に捕食し低血糖を予防することで、運動は可能である。2．インスリン注射を中止することでケトアシドーシスに陥る危険性があるため、糖質を含むものを少量ずつ摂取できるようにする。3．保健室などを好む場合もあるので子どもに選択してもらうとよい。4．１型糖尿病の食事の基本は、同年代の子どもと同じ摂取エネルギー、バランスのよい栄養素摂取である。

参考文献

1）奈良間美保ほか：小児看護学各論、系統看護学講座-専門分野Ⅱ、小児看護学２、第14版、p.69～84、医学書院、2020
2）第105回看護師国家試験一解答と解説、2018年版、p.552～553、2018.
3）第100回看護師国家試験問題

問題1 ▶ 正解4、5

4：随時血糖値が900mg/dLと高血糖であり、また、ケトン体が3＋でケトアシドーシスになっていることから意識障害の症状の観察が重要となる。
5：皮膚の弾力性の低下を示すツルゴールの低下は、脱水症の観察ポイントとして重要である。

問題2 ▶ 正解1、2

1：インスリンを注射する部位は、前回とは２cm前後離れた部位に行うように指導する。
2：超速攻型インスリンは単位数を変更せずに注射するように指導する。

問題3 ▶ 正解5

手指のふるえや強い空腹感は低血糖症状を示しているため、ブドウ糖などの補食が必要となる。

（下村明子）

事例 20 急性リンパ性白血病の患児の看護

Bちゃん、5歳女児は、3月2日、CRP8.15μg/dL、骨髄検査でB前駆細胞型の急性リンパ性白血病（ALL）と診断された。入院時の血液検査では、WBC31,100/μL、RBC234万/μL、Hb6.6g/dL、PLT40,000/μL、Ht25.1%であった。出血傾向、貧血によるふらつきや膝の痛みがあり、入院後はベッド上での生活が続いている。3月8日から化学療法が開始予定である。家族は、両親と8歳の姉がいる。Bちゃんは幼稚園の年長であり元気なときは家の近くの友達と活発に遊んでいた。好きな食べ物は、寿司（マグロ、イクラ）、ポテトチップス、アイスクリームなどである。

学習のキーポイント

急性リンパ性白血病は、造血細胞が骨髄の中で腫瘍化した疾患で、腫瘍化は造血幹細胞レベルで起こり、分化・成熟のある段階で分化が停止し、それより上流の細胞のみで腫瘍を構成している。腫瘍化した細胞はリンパ性に分類され、骨髄中で白血病細胞が増殖することにより正常造血が抑制されるため、貧血、易感染性、血小板減少による出血傾向が生じ、白血病細胞が各種臓器に浸潤して臓器障害を起こすため、治療として標準危険群では化学療法、高危険群では造血幹細胞移植を行う。この設問は、ALLの患児の事例である。次のポイントを把握したうえで、適切な判断ができるための力をつけよう。

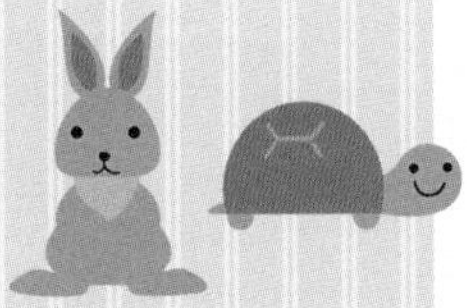

❶ALLの治療　❷ALLの看護

問題 1 Bちゃんの ALL治療について適切なのはどれか。2つ選べ。

1. 最初に行われる化学療法は早期強化療法であり、寛解導入療法と同じ薬剤を使う。
2. 寛解導入療法では、多剤併用化学療法が行われる。
3. 中枢神経白血病予防療法として、積極的な頭蓋内照射が推進されている。
4. Bちゃんの検査データから、出血傾向、貧血があり、ふらつきや膝の痛みによる転倒・転落リスクがある。とくに頭蓋内出血には注意する。
5. 髄注療法は骨髄穿刺により行われ、治療後は痛みがなければ動いてよいと説明した。

問題 2 Bちゃんは、オンコビン（VCR）1.5mg/m^2、プレドニゾロン（PSL）40mg/m^2×28日、ロイナーゼ（L-ASP）6000K.U./m^2、ダウノマイシン（DNR）30mg/m^2、ソリタT3号60mL/時（1500mL/日）、塩酸グラニセトロン1mg、生理食塩水50mL（1日2回30分）を静脈内投与し、完全寛解を目標とした治療が行われている。今のBちゃんへの看護として適切なのはどれか。

1. 有効な治療が受けられるよう副作用による苦痛を軽減し、安楽に過ごせるように援助する。
2. 治療による苦痛が予測されるため、できるだけ安静にして遊びも控えるようにする。
3. 父母や姉の面会を積極的に勧める。
4. 化学療法の副作用で食欲がないため、Bちゃんが好きなお寿司や、アイスクリーム、ポテトチップスの差し入れを家族に依頼する。
5. 寛解後の生活や成長・発達を促進するため、積極的にセルフケア能力を高め自立を促す。

問題③ Bちゃんの化学療法が開始され15日が経過した。血液データは、WBC1000/μL、Hb6.0g/dL、PLT26,000/μLとなった。この時期の看護として不適切なのはどれか。2つ選べ。

1．皮膚が傷つきやすくなっており、出血予防のため清拭は行わなかった。
2．口内炎があり、口腔の清潔を保持するため毎食後含嗽を促し、綿棒で口腔内の清拭を行った。
3．排尿、排便後は、毎回陰部と殿部を温水洗浄便座で洗浄し、異常の有無を確認した。
4．気分転換をはかるため、プレイルームで他児との交流を勧めた。
5．母親にも手洗いやうがい、マスク着用を促した。

正解&なっとく Column

問題①

1．最初に寛解導入療法が行われ、強化療法では寛解導入療法と異なる薬剤を使う。
3．頭蓋内照射による中枢神経白血病を抑える治療は、現在では晩期合併症を防ぐため原則避けるようになっている。
5．髄注療法は強化療法時に行うが、骨髄穿刺ではなく腰椎穿刺で行い、施行後は最低でも1時間は頭部を挙上しない体勢（臥位など）で安静に過ごし、バイタルサイン（血圧、心拍数、SpO_2など）のチェック、しびれやうずき、血液の漏出または注射部位の痛み、排尿障害、頭痛、背部痛、発熱、嘔吐、意識障害などの有無を観察する。

問題②

2．遊びで苦痛がまぎれることもあるので、状態を見ながら発達に応じた遊びを提供していく。
3．感染しやすい状態にあるので、とくに8歳の姉の面会は控えるよう説明する。
4．化学療法の副作用で感染リスクが高いため、とくに生ものであるお寿司は控え加熱食とする。また塩分の高いポテトチップスも口内炎などの痛みを増強させるなど症状を悪化させることがあるため避けたほうがよい。
5．化学療法による副作用で心身ともにつらい時期には、日常生活習慣の後退もあり、状態をみて自立を無理に進めることはしない。

問題③ 2．3．5は、選択肢のとおりである。

参考文献

1）奈良間美保ほか：小児看護学各論、系統看護学講座-専門分野Ⅱ、小児看護学2、第14版、p.317～320、p.331～334、医学書院、2020
2）看護師国家試験対策、状況設定問題集、p.402-405、問6・7・8、2014

問題1▶正解2、4
2．多剤併用化学療法が行われる。
4．RBC 234万/μL、Hb6.6g/dL、PLT：40,000/μL、Ht25.1％のデータから、転倒・転落には十分注意が必要である。

問題2▶正解1
1．寛解療法は、多剤併用が行われており、有害反応が強く現れるため、有効な治療が受けられるよう副作用による苦痛を軽減し、安楽に過ごせるように援助する。

問題3▶正解1、4
1．感染防止のため全身の清潔をはかることが必要である。出血させないよう注意して清拭を行う。
4．血液データから感染の危険性があるため隔離が必要である。プレイルームで他児との交流は行わない。

（下村明子）

事例 21 気管支喘息の患児の看護

9歳男児。3歳で気管支喘息を発症し、アレルギー外来に通院している。数日前から軽い喘鳴が聞かれていたが、インタール吸入とテオフィリンの内服薬で様子をみていた。その間、学校には登校しており、体育も休まず参加していた。保健室に行くこともなかった。本日未明の深夜から喘鳴・呼吸困難が強くなり、救急外来を受診し入院となった。入院時、男児の意識状態は晴明であったが、両肩が上下しており、質問に答えることができず、著明な呼吸困難状態を呈していた。エピネフリンを吸入し、持続点滴によるアミノフィリンの治療が開始された。アレルギー検査では、ダニ、ハウスダスト、ブタクサに反応が出ている。

学習のキーポイント

気管支喘息は、慢性炎症およびリモデリングといった組織変化をもつ過敏性の亢進した気管支に、何らかの刺激因子が作用し、笛性喘鳴を伴う発作性の呼吸困難をくり返す疾患である。病因は不明であるが、大部分はアトピー性素因をもち、喘息発作の誘因・憎悪因子は、アレルゲン（ハウスダスト、食物）、呼吸器感染症、空気汚染、受動喫煙、食品添加物、運動、気象、薬物、ストレスなどがあげられる（p.143、**図1**参照）。この設問は、気管支喘息の患児の事例である。次のポイントを把握したうえで、適切な判断ができるための力をつけよう。

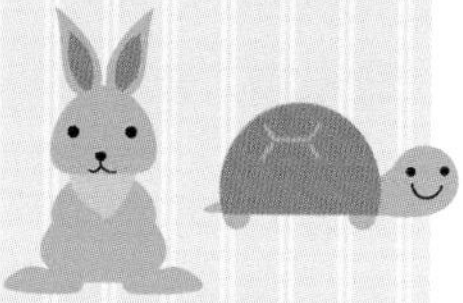

❶気管支喘息児の症状の観察
❷喘息発作時の優先順位を考えた対応

問題 1 入院時の観察として必要性の低いものはどれか。

1．心電図モニターで頻脈を観察した。
2．SaO_2経皮モニターで動脈血酸素飽和度を観察した。
3．膀胱留置カテーテルにより、1時間尿を観察した。
4．脱水症状を観察した。
5．吸入の効果を確認した。

問題 2 喘息発作のため救急外来に来院した小学生。喘鳴が著明で、経皮的動脈血酸素飽和度（SpO_2）92%である。適切なものを以下から選びなさい。

1．すぐにベッドに臥床させ安静にする。
2．ピークフロー測定の準備をする。
3．副腎皮質ホルモンは禁忌である。
4．呼吸性アルカローシスの可能性が高い。
5．アミノフィリンを経静脈的に与薬する。

問題 3 「心臓がドキドキする。気持ち悪い。頭も痛い」と訴えてきた。この訴えに対して、最も考えられることは何か。

1．アミノフィリンの血中濃度が高値になっているのではないか。
2．心不全に陥っているのではないか。
3．喘息から肺炎を併発しているのではないか。
4．寂しくて、看護師の気を引こうとしているのではないか。
5．消化器の感染症に罹患しているのではないか。

正解&なっとく Column

問題 1 3を除く処置は、すべて必要な処置である。

問題 2

1．SpO_2 92％では呼吸困難が強いため、起坐呼吸ができるように整える。
2．ピークフロー測定は非発作時の日常的管理としては適しているが、あきらかに発作があるときには向いていない。
3．副腎皮質ホルモンは発作時の治療に用いられる。
4．気管支喘息は閉塞性の呼吸器疾患であり、低酸素血症、二酸化炭素血症による呼吸性アシドーシスになりやすい。

問題 3 選択肢のすべてが全く関連のないものではないが、アミノフィリン治療中であることを最優先で考える必要がある。

参考文献

1）奈良間美保ほか：小児看護学各論、第14版、系統看護学講座-専門分野Ⅱ、小児看護学２、p.317～320、p.331～334、医学書院、2020
2）浅野みどり編：特集：気管支喘息のケア最前線、42（３）：281～288、301～306、小児看護、2019
3）今川詢子、長谷川真美監修：薄看護師国家試験対策　アセスメント能力を高める状況設定問題集、改訂版、p.352～357、医学芸術社、2014

問題1 ▶ 正解 3
意識があり、ベッド上での排泄は可能であるため膀胱留置カテーテルによる観察は必要ない。

問題2 ▶ 正解 5
喘鳴があることと、経皮的動脈血酸素飽和度の値から大発作の可能性が高いので、アミノフィリンを経静脈的に与薬する。

問題3 ▶ 正解 1
アミノフィリンは血中濃度が高値になると、消化器症状（とくに悪心、嘔吐）や精神神経症状（頭痛、不眠、不安、興奮、意識障害、昏睡など）、頻脈、不整脈などの心血管症状、および呼吸促進などの副作用が発現するため注意を要する。

（下村明子）

事例 22 虐待が疑われる患児の看護

Aちゃんは3か月の乳児。意識障害のために搬送された。母親は「昨日30cmの高さのソファーから転落したが普段と変わりない様子だった。今朝になって嘔吐をくり返し、様子がおかしいので救急車を呼んだ」と看護師に話す。頭部CTを施行後、医師から「頭蓋内出血があり、意識障害を起こしている。このまま出血が広がるようなら手術の必要がある」と説明があった。Aちゃんは傾眠状態で、顔色不良で眼球上転がみられたため入院になった。受診時の体温は36.9℃であり、四肢は硬直し、数か所の内出血斑があった。入院後手術が行われた。

学習のキーポイント

子どもの虐待は、さまざまな要因が複雑に絡み合って起こるものが多い。保護者側、子ども側、養育環境のそれぞれにリスク要因がある。リスク要因が重なるほど、子育てに困難を生じることが予測され、直接的な負担の軽減など必要な支援の提供が重要である。この設問は、虐待が疑われる患児の事例である。以下のポイントをおさえよう。

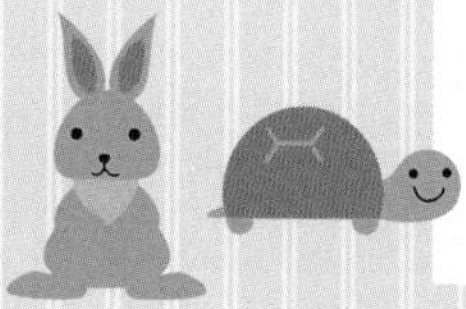

❶児の障害部位の判断
❷虐待の整合性
❸母親への支援

問題 1 手術前の頭部CT画像から考えられる乳児の所見で適切なのはどれか。

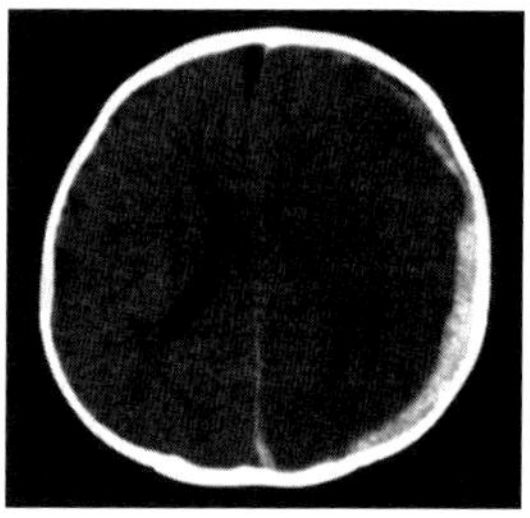

（CT画像：第107回看護師国家試験午前53問より引用）

1．頭血腫
2．脳内出血
3．急性硬膜下血腫
4．急性硬膜外血腫
5．くも膜下出血

問題 2 医師からの説明直後に、看護師が「ソファーから落ちたのは昨日だったのですよね」と母親に確認すると、母親は「本当は3日前です。この子はよく動くので寝返りを打って落ちたんです。子どもが目を覚ましたらなるべく早く連れて帰りたいのだけど」と落ち着かない様子で話した。この状況のアセスメントで最も適切なのはどれか。

1．子どもの状態と母親の説明とに整合性がない。
2．看護師が受傷日を聞き間違えている。
3．母親は受傷した日を勘違いしている。
4．母親は子どもの病状を理解している。
5．母親は子どもが目を覚ましたときのことを心配して気にかけている。

問題 3 術後小児病棟に入院になると、母親は携帯電話を気にしながら「早く家に帰らないと夫に叱られる」と話し、看護師が病室を離れた間に「明日また来ます」というメモを残して帰宅してしまった。母親への対応として適切なのはどれか。２つ選べ。

1．児への虐待の可能性があるため児童相談所に通告する。

2．母親に児の虐待を疑っていることを電話で伝える。

3．母親が面会に来たら育児環境について話し合う。

4．すぐに電話をかけて母親を病院に呼び出す。

5．母親にDVシェルターを紹介する。

正解&なっとく Column

問題 1

1．**頭血腫**：分娩時に産道に圧迫され頭蓋骨とその上の骨膜との間に内出血が起こり、血液が溜まってできるもの。

2．**脳内出血**：多くは凝固異常などの内科的な疾患に合併する。学童以降の小児では脳内の血管奇形が破れて発生することがある。

3．**急性硬膜下血腫**：とくに乳幼児の頭部外傷で最も多く認められる。けいれん、意識障害、嘔吐を伴い、乳幼児にこの血腫と眼底出血を認めた場合は虐待による頭部外傷の可能性がある（p.27、**図1**参照）。

4．**急性硬膜外血腫**：外傷により硬膜上の中硬膜動脈が損傷されて発症する。頭蓋骨と硬膜が密着する小児では起こりにくい。

5．**くも膜下出血**：小児では純粋なくも膜下出血は少なく、硬膜下血腫、脳内出血の一部として認められることが多い。

問題 2

2．来院時に、母親は「昨日ソファーから転落した」と看護師に話しており、聞き間違えはない。

3．受傷日について、昨日だと話したり、実は３日前だったと話すなど、母親の説明内容に一貫性がない。

4．入院時、医師から「頭蓋内出血があり、意識障害を起こしている。このまま出血が広がるようなら手術の必要がある」と病状説明がされているにもかかわらず、「目を覚ましたら家に連れて帰りたい」と希望していることなどから病状を理解しているとはいえない。

5．目を覚ました子どものことを気にかけているというより、手術が必要かもしれないといわれている子どもを前に「なるべく早く連れて帰りたい」と話していることから、家が気になっている様子である。

問題 3 ３か月の乳児の頭蓋内に複数の出血箇所があること、子どもの状態と母親の説明に整合性がないこと、母親に子どもの病状の理解がなく、落ち着かない様子で、無断で病室を離れたことなどから、虐待の可能性が高いと判断する。

2．乳児の安全を考慮して、母親に直接虐待を疑っていることを伝えることは避ける。

4．母親の立場も考えすぐに呼び出すのではなく、子どもの状態を説明して病院に来てもらうように説明する。

5．「夫に叱られる」との言葉から、母親自身が夫の暴力の被害を受けている可能性も否めないが、今の段階ではそう判断するための根拠が不十分であり、DVシェルターを紹介するのは時期尚早である。面会時にそれとなく育児環境について話を聞きながら情報収集していく。

子どもの虐待とは

子どもへの虐待は、子どもへの積極的な行為（作為）である虐待（abuse）と、子どものニーズを満たさない（不作為）ネグレクト（neglect、養育の怠慢・放置・拒否と表現されることもある）の２つに分類される。

虐待とネグレクトには、子どもに発生している事態に応じて、身体的および心理的な下位分類がある（**図１**）。ただし、身体的および心理的双方に、深刻なダメージを受ける「性的虐待」が的確に表現できていない。

子ども虐待の定義には、加害者の動機は含まれていない。加害者の、子どもに対して加害行為をしようという動機や悪意の有無は、それが虐待であるか否かを判断する条件にはならない。子どもの虐待は「子どもの健康と安全が危機的状況にある」という認識でである。たとえ、養育者がよいと思っていても、信念をもってしつけをしたとしても、虐待と判断される場合もる。とくに、ネグレクトでそうした状況がみられることがある。親に育児能力や必要な知識 が不足していたり、子どもをを養育する心身のゆとりがなかったりする場合が多ためである。

虐待という認識は、「子どもと家族への援助」へのきっかけであって「加害者の告発」ではない。

（日本小児科学会：子ども虐待診療の手引き、第2版、2014、http://www.jpeds.or.jp/uploads/files/abuse_1.pdf より）

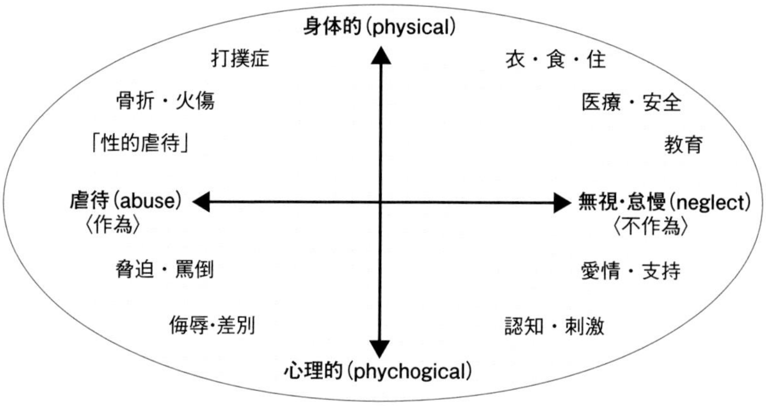

図１　子どもの虐待とは
（日本小児科学会：子ども虐待診療の手引き、第2版、2014、http://www.jpeds.or.jp/uploads/files/abuse_1.pdf より改変）

参考文献

1）奈良間美保ほか：小児看護学各論、第14版、系統看護学講座-専門分野Ⅱ、小児看護学２、p.391～393、p.331～334、医学書院、2020
2）看護師国家試験、国試過去問題集、第107回、午前53、2021年版

問題１ ▶ 正解３
硬膜下血種で、とくに気をつけなくてはならないのは頸のすわる前の乳児であり、このころは頭が身体に比べて大きく、頭を打ったときの手足の防御反応も十分ではない。さらに成長が著しい時期であるため、脳の発達と頭蓋骨の発達がアンバランスとなり、頭蓋骨と脳との間に隙間ができて頭蓋内出血を起こしやすい。

問題２ ▶ 正解１
３か月の乳児の発達段階ではまだ寝返りはできない。また母親は受傷した日を昨日と話したり３日前と話すなど説明に一貫性がなく、児の状態と母親の説明とに整合性がない。

問題３ ▶ 正解１、３
1．虐待が疑われる時点で医療従事者として通告義務があるので、通告することは正しい。
3．育児環境について母親と話をしながら、日ごろの育児についての問題点などの情報収集を行う。

（下村明子）

事例 23　新生児の生理的変化の観察

在胎週数38週０日、経腟自然分娩で出生した女児、アプガースコア１分後９点/５分後10点、出生時体重3,150g、身長49.0cm。頭部の観察では、大泉門は平坦、産瘤あり、頭血腫なし。呼吸数42回/分、心拍数144回/分、体温37.0度であった。

この女児の生後２日の体重は2,980g、呼吸数44回/分、心拍数132回/分、体温36.8度、経皮的黄疸指数は4.4であった。母親は、児に母乳を３時間ごとに与えている。移行便の排泄２回/日、排尿回数５回/日であり、殿部の発赤等はなし。四肢運動活発、啼泣がある。

学習のキーポイント

この設問は新生児の生理的変化について観察する事例である。次の２つのポイントから新生児の特徴を理解し、正解をみつけよう。

❶新生児の生理的特徴を理解する：新生児の生理的体重減少率、新生児生理的黄疸
❷新生児のフィジカルアセスメントと、バイタルサイン、全身の観察方法を理解する。

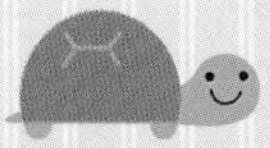

問題 1　この生後２日の新生児のアセスメントとして正しいものを２つ選べ。

1．体重減少率が高いため、母親に母乳をやめて人工乳の哺乳を勧める。
2．この新生児の黄疸指数は、生理的黄疸の範囲である。
3．排泄回数が少ないため、人工乳を積極的に与えるよう看護計画を立案する。
4．この新生児は胎外生活に適応している。

問題 2　この新生児の生理的体重減少率を計算せよ。

1．5.4%
2．3.0%
3．7.2%
4．4.3%

問題 3　この生後２日の新生児の観察とケアについて誤っているものはどれか。

1．頭部の産瘤、頭血腫の有無、大泉門の観察を行い、異常の早期発見に努める。
2．検温を定期的に実施し、タオルや布団などで体温の調整をはかる。
3．聴診で、胸部では心拍や呼吸の状態を、腹部では腸蠕動音の確認をする。
4．この新生児は早産児であるため、とくに保温に努める。

正解&なっとく Column

問題① 生後２日の新生児の特徴を観察するためのアセスメントを行う力を養う。

1、3．WHO、UNICEFの母乳育児を成功させるための10か条（**表1**）では、積極的に母乳を与えることを奨励している。むやみに人工乳に切り替えない。また、母親の意向、育児の方針、母体の合併症、持病の有無なども考慮すべきである。

2．生理的黄疸は、生後２～３日から肉眼的黄疸（血清ビリルビン８ mg/dL）が認められ、４～５日ごろにピーク（血清ビリルビン12mg/dL）となり、７～10日ごろに消失する。新生児の黄疸は、皮膚の黄染の広がりを区域に分けて観察（クラマー法、**図1**）し、経皮的黄疸計を使用して計測する。また、血清ビリルビン値が基準範囲を超えた場合は、光線療法の適応となる。

表1　母乳育児を成功させるための10か条

1．母乳育児の方針を全ての医療にかかわっている人に、常に知らせること
2．すべての医療従事者に母乳育児をするために必要な知識と技術を教えること
3．すべての妊婦に母乳育児のよい点とその方法をよく知らせること
4．母親が分娩後30分以内に母乳を飲ませられるように援助をすること
5．母親に授乳の指導を充分にし、もし、赤ちゃんから離れることがあっても母乳の分泌を維持する方法を教えてあげること
6．医学的な必要がないのに母乳以外のもの水分、糖水、人工乳を与えないこと
7．母子同室にすること。赤ちゃんと母親が１日中24時間、一緒にいられるようにすること
8．赤ちゃんが欲しがるときは、欲しがるままの授乳をすすめること
9．母乳を飲んでいる赤ちゃんにゴムの乳首やおしゃぶりを与えないこと
10．母乳育児のための支援グループをつくって援助し、退院する母親に、このようなグループを紹介すること

（日本ユニセフ協会：https://www.unicef.or.jp/about_unicef/about_hospital.html）

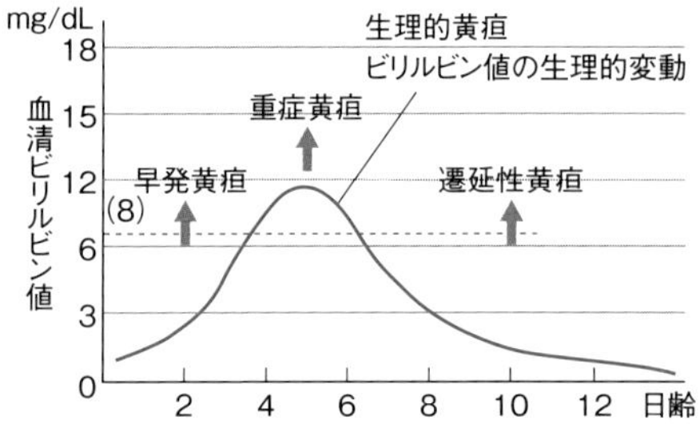

生理的黄疸：生後2～3日目より出現する。ビリルビン値（8mg/dL 以上）となる。

早期黄疸：血液型不適合などの溶血亢進などにより、生後 24 時間以内に発現するもの

重症黄疸：ビリルビン値が基準の範囲を超えて高いもの（高ビリルビン血症）

遷延性黄疸：生後2週間以降も黄疸が長引くもの（母乳性、肝疾患、代謝疾患などが原因）

図1　生理的黄疸のビリルビン値の変化と病的黄疸

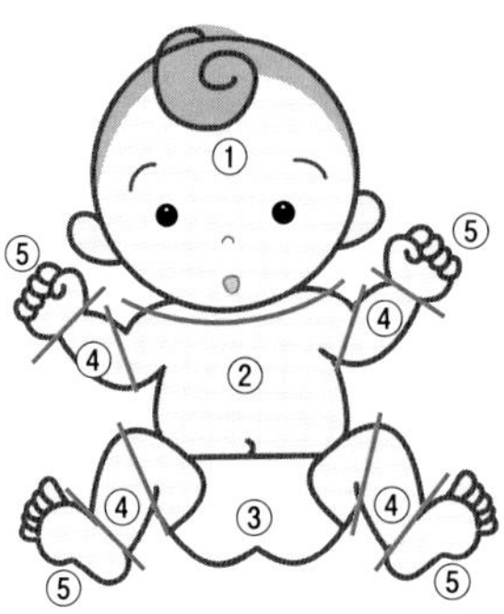

①頭部・頸部
②躯体の臍～胸部
③腰部・下腹部
④膝～足関節
　上腕～手関節
⑤四肢末端

上記５つの区域のうち、4つ以上の範囲に黄疸が認められた場合に採血による検査を行う。

図2　クラマー法

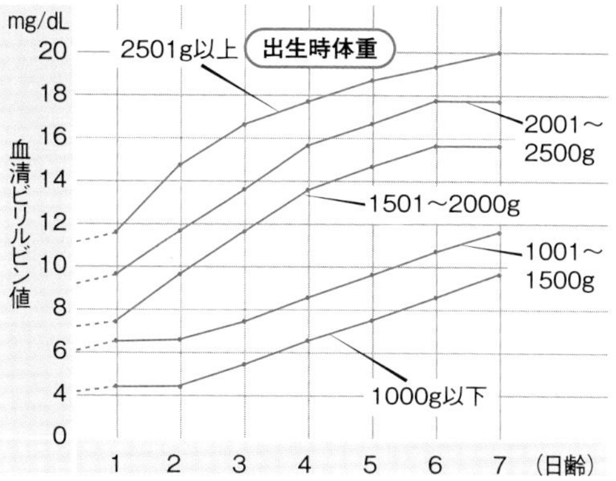

1. 出産当日を日齢0とする
2. 下記の黄疸危険増強因子のいずれかが存在するときには、一段低い基準線を超えたときに光線療法を考慮する

・新生児溶血性疾患
・仮死
・アシドーシス(pH≦7.25)
・呼吸窮迫
・低体温(≦35℃)
・低タンパク症(≦5.0/100mL)
・低血糖症
・感染症

図3　光線療法の適正基準

（宮崎和子：母性Ⅰ、看護観察のキーポイントシリーズ、p.225、中央法規出版、2004より改変）

問題 2 新生児の生理的体重減少率について基本的な計算方法を理解する。

$$\frac{(\text{出生時体重}-\text{現在の体重})}{\text{出生時体重}}\times 100\,(\%)$$

この新生児の場合は〔(3150 − 2980) ÷ 3150〕× 100 = 5.39 (%) となる。これを四捨五入して5.4%となる。生理的体重減少は５～10%以内で起こる現象であるとされる。そのため体重減少率は正常範囲内であるといえる。しかし、今後の新生児の体重増加や哺乳量、哺乳力、新生児黄疸の増強の有無、排泄などの状況を引き続き観察し、総合的に健康状態を判断する必要がある。

問題 3 新生児に必要な観察およびケアについて実践するためのアセスメントを理解する。

1．分娩時の情報から児の応形機能の変化を観察することが必要である。

2、3．出生により、子宮内から子宮外への急激な環境の変化により低体温になりやすい。体温調節を行う必要がある。また、胎外生活への適応をはかるため、心臓・肺を中心とする循環動態、水分・電解質バランスを保つための腎機能や、消化器系、代謝系、神経系などの状態を観察することが必須である。

4．早産は妊娠22週０日～36週６日まで、正期産は37週０日から41週６日まで、過期産は42週０日以降に出生した場合をいう。したがってこの児の場合は正期産であり、早産児ではない。

問題1 ▶ 正解 2、4	問題2 ▶ 正解 1	問題3 ▶ 正解 4
経皮的黄疸指数は4.4で、生理的黄疸の基準範囲内である。排泄・排尿も行われ、殿部の発赤などもなく、四肢運動は活発、啼泣良好と胎外生活に適応している。	この児の場合は〔(3150 − 2980) ÷ 3150〕× 100 = 5.39で、四捨五入して5.4%となる。	在胎週数38週０日で出生した児は正期産である。

（田村博美）

事例 24 新生児の観察と保育についてのアセスメント

生後１日の女児、在胎週数39週０日、正常分娩で出生した。出生時体重は3,300g、今朝の体重は、3,150g、体温37.0度、呼吸数50回/分、心拍数140回/分、顔面に点状出血、性器出血少量、殿部に青い斑様のあざ、緑色便の排泄があった。生後３日目、体重3,100g、体温37.2度、呼吸数32回/分、心拍数130回/分、顔面から胸にかけて黄染がみられる。血清ビリルビン９mg/dL、排尿６回/日、排便３回/日、母親は母乳育児を希望しており、母乳のみを哺乳している。母親は「赤ちゃんの皮膚が昨日よりも黄色くなってきています」と心配している様子である。生後５日、体重3,200g、体温36.8度、呼吸数36回/分、心拍数124回/分、皮膚の黄染がみられている。血清ビリルビン７mg/dL、排尿７回/日、排便２回/日、本日退院の予定である。

学習のキーポイント

この設問は、新生児の観察と保育についてアセスメントする事例である。次の２つのポイントから正解をみつけよう。

❶新生児の生理的特徴を理解する：新生児の生理的体重減少率、新生児生理的黄疸
❷新生児の生理的特徴を踏まえた保育指導を理解する。

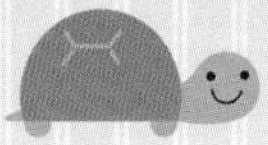

問題 1 この新生児の経過について正しいのはどれか。２つ選べ。

1．出血傾向がみられるため、新生児出血性疾患を疑う。
2．体温は正常である。
3．体重減少は生理的範囲である。
4．便はタール便であると考え、医師に報告をする。

問題 2 母親への対応で適切なのはどれか。

1．「正常な範囲です。様子をみていきましょう」
2．「黄疸の観察のために新生児室で預かります」
3．「母乳が不足しているかもしれません。ミルクを足していきましょう」
4．「黄疸が出ていますので、母乳を中断してミルクに切り替えましょう」

問題 3 退院に向けての指導として適切なのはどれか。２つ選べ。

1．ビタミンK_2シロップの服用について説明する。
2．母親の育児不安や母乳哺育に対する不安などを軽減するため、次回の健診日の確認や新生児訪問についての説明を行う。
3．新生児は黄疸が持続しているため、人工乳について説明する。
4．授乳後の嘔吐を防ぐため、沐浴はなるべく空腹時に行うように説明する。

正解&なっとくColumn

問題① 新生児の観察と保育についてアセスメントする。

産道を通過する際、胎児の肺や心臓は陣痛によって強く圧迫される。心臓へ戻る静脈血が顔にうっ血を起こし、結果血管が破綻して皮下出血を起こし、点状の出血斑や打ち身のような斑点として出現する。1週間程度で消失する。背中、殿部、足などに出現する青いアザは蒙古斑であり、生理的なものと考えられる。幼児期を過ぎるころには次第に消失する。

新生児の体温は高く、腋窩温では正常範囲は36.6～37.5度である。

新生児では、生後2～3日は出生時体重の5～10％の生理的体重減少がみられる。体重減少率は〔(3300－3100)÷3300〕×100＝6.1％である。生理的範囲と考える。

出生後、胎児期の腸粘液や胆汁成分、飲み込んだ羊水などからなる、ねばねばした暗緑色便を排泄する。これを胎便という。

問題② 新生児室を黄疸の観察のためだけで預かることや、母乳育児を中断する必要もない。積極的に母乳を与えることが望ましい。新生児の生理的黄疸については経過を追って観察を続ける必要がある。

問題③ ビタミンK_2シロップは新生児出血性疾患を予防することが目的である(**図1**)。退院後は、産褥の経過と新生児の生理的変化が著しい時期である。母親の育児不安などを解消するため、切れ目ない子育て支援を提供することが必要である。沐浴は、空腹時や満腹時を避けることが望ましい。

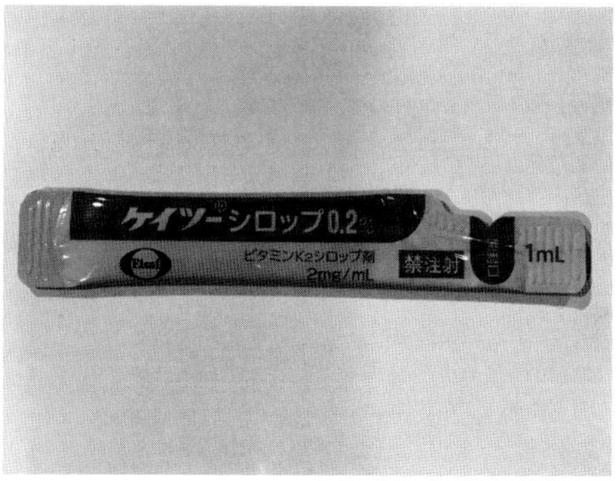

合併症をもたない正期産新生児への予防投与

わが国で推奨されている3回投与は以下のとおりである。

第1回目:出生後、数回の哺乳によりその確立したことを確かめてから、ビタミンK_2シロップ1mL(2mg)を経口的に1回投与する。なお、ビタミンK_2シロップは高浸透圧のため、滅菌水で10倍に薄めて投与するのも1つの方法である。

第2回目:生後1週または産科退院時のいずれかの早い時期に、ビタミンK_2シロップを前回と同様に投与する。

第3回目:1か月健診時にビタミンK_2シロップを前回と同様に投与する。

〔日本小児科学会新生児委員会:新生児・乳児ビタミンK欠乏性出血症に対するビタミンK製剤投与の改訂ガイドライン(修正版) https://www.jpeds.or.jp/uploads/files/saisin_110131.pdf〕

図1　ビタミンK_2シロップ

問題1▶正解2、3

2．生後3日目の体温は37.2度、生後5日目の体温は36.8度といずれも正常範囲である。

3．体重減少率は6.1％であり、生理的な範囲である。

問題2▶正解1

新生児の生理的黄疸について説明し、経過を追って観察していく。

問題3▶正解1、2

3．生理的黄疸が出ているがいずれも正常範囲であるため、人工乳に変更する必要はない。

4．哺乳力の低下や、消化不良や嘔吐を起こすことがあるため、授乳前後30分以内の沐浴を避ける。

(田村博美)

事例25　3～4か月健診を受ける乳児

生後3か月半の乳児Aちゃんは、あやすと喜び、立て抱きにすると首がぐらつかなくなってきている。四肢運動も活発である。授乳は8回/日くらいで母乳のみである。母親とともに3～4か月健診を受けるためにC保健センターに来所した。健診結果は、体重7.0kg、身長64.0cm、頭位40.5cmであった。

学習のキーポイント

この設問は、3～4か月健診を受けるために保健センターに来所した乳児の事例である。次の3つのポイントから正解をみつけよう。

❶乳児期の発達のマイルストン（デンバー発達判定法）を理解する。
❷乳幼児健診における標準的な保健指導を理解する。
❸乳児の標準的な発達過程を理解する。

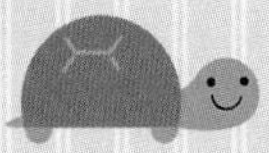

問題 1　3～4か月の乳児の親に対する問診で適切でないのはどれか。

1.「寝返りをしますか」
2.「あやすと笑いますか」
3.「物を見て上下左右に目で追いかけますか」
4.「腹ばいにすると、腕で体を支えて頭を持ち上げますか」

問題 2　3～4か月児をもつ母親に実施する保健指導について適切でないのはどれか。

1. そろそろ離乳食が開始になります。母乳の回数を減らしましょう。
2. 厚着を避けて、手足や体が自由に動きやすい服装を選びましょう。
3. お天気のよい日は、お散歩にも連れていってあげましょう。
4. 母子健康手帳に、お母さんも赤ちゃんの記録をしてよいですよ。

問題 3　Aちゃんの成長発達について適切なものはどれか。2つ選べ。

1. Aちゃんの身長、体重は、正常な成長の範囲内である。
2. Aちゃんはあやすと笑い、四肢運動も活発であることから正常に発達している。
3. 寝返りができないので、発達は遅延していると考えられる。
4. 見えない方向から声をかけても、そちらは見えないので顔を向けなくても正常である。

正解&なっとく Column

問題① 3～4か月健診では、乳児の正常な成長発達過程の確認を行う。「あやすと笑う」「物を見て上下左右に目で追いかける」「腹ばいにすると腕で身体を支えて頭を持ち上げる」は、3～4か月児の発達の特徴である。乳児期の発達のマイルストン（デンバー発達判定法）を**表1**に示す。

問題② 離乳食の開始は5～6か月ごろからである。児の成長発達に合わせてゆっくりと進める。母乳の回数を減らす必要はなく、乳児が好むのであれば与えてよいとされている。厚着を避け、動きやすい服装を選ぶことは身体機能の発達を促進する。天気のよい日に外気浴をして、徐々に外の環境に適応させることは、五感を刺激し児の好奇心を引き出すきっかけづくりにもなる。母子健康手帳の記録は、お母さんと赤ちゃんの成長記録になる。

表1　乳児期の発達のマイルストン　（Denver II　デンバー発達判定法ー観察項目の90%の子どもの達成月齢から作成）

	個人-社会	微細運動-適応	言語	粗大運動
0か月	顔を見つめる		言語ベルに反応、声を出す	左右対称の運動
1か月		正中線まで追視		頭を上げる
2か月		正中線を越えて追視	「アー」「ウー」などの発声	
3か月	笑いかける、あやし笑い		声を出して笑う	45°頭を上げる、首がすわる
4か月	手をみつめる	ガラガラを握る、180°追視、両手を合わす	キャアキャア喜ぶ	90°頭を上げる、両足で身体を支える
5か月		レーズンを見つめる、物に手を伸ばす	音の方に振り向く	胸を上げる、頭とともに引き起こされる
6か月	玩具をとる		声の方向に振り向く	寝返り
7か月		熊手形でつかむ、毛糸を探す		
8か月	自分で食べる	両手に積み木をもつ	パ、ダ、マなどをいう	座れる、5秒以上
9か月		積み木を持ちかえる		
10か月		親指を使ってつかむ	喃語を話す	つかまり立ち、5秒以上、1人ですわる
11か月		積み木を打ち合わせる	ダ、ガ、バなどの音を3つ以上つなげる	つかまって立ち上がる
12か月	拍手をまねる、ほしいものを示す、バイバイをする		意味なく「パパ」「ママ」という	

（国立成育医療研究センター：乳幼児健康診査 身体診察マニュアル、p.4、平成29年度子ども・子育て支援推進調査研究事業、2018、https://www.ncchd.go.jp/center/activity/kokoro_jigyo/manual.pdfより改変）

表1　離乳の進め方の目安

	離乳の開始 → 離乳の完了			
	以下に示す事項はあくまでも目安であり、子どもの食欲や成長・発達の状況に応じて調節する。			
	離乳初期 生後5～6か月ころ	離乳中期 生後7～8か月ころ	離乳後期 生後9～11か月ころ	離乳完了期 生後12～18か月ころ
食べ方の目安	・子どもの様子を見ながら1日1回1さじずつ始める。 ・母乳や育児用ミルクは飲みたいだけ与える。	・1日2回食で食事のリズムをつけていく。 ・いろいろな味や舌感触を楽しめるように食品の種類を増やしていく。	・食事のリズムを大切に、1日3回食を進めていく。 ・共食を通じて食の楽しい体験を積み重ねる。	・1日3回の食事のリズムを大切に、生活リズムを整える。 ・手づかみ食により、自分で食べる楽しみを増やす。
調理形態	なめらかにすりつぶした状態	舌でつぶせる固さ	歯ぐきでつぶせる固さ	歯ぐきでつぶせる固さ
歯の萌出の目安		乳歯が生えはじめる。	1歳前後で前歯が8本生えそろう。	
				離乳完了期の後半ころ奥歯（第一乳臼歯）が生えはじめる。
摂食機能の目安	口を閉じて取り込みや飲み込みができるようになる。	舌と上顎でつぶしていくことができるようになる。	歯ぐきでつぶすことができるようになる。	歯を使うようになる。

（厚生労働省：授乳・離乳の支援ガイド2019年版、p.34、https://www.mhlw.go.jp/content/11908000/000496257.pdfより改変）

問題3 Aちゃんの体重7.0kg、身長64.0cmは、正常に成長している範囲である（**図3**）。首がすわってきていること、あやすと笑い、四肢運動が活発であることから正常に発達していると判断できる。見えない方向から声をかけると、声の聞こえた方向に向くのが正常である。

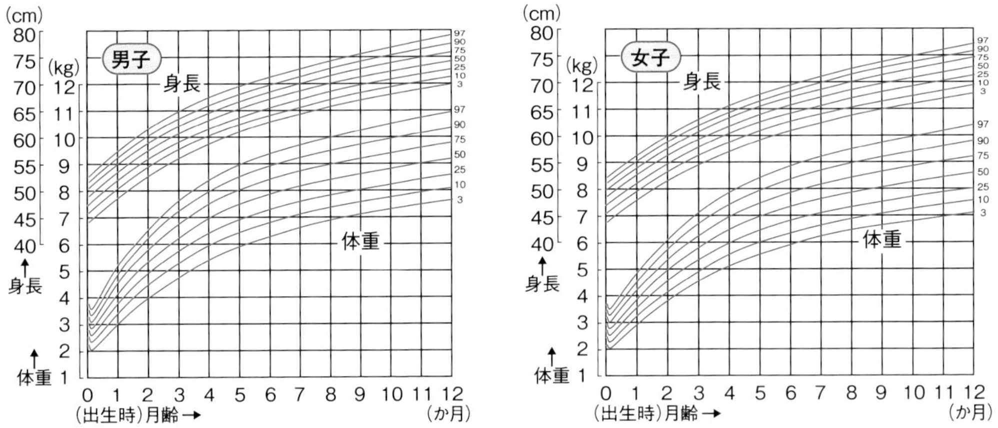

図3　乳幼児の身体発育曲線（身長、体重）

（厚生労働省：乳幼児身体発育調査、調査結果の概要、https://www.mhlw.go.jp/toukei/list/73-22b.html#gaiyouより作成）

問題1 ▶ 正解1

「寝返りをする」は5～6か月以降にみられるため、この健診ではできなくてよい。

問題2 ▶ 正解1

離乳食の開始時期は5～6か月ごろからである。

問題3 ▶ 正解1、2

3．「寝返りをする」行為は6か月以降にみられるため、この段階で発達遅滞とはいえない。

4．音や声への反応は3～4か月ごろから現れ、乳幼児のほとんどは5か月では音に振り向き、6か月では声の方を向く。

（田村博美）

事例 26 先天性の疾患をもつ小児と家族の看護

9か月の男児。在胎24週4日、体重561gでA病院にて出生しNICUに入院。生後3日目に右脳室出血（グレード4）があり、出血後に水頭症および合併症として脳室周囲白質軟化症（PVL）と診断された。その後シャント術を2回実施したが、シャント不全のためB病院に緊急入院し、ドレナージ入替術を実施して入院治療中である。嚥下困難のため24時間持続的にEDチューブからミルクを注入、服薬はNGチューブから注入されている。両鼻腔にチューブを挿入しており、両手は腕帯で抑制されている。

現在、体重7,262g、身長67.5cm、頭囲49.2cm。Hibワクチン（1回目）、肺炎球菌ワクチン（1回目）、4種混合ワクチンが実施済みである。追視なく、「あー」「うー」と声を出すが意味のある発語は認められない。筋緊張が強く、抱っこは1日1時間医師より許可されている。父は会社員、母は保育士、4歳と2歳の兄がいる。入院当初から母親が付き添っている。

学習のキーポイント

この設問は、早産・低出生体重児で出生し、その後、手術・治療・処置等をくり返し、長期入院をしている先天性の疾患をもつ子どもと家族への看護の事例。次の4ポイントで正解をみつけよう。

❶早産・低出生体重児で出生し、生後3日目で子どもの先天性の疾患を知ることとなった親の思いや体験を理解する。
❷シャントを適切に管理し、シャント機能不全を起こさないことが大切である。
❸疾患・合併症により入院・治療を続けている児の成長発達の遅れに対する看護。
❹家族が、シャントチューブを挿入しながら日常生活を送ることになる子どもの将来を考えることができるよう援助する。

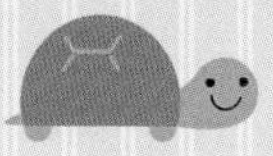

問題1 観察項目について重要度が最も低いのはどれか。

1．熱型、白血球、CRP
2．頭囲
3．排便の状況
4．患児のカウプ指数

問題2 9か月児の標準的な成長発達について正しいのはどれか。

1．正中を超えた追視ができるようになる。
2．親指と人差し指で物をつまむ。
3．離乳食は1日2回、調理形態は舌でつぶせる固さである。
4．意味のある単語を話す。

問題 3 母親は、「最初は、生きてくれているだけでも十分と思っていたけれど、うちの子のような子どもたちはどんなふうになっていきますか」などと、ときどき看護師に思いを表出する。母親に対する看護で最も適切なのはどれか。

1．シャントの合併症や管理方法について説明する。
2．発達段階に応じた遊びを提供し発達を促す。
3．臨床心理士によるケアが受けられることを説明する。
4．予防接種の接種方法について説明する。

正解&なっとく Column

問題 1 水頭症とは、髄液（脳脊髄液）が脳室内に過剰に貯留し、脳室が異常に拡大した状態である。水頭症の治療として、余分な髄液を脳室外へ排出し、脳圧を下げるために脳室と腹腔を結ぶ脳室 - 腹腔シャント（V-Pシャント）術を行う。シャント挿入により、シャントの感染や閉塞が起こるリスクがあるため、シャントが機能しているかアセスメントし、合併症である頭蓋内圧亢進症状の十分な観察が必要となる。

1．シャント感染の兆候を評価するため、発熱および熱型・白血球・CRP等の感染に関するデータを把握する。
2．頭蓋内圧亢進症状の進展を判断するため頭囲の大きさを評価する。今回の事例では、頭囲発育のパーセンタイル値よりも大きいと判断される。
3．便秘により腹圧が上昇し、シャントチューブが閉塞するのを防ぐため、浣腸などにより定期的に排便を促す。
4．頭蓋内圧亢進症状による嘔気・嘔吐、また水頭症により哺乳や食事への意欲が低下するため、栄養状態や体重増加の程度を把握する。今回の事例のカウプ指数は正常である。

問題 2 疾患や長期入院により、運動障害や精神発達遅延を伴う場合があり、本事例の場合は抑制のために両腕に腕帯をしている。シャント不全が起こらないよう頸部への無理な負荷を避けるため、抱っこも医師の指示により１日１時間である。患児の身体発育と機能的発達、心理・社会的発達を評価し、発達段階に応じたかかわりや遊びを提供し発達を促すことが大切である。

1．正中を超えた追視ができるようになるのは３か月ごろである。
2．親指と人差し指を使って物をつまむことができるのは９～13か月である。
3．離乳食が１日２回、舌でつぶせる固さであるのは離乳食中期の７～８か月ごろである。９か月は離乳食後期であり、食事のリズムを大切に１日３回家族と一緒に食べる楽しさを体験し、調理形態は歯ぐきでつぶせる固さである。
4．意味のある単語（パパ、コップなど）を話し始めるのは１～１歳６か月である。

問題 3 NICUに子どもが入院し、疾病によりその後も長期入院するということは、親にとって不安や絶望感、悲しみや怒り、自責の念といったネガティブな気持ちを引き起こす。また、子どもとの分離を余儀なくされ、親をはじめ家族に対して、疲労や疲弊、先の見えないつらい気持ちを抱かせる。このような状況は親子の親密な関係形成や親役割の遂行を困難にするが、医療者の助けや支えによって軽減することができる。

1．シャントの合併症の理解や管理方法については、家族の受容状況を考慮して計画的に進める必要がある。とくに退院指導を開始する時期には、退院に向けてシャントチューブの管理方法や頭蓋内圧亢進症状の観察項目について家族とともに確認し、家族が異常の早期発見ができるよう知識の確認・指導をしていく。しかし、本事例における母親の言動に対する援助内容として適切ではない。

2．患児の全身状態や発達段階を考慮して成長発達を促す遊びや、筋緊張に対してベビーマッサージやタッチング等のケアが必要である。しかし、本事例における母親の言動に対する援助内容として適切ではない。

3．看護師は母親の感情の表出を助け寄り添う姿勢が大切である。入院が長期化しており入院当初から付き添っている母親の身体的・精神的苦痛は計り知れないものがある。多職種連携として、心のケアを専門とする臨床心理士に関する情報提供を行うなど、子どもと家族を支えるさまざまな専門職者と協働することで子どもと家族のQOLを高め、医療者と家族の信頼関係形成の助けにもなる。

4．医師の判断のもと必要なワクチンを適切な時期に適切な回数接種することが重要である。しかし、本事例における母親の言動に対する援助内容として適切ではない。

参考文献

1）奈良間美保ほか：小児看護学概論　小児臨床看護総論、第14版、系統看護学講座-専門分野Ⅱ、小児看護学１、p.30～90、p.177～182、p.252～268、医学書院　2019

2）奈良間美保ほか：小児臨床看護各論、第14版、系統看護学講座-専門分野Ⅱ、小児看護学２、p.18～58、医学書院　2019

問題1 ▶ 正解4

成長への影響の評価も必要な観察項目だが、選択肢のなかでは優先度は最も低い。頭蓋内圧亢進症状による異常の早期発見に努め、シャントの感染や閉塞を起こさないことが最も大切となる。

問題2 ▶ 正解2

親指と人差し指を使って物をつまむことができるようになるのは９か月児の標準的な機能的発達である。

問題3 ▶ 正解3

入院が長期化し、入院当初から付き添っている母親の身体的・精神的負担を考え専門職種による心のケアが受けられるよう介入・調整することが必要な援助となる。

（深谷久子）

事例 27 手術を受ける小児と家族の看護

2歳2か月の男児。在胎31週1日、体重1,042gでA病院にて出生しNICUに入院。出生直後に右交通性陰嚢水腫と診断され、NICU退院後、定期的に泌尿器科を受診し経過観察をしていた。同泌尿器科で3歳のときに右鼠径ヘルニアと診断される。今回、右鼠径ヘルニアの手術目的でB病院に2泊3日の紹介入院となった。NICU以来の入院である。

入院時、体温36.8℃、呼吸28回/分、脈拍108回/分、身長98cm、体重13.7kg、感冒症状は認められず。痛がる様子はなく、元気にプレイルームで遊んでいる。検査データ問題なし。予防接種歴に問題なし。主な付き添い者は母親で、「1年くらい前から触り心地が違ってきて、腸が出ている気がします」、子どもには「手術の話はしておらず、病院にお泊りすると説明している」との発言あり。翌日、全身麻酔にて腹腔鏡下鼠径ヘルニア術を行う予定である。

学習のキーポイント

この設問は、早産・低出生体重児で出生し、出生直後に疾患の診断がなされ、さらに成長・発達過程で手術が必要となった子どもと家族への術前の看護の事例である。次の4つのポイントで正解をみつけよう。

❶早産・低出生体重児で出生し、成長・発達過程で手術を受けることになった親の思いや体験を理解する。
❷幼児期にある子どもの入院による心理面への影響を考える。
❸術前の看護の目標は、子どもが最良の状態で手術に臨めることである。
❹手術に臨む親へのインフォームドコンセントと、親の反応への支援を考える。

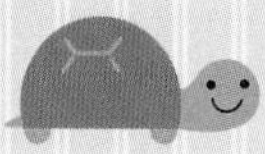

問題 1 入院1日目、プレイルームで元気に遊んで楽しそうに過ごしていた。夜は、母親と一緒に寝るが、途中で目が覚め、「家に帰りたい」と大泣きし、母親の膝の上でそのまま泣き疲れて再び入眠した。幼児期の子どもの特徴として適切でないのはどれか。

1. 母親への甘えも親子の交流ととらえ、あたたかく見守る。
2. エリクソンの発達段階では、「自主性」対「罪悪感」の段階で、「目的」を得ることが課題である。
3. エリクソンの発達段階では、「自律性」対「恥・疑惑」の段階で、「意志」を得ることが課題である。
4. 幼児期の入院に伴うストレスは、「環境の変化」である。

問題 2 受け持ち看護師が、手術前の最終バイタルサインの測定と観察を行った。体温37.7℃、呼吸28回/分、脈拍108回/分、収縮期血圧92mmHg、拡張期血圧62mmHg。元気あり、感冒症状は認められず。30分後に体温の再検をし、37.6℃であった。母親に確認すると、平熱は36.6～36.8℃であり「とくに普段と変わった様子はない」と返答あり。睡眠は、夜中に大泣きをした後朝まで熟睡した。最終経口摂取時間および内容は母親により遵守されている。主治医に報告し、手術は延期となった。術前のアセスメントとして正しいのはどれか。

1．体温37.6～37.7℃は、幼児において正常な値である。
2．幼児の脈拍数の正常の目安は、110～130回/分である。
3．幼児の呼吸数の正常の目安は、30～40回/分である。
4．感冒症状はないが、発熱が認められる。

問題 3 主治医から母親に対して「本日の手術は延期し、このまま経過観察をします。今から採血を行い、その結果によって明日か明後日に手術を実施する予定です」と説明があった。その際、母親から主治医への質問はなかった。主治医が退室した後、同席した看護師に「どうしよう、昨夜大泣きしていたのに入院が長くなるなんて。家にいる１歳の弟はどうしよう、パパに連絡しなくちゃ。腸が出ている感じがするんだけど、急いで手術しなくても大丈夫なのかな。無事に手術できるのだろうか」と動揺している様子であった。母親に対する看護で適切でないのはどれか。

1．母親が希望をすれば、再度主治医に疑問や心配を表出できる機会を設ける。
2．「お子さんにきちんと手術の説明をするのがよいですよ」と声をかける。
3．適宜訪室し、母親が発言していた内容が１つひとつ解決できているか確認し、母親の反応について観察する。
4．母親に、医師からの説明は理解できたか、疑問や心配はないかを確認し、母親からの質問にていねいに答える。

正解&なっとく Column

問題 1 エリクソンの発達段階と、またこの機会にピアジェの発達区分についても確認しておきたい。エリクソンの発達段階では、４～５歳では「自律性」対「恥・疑惑」の段階にある。「意志」を得ることが課題であり、自分で食事や衣類の脱ぎ着ができるようになってくる時期である。自分にできるのか不安になるが、その不安を「自律性」に変え自分でやってみる、やりたいとなればこの段階を達成したといえる。失敗しても、自分自身を受け入れてくれる環境が「自律性」を育む。幼児期は、心理面では、母親と離れること自体が大きな不安となり（分離不安）、見知らぬ人や環境への恐怖から、激しく泣いたり抵抗したりすることが多い。母親と接触することが安心につながる。入院に伴うさまざまな出来事は、子どもに多大な影響を及ぼす。子どもの発達段階の特徴に合わせた看護が必要となる。

問題 2 術前の看護の目標は、子どもが最良の状態で手術に臨めることである。身体的準備と心理的準備が十分に行われることにより、術後の合併症予防と順調な回復につながる。元気であっても、術前の最終バイタルサインの測定と観察が必要であり、異常がみられる場合は、計画手術であっても延期の可能性があるためすみやかに主治医に報告する。また、各発達段階別の体温・呼吸数・脈拍数・血圧の正常な目安をおさえておく。

1、4．一般的に37.6～38℃は「微熱」であるが、事例の場合は普段の値と比較して「発熱」とアセスメントされる。

2．幼児の脈拍数の正常の目安は90～100回/分である。110～130回/分は乳児の正常の目安である（**表1**）。

3．幼児の呼吸数の正常の目安は20～30回/分である。30～40回/分は乳児の正常の目安である（**表1**）。

問題3 早産・低出生体重児でNICUに入院し、出生直後に病気と診断され、その後も疾病により手術を受けることになった子どもの母親のこれまでの体験や思いを理解する。腹腔鏡下手術は低侵襲の手術であるが、手術の大小に関係なく、それに伴うさまざまな出来ごとは子どもと家族に多大な影響を及ぼす。子どもの手術の場合、手術に関する医師からの説明を受け最終的に同意をするのは法的な保護者である。親は手術を受けることになったのは自分のせいだと思い、子どもにはできるかぎり不安や苦痛を与えたくないと考える。したがって「子どもにどのように説明をしたらよいかわからない」と、とまどいや迷いを感じていることも多い。医療者は、そのような親の思いを汲みとり、子どもにとって適切な説明方法について一緒に考えることが大切である。さらに、医師から行われるインフォームドコンセントでは、親は不安や動揺から医師の説明を十分に理解できない場合も多い。質問がなくても、理解できているかどうかを確認する必要があり、説明時や説明後の親の反応や言動をよく観察し、疑問や不安を表出できるような機会を設ける。また、くり返しの質問に対してもていねいに答え、十分納得したうえで手術に臨めるように援助することが重要である。

表1　年齢による循環器機能・呼吸数の変化

年齢	脈拍数（回/分）	血圧（mmHg）		呼吸数（回/分）
		収縮期血圧	拡張期血圧	
新生児	120～140	60～80	60	35～50
乳児	110～130	80～90	60	30～40
幼児	90～100	90～100	60～65	20～30
学童	80～90	100～120	60～70	20
成人	70～80	120～130	70～80	16～18

参考文献

3）奈良間美保ほか：小児看護学概論　小児臨床看護総論、第14版、系統看護学講座-専門分野Ⅱ、小児看護学１、p.30～90、p.177～182、p.252～268、医学書院、2019

4）奈良間美保ほか：小児臨床看護各論、第14版、系統看護学講座-専門分野Ⅱ、小児看護学２、p.18～58、医学書院、2019

問題1 ▶ 正解2

「自主性」対「罪悪感」は、幼児前期の課題である。幼児期は自分にできるのか不安になるが、食事や更衣ができるようになる時期で自律性を得る段階。母親と別れるショックが入院による問題となる時期である。

問題2 ▶ 正解4

37.5℃以下を平熱、37.6～38.0℃を「微熱」とするが、小児では平熱より1℃高い場合を「発熱」と考える。子どもの体温は個人差が大きいため、普段の値との変化を確認することが大切である。

問題3 ▶ 正解2

子どもへの手術の説明は、親が説明の必要性や言葉選びに迷いを感じていることも多い。したがって、看護者は親の考えを汲み、子どもにとって最適な方法について一緒に考えることが重要である。

（深谷久子）

事例 28 ハイリスク新生児と家族の看護

母親は、３回の経産婦。突然の破水があり、在胎23週０日、帝王切開により出生体重706gの女児を出産。子どもは出生直後、同病院のNICUに入院。ダブルウォールの閉鎖型保育器に収容され、輸液療法、人工呼吸器管理となる。呼吸窮迫症候群のため人工サーファクタントが投与される。動脈管開存症によるチアノーゼ、心拍数の低下あり。人工サーファクタント投与後、肺出血、心不全を認める。無呼吸発作、貧血あり。小児科医による最初の説明が父親になされ、母親は産科病棟の看護師に「赤ちゃんに会いたい、どんなふうか知りたい」「NICUの様子を聞いてきてほしい。初乳を搾っておいてやりたいので母乳マッサージをやってほしい」と何度も訴えている。また、「上の子は３人とも満期産で4,000g近くの大きさで産んでいるのに、23週で700グラム前後だといわれても予想がつかない。赤ちゃんは大丈夫なの？　もしかして、私はとんでもないことをしたの？」と不安そうな言動もみられる。産後５日目に、父親の付き添いで母親のNICU初回面会を実施。母親が保育器の中に手を入れると子どもが握り返し、その力に涙があふれ「ママの中においてあげられなくてごめんね」と謝り続けていた。小児科医より両親に対して、呼吸・循環ともに不安定な状態であること、未熟児網膜症などの障がいが残る可能性はあるが、今現在最善の治療を行っていることが説明された。

学習のキーポイント

この設問は、母親の予想外の出産によって超早産児・超低出生体重児で出生し、その後重篤な症状に陥った子どもとその家族に対する看護の事例である。児の胎外生活への適応と成長・発達を支え、家族への援助が必要となる。次の４つのポイントで正解をみつけよう。

❶低出生体重児の特徴
❷ハイリスク新生児の集中治療と援助①：胎外生活への適応を支える看護
❸ハイリスク新生児の集中治療と援助②：成長・発達を支える看護
❹低出生体重児とその親・家族への支援

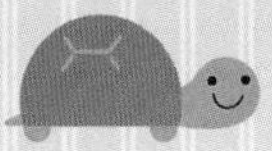

問題 1 低出生体重児の特徴で正しくないのはどれか。

1．肺サーファクタントの産生能が未熟である。
2．造血機能の未熟性や急激な体重増加などにより、貧血が進行しやすい。
3．新生児の熱産生は主に褐色脂肪組織で行われるが、低出生体重児はその組織の発達が未熟である。
4．在胎週数が短いほど動脈管閉鎖が起こりにくく、肺高血圧症が持続して左→右シャントが生じチアノーゼが出現する。

問題 2 低出生体重児の成長・発達を支える看護で適切でないのはどれか。

1．ディベロップメンタルケアは、適切な発達を促進しない環境（音・光など）と刺激（語りかけなど）を遮断し、静穏な環境に配慮することである。
2．カンガルーケアとは、早産児が母親に直接肌と肌を触れ合わせて抱っこしてもらうケアのことである。父親が実施することもできる。
3．胎内環境に近い屈曲姿勢をとることをポジショニングといい、身体全体をタオルやクッションで包み込むことをスワドリングという。落ち着ける快適な姿勢を保持するためのケアである。
4．低出生体重児の頭または背中と殿部を両手で包み込むことをホールディングといい、触れ合いと安楽な姿勢を保持するためのケアである。

問題 3 母親に対する看護について、適切でないのはどれか。

1．未熟児網膜症は、誰にでも起こりうるため心配はないと説明する。
2．ゆっくりと落ち着いた態度で話し、ときには子どもと家族が心地よく過ごせるようあたたかく見守る。
3．面会に来た母親に、子どもに触れる、なでるなどのタッチケアを勧める。
4．直接授乳ができなくても、子どもを想いながら母乳を搾るだけで十分であることを伝える。

正解&なっとく Column

問題 1 胎児循環では、卵円孔・動脈管（ボタロー管）・臍動脈・胎盤・静脈管（アランチウス管）・臍静脈が存在し、ガス交換は胎盤で行われるため肺へ流れる血流が少ないという特徴がある。出生に伴う第一呼吸と同時に肺血管抵抗が低下し肺血流量が増加することにより、血液中の酸素分圧が上昇する。同時に動脈管を通る血流は急激に減少する。ほとんどの新生児の動脈管は生後72時間には閉鎖する。

低出生体重児の呼吸の特徴として①肺サーファクタントの産生能が未熟である、②呼吸中枢が未熟なため無呼吸が起こりやすい、③肺胞換気面積が相対的に小さく呼吸数が多い、④気道が狭く浮腫や分泌物による狭窄が起こりやすいことなどがあげられる。とりわけ低出生体重児の呼吸は未熟性が顕著で重症の呼吸障害が起こりやすい。

また低出生体重児では肺サーファクタントの産生能が未熟であるため呼吸窮迫症候群を起こしやすく、その改善のため人工サーファクタントを投与すると、肺血管抵抗が低下して動脈管を介する左→右シャントが生じ肺出血や心不全を起こすことがある。

問題 2 ディベロップメンタルケア（Developmental care）は、これまでの治療と診断中心の新生児医療から、個々の子どもに目を向けてより侵襲の少ないケアによって心身のすこやかな発育発達をめざし、①あたたかい心をはぐくむ優しさの医療と看護を提供して子どもの心（高次脳機能）を守り、②適切な発達を促進する環境（音・光など）と刺激（語りかけなど）を提供し、③家族を視野においた医療と看護によって母親と子どものきずなを損なわない配慮を行うものである。

在胎週数の短い低出生体重児は、低緊張であり体幹や四肢が伸展して平らな姿勢をとりやすい。胎内環境に近い屈曲姿勢をとることをポジショニングといい、身体全体をタオルやクッションで包み込むことをスワドリングという。修正30～32週ごろまでは、低出生体重児にとって落ち着ける快適な姿勢をとること、睡眠を導入すること、全身の屈筋の緊張を高めて正中位指向を促し不良姿勢を予防することを目的に行う。体軸が一直線上になるように、頭枕や抱き枕の高さを調整し、後頭部・背中・殿部を保持する。また児の頭または背中と殿部を両手で優しく包み込むことで（ホールディング）落ち着きやすくなる。

問題③ 未熟児網膜症は、発達途上にある網膜の組織が異常増殖し、重症の場合には失明にもつながる疾患である。過剰な酸素投与をはじめ多因子がかかわる疾患である。発症しない場合もあり、定期的な眼底検査が必要である。

低出生体重児に対する親の認知・解釈は、親子の相互作用の積み重ねにより発達すると考えられている。母子相互作用は、母親の心の傷をいやし、親としての自信や達成感を高める。子どもと家族が心地よく過ごせるようにあたたかく見守ることが大切である。

また説明の際には、親に対する医療者の言葉づかい、声の調子、表情、雰囲気などに敏感になっていることに配慮し、ゆっくりと落ち着いた態度で話し、質問に適切に答えることが安心につながる。

NICUに子どもが入院すると、当面は親としての役割が果たせないように思われがちであるが、面会に来て子どもと見つめ合い、語りかけながら子どもの素肌に触れる、なでるなどのタッチケアを行うことにより親子のきずなを深めることができる。

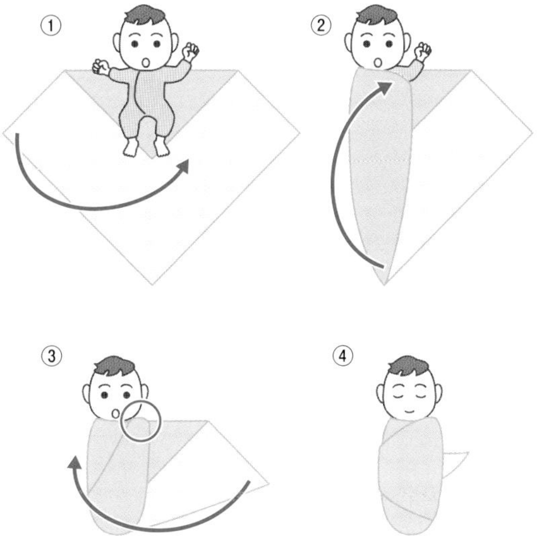

図1　スワドリング

参考文献

5）奈良間美保ほか：小児看護学概論　小児臨床看護総論、第14版、系統看護学講座-専門分野Ⅱ、小児看護学１、p.30～90、p.177～182、p.252～268、医学書院、2019

6）奈良間美保ほか：小児臨床看護各論、第14版、系統看護学講座-専門分野Ⅱ、小児看護学２、p.18～58、医学書院、2019

問題1 ▶ 正解4

在胎週数が短いほど動脈管の閉鎖が起こりにくく再開通しやすい。肺血管抵抗が下がらずに肺高血圧症が持続して右→左シャント（アイゼンメンジャー化）が生じ、全身に低酸素血が送られるためチアノーゼが出現する。

問題2 ▶ 正解1

ディベロップメンタルケアは、適切な発達を促進する環境（音・光など）と刺激（語りかけなど）を提供し、より侵襲の少ないケアによって心身のすこやかな発育発達をめざすものである。

問題3 ▶ 正解1

早産・低出生体重児は未熟児網膜症を合併しやすい。発症しない場合もあるが定期的な眼底検査が必要である。「誰にでも起こりうる」「心配はない」と現時点で説明するのは不適切である。

（深谷久子）

5

母性看護学

事例 1　産褥期の乳汁分泌促進ケア

XYさん（35歳、経産婦）は、夫（35歳）と長女（5歳）、次女（3歳）の4人家族である。近くのZ病院で正常分娩により男児を出産し、本日は産褥3日である。産褥子宮の復古状態は、血性悪露の排泄も少なくなり、子宮底臍下2横指で硬度はよいが、授乳時には下腹痛がある。現在、発熱はなく産後の四肢の筋肉痛の訴えはない。乳房組織の乳頭は両方ともに陥没はみられず、乳腺は左右とも3本ほど開いているが緊満状態で痛みが続いている。夜間の授乳で睡眠不足はあるが食欲はあり顔色もよい。訪室の看護師にXYさんは「お産が終わっても、お腹は痛いし、おっぱいは痛いし、痛いところばかり。これから3人の育児をしなくてはならないので憂鬱です」と話をした。

学習のキーポイント

この設問は、産褥期の乳汁分泌促進ケアの事例である。産褥期の看護では、母体の健康状態のアセスメントをウネルネスの視点で基本的な知識をまとめておくことは大切である。国試問題でも最も出題されると予測しておこう。次の3つのポイントで正解をみつけよう。

❶産褥3日目の健康状態のアセスメントと母乳分泌機序および乳房ケアを考えよう。
❷産褥3日目の健康状態のアセスメントで子宮復古について知識を整理しよう。
❸経産婦の育児に対する悩みを看護師はどのように受け止めたらよいのか。産褥母体疲労の訴えはどうか。産後の自尊感情と自己概念はどうか考えてみよう。

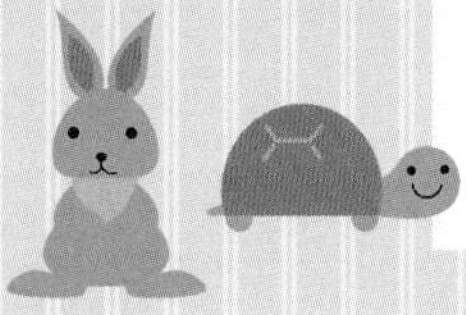

問題 1　XYさんの母乳分泌についてのアセスメントで正しくないのはどれか。

1．プロゲステロンは母乳分泌を促す。
2．オキシトシンは射乳を引き起こす。
3．初乳はラクトアルブミンやラクトグロブリンを含んでいる。
4．母乳は免疫グロブリンIgAを多く含んでいる。

問題 2　XYさんの現在の子宮の状態をアセスメントすると正しくないのはどれか。

1．子宮収縮状態はよい。
2．乳腺炎である。
3．後陣痛がある。
4．悪露の排泄は正常である。

問題 3　XYさんを看護するとき、現在の状態で適切なケアはどれか。

1．授乳を中止して様子をみましょう。
2．乳頭のマッサージをしましょう。
3．乳房を温罨法しましょう。
4．乳房をマッサージしましょう。

問題 4 XYさんへの看護師の対応で最も適切なのは次のどれか。

1．３人の子育てをしている人はいますよ。
2．育児がつらいのですね。
3．おっぱいの痛みを解決しましょう。
4．赤ちゃんがかわいいと思えないのですね。

正解&なっとく Column

問題 1 下垂体前葉から分泌されるプロラクチンは、妊娠中に増加するが、胎盤で産生される大量のプロゲステロンとエストロゲンがプロラクチンの作用を抑制している。分娩が終了し胎盤が排出されるとプロゲステロンとエストロゲンが急速に消失して相対的にプロラクチンの作用が強化され、乳汁産出が促進される。同時に、乳児の吸啜刺激により下垂体後葉よりオキシトシンが分泌される。オキシトシンは乳腺細胞・細乳管の筋上皮細胞を収縮させる作用があり、その結果、射乳が起こる。

産褥２日ごろから水様性半透明な初乳の分泌が始まる。初乳はラクトアルブミンやラクトグロブリンなどの易消化性のタンパク質を多量に含み栄養価が高い。母乳中には免疫グロブリンとしてIgAが多く含まれ、乳児の腸管粘膜表面をおおい、細菌の腸管粘膜への付着を防御している。

問題 2 乳房痛の原因としては、うっ滞性乳腺炎と急性化膿性乳腺炎がある。両者の鑑別は困難で一般に前者のほうが後者に比べて発熱・悪寒などの症状は軽く、発症時期も前者では産褥１週間以内が多いのに比べて後者では産褥２～３週間ごろに多く認められる。

問題 3 乳汁分泌を促すためには、頻回に授乳し排乳することにより乳汁産生を高める。スムーズに排乳させるためには乳腺開口を促す乳頭マッサージを行ってから乳房マッサージや温罨法を行い、血液循環をよくする。精神的ストレスを軽減してリラックスすることもホルモン分泌を高める。児の吸啜刺激は乳腺開口の効果がある。温罨法や乳房マッサージは乳腺が複数開口後に実施する。一方、うっ滞性乳腺炎が診断された乳汁分泌抑制のケアは、吸啜刺激を与えず、血液循環を抑制するために乳房を圧迫固定したり、必要に応じ冷罨法を行う。分泌抑制のため医師が薬剤投与を検討することもある。

問題 4 産褥期の１～３日ぐらいは母体疲労のケアが優先される。さらに産後の自尊感情と自己概念も考えながら、退行現象と進行現象のケアが必要である。XYさんは乳房痛により育児困難を感じているとアセスメントしたら、まずは乳房痛を改善することが重要なケアである。

問題1 ▶ 正解1
分娩終了後に胎盤が排出されるとプロゲステロンとエストロゲンが急速に消失し、相対的にプロラクチンの作用が強化され、乳汁産出が促進されるので、1が正解となる。

問題2 ▶ 正解2
産褥３日で乳房痛は、乳腺の開口が３本と少なく乳汁うっ滞状態を示しているが、発熱・悪寒等が認められなく、現時点では乳腺炎とはいえず、2が正解である。

問題3 ▶ 正解2
乳腺開口が不十分なため乳汁のうっ滞が生じている。まずは乳腺開口部の乳頭マッサージが必要であるので、2が正解となる。

問題4 ▶ 正解3
乳房痛により育児困難を感じているため、まずは乳房痛を改善することが重要なケアであるので、3が正解となる。

（内藤直子）

事例 2　双胎妊娠の妊産婦の看護

XYさんは、35歳の初産婦であり、近くの図書館の司書として働いている。同級生の夫と結婚して３年経過しても妊娠しなかった。子どもを産みたい強い思いがあり、夫婦で相談して不妊症治療を受け妊娠した。Z病院で経腟超音波検査を受けた結果、子宮内に胎嚢が１つ、心拍は２つ認められ双胎妊娠（１絨毛膜性双胎）と診断され、夫婦は驚きと喜びと不安でいっぱいになった。

学習のキーポイント

この設問は、不妊症の治療後に双胎と診断された妊産婦の事例である。双胎の特徴を踏まえ看護を導き出そう。次の３つのポイントで正解をみつけよう。

❶双胎の医学的特徴を確認しよう（一卵性双胎、二卵性双胎、双胎間輸血症候群、多胎の合併症）。

❷双胎の関連法規に注目しよう（母子健康手帳、産前・産後休暇）。

❸母児の状態をアセスメントし、また、妊娠中から育児や授乳の知識、技術、家族の協力体制をアセスメントし、切れ目のない支援が受けられるよう、不妊症治療後の双胎妊婦の不安や心配を考えよう。

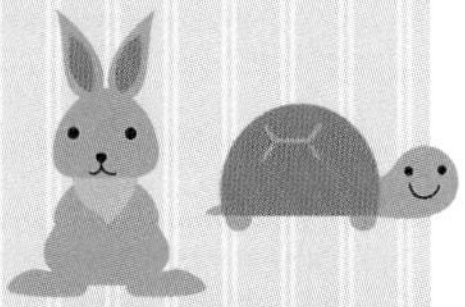

問題 1　XYさんへの説明で正しいのはどれか。

1．二卵性双胎です。

2．予防的に頸管縫縮術を行いましょう。

3．双胎間輸血症候群のリスクがあります。

4．日本では出生率が低下しているので、双胎も減少傾向にあります。

問題 2　今後の経過で起こりやすい異常はどれか。

1．早産

2．前置胎盤

3．臍帯脱出

4．羊水過少症

問題 3　双胎妊婦の母子保健にかかわる制度について正しいのはどれか。

1．本人の申し出により、産前休業は妊娠34週から取得できる。

2．母子健康手帳は２冊交付される。

3．出産育児一時金は、単胎でも多胎でも同じである。

4．妊婦健康診査の費用は２倍かかる。

問題 4 その後の健診で、XYさんは「子どもがほしくて不妊症の治療をしましたが、まさか双子を授かるとは思っていませんでした。私は無事に出産できるでしょうか。2人の子どもを育てる事ができるでしょうか」と不安な表情で話された。このときの看護者の援助で正しいものはどれか。

1．産科異常の頻度が高いことやその症状の詳細を説明して注意を促した。
2．家事や運動をすべて制限するように話した。
3．出産や育児用品の準備は、２人分のため、早くするように勧めた。
4．多胎児のサークルや育児支援の関連資料を紹介した。

正解&なっとくColumn

問題 1 双胎妊娠の基礎知識である。多胎妊娠で２児は双胎、３児を品胎、４児を要胎とよぶ。双胎の分類は一卵性双胎と二卵性双胎である。膜性診断は重要で、２絨毛膜２羊膜双胎（DD双胎）、１絨毛膜２羊膜双胎（MD双胎）、１絨毛膜１羊膜双胎（MM双胎）の３つのパターンがある。１絨毛膜性双胎は双胎間輸血症候群（TTTS）を起こしやすく、TTTSは胎盤表面の双胎間の血管吻合を通じて両児に循環不全が生じたり、IUGR、FGR、貧血、多血（TAPS）、１児死亡などが起きやすい。生殖補助医療の進歩により１絨毛膜性双胎は増加傾向にあり、全妊娠に比較し体外受精法で約３倍、顕微授精法で約13倍の増加になる。頸管縫縮術は頸管無力症に対して行う。

問題 2 多胎妊娠の問題点は、早産と胎児発育不全（fetal growth restriction；FGR）である。双胎妊娠は、単胎妊娠に比べ合併症のリスクも高い。2016年の多胎分娩の低出生体重児の頻度は71.2%と高率である。他に妊娠糖尿病、妊娠高血圧症候群などもある。

問題 3 医療保険から支給される出産育児一時金、配偶者出産育児一時金は一児ごとに支給されるので支給額は児の人数倍になる。単胎妊娠では妊娠34週から、多胎妊娠では妊娠26週から産前休業をとることができる。

問題 4 多胎児特有の成長・発達過程があり、妊娠中から育児の知識、技術、家族の協力体制をアセスメントすることが大切である。妊婦と家族が安心して切れ目のない支援が受けられるよう地域へとつなげ、保健所などと連携し多胎児グループの紹介などを行う。本事例は、不妊治療を経て貴重児を出産する母親の心理状態、多胎児妊娠に対する戸惑いや罪責観から、出産後の育児困難も予想され、児童虐待のリスク因子となることを理解しておく。また。多胎妊婦では運動は禁忌であるが、家事労働に関しては妊娠経過が良好であればすべて制限の必要はない。出産や育児用品の準備は、早産になりやすいため早い時期に行うことが望ましいが、XYさんの不安の心情を理解し少しずつ進められるよう援助する。

参考文献

1）渡邊浩子他：マタニティサイクルにおける母子の健康と看護、p.293～294、p.341～342、メヂカルフレンド社、2019

問題1 ▶ 正解3	問題2 ▶ 正解1	問題3 ▶ 正解2	問題4 ▶ 正解4
１卵性双胎（１絨毛膜性双胎）は、双胎間輸血症候群の危険が高い。	双胎の早産は2008年の人口動態統計は54.3%で単胎の10倍と高い。	母子健康手帳は子ども１人につき１冊交付される。	Yさんは不安が強いため、医療機関と保健所などが連携し多胎児グループの紹介など情報提供が有効である。

（内藤直子／朝岡みゆき）

事例 3　緊急帝王切開術を受けた産婦

Aさん（38歳、初産婦）。身長152cm、非妊時体重52kg、妊娠中の体重増加量は11kg、妊娠36週5日時点の胎児推定体重は3,000gであった。既往歴はなく、妊娠経過に異常はみられなかった。妊娠40週5日、午前6時より10分ごとに子宮収縮があり、午前9時に入院した。血圧122/76mmHg、脈拍82回/分、体温36.9℃。入院時に破水感があり診察したところ、子宮口3cm開大、透明な羊水の流出が少量みられた。分娩監視装置を装着した結果、陣痛周期5分、陣痛発作持続時間30秒、胎児心拍数基線150bpm、基線細変動6～25bpm、一過性徐脈はみられなかった。胎児心拍の最良聴取部位は、左臍棘線中央であった。

学習のキーポイント

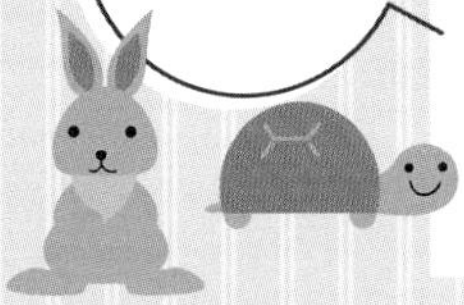

この設問は、緊急帝王切開術を受けた産婦の事例である。次のポイントから正解をみつけよう。

❶各測定値と観察結果から正常・異常を判断しよう。
❷緊急帝王切開術になった場合に起こりやすい心理状態とその対応を理解しよう。
❸Aさんの発言から不安の内容の本質をとらえ、支援方法を考えよう。

問題 1　Aさんのアセスメントで適切なのはどれか。

1．妊娠中の体重増加量が推奨量を逸脱している。
2．前期破水である。
3．分娩第2期である。
4．胎児心拍は異常である。
5．胎児は第1頭位である。

問題 2　午後8時、子宮口8cm開大時に回旋異常で分娩停止の診断を受け、緊急帝王切開術となった。児の出生体重は3,600g、アプガースコアは1分後8点、5分後9点であった。その後、児は順調に胎外生活に適応している。産後3日目、帝王切開術後の創部に離開や感染徴候などはみられない。子宮底は臍下1横指、硬度はテニスボール様、悪露は赤色少量である。3～4時間ごとに自律授乳をしている。「帝王切開になってしまって、自分で産んだ実感がありません。赤ちゃんの世話をしようと思うけど、気持ちが落ち込んでしまいます」と話す。

このときの看護師の対応として、最も適切なものはどれか。

1．「身体の回復は順調ですよ」
2．「日数が経てば、気持ちの落ち込みもなくなりますよ」
3．「お産や今の気持ちについてお話ししましょう」
4．「しばらく授乳はお休みしましょう」
5．「退院後の赤ちゃんの生活についてお話ししましょう」

問題 3 産後５日目。Ａさんは「夫は仕事が忙しく帰宅が遅いので、退院したらほとんどひとりで育児をすることになります。両親は高齢で遠方に住んでいるので、手伝いには来られません。帝王切開なので身体の戻りが心配で、自分ひとりで育児や家事ができるのか不安です」と話す。看護師の対応として、最も適切なものはどれか。

1．「退院後ひとりで育児をされる方もいらっしゃるので、大丈夫ですよ」
2．「帝王切開後の方にお話を聞いてみましょう」
3．「退院後に、保健師さんに訪問してもらいましょう」
4．「居住地域で利用できる家事支援サービスを一緒に見てみましょう」

正解＆なっとく Column

問題 1 分娩に関する基本的な知識として、分娩の時期、破水の時期、胎児の状態の定義や正常値を理解しておくことが必要である。非妊娠時のBMIに応じた妊娠中の推奨体重増加量は、やせ（BMI＜18.5kg/m^2）では10～12kg、標準（18.5≦BMI＜25.0kg/m^2）では10～13kg、肥満１度（25.0≦BMI＜30.0kg/m^2）では７～10kg、肥満２度以上（BMI≧30.0kg/m^2）では個別対応（上限５kg）である。分娩第１期の破水であるので、早期破水である。胎児心拍は、胎児心拍数基線・基線細変動ともに正常範囲内であり、一過性徐脈もみられないため、異常ではない。

問題 2 緊急帝王切開術後の女性では、妊娠期に思い描いていた出産とは異なる状況となったことから、自然分娩ができなかった喪失感、夫や児に対する罪責感などを抱くことも多い。出産体験の受容が困難な場合には、児との生活への適応の遅れや母親役割獲得に影響を与えることもある。緊急帝王切開術後の女性の心理状態の把握と支援は、看護の重要な視点である。

問題 3 退院後のサポート不足が予測され、児との生活について不安を抱えている。現在のＡさんにとって、家事・育児のサポート不足が最も大きな問題であり、それに対応することが優先される。

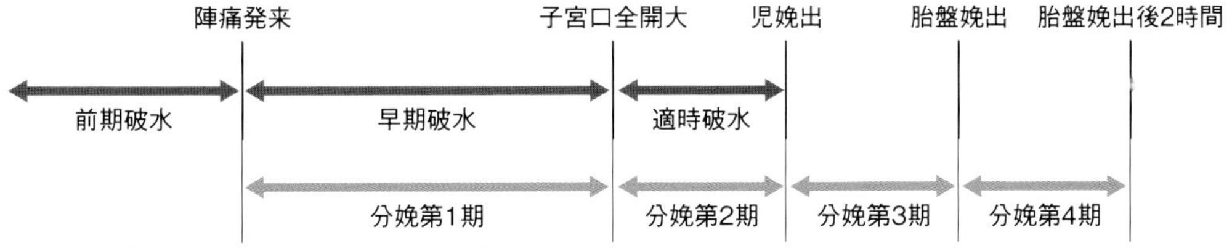

図１　分娩の時期・破水時期による区分

引用文献
1）厚生労働省：妊娠前からはじめる妊産婦のための食生活指針－妊娠前から、健康なからだづくりを、解説要領、https://www.mhlw.go.jp/content/000776926.pdfより2021より2021年６月９日検索
2）橋本佳奈子ほか：緊急帝王切開で出産した初産婦の出産に対する思い、日本助産学会誌、33（１）：103～114、2019

問題1 ▶ 正解5
胎児心拍の最良聴取部位が左臍棘線中央ということは、児背は母体の左側にあるため、第１頭位である。

問題2 ▶ 正解3
経腟分娩から緊急帝王切開術となり、出産体験の受容が難しい状況にあると推測される。出産の想起や今の気持ちについて話す機会は、自分の出産への思いを整理し、出産体験を客観的にみる助けとなる。

問題3 ▶ 正解4
居住地域の自治体で受けられる家事・育児支援等の社会資源に関する情報提供を行い、利用について一緒に検討することは、退院後の不安を軽減するうえで大切な支援である。

（白石三恵）

事例 4　新生児のアセスメントとケア

在胎38週2日、1回経産婦から経腟分娩で出生した女児。妊娠経過に問題はなかった。出生直前の胎児心拍は、胎児心拍数基線が140bpm、基線細変動は6～25bpm、出生直前には高度変動一過性徐脈がみられていた。出生時、頸部に1回臍帯巻絡がみられた。分娩所要時間は10時間30分であった。

学習のキーポイント

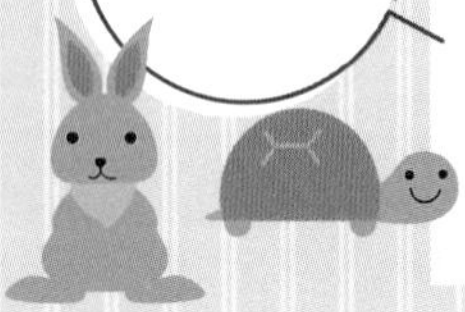

この設問は、分娩直後の児のアセスメントとケアの事例である。次のポイントから正解をみつけよう。

❶バイタルサイン、身体計測値の正常範囲を理解しよう。
❷胎外生活適応が順調であるが、医療介入が必要かを判断しよう。
❸光線療法中の観察・ケアの注意点を理解しよう。

問題 1　出生5分後の身体所見は、体温36.7℃、呼吸数56回/分、心拍数142回/分。呻吟あり、$SpO_2$95%。大泉門は平坦、骨重積なし、産瘤あり。胎脂は腋窩のみ、毳毛は背中の1/2にある。四肢は屈曲しており左右対称の姿勢である。四肢末梢にチアノーゼがある。身長48.0cm、体重2,550g、頭囲32.0cm、胸囲31.0cm、外表奇形はみられなかった。この児のアセスメントで適切なのはどれか。

1．低体温である。
2．呼吸障害がある。
3．筋緊張が弱い。
4．低出生体重児である。

問題 2　生後3日目。体温37.2℃、呼吸数41回/分、心拍数135回/分、体重2,400gであった。排尿は12回/日、排便は3回/日である。便は濃い黄緑色であった。外陰部から乳白色の帯下の排出がみられた。経皮ビリルビン値は12.0であった。母親の乳房緊満は軽度、乳管開通数は左右各5本であり、2～3時間ごとに自律授乳をしている。児の哺乳力は良好である。このときの看護師のケアとして、適切なものはどれか。

1．人工乳を補足する。
2．排便を促す処置を行う。
3．クベースに収容して経過観察をする。
4．帯下は問題ないと母親に説明する。

問題 3 生後４日目、経皮ビリルビン値は14.5、血清ビリルビン値は16.0mg/dLであり、光線療法を開始することになった。体温36.9℃、呼吸数36回/分、心拍数126回/分、体重は2,360gであった。母乳のみ哺乳している。光線療法中の児のケアで、適切でないものはどれか。

1．経皮ビリルビン値を定期的に測定する。
2．体温を定期的に測定する。
3．排泄物の量・性状を観察する。
4．母乳栄養を継続する。
5．性腺を保護する。

正解&なっとく Column

問題 1 出生直後の児のバイタルサインの正常範囲、成熟徴候を理解することが大切である。体温の正常範囲は36.5～37.5℃、低出生体重児とは2,500g未満で出生した児をいう。四肢は屈曲し左右対称であるため、筋緊張は良好である。

問題 2 生理的体重減少率の正常範囲、排尿・排便の回数・量・性状を理解しておく。生理的体重減少率は5.9%であり、現時点で人工乳の補足が必要とはいえない。排便回数は問題ない。また、便色から移行便であると推察され、生後３日目に応じたものであるため、排便を促す処置は必要ない。バイタルサインや身体の状態に異常はみられないため、クベースに収容して観察する必要はない。

問題 3 光線療法中には、体温管理、脱水予防、排尿・排便の観察、網膜や性腺の保護が重要である。輻射熱により体温上昇がみられることがあるため、定期的に体温を測定し、体温管理を行う必要がある。光線療法中は、光線により脂溶性のビリルビンが水溶性に変化し、ビリルビンが排出されるため、尿は濃黄色、便は黒緑色となり、排泄回数も増加する。母乳には多くの利点があるため、母乳栄養を中止する必要はない。

問題1 ▶ 正解2
呼吸障害の項目には、多呼吸（>60回/分）、鼻翼呼吸、陥没呼吸、シーソー呼吸、呻吟が含まれる。

問題2 ▶ 正解4
新生児帯下は、生後２日～２週ころに女児にみられることがある。胎児期に母体のエストロゲン・プロゲステロンが児に移行した結果生じる、生理的な現象である。

問題3 ▶ 正解1
光線療法中は、経皮ビリルビン値が血清ビリルビン値に先行して低くなることがあるため、経皮ビリルビンで体内の状態を正確に評価することはできない。血清ビリルビン値を、少なくとも１日１回測定し、評価する。

（白石三恵）

事例 5　正常な妊娠経過からの逸脱

Aさん（29歳、経産婦）。妊娠30週2日、朝7時から8〜10分ごとに下腹部に違和感があり、触ると硬く感じた。9時に妊婦健康診査があり、診察を受けたところ、体温36.9℃、脈拍72回/分、血圧134/82mmHg、尿糖（−）、尿タンパク（−）、子宮口開大2cm、子宮頸管長20mm、Hb11.2g/dL、Ht33.1％であった。胎児の推定体重は1,250gである。妊娠後期に入り、尿漏れと下肢の浮腫がある。既往歴はなく、それまでの妊娠経過に異常はみられなかった。

学習のキーポイント

この設問は、正常な妊娠経過からの逸脱した事例である。次のポイントで正解をみつけよう。

❶妊娠30週における所見から注意すべき点に気づこう。
❷Aさんの不安を軽減するためのかかわりを考えよう。
❸異常時に一般的に行われるケアを理解しよう。
❹児がNICUに入室するときの家族へのかかわり方を、母児の愛着形成やFamily-centered careの視点から考えよう。

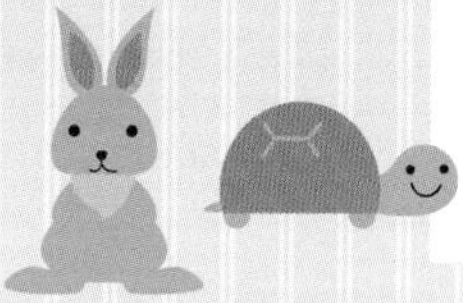

問題 1 Aさんの状態から疑われるものはどれか。

1．妊娠高血圧症候群　　2．切迫早産
3．貧血　　4．胎児発育不全

問題 2 診察の結果、Aさんは入院することになった。「急に入院になり、戸惑っています。上の子はまだ2歳なので心配です」と看護師に話した。夫は育児に協力的であるが、平日は仕事が忙しく帰宅が遅い。Aさんの実母は、近隣に居住しており、育児を手伝ってくれる。このときの看護師の対応で最も適切なものはどれか。

1．「お母様が上のお子様をみてくださるなら、心配ありませんよ」
2．「今は、治療のことだけを考えましょう」
3．「入院中の上のお子様のお世話について、ご主人、お母様とお話ししましょう」
4．「ご主人にしばらくお仕事を休んでいただきましょう」

問題 3 入院当日と翌日、Aさんは副腎皮質ステロイドホルモンの筋肉内注射を受けた。この処置により促進されるものはどれか。

1．児の体重増加　　2．児の動脈管の収縮
3．児の腸管の蠕動運動　　4．児の肺成熟

問題 4 妊娠34週2日の朝9時、経腟分娩で男児を出産した。アプガースコア1分後7点、5分後8点、出生体重1,900g。出生5分後から陥没呼吸がみられ、持続的気道陽圧（CPAP）を30分間実施した。その後、陥没呼吸は消失し、SpO_2は96%であった。早産児であるため、NICUに入室することになった。看護師の対応として、最も適切なものはどれか。

1．児の状態についての説明は夫に行う。
2．NICU入室前に、産婦と児が触れ合う時間をつくる。
3．産後に歩行可能となってから、NICUに訪問できるように調整する。
4．搾乳を翌日から始めることを説明する。

正解&なっとく Column

問題 1 妊娠後期によくみられる疾患の定義と診断基準を理解しておく。切迫早産とは「妊娠22週0日から妊娠36週6日までの妊娠中に、規則的な子宮収縮が認められ、かつ子宮頸管の開大度・展退度に進行が認められる場合、あるいは初診時の診察で子宮頸管の開大が2cm以上となっているなど、早産となる危険性が高いと考えられる状態」とされている。

問題 2 突然の入院にとまどう妊婦は多い。家族と生活を調整する時間を設けることで、妊婦の安心につながる。

問題 3 妊娠34週以前の早産が1週以内に予想される場合には、児の肺成熟を促すために、副腎皮質ステロイドホルモンを24時間ごとに2回注射することが推奨されている。

問題 4 児の病状の説明は父親だけでなく、両親に行う。児がNICUに入院している場合、愛着形成を促進するためにもできるだけ早く面会ができるように調整することが必要である。また、早産児の母親の母乳には、未熟な状態で生まれた児に必要な免疫物質やホルモン類、栄養素が多く含まれているため、直接授乳や搾母乳の利用が推奨されている。産後6時間以内に直接授乳や搾乳を開始した場合、24時間後には母乳が少量分泌されるようになるため、早めに開始するほうがよい。

参考文献

1）日本産科婦人科学会：産科婦人科用語集・用語解説集、改訂第4版、日本産科婦人科学会、2018.
2）日本産科婦人科学会・日本産婦人科医会：産婦人科診療ガイドライン産科編2020、p.136～141、日本産科婦人科学会、2020
3）日本新生児看護学会・日本助産学会：NICUに入院した新生児のための母乳育児支援ガイドライン、2010、http://shinseijikango.kenkyuukai.jp/images/sys%5Cinformation%5C20111129171724-2DD14C489C3CA9DF61B2B50D756F97E3C3E2E0AD0505DA931B5D2BAEB3844AE0.pdfより2020年12月16日検索

問題1 ▶ 正解2
定期的な子宮収縮があり、かつ子宮口の開大と子宮頸管長の短縮（30mm未満）がみられているため、切迫早産が疑われる状態である。

問題2 ▶ 正解3
Aさんが入院中の上の子の世話や家の中のことについて、家族と話し合えるように調整をすることが望ましい。

問題3 ▶ 正解4
副腎皮質ステロイドホルモンを24時間ごとに2回投与することで、児の肺の成熟を促し、呼吸窮迫症候群の発症リスクを低減できる。

問題3 ▶ 正解2
児が分娩室からNICUに移動する前に、短時間でも産婦と児が面会する時間を設けることは、愛着形成を促進するうえで重要である。

（白石三恵）

事例 6　分娩直後の新生児ケア

正常分娩で在胎38週2日、体重3,000g、身長50.0cmの児が出生した。出生直後、児に付着していた羊水をふき取り、インファントラジアントウォーマーの下で観察を行った。体温37.0°C、呼吸数56回/分、心拍数150回/分であった。頭部には産瘤、体幹の皮膚色はピンク色で四肢にはチアノーゼが観察された。出生5分後、皮膚色は全身ピンク色になり、強く啼泣しながら四肢を活発に動かしていた。心拍数130回/分、口腔内の羊水を吸引したところ、咳がみられた。

学習のキーポイント

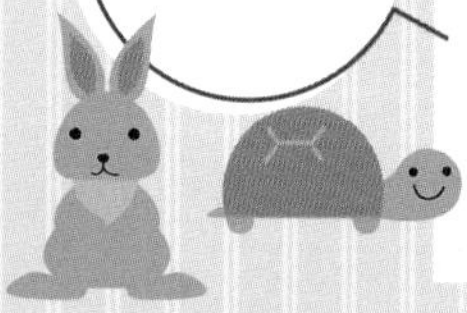

この設問は、分娩直後の新生児ケアの事例である。次のポイントから正解をみつけよう。

❶アプガースコアの採点は？
❷新生児蘇生法の初期処置は？
❸産瘤の病態生理は？

問題 1　出生5分後のアプガースコアはどれか。

1．10点
2．9点
3．8点
4．7点

問題 2　肩枕（肩の下に巻いたハンドタオルを敷く）を使用した気道確保の体位の保持のしかたを示す。適切なのはどれか。

1．
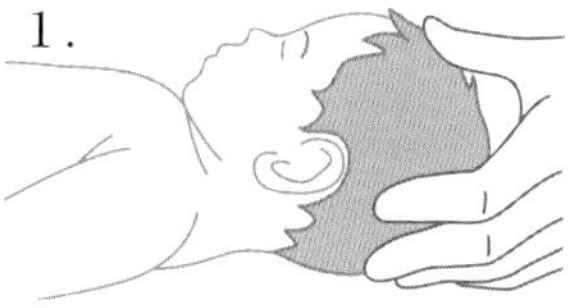
2．
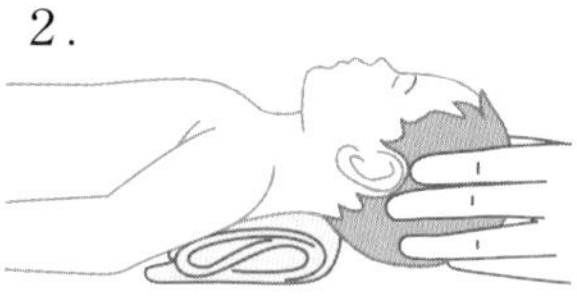
3．
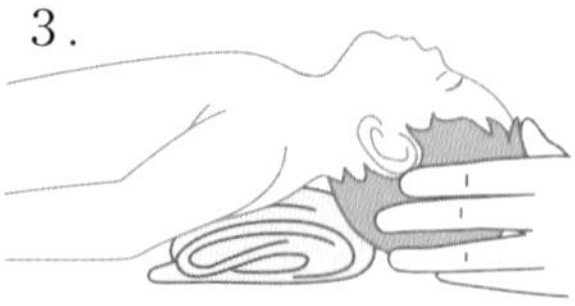

問題 3　頭部の触診にて産瘤がみられた。産瘤を示す図で適切なのはどれか。

1．
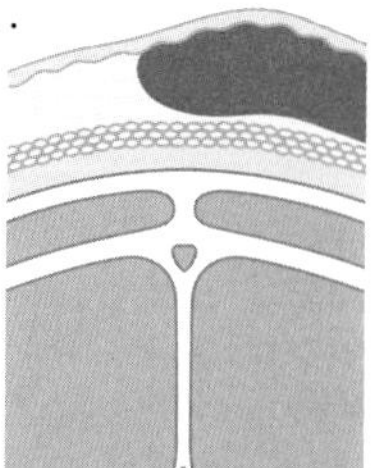
2．
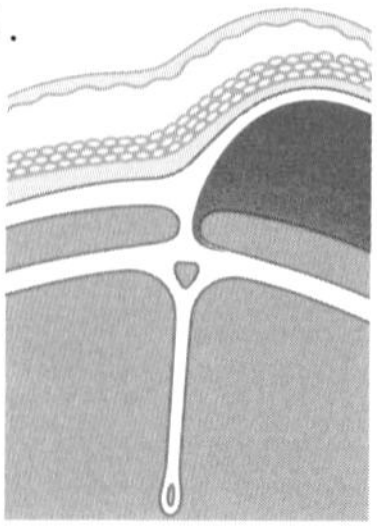
3．
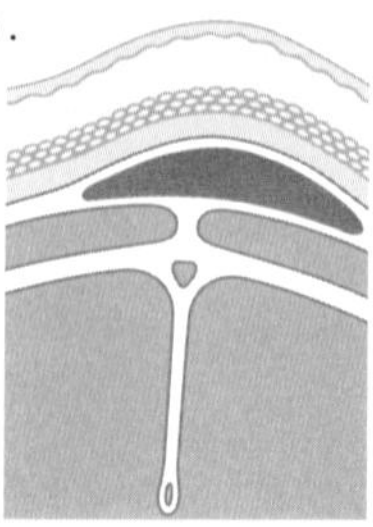

正解&なっとく Column

問題1 アプガー Apgar スコアは出生時の状態を評価する方法である。生後1分後と5分後に評価する。下記項目ごとに0～2点で採点し、その合計をみる。4～6点は第1度仮死、3点以下は第2度仮死と判定する（**表1**）。

問題2 仮死の徴候のある新生児は、ただちに仰臥位でスニッフングポジションsniffing positionをとらせることで気道確保をはかる。選択肢1は気道が閉塞している悪い状態である。選択肢3も同じく、児頭の過剰の後屈により気道が閉塞している悪い状態である。

問題3 選択肢2は頭血腫であり、産道通過時に産道と頭皮が擦れる横方向の力によって皮膚がよじれ、骨膜が骨から剥離して血管が断裂し出血するもの。特徴は波動を触れる腫瘤で、骨縫合を超えないことである。選択肢3は帽状腱膜下出血で、ほとんどの吸引分娩の症例に合併して生じ、頭皮を横方向に引っ張るために皮膚の中で最も脆い部分である帽状腱膜下の結合組織が断裂し、その静脈から徐々に出血が起こるものである。

表1　アプガースコア

徴候	スコア		
	0	1	2
皮膚の色 Appearance	チアノーゼ 蒼白	体幹はピンク 四肢はチアノーゼ	全身ピンク
心拍数 Pulse	欠如	100回/分未満	100回分以上
刺激に対する反射 Grimace	無反応	顔をしかめる	せき、くしゃみ
筋緊張 Activity	ぐにゃぐにゃ	やや屈曲	活発に動かす
呼吸 Respiration	欠如	弱い啼泣	強い啼泣

問題1 ▶ 正解1
皮膚色は全身ピンク色で（皮膚の色2点）、強く啼泣しながら四肢を活発に動かす（呼吸と筋緊張各2点）、心拍数130回/分（2点）、口腔内の羊水を吸引したところ、咳がみられた（刺激に対する反応2点）。合計10点となる。

問題2 ▶ 正解2
スニッフングポジションとして適切なのは、児頭の過剰の前屈や後屈のない状態である（選択肢2）。

問題3 ▶ 正解1
産瘤は、産道通過時の圧迫により、児頭先進部の頭皮と骨膜との間に生じたうっ血や浮腫である（選択肢1）。

（木内佳織）

事例 7 出産時の妊婦のアセスメント

Aさん（36歳、経産婦）は、夫と長男（３歳）との３人で暮らしている。妊娠40週０日、午前３時に15分に１回の陣痛を自覚した。その後、午前９時に10分に１回の陣痛を自覚するようになり入院した。このときは未破水であった。午後１時、体温36.8℃、脈拍64回/分、血圧126/70mmHgであった。Aさんに分娩監視装置を装着したところ、陣痛間欠４分、胎児心拍数基線は140bpmで、子宮収縮に伴って発生し、収縮がなくなると元に戻る一過性徐脈（最下点80bpm、60秒で回復）がみられた。午後２時、破水感があり医師が診察したところ、子宮口は７cm開大であり、羊水の流出がみられた。

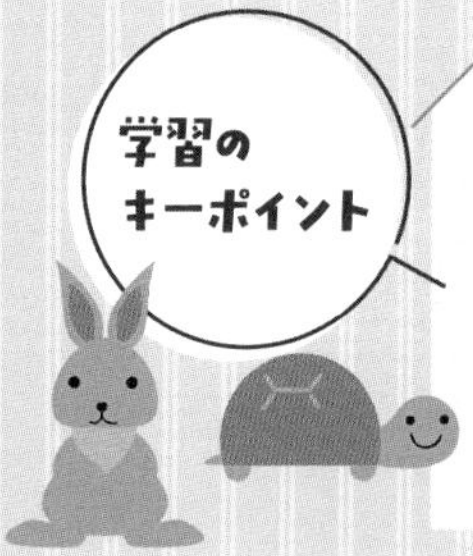

この事例は、出産時の妊婦のアセスメントの事例である。次のポイントで正解をみつけよう。

❶分娩第１～４期の定義は？
❷子宮収縮に伴って発生し、収縮がなくなると元に戻る徐脈は？
❸臍帯の圧迫によって生じる一過性徐脈は？

問題 1 午前９時でのAさんのアセスメントで適切なのはどれか。

1．分娩第１期
2．分娩第２期
3．分娩第３期
4．分娩第４期

問題 2 分娩監視装置で観察された一過性徐脈はどれか。

1．早発一過性徐脈
2．変動一過性徐脈
3．遅発一過性徐脈
4．遷延一過性徐脈

問題 3 破水後に変動一過性徐脈がみられた。胎児心拍陣痛図で適切なのはどれか。

1．
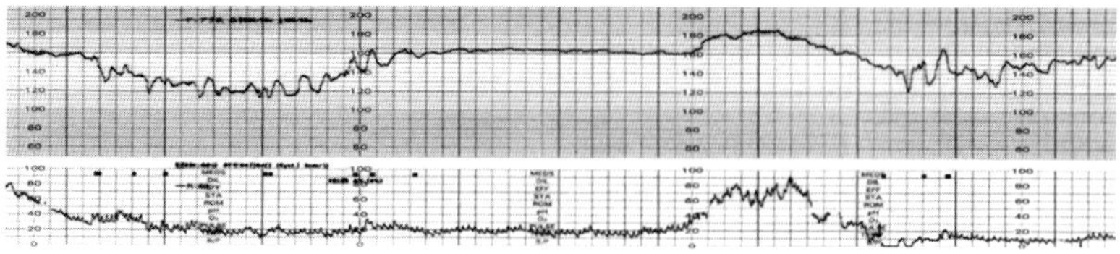

2.
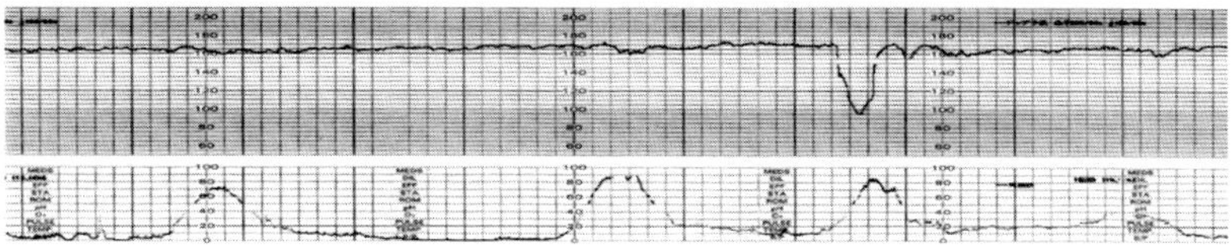

3.
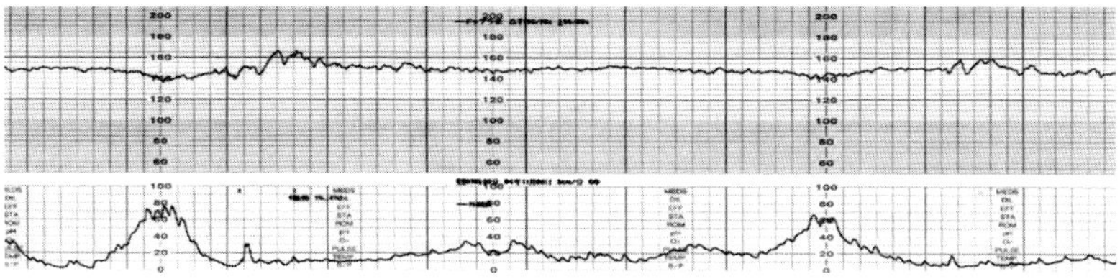

4.
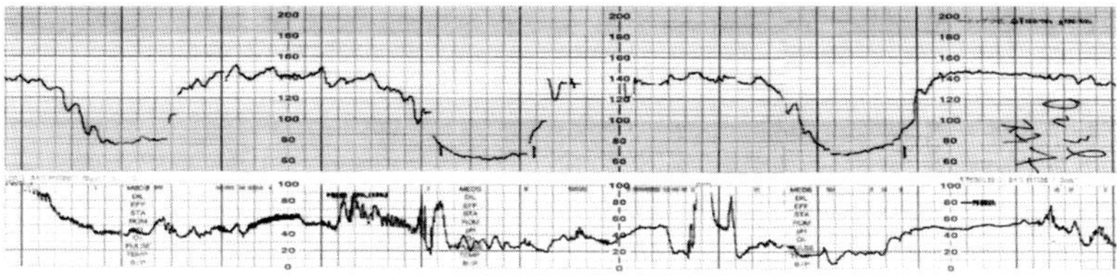

正解&なっとく Column

問題① 分娩第１期は「分娩開始時期から子宮口全開大まで」、分娩第２期は「子宮口全開大から胎児の娩出まで」、分娩第３期は「胎児娩出から胎盤娩出まで」、分娩第４期は「胎盤娩出から２時間後まで」である。

問題② **問題③** 早発一過性徐脈は子宮収縮に伴って発生し、収縮がなくなると元に戻る心拍数の低下で、心拍数減少の開始から最下点までの時間が30秒以上である。徐脈の最下点と子宮収縮の最強点が一致する（**問題３-写真３**）。変動一過性徐脈は15bpm以上の心拍数減少が30秒未満の経過で急速に起こり、元に戻るまでが15秒以上２分未満のものである。子宮収縮ごとに異なる波形を呈する（**問題３-写真２**）。遅発一過性徐脈は子宮収縮に伴って発生し、収縮がなくなると元に戻る心拍数の低下で、心拍数減少の開始から最下点までの時間が30秒以上である。徐脈の最下点が子宮収縮の最強点より遅れる（**問題３-写真４**）。遷延一過性徐脈は15bpm以上の心拍数減少で、２～10分間の徐脈である（**問題３-写真１**）

問題1 ▶ 正解1
午前9時に10分に1回の陣痛を自覚するようになったことから、分娩開始と判断できるため、分娩第1期となる。

問題2 ▶ 正解1
子宮収縮に伴って発生し、収縮がなくなると戻る一過性徐脈であることから、早発一過性徐脈である。

問題3 ▶ 正解2
変動一過性徐脈は15bpm以上の心拍数減少が急速に起こり、子宮収縮ごとに異なる波形を示すもので、**写真2**のパターンとなる。

（木内佳織）

事例 8　予定帝王切開術を受けた初産婦

Aさん（28歳、初産婦）は、夫（30歳）と２人暮らし。胎位が骨盤位であったため妊娠38週２日に予定帝王切開術を受け、3,050gの男児を出産した。麻酔は脊髄くも膜下麻酔で、術中の経過に異常はなく、出血量は480mLであった。弾性ストッキングを着用している。手術後１日でAさんのバイタルサインは、体温37.3℃、脈拍68回/分、血圧124/66mmHgであった。Aさんは、排ガスはあるが排便はない。術直後の検査でHb12.0g/dLであった。全身清拭後に膀胱留置カテーテルを抜去し、トイレ歩行を看護師とともに行った。その後「胸が苦しい感じがします。」と訴えた。手術後２日で、褥婦の乳房はⅢ型であり乳頭はやわらかく突出し、乳管開通は左右とも３、４本、乳房の緊満が軽度みられる。授乳時に「右の乳頭がヒリヒリして痛いです」と看護師に訴えた。手術後３日で、Aさんは看護師に「どうすることもできなかったのはわかっているのですが、自然なお産をしたかったです。赤ちゃんを産んだ実感がありません」と話した。

学習のキーポイント

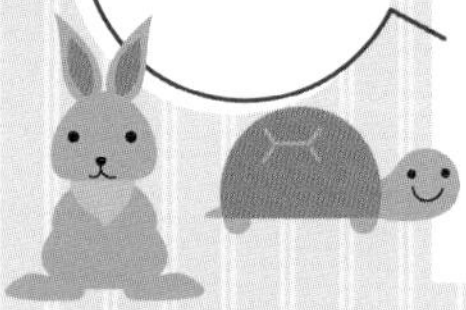

この設問は、予定帝王切開術を受けた初産婦の事例である。次のポイントで正解をみつけよう。

❶腹式帝王切開術の術後合併症は？
❷乳頭痛のケアとしてすべきことは？
❸出産体験を肯定してもらうための介入は？

問題 1　Aさんの手術後１日の術後合併症として最も注意すべきなのはどれか。

1．貧血
2．肺水腫
3．術後せん妄
4．深部静脈血栓症

問題 2　Aさんへの手術後２日の看護として最も適切なのはどれか。

1．右乳頭に冷罨法を行う。
2．右乳房での授乳を中止する。
3．児の抱き方、乳頭のくわえさせ方を観察する。
4．鎮痛薬の使用を医師に相談する。

問題3 Aさんへの手術後３日の看護として適切なのはどれか。

1．精神科の受診を勧める。
2．バースレヴューを一緒に行う。
3．次の出産も帝王切開になる可能が高いと説明する。
4．数日前に帝王切開術を受けた褥婦と話をするように勧める。

正解&なっとく Column

問題1 肺血栓・塞栓症は深部静脈血栓症（VTE）に起因する疾患であり、致命的で発症後１時間以内の死亡率が10%と高いため、早期発見・早期治療が必要である。腹式帝王切開術はVTEのリスクファクターの１つとされている。本事例では「胸が苦しい感じがします」と訴えがあり、肺塞栓が疑われるため注意して観察を行う。

問題2 乳頭痛や乳頭損傷の予防は、母親が適切な抱き方（ポジショニング、**図1**）と乳頭の含ませ方（ラッチオン、**図2**）を知り、出産早期から「赤ちゃんが欲しがるサイン」に合わせた授乳を行い、乳汁分泌を高めることといわれている。冷罨法や授乳の中止による有効性は実証されていない。鎮痛薬には母乳に移行するものがあり慎重な投与が必要なため本事例では不適切である。

問題3 バースレヴューとは出産の経過を振り返るもので、出産後３日以内に行うのがよいとされている。帝王切開術となったことで喪失感を抱いている褥婦に対し、精神科の受診や、同じ経験をした褥婦との共感を促す必要はなく、また次回の分娩方法を説明して不安をあおる必要もない。

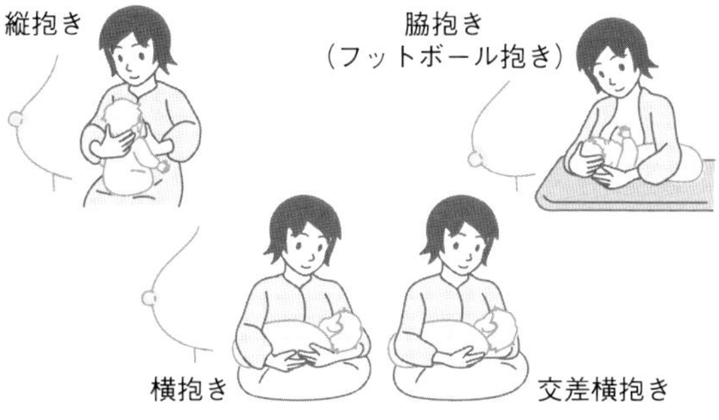

図1　母親の適切な抱き方（ポジショニング）

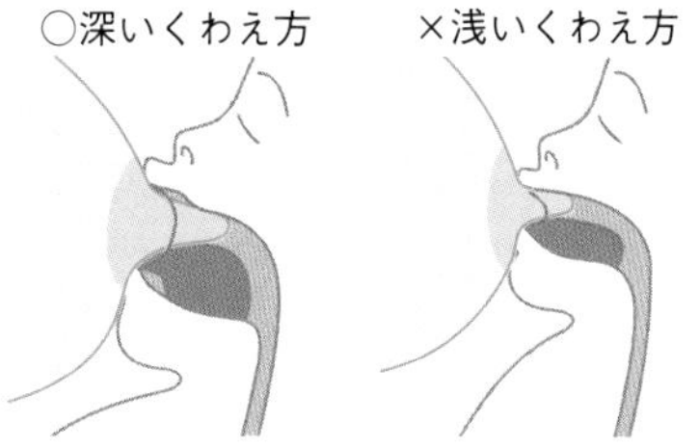

図2　乳頭の含ませ方（ラッチオン）

問題1 ▶ 正解4	問題2 ▶ 正解3	問題3 ▶ 正解2
肺塞栓が疑われるため注意を要する。	授乳時の乳頭痛を訴えているため、褥婦の児の抱き方や乳頭の含ませ方を観察し、適切な方法を指導する。	バースレビューを一緒に行うなど、褥婦が自分の出産を納得できるように支援することが必要である。

（木内佳織）

事例 9　妊娠25週切迫早産で入院後、妊娠33週に前期破水した妊婦

Aさんは20歳の初産婦である。妊娠25週の妊婦健康診査で不規則な子宮収縮と経管長短縮を認め、切迫早産で入院となった。入院後は子宮収縮抑制剤を内服し、安静に過ごしていた。妊娠33週２日、尿が漏れるような感覚があり、検査の結果、前期破水と診断された。そのとき、５分間ごとに規則的な子宮収縮がみられていた。Aさんは「破水してしまった。どうしよう、赤ちゃんは大丈夫でしょうか。お腹も痛い」と不安そうな顔をしている。

学習のキーポイント

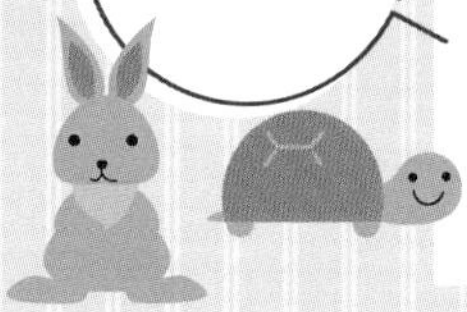

この設問は、妊娠25週で切迫早産と診断されて入院。その後妊娠33週で前期破水を起こした事例。次の３ポイントで正解をみつけよう。

❶20歳初産婦である。
❷入院後、切迫早産が進行することなく約８週間経過している。
❸突然の前期破水で、今後の経過と赤ちゃんのことを心配している。

問題 1　破水の診断として行う検査はどれか。

1．血液検査
2．ブロムチモールブルー（BTB）法
3．羊水検査
4．胎児心拍モニタリング

問題 2　このときの看護師の対応として不適切なものはどれか。

1．子宮収縮が増強する時には看護師を呼ぶよう伝える。
2．胎児心拍モニタリングを開始する。
3．シャワー浴を促す。
4．定期的にパット交換を行い、羊水流出状況を観察する。

問題 3　このときの看護師の声かけで不適切なものはどれか。

1．「ご主人に連絡をして、来てもらいましょう」
2．「わからないこと、気になることがあればいつでも聞いてください」
3．「急にいろいろなことが起きて不安ですね。そばにいますからね」
4．「これからお母さんになるんだから、しっかりしてください」

正解&なっとく Column

問題① 前期破水後の管理は、その後の母児の予後にも影響する。そのため、破水の確定診断は重要であり、臨床で最も簡便に行われている検査方法について理解しておく必要がある。

血液検査は、破水後の感染徴候の観察としては有用であるが、破水の確定診断とはならない。羊水検査は、胎児の染色体異常や先天性代謝異常の診断に用いられる。また、子宮内感染や胎児の肺成熟度、胎児well-beingの評価などにも利用される。胎児心拍モニタリングは母体の腹壁に陣痛計と胎児心拍数計を装着し、胎児の状態を評価する検査である。

問題②

[破水時の指導のポイント]

- 立位や歩行等は避け、横になった姿勢で、できるだけ早く病院に連絡する。
- 破水か否かがわかりにくい場合があるので、病院で検査してもらう。
- 入浴、シャワー浴は、上行性感染につながるため避ける。
- 急な入院になるため、入院準備が整っていないことが多い。妊娠28週ころまでには入院準備を済ませておくようにする。
- 上の子どもがいる場合は預ける人の確保、夫への連絡、就労している場合は職場への連絡等が必要となる。不安になる要素が多いことから、不安の軽減に努める。

[破水後の管理のポイント]

- 医師の指示に基づき、抗生剤が与薬される（内服または静脈内注射）。
- 感染兆候の観察
- 羊水流出状況（量、色、臭い、混入物等）の把握
- CTGモニターによる胎児管理
- 適宜パット交換を行い、清潔保持に努める。

[破水の分類]

分娩の経過		陣痛開始 ↓	子宮口全開大 ↓
破水の分類	前期破水（PROM）＜ preterm PROM（37週未満） / term PROM（37週以降）	早期破水	適時破水

（井上裕美ほか監修：病気が見える ver.10、産科、第4版、メディックメディア、2019より改変）

問題③ 若年妊娠であることから、家族背景や今回の妊娠の受け止め方、出産への準備状況、夫も含めたキーパーソン等の情報収集が必要である。妊娠33週で破水となり、不安を抱いているAさんに対し、不安の軽減につながる言葉かけが求められる。

問題1 ▶ 正解2
BTB検査は、簡便であり、破水の診断を行う際に最も一般的に用いられる検査法である。視診および内診と併用される。

問題2 ▶ 正解3
浴室内の菌が腟から侵入し胎児感染を引き起こす可能性があるため、破水後の入浴やシャワー浴を避ける。

問題3 ▶ 正解4
現在Aさんは不安を表出しており、このような産婦に対する声掛けは不適切である。

（佐々木睦子／小松千佳）

事例 10 常位胎盤早期剥離で緊急帝王切開術になった褥婦と新生児

29歳のＢさんは初産婦である。妊娠37週０日、突然かなり強い腹痛を自覚した。胎動は普段と比較して感じにくかった。家族が病院に連絡して、救急車で来院した。来院時の状況は、腹部はとても硬く、腹痛が持続している。性器出血が少量みられる。胎児心拍モニタリングを行い、遅発一過性徐脈が頻発している。医師より緊急帝王切開となることが本人と家族に伝えられた。同日、緊急帝王切開術で2,520gの男児を出産した。

学習のキーポイント

この設問は、妊娠37週の常位胎盤早期剥離の典型的な事例である。合併症をもつハイリスク妊産婦の増加により、周産期のクリティカル場面における観察ポイントについておさえておくことが必要である。次の４つのポイントで正解をみつけよう。

❶２常位胎盤早期剥離を起こしている。
❷胎児心拍モニタリングで、遅発一過性徐脈が頻発している。
❸緊急帝王切開術が行われた。
❹2,520gの男児が出生した。

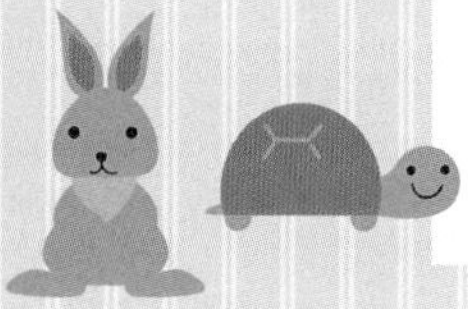

問題 1 この状況から最も考えられるものはどれか。

1．常位胎盤早期剥離
2．切迫早産
3．前置胎盤
4．過強陣痛

問題 2 緊急帝王切開術時の看護として、不適切なものはどれか。

1．どのような処置が行われるかわかりやすく説明する。
2．これまでの妊娠経過、既往歴、検査データを確認する。
3．本人・家族の精神状態に配慮する。
4．出生してくる児の蘇生器具、保育器、薬剤などの準備を行う。
5．連続した胎児心拍モニタリングは必要ない。

問題 3 緊急帝王切開術で2,520gの男児が出生した。出生後１分、やや弱く啼泣しており、心拍数は105回/分、体幹はピンクであるが、足底にチアノーゼがみられる。口鼻腔内吸引を行うと啼泣あり、四肢はやや屈曲している。次のうち正しいものはどれか、２つ選べ。

1．児は不当軽量児（LFD児）である。
2．１分後のアプガースコアは６点である。
3．ラジアントウォーマー下で保温を行う。
4．ただちに人工呼吸を開始する。
5．着衣する。

正解&なっとく Column

問題① 切迫早産とは、妊娠22週以降37週未満までの期間で早産にいたる可能性が高い場合をいう。過強陣痛は、陣痛の強さ、周期、持続時間の一部または全部が異常に強い場合をいい、Bさんには強い痛みが持続していることから過強陣痛とは考えにくい。過強陣痛の原因として子宮収縮薬の不適切な使用がある。

問題② 緊急帝王切開術では通常の看護ケアに加えて、本人および家族への不安の軽減が重要となる。常に優先度を考えた看護ケアを行う。緊急時であっても、産婦や家族に対する説明を適宜行う必要がある。あわせて最終飲食時間の確認も大切である。胎児心拍モニタリングで遅発一過性徐脈が頻発しており、出生直後に蘇生が必要となることが予想される。出生後の新生児に対する処置の準備が必要である。

表1　常位胎盤早期剥離と前置胎盤の鑑別点

	常位胎盤早期剥離	前置胎盤
出血の種類	主に内出血	主に外出血
出血の状態	陣痛とは無関係	陣痛発作時に多い
痛み	胎盤付着部に激烈	なし
子宮底	上昇する	上昇せず
外診	胎児部分不明瞭	胎児部分を触知
母体貧血	外出血量と相関しない	外出血量と相関する
分娩監視装置における胎児低酸素の所見	多い	比較的少ない
超音波所見	非特異的、胎盤後血腫	胎盤が内子宮口をおおう
播種性血管内凝固症候群（DIC）	合併しやすい	比較的少ない

（森恵美ほか：母性看護学各論、第13版、系統看護学講座、専門分野２、母性看護学２、医学書院、2016より改変）

問題③ 緊急帝王切開は全身麻酔下で実施されることから、出生した新生児はスリーピングベビーのリスクがあることを考慮して出生直後の看護アセスメントを考える。胎児発育曲線による新生児分類により、この新生児は相当重量児（Appropriate-For-Dates infant）である。新生児看護の原則は①保温、②栄養、③感染防止、④母子関係の確立である。出生後１分の時点でやや弱く啼泣しており、心拍数は105回/分であることから、すぐに人工呼吸を開始する必要はない。ラジアントウォーマーで呼吸状態の観察、全身状態の観察が優先される。着衣の優先順位は低く、細やかな観察を続けるためには着衣をしていないほうが効率的である。

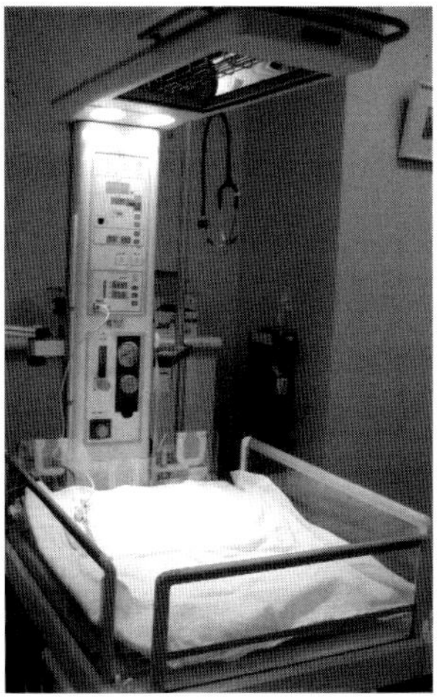

上部ヒーターから遠赤外線が輻射熱となり、児の身体を温める。保温下で処置ができるため、出生時に用いられる

図1　ラジアントウォーマー

問題1▶正解1
突然の強い腹痛、腹部の板状、少量の外出血、胎児機能不全（遅発一過性徐脈）は常位胎盤早期剥離が疑われる兆候である。

問題2▶正解5
胎児心拍異常がみられており、緊急帝王切開術が決定した後も、引き続き連続したモニタリングを行い、胎児の健康状態を観察する必要がある。

問題3▶正解2、3
出生後１分のアプガースコアは、皮膚の色１点、心拍数２点、刺激に対する反応１点、筋緊張１点、呼吸１点の計６点である（p.205、**表1**参照）。出生直後のラジアントウォーマー下での保温は適切である。

（佐々木睦子／小松千佳）

事例 11 高年初産婦で母乳栄養がうまくいかずマタニティーブルーズになった褥婦

Cさんは40歳の初産婦である。現在、産褥４日目。新生児の体重は2,976g、体重減少率は－9.7％である。Cさんの乳房の状態は、乳房タイプⅡ、乳管開通は左右ともに２～３本ずつ、乳汁分泌は少量である。乳房緊満感は軽度である。児は頻回に啼泣しており、Cさんは夜中も母子同室で頻回授乳をしている。児の吸啜は良好である。看護師が訪室すると、Cさんは流涙しており、「赤ちゃんは頑張って吸っているのにお乳が出ない」「母乳で育てたいと思っているけど、もう無理かしら」「夜もずっと授乳をしているから全然寝られない」などと話す。睡眠不足から食事もほとんど摂取できていない。

学習のキーポイント

この設問は、高年初産婦の産褥４日目で、母乳栄養がうまくいかず精神的に不安定な状況になっている事例である。次の６ポイントで正解をみつけよう。

❶40歳の高年初産婦である。
❷母体の復古経過は順調である。
❸乳汁分泌量が、産褥経過に比べて少ない。
❹新生児の体重減少率が－9.7％である。
❺睡眠不足と食事摂取量の不足が続いている。
❻マタニティーブルーズが推測される。

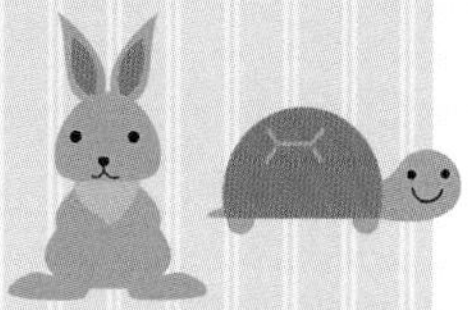

問題 1 このときの状況において不適切なアセスメントはどれか。

1．Cさんは高年初産婦である。
2．Cさんはマタニティーブルーズが考えられる。
3．児の哺乳量は適切な量である。
4．児の体重減少は生理的範囲内である。

問題 2 看護師の不適切な対応はどれか。

1．児の抱き方やラッチオンの状況についてアセスメントする。
2．マタニティーブルーズは誰にでも起こることを説明する。
3．夫や家族は忙しいので、心配させないよう連絡はしない。
4．乳房のセルフケアについて説明する。

問題 3 Cさんへの看護師の声かけとして不適切なものはどれか。

1．「お乳が出ないので、ミルクを足しましょう」
2．「頻回に母乳を吸わせることは効果があるので続けましょう」
3．「お母さんになったので頑張りましょう」
4．「睡眠がとれるように、夜間だけ赤ちゃんを預かりましょう」

正解&なっとく Column

問題① 乳管開通状況、乳房緊満、分泌量から産褥経過に応じた乳房変化がみられていない。児は満たされないため頻回に啼泣し、Cさんも頻回に授乳しているが十分な哺乳量には至っていない。その原因と解決に向けた適切な援助を考える。

35歳以上の初産婦を高年初産婦という。また19歳以下の初産婦を若年初産婦という。Cさんは流涙しており、発言内容や食事摂取ができていないことからマタニティーブルーズを考える。新生児の生理的体重減少は出生数日の間に起こり、出生体重の５～10％の体重減少をいう。Cさんの児は－9.7％であり生理的範囲内である。

問題② 母乳栄養がうまくいかないことが誘因となりマタニティーブルーズの症状がみられている。このようなときには、キーパーソンとしての家族の支えは効果的である。看護師は時間をとって話を十分に聞き、Cさんの頑張りを認める姿勢で寄り添う。マタニティーブルーズは一過性のものであるが、多くの褥婦が経験するといわれている。励ますことは症状悪化につながることを理解しておく。母乳育児の意欲がみられており、乳汁分泌は少しずつ増えてくると予測される。乳汁分泌を促進するため乳房のセルフケア、児のポジショニングやラッチオンの観察と指導が大切である。

［マタニティーブルーズ］

マタニティーブルーズは、産後３～５日を中心に10日ころまでに生じる一過性の抑うつ気分や涙もろさなどを症状とする。このとき、褥婦は気分が不安定であったり、「悲しくないのに、どうして泣けてくるのかわからない」などと、理由もなく泣いたりする。そのほか集中力困難、疲労、不眠、軽い混乱、頭痛、不安、怒り、イライラ、食欲不振などの症状がみられる。直接的な原因は不明であるが、分娩や産褥期に生じるホルモンの変動との関連が指摘されている[1)]。

問題③ 母乳栄養を希望しているCさんの気持ちを大切にしつつ、新生児の生理的体重減少率と現在の乳汁分泌量が少量であることから、人工乳補足は必要であると考える。ただし、母乳育児希望が強い場合、人工乳補足を受け入れられない褥婦もいるため、精神状態や新生児の全身状態等を観察し、慎重に進めていく必要がある。頻回の乳頭刺激は、乳汁分泌促進効果が期待できる。疲労や不眠もマタニティーブルーズの症状であるため、ゆっくり休息が取れるように環境調整を行うことは大切である。

引用文献

1）森恵美ほか：母性看護学各論、第13版、系統看護学講座、専門分野２、母性看護学２、医学書院、2016

問題1 ▶ 正解3
Cさんの乳房の状態、児の体重減少率から適切な哺乳量とはいえない。哺乳量の目安は、日数×10mLである。

問題2 ▶ 正解3
産褥期の不安定な精神状態であることから、キーパーソンである家族からの支援は重要である。

問題3 ▶ 正解3
マタニティブルーズの対応として、励ますことは症状を悪化させる可能性があることを理解する。

（佐々木睦子／小松千佳）

事例 12　急速遂娩後の子宮復古遅延により悪露の観察が必要な褥婦

Dさん、28歳初産婦。妊娠39週2日で陣痛が規則的になったため入院。陣痛発作はやや弱いが、胎児心拍モニタリングに問題はなかったため経過観察をしていた。分娩第Ⅱ期に入り、胎児心拍モニタリングで遅発一過性徐脈がくり返し出現したため、会陰の左側切開と鉗子による急速遂娩が行われた。出生児は呼吸状態が不安定なためNICUに入院となった。Dさんは分娩直後に出生児に触れたが、以後母子分離が続いており、直接授乳もできておらず、切開部の痛みが激しくトイレ以外は歩行していない。産褥2日目、Dさんよりトイレでピンポン玉ぐらいの凝血塊が排出されたと報告あり。腹痛なし、子宮底臍高、硬度はやや柔らかく、赤色悪露の排泄が少量あった。

学習のキーポイント

この設問は、微弱陣痛に伴う胎児機能不全から急速遂娩になった事例である。母子分離で直接授乳ができていない、また会陰部の疼痛がひどく早期離床ができていない状態である。次の5ポイントで正解をみつけよう。

❶分娩第Ⅱ期の胎児機能不全による急速遂娩
❷出生児はNICU入院
❸会陰部の傷の痛みがあり離床が遅れている。
❹NICU入院のため直接授乳ができていない。
❺悪露の中に凝血塊がみられた。

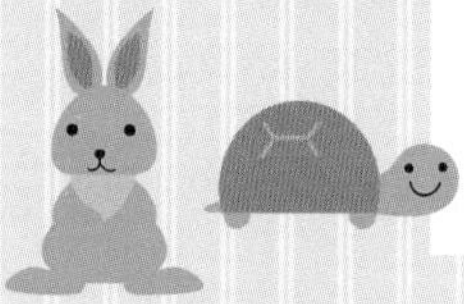

問題 1　産褥2日目の看護アセスメントとして不適切なものはどれか。

1．産褥2日目の子宮底の高さと硬度は正常である。
2．悪露に凝血塊がみられたため、捨てずに内容物と胎盤娩出記録を確認する。
3．子宮復古を促進するために、会陰部の疼痛緩和をはかり離床を進める。
4．NICU入院児との面会を促す。

問題 2　悪露の観察ポイントとして不適切なものはどれか。

1．量
2．臭い
3．温度
4．混入物

問題 3　この時期のDさんへの声かけとして適切なものはどれか。

1．「お母さんなので、早く赤ちゃんに会いに行ってください」
2．「痛くても頑張って歩いてください」
3．「悪露の混入物は問題ないので、次回からはトイレに流してください」
4．「いつでも母乳が飲ませられるよう準備しておきましょう」

正解&なっとく Column

問題① 産褥日数に応じた復古が進んでいない要因についてアセスメントする（**表1**）。悪露の混入物は捨てずに内容を確認する。凝血塊の排出は、胎盤片や卵膜の可能性があることから胎盤記録を見て欠損などの有無を再度確認する必要がある。子宮復古促進のケアとして早期離床は大切である。会陰部の疼痛が強いため、疼痛緩和をはかりながら離床を進めていく。現在、母子分離となっており、NICUと情報を共有しながら褥婦が児と面会できるよう調整する必要がある。

問題② 悪露の観察ポイントは、異常の早期発見につながるため重要である。

[悪露の観察ポイント]

- 量、色、臭い、性状、混入物

問題③ 看護の優先度として、疼痛緩和と早期離床による子宮復古の促進をはかり、児の状態によっていつでも直接授乳ができるよう乳房の状態をアセスメントし、乳頭・乳輪マッサージや乳管開通法などのケアを実施する。

児への面会は大切であるが、まずは会陰部疼痛が強く離床が進まない状況に対するアセスメントが必要である。悪露に混入物があった場合は毎回看護師に伝えるよう説明し、大きさ、性状、色などを観察する必要がある。

表1　子宮復古の過程と観察のポイント

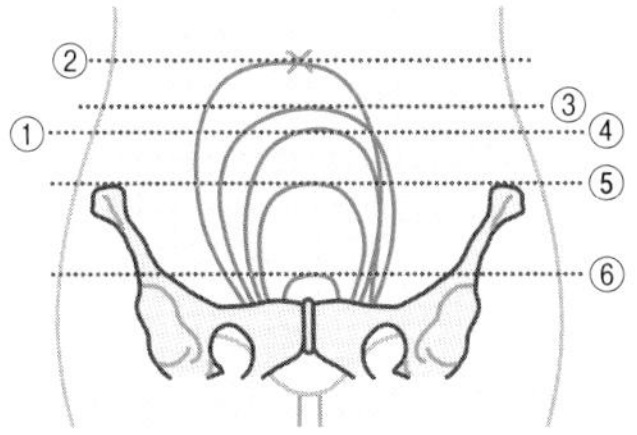

子宮復古の過程

産褥日数	子宮底長*	子宮底の高さ	悪露の色調・におい
①分娩直後	11～12cm	臍下2～3横指	
②分娩後12時間	15cm	臍高～臍上1～2横指 少し右方に傾く	赤色（鮮血性） 血液のにおい
③1～2日	11～17cm	臍下1～2横指	
④3日	9～13cm	臍下2～3横指	
⑤4日	9～10cm	臍と恥骨結合の中央（臍恥中央）	褐色（赤褐色・褐色） 軽い臭気
5～6日	8～11cm	恥骨結合上縁3横指	
7～9日		恥骨結合上わずかに触れる	
⑥10日以降～3週間		腹壁上より触知不能	黄色・無臭
4～6週間			白色・無臭

*恥骨結合上縁から

（立岡弓子編著：新訂版 周産期ケアマニュアル、第3版、p.205～p.206、サイオ出版、2020より改変）

問題1 ▶ 正解1

産褥2日目の子宮底の長さは通常臍下2横指である。Dさんは子宮底臍高であり高度もやや柔らかいことから子宮復古が順調に進んでいないと考える。

問題2 ▶ 正解3

悪露の観察ポイントは、量、色、臭い、性状、混入物である。

問題3 ▶ 正解4

現在児はNICUに入院中のため直接授乳はできていないが、いつでも授乳できるよう乳房の状態を観察し、乳房ケアを開始することは大切である。

（佐々木睦子／小松千佳）

事例 13　正常分娩後の産褥経過

Aさんは、40歳の初産婦である。既往歴はとくにない。事務職として勤務し、2年間の不妊症治療後に妊娠した。母子ともに妊娠経過は順調であり、妊娠34週から産前休業を取得した。

妊娠38週3日破水が主訴で入院し、30分後に陣痛発来した。1時間35分で子宮口全開大となったが、高度変動一過性徐脈により吸引分娩となった。分娩時間は4時間26分であり、出生した新生児は2,484g、アプガースコア1分後8点、5分後10点であり、その後順調に経過した。初回歩行時にトイレで気分不良があり、臥位になると軽減した。その際、血圧103/57mmHg、子宮収縮良好、悪露は少量であった。

学習のキーポイント

この設問は、不妊治療後に妊娠し、その後妊娠経過は順調に進み、妊娠38週に吸引分娩となり、その後の産褥経過を問う事例である。次のポイントで正解をみつけよう。

❶正常妊娠経過である。
❷吸引分娩である。
❸低出生体重児である。
❹母子ともに健康状態は良好である。

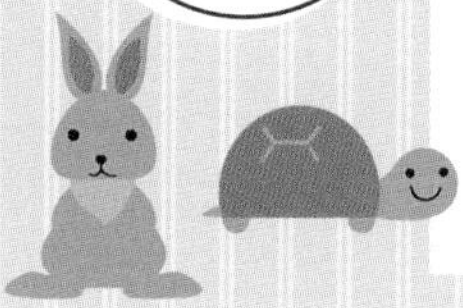

問題 1　初回歩行時に気分不良がみられたためベッド上で過ごし、3時間後に再度歩行を行った。尿意はなかったが、トイレで排尿あり、その後の観察で子宮底は臍下1横指で硬く触れ、悪露は赤色で中等量であった。会陰切開縫合部に異常はないが、痛みが強い。Aさんへの対応として適切なものはどれか。

1.「会陰部を温めましょう」
2.「尿意がなくても、3～4時間ごとにトイレで排尿をしましょう」
3.「ベッド上で安静にしましょう」
4.「母子同室の開始を遅らせましょう」

問題 2　産褥3日目。母乳育児に意欲あり。乳房は全体的に硬く触れ、熱感あり、乳頭がややかたくなっており、乳管開口数は左右とも8本、乳汁分泌は良好である。「うまく吸ってくれません。赤ちゃんがすぐ泣きます。さっきは看護師さんに見てもらって吸わせたら吸いました」といっている。新生児の本日の体重は2,360gで異常所見はない。Aさんへの看護で、最も優先度が高いものはどれか。

1.乳房の冷罨法をする。
2.水分摂取を促す。
3.乳頭・乳輪マッサージをする。
4.新生児に人工乳を足す。

問題 3 退院指導で適切なものはどれか。

1．出生の届出は退院後２週間以内にしなければならない。
2．両親ともに育児休業を取得する場合は、子が１歳６か月に達する日まで取得可能である。
3．低出生体重児で出生した場合、市町村に届け出なければならない。
4．育児休業は事業主への申請により取得でき、最長で１歳６か月まで延長が可能である。

正解&なっとく Column

問題 1 初回歩行後の過ごし方について考える。尿意がないが排尿があり、初回歩行後３時間の悪露が中等量と増えていることから考えて、尿が膀胱内に溜まっていたことが考えられる。そのため、３～４時間ごとに排尿することは今後の子宮収縮を促す意味でも重要である。会陰切開縫合部の痛みは、吸引分娩を行っていることから切開傷が深い可能性もあり、そのために痛みが強いことが考えられる。会陰部の痛みには分娩後24時間以内であれば冷罨法が有効である。初回歩行後の安静度はフリーとなり、血栓症予防のためにも必要以上の安静はとらず、セルフケア、児の世話を行っていくようにする。

問題 2 乳房緊満がみられ、これから乳汁分泌が増加してくる時期の看護について考える。乳房緊満に伴い、乳頭も一緒にかたくなってきている状態である。まずは、乳頭をやわらかくすることで、ラッチオンに適した乳頭にし、児に吸啜してもらうことをめざす。緊満時に痛みが強いときは冷罨法を使うこともあるが、現段階では優先度は低い。現在の乳房は、乳汁分泌が促進している状態と考えられ、新生児の体重減少も５％程度であり異常所見もない。何らかの異常所見がみられるなど、新生児の状況により人工乳を足すこともあるが、本題の状況では人工乳を足すことの優先度は低い。

問題 3 退院後に必要な知識について、それぞれ法的根拠に基づき考える。出生届は戸籍法第49条に基づき、出生後14日以内に届け出なければならない。低出生体重児の出生届出は、母子保健法第18条に基づき、速やかに乳児の現在地の市町村に届け出なければならない。育児休業は、育児・介護休業法第５条に基づき、１歳に満たない子について申し出により取得可能である。また、現時点では、保育所に入園できないなどの理由があれば最長で２歳まで延長できる。配偶者の育児休業は、育児・介護休業法第９条の２に基づき、子が１歳２か月に達する日まで申し出により取得可能である。（2020年12月現在）

問題1 ▶ 正解 2
産後、尿意がない場合は時間排尿を促すことで、膀胱内尿貯留による子宮収縮不良を避けることは看護として必要である。

問題2 ▶ 正解 3
乳頭が少しかたく、児が乳頭をうまく捕獲できていないと考えられるため、マッサージで乳頭・乳輪部をやわらかくしてラッチオンしやすい状態をつくることが最も適切な看護である。

問題3 ▶ 正解 3
出生した新生児は2,484gで低出生体重児であるため、出生児の現在地の市町村へ届け出なければならない。退院前に説明する必要がある。

（福山智子／辻久美子）

事例 14　新型出生前診断を受ける初産婦

Aさんは40代半ばの初産婦である。2歳年上の夫と15年近く不妊治療を続け、最後と決めた日の体外受精で妊娠が成立し、現在、妊娠9週である。主治医から「Aさんは出生前診断はいかがされますか。次の健診までに考えておいてください」といわれた。通院している病院は県内では唯一、新型出生前診断（無侵襲性出生前遺伝学的検査：NIPT）の母体血胎児染色体検査を実施しており、採血だけで胎児の染色体異常が判断できる。

学習のキーポイント

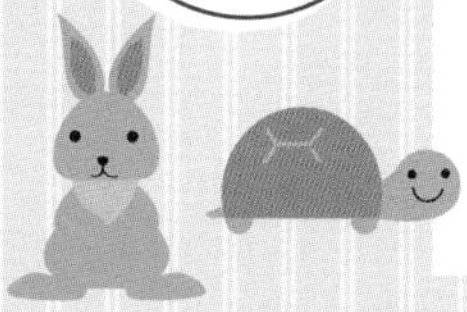

この設問は、新型出生前診断を受ける初産婦の事例である。次のポイントで正解をみつけよう。

❶常染色体異常と性染色体異常の違いを確認しよう。
❷NIPTは妊娠10週以降に実施可能である。
❸NIPTの対象となる妊婦の基準を確認しよう。
❹NIPTは出生前診断の確定的遺伝子検査ではない。

問題 1　新型出生前診断（無侵襲性出生前遺伝学的検査：NIPT）で判定できないものはどれか。

1．21トリソミー
2．18トリソミー
3．13トリソミー
4．胎児貧血

問題 2　新型出生前診断（無侵襲性出生前遺伝学的検査：NIPT）について適切なものはどれか。

1．高齢妊娠（35歳以上）の場合に実施される。
2．妊娠22週以降で判定可能である。
3．近年ではどの施設でも実施可能である。
4．遺伝カウンセリングは必要ない。

問題 3　Aさんは新型出生前診断（無侵襲性出生前遺伝学的検査：NIPT）を受けることを決めた。Aさんへの看護で適切なのはどれか。

1．新型出生前診断の結果、すべての染色体異常が判明することを伝える。
2．新型出生前診断後、確定診断のためには羊水検査や絨毛検査を行うことが必要であることを伝える。
3．出生前診断を受けることになった経緯や思い、悩みなどを他の人のためにも情報を公開するように促す。
4．検査結果に異常が認められた場合は、夫（パートナー）のみに告知する。

13、18、21トリソミー）に対して実施される。

希望することで日本医師会の認定医療機関で
の負担はこれまでの診断よりもはるかに軽く
からマススクリーニング化する懸念と安易
出生前遺伝子学的検査に関する指針」（日
本産 … の内容には「十分な遺伝カウンセリング
の提供か … とどまるべきである」とした。

2020年4月 … 無認定の医療機関が提供する新型出生
前診断での染色体 … む全染色体検査（1～22番染色体＋性
染色体）、さらにより … の検査を提供している。

問題③ 新型出生前診断は非 … 検査、羊水検査および臍帯血検査が
必要である（**図1**）。実施の際に … 常が認められた場合は、必ず夫婦
に結果を知らせるようにしている …

2013年の新型出生前診断の導入 … た。そのうち1.8％にあたる547
人が陽性と判定された。羊水検査に … 人で、94％に当たる394人が人工
妊娠中絶を選択した。命の選別におけ … ては課題が残る。

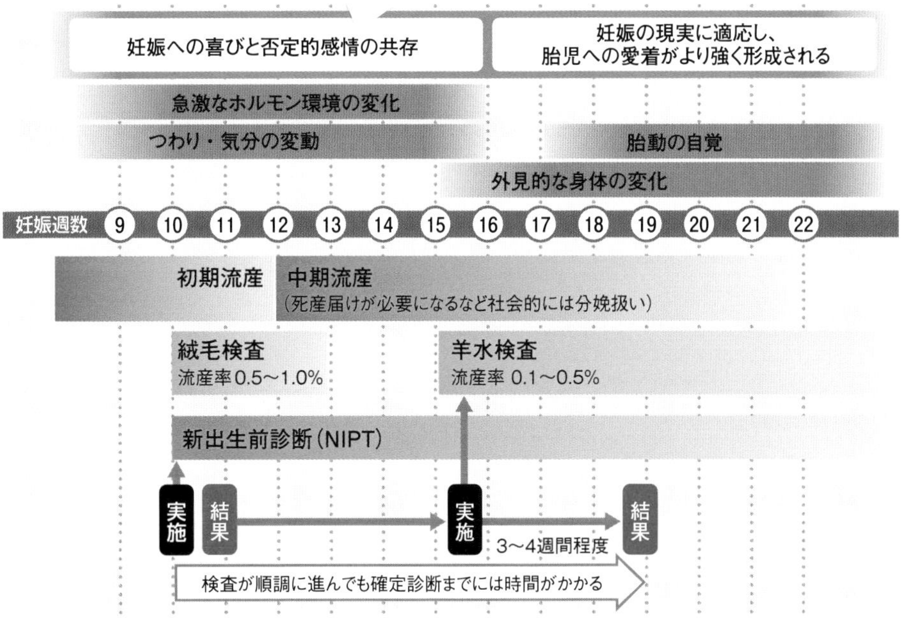

図1　新出生診断（NIPT）後の検査の流れと妊娠経過の全体像
（立岡弓子編著：新母性看護学テキスト、女性の健康と看護、p.169、サイオ出版、2017より改変）

問題1 ▶ 正解4
胎児貧血は、臍帯血検査の対象となる胎児疾患であり、妊娠18週以降に行われ、検査感度はほぼ100％といわれる。

問題2 ▶ 正解1
35歳以上の高齢妊娠の場合に実施される。妊娠初期に行う。

問題3 ▶ 正解2
確定的検査である羊水検査や絨毛検査を行うことが必要であることを伝える。

（杉下佳文）

事例 15　妊婦健診時、異常がみられた胎児

Aさんは30代後半の経産婦である。予定日の1週間程前から胎動が少ないと感じていたが、3日後の妊婦健診の日に主治医に尋ねようと思っていた。3日後の妊婦健診時の超音波検査で医師の慌てた様子と、助産師の超音波ドプラで児の心音を探している様子から胎児に何かあったことを察したが、その後の出来事はよく覚えていない。

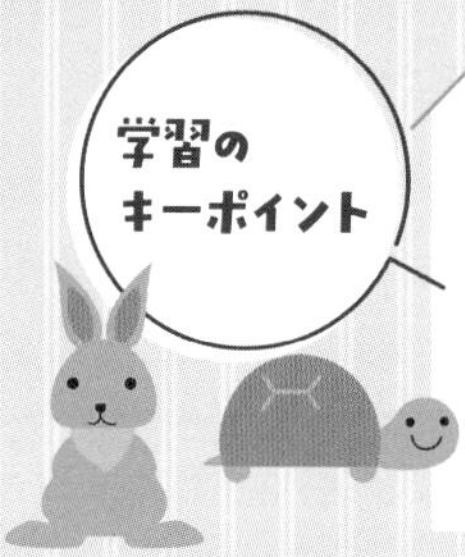

この設問は、妊婦健診時に、胎児に異常がみられた事例である。次のポイントで正解をみつけよう。

❶妊娠後期は中期に比べて胎動が減少する傾向がある。
❷周産期死亡の区分を確認しよう。
❸ペリネイタルロス（流産、死産、新生児志望などの喪失体験）の症状を確認しよう。

問題 1　Aさんの胎児は子宮内で死亡していた。子宮内胎児死亡について適切でないものはどれか。

1．子宮内胎児死亡は、妊娠時期を問わず、子宮内で胎児の生存が確認された後、生命現象が無くなり死亡したものをさす。
2．子宮内胎児死亡は、染色体異常や胎児に酸素が供給されないことなどが原因となる。
3．子宮内胎児死亡に妊娠22週未満の人工妊娠中絶を加えたものを死産と定義する。
4．子宮内胎児死亡には、早期新生児死亡も含まれる。

問題 2　Aさんは、入院後も思考が麻痺し、抑うつ状態が続いている。また起き上がることができないほどの疲労があるが、夜間も眠れていない。Aさんの現状のアセスメントで適切なものはどれか。

1．ペリネイタルロスの情緒的、身体的症状が出現している。
2．悲哀の心理過程において、死の受容ができている。
3．死亡した児のことは一切触れないようにする。
4．抑うつ状態は数時間で自然消失する。

問題 3　Aさんへの看護で適切なものはどれか。

1．Aさんの気持ちや行動について十分に観察し傾聴する。
2．Aさんや家族が児の死を思い出して悲しまないように配慮する。
3．死亡した児の手形や足形、写真などは残さないようにする。
4．死亡した児への抱っこや沐浴は行わない。

正解&なっとく Column

問題① 子宮内胎児死亡の原因は、糖尿病、妊娠高血圧症候群などの母体因子、常位胎盤早期剥離などの胎盤因子、臍帯過捻転などの臍帯因子、形態異常、染色体異常などの胎児因子に分類される（**表1**）。

・**死産**＝子宮内胎児死亡＋妊娠22週未満の人工妊娠中絶

・**周産期死亡**＝早期新生児死亡＋妊娠22週以降の死産

問題② 流産、死産、新生児死亡などの喪失体験をペリネイタルロスという。喪失体験に伴う身体的・情緒的・認知的・行動的症状が出現し、受容や適応に至るプロセスは数年間かかるといわれている。ペリネイタルロスへの看護は、喪失体験に伴う大混乱などさまざまな症状や反応に対するていねいなケアを行い、また母親と家族に児との面会そして別離の機会を設けることが大切である。

問題③ 死産した母親と家族の看護は、①悲しみへのケア、②親になることへのケア、③思い出をつくるケア、④退院後の早期ケアが大切となる。亡くなった児の看取りの場面を共有し、気持ちに寄り添い傾聴する。母親や家族が十分に児の死を悲しむことができるように、個室を準備するなど時間を確保し環境に配慮する。また、児に面会する時間や場所を設け、抱っこや沐浴を行い、母親役割が遂行できるようにケアする。

表1　胎児死亡の原因

胎児側因子：25〜40%	母体側因子：5〜10%
染色体異常	糖尿病
胎児形態異常	高血圧症
非免疫性胎児水腫	肥満
感染症（ウイルス性、細菌、原虫）	高齢（35歳以上）
胎盤・卵膜・臍帯因子：25〜35%	甲状腺疾患
37週未満の前期破水	腎臓疾患
胎盤早期剥離	抗リン脂質抗体症候群
胎児貧血	栓友病
臍帯異常	喫煙
胎盤機能不全	違法薬物・アルコール
分娩時低酸素症	感染症、敗血症
前置胎盤	早産
双胎間輸血症候群	異常分娩
絨毛膜羊膜炎	子宮破裂
原因不明：15〜35%	過期妊娠

（Cunningham, F.G., et.al.: Williams Obstetrics 23rd edition, p.631, McGraw-Hill Medical, 2010より一部引用）

問題1 ▶ 正解4
早期新生児死亡は含まれない。

問題2 ▶ 正解1
ペリネイタルロスの情緒的、身体的症状が出現していると判断しケアする。

問題3 ▶ 正解1
Aさんの気持ちに寄り添い十分に傾聴する。

（杉下佳文）

事例 16 産後うつ病がみられる経産婦

Aさんは20代前半の経産婦である。20代前半の夫と1歳半の長女、生後1か月の次女の4人暮らし。本日、産後1か月健診で来院した。母乳が足りていないので、赤ちゃんの体重の増え方が悪いのではないかと助産師に何度も質問をしている。Aさんの体重も妊娠前より減っていた。最近は赤ちゃんが寝ていても眠れないためか疲れやすく、育児や家事が思うようにはかどらないという。また、「私なんかいなくなって、新しいママが来たほうがいいんじゃないか」という発言もあった。

学習のキーポイント

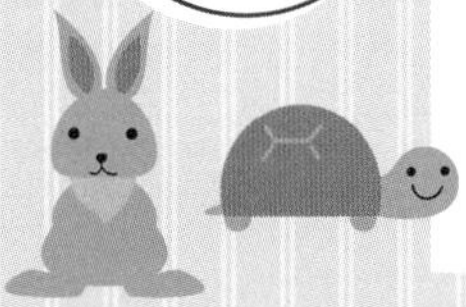

この設問は、産後うつ病がみられる経産婦の事例である。次のポイントで正解をみつけよう。

❶産後うつの症状を確認しよう。
❷産後うつのスクリーニング尺度の区分点を確認しよう。。
❸産後うつの割合を確認しよう。
❹うつ病患者の看護を確認しよう。

問題 1 Aさんに行うスクリーニングで最も適切なものはどれか。

1．特性・状態不安検査
2．エジンバラ産後うつ病質問票
3．マタニティブルーズの自己質問表
4．幸福・健康感尺度

問題 2 Aさんは、産後うつ病の疑いで継続的なケアを行うことになった。産後うつ病について適切なものはどれか。

1．日本における産後うつ病の発生頻度は、10～15%程度である。
2．産後うつ病の要因は、うつ病の既往歴のみである。
3．産後うつ病は、一時的なホルモンバランスの変動であるため自然に治癒する。
4．産後うつ病は児への影響は全くない。

問題 3 Aさんへの看護で最も適切なものはどれか。

1．軽症例であっても必ず薬物療法を行う。
2．夫（パートナー）や家族には内緒にする。
3．症状と育児や生活への支障の程度を丁寧に聞き、育児が楽になる方法を提案する。
4．症状がある間は、社会資源の活用はしないように説明する。

正解&なっとく Column

問題① Aさんの体重が産後1か月で妊娠前より減っていること、「眠れないため疲れやすい」「家事や育児が思うようにはかどらない」「私なんかいなくなって……」といった訴えから産後うつ病が考えられる。産後うつ病は、分娩後1～2か月以内に起こるうつ状態を呈する疾患である。症状は抑うつ気分、不安、不眠、食欲不振、自責感などがあり、軽度のものから生活や児の世話全般に影響する重症例まである。児や家族の生活への影響を考慮すると、早期発見が重要であり、エジンバラ産後うつ病質問票（Edinburgh postnatal depression scale：EPDS）を用いてスクリーニングを行う（**図1**）。日本では、9点以上が産後うつ病の疑いがあるとしている。

問題② 産後うつ病の発生頻度は10～15％程度であり、①産褥期の内分泌環境の変動による要因、②母親になるという新たな役割の変化による心理社会的要因、③うつ病の既往に関する要因などがあり、これらが複雑に関係して発病するといわれている。

問題③ 軽症例では、看護者への相談で軽快する場合があり、現在の症状を確認し、育児や生活への支障の程度をていねいに聞くことが必要である。「指導」はしないことを念頭に置き、育児が楽になる方法について支援する。周囲の理解で症状はかなり軽快することから、夫・パートナーや家族にも産後うつ病の症状やケアについて説明する。退院後も定期的な受診や、相談の場を設け、育児サークルなどの社会資源の活用について説明する。

エジンバラ産後うつ病質問票（EPDS）

ご出産おめでとうございます。ご出産から今までのあいだにどのようにお感じになったかをお知らせください。今日だけでなく、過去7日間にあなたが感じたことに最も近い答えに○をつけてください。必ず10項目全部に答えてください。

1. 笑うことができたし、物事のおかしい面もわかった。
（0）いつもと同様にできた。
（1）あまりできなかった。
（2）明らかにできなかった。
（3）まったくできなかった。

2. 物事を楽しみにして待った。
（0）いつもと同様にできた。
（1）あまりできなかった。
（2）明らかにできなかった。
（3）ほとんどできなかった。

3. 物事が悪くいった時、自分を不必要に責めた。
（3）はい、たいていそうだった。
（2）はい、時々そうだった。
（1）いいえ、あまり度々ではない。
（0）いいえ、そうではなかった。

4. はっきりした理由もないのに不安になったり、心配した。
（0）いいえ、そうではなかった。
（1）ほとんどそうではなかった。
（2）はい、時々あった。
（3）はい、しょっちゅうあった。

5. はっきりした理由もないのに恐怖に襲われた。
（3）はい、しょっちゅうあった。
（2）はい、時々あった。
（1）いいえ、めったになかった。
（0）いいえ、まったくなかった。

6. することがたくさんあって大変だった。
（3）はい、たいてい対処できなかった。
（2）はい、いつものようにはうまく対処しなかった。
（1）いいえ、たいていうまく対処した。
（0）いいえ、普段通りに対処した。

7. 不幸せなので、眠りにくかった。
（3）はい、ほとんどいつもそうだった。
（2）はい、ときどきそうだった。
（1）いいえ、あまり度々ではなかった。
（0）いいえ、まったくなかった。

8. 悲しくなったり、惨めになった。
（3）はい、たいていそうだった。
（2）はい、かなりしばしばそうだった。
（1）いいえ、あまり度々ではなかった。
（0）いいえ、まったくそうではなかった。

9. 不幸せなので、泣けてきた。
（3）はい、たいていそうだった。
（2）はい、かなりしばしばそうだった。
（1）ほんの時々あった。
（0）いいえ、まったくそうではなかった。

10. 自分自身を傷つけるという考えが浮かんできた。
（3）はい、かなりしばしばそうだった。
（2）時々そうだった。
（1）めったになかった。
（0）まったくなかった。

図1　エジンバラ産後うつ病質問票（EPDS）

項目は10項目で、0、1、2、3点の4件法の母親による自己記入式質問票で、うつ病によくみられる症状をわかりやすい質問にしたものであり、簡便で国内外で最も広く使用されている。
母親が記入後、その場でEPSDの合計点数を出し、合計30満点中、9点以上をうつ病としてスクリーニングする。実際使用する質問票の（　）内は空欄になる。

（日本産婦人科医会：母と子のメンタルヘルスケア、https://mcmc.jaog.or.jp）

問題1 ▶ 正解2
エジンバラ産後うつ病質問票が適切である。

問題2 ▶ 正解1
日本における産後うつ病の発生頻度は、10～15%程度である。

問題3 ▶ 正解3
症状と育児や生活への支障程度をていねいに聞き、育児が楽になる方法を提案する。

（杉下佳文）

事例 17　糖代謝異常の妊婦

　佐枝子さんは、30歳の初産婦である。妊娠前の既往歴はとくにない。妊娠24週３日。順調な経過であったが、最近身体がだるく感じていた。本日妊婦健康診査を受診した。母体の状態、胎児の成長は順調であったが、随時血糖検査の結果が140mg/dLであったため、75g経口ブドウ糖負荷試験（75 g OGTT）をすることになった。以下、佐枝子さんの検査結果である。空腹時血糖：89mg/dL、１時間値：190mg/dL、２時間値：148mg/dL。

学習のキーポイント

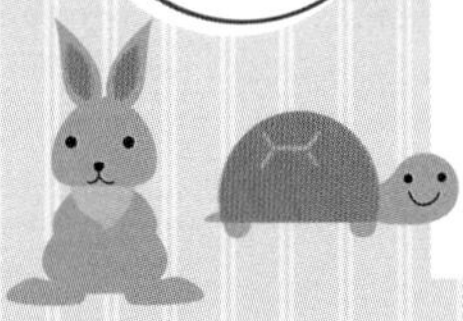

　この設問は、妊娠24週に糖代謝異常と診断された事例である。次の４つのポイントで正解をみつけよう。

❶胎児の成長が順調であること
❷血糖検査の結果
❸母体の糖代謝が胎児に及ぼす影響
❹新生児の糖代謝

問題 1　佐枝子さんの糖尿病型はどれか。

1．正常
2．妊娠糖尿病
3．妊娠期に判明した明らかな糖尿病
4．１型糖尿病

問題 2　血糖コントロールができなかった場合、どのようなリスクが生じるか適切でないものはどれか。

1．巨大児
2．胎児死亡
3．分娩時の外傷などのトラブル
4．低出生体重児
5．高血圧

問題 3　出生した新生児に起こりうる可能性の最も高いものはどれか。

1．高血糖
2．低血糖
3．感染
4．不整脈

正解&なっとく Column

問題① 妊娠糖尿病の定義を問う問題である。75 g OGTTの診断基準の3項目うち1項目でも基準を上回っていれば妊娠糖尿病の診断となる。

問題② 胎児の糖代謝は母体に依存していることから母体が高血糖であった場合、胎児の糖代謝がどうなるか考えてみる。また高血糖状態であれば母体の血管内病変をきたし、血管に障害が発生することで胎盤でのガス交換、物質交換に支障をきたし低出生体重児、胎児死亡の可能性もあることから正解を探してみる。

問題③ 胎児が高血糖にさらされた場合どのようなホルモンが作用し、血糖を調節するのかを考えてみる。出生した後、糖の供給を絶たれた新生児がどのような状態になるのかを考えてみる。

表1　妊娠中の糖代謝異常と診断基準

1）妊娠糖尿病 gestation diabetes mellitus：GDM
75gOGTTにおいて次の基準の1点以上を満たした場合に診断する。 ①空腹時血糖値 ≧ 92 mg/dL (5.1 mmol/L) ②1時間値 ≧ 180 mg/dL (10.0 mmol/L) ③2時間値 ≧ 153 mg/dL (8.5 mmol/L)
2）妊娠時に診断された明らかな糖尿病　overt diabetes in pregnancy *
以下のいずれかを満たした場合に診断する。 ①空腹時血糖値 ≧ 126 mg/dL ②HbA1C ≧ 6.5% ＊随時血糖値≧ 200 mg/dLあるいは75gOGTTで2時間値≧ 200 mg/dLの場合は、妊娠中の明らかな糖尿病の存在を念頭に置き、①または②の基準を満たすかどうかを確認する**
3）糖尿病合併妊娠 pregestational diabetes mellitus
①妊娠前にすでに診断されている糖尿病 ②確実な糖尿病網膜症があるもの

* 妊娠中の明らかな糖尿病には、妊娠前に見逃されていた糖尿病と、妊娠中の糖代謝の変化の影響を受けた糖代謝異常、および妊娠中に発症した1型糖尿病が含まれる。いずれも分娩後は診断の再確認が必要になる。

** 妊娠中、とくに　妊娠後期は妊娠による生理的なインスリン抵抗性の増大を反映して糖負荷後血糖値は非妊娠時よりも高値を示す。そのため、随時血糖値や75gOGTT負荷後血糖値は非妊娠時の糖尿病診断基準をそのまま当てはめることはできない。

（日本糖尿病・妊娠学会と日本糖尿病学会との合同委員会：2015年8月1日発出より改変）

引用文献

1）日本糖尿病・妊娠学会と日本糖尿病学会との合同委員会：妊娠中の糖代謝と診断基準、糖尿病と妊娠、15（1）、2015

問題1 ▶ 正解2

75gOGTTの 1 時 間 値 の 基 準（180mg/dL）に対して佐枝子さんは190mg/dLであり、1項目が糖尿病の診断基準を満たしているため妊娠糖尿病と診断される。

問題2 ▶ 正解5

糖が胎児に供給され巨大児になる可能性があり、分娩外傷のリスクがある。血管病変がある場合は胎児の低体重や胎内死亡の可能性もある

問題3 ▶ 正解2

母体からの糖の供給に対して胎児はインスリンを分泌し血糖をコントロールしている。出生後、糖の供給が絶たれるため低血糖になる。

（佐原玉恵）

事例 18　破水により切迫早産になった妊婦

恵子さんは、32歳の初産婦である。妊娠34週３日。順調な経過であったが、６時30分にトイレに行ったときに何か流れた感じがした。下腹部の緊満も気になったので、７時に病院に電話をした。すぐに入院するようにいわれ、８時に入院となった。

診察の結果　破水と診断された。子宮口未開大、展退30％、子宮底長29cm、腹囲83cm、胎児心拍数130～150bpm、体温36.8℃、脈拍78回/分、血圧120/68mmHgであった。子宮収縮は１時間に４回程度、痛み軽度あり。子宮収縮抑制剤の薬物療法と安静療法で経過をみることとなった。

学習のキーポイント

この設問は、妊娠34週に破水し切迫早産となり入院治療になった事例である。次の４ポイントで正解をみつけよう。

❶分娩開始前の破水である。
❷破水後、子宮収縮が起こる。
❸母体のバイタルサインは正常である。
❹胎児心拍数は正常範囲である。

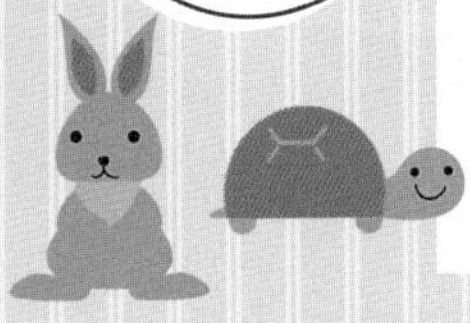

問題 1　恵子さんの破水の種類はどれか。

1．適時破水
2．早期破水
3．前期破水
4．後期破水

問題 2　今後の観察で最も優先度の低いものはどれか。

1．胎児心拍のモニタリング
2．感染予防
3．子宮収縮のモニタリング
4．静脈血栓症の予防
5．腎機能のモニタリング

問題 3　部屋に訪問すると「急に入院になって驚いた。順調な経過だと思っていたのに、ショックです。このような状態ではよい母親にはなれません。」と泣いていた。この時の対応で適切なものはどれか。

1．「冷静になって、しっかりしましょう」
2．「誰にでもこのようなことはあります。同じような経験をした人を紹介しましょう」
3．「友人に来てもらってはどうでしょうか。気が晴れますよ」
4．「今のつらい気持ちをお話しください」

正解&なっとく Column

問題1 破水の種類を問う問題である。破水にはどのような種類があったか考えてみる。分娩開始前の破水であることから正解を選択する。

[破水の分類]

- 分娩開始前：前期破水
- 子宮口全開大前：早期破水
- 子宮口全開大後児娩出直前：適時破水

[破水の診断]

羊水がアルカリ性であることから、どのような検査法があるかを考えてみよう。

問題2 破水後の母体の状態の変化、破水による胎児へのリスクを考える。切迫早産の治療は何か、治療による母体への影響について考える。

破水によって胎児を包んでいる卵膜が破れることで感染のリスクが高まる。また、胎児への影響を考え心拍数を確認する。破水ののち、何もなければ自然に子宮収縮が起こってくるため、母体は薬物療法、安静療法となる。安静にすることで生じるリスクを回避する必要がある。

問題3 急な破水で切迫早産となり緊急入院した妊婦は、状況を受け入れられず、早産に対する不安や、胎児への影響などを考え自責の念をもちやすい。そのような妊婦に対して受容的な態度で接することが必要である。

母親の心理としては、早産に時期に破水することで、妊娠が早期に中断してしまい、児が十分育たないまま出生してしまうのではないかと不安に感じている。子どもを小さく生んでしまうことで、母親として十分な役割を果たせず、児や夫、周囲の家族に対して申し訳ないと考え、自分を責めている状態である。このような場合は、まず母親の気持ちに寄り添い、つらい気持ちを表出させることが重要である。

看護者が同じような体験をしている母親を知っていても個人情報保護の観点から紹介することは適切ではない。また、友人との面会は個人の自由であり、看護者側が促すものではない。

問題1 ▶ 正解3	問題2 ▶ 正解5	問題3 ▶ 正解4
分娩開始前の破水なので前期破水である。	前期破水、切迫早産のため胎児心拍、子宮収縮のモニタリングが必要である。破水による感染予防、安静による静脈血栓症の予防が必要である。	急な破水、切迫早産で入院となり状況を受け入れられず、自分を責めている妊婦の気持ちを全面的に受け入れる態度が重要である。

（佐原玉恵）

事例 19 早産児のケア

恵子さんは32歳の初産婦である。妊娠34週３日に破水し、早産になった。

児は体重2,000gの女児。アプガースコア１分後７点（呼吸１点　皮膚色２点）、５分後８点（皮膚色２点）であった。児のバイタルサインは、体温36.3℃、呼吸数60回/分、心拍数160bpm、$SpO_2$95～98%であった。出生直後から保育器に収容されNICUで治療が行われている。

学習のキーポイント

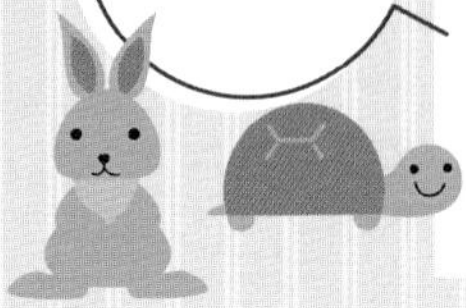

34週で出生した早産児の事例である。以下の４つのポイントで正解をみつけよう。

❶アプガースコアから児の状態を予測する。
❷出生後低体温のリスクを考える。
❸NICUにおける環境を考える。
❹NICUにおける母児関係促進について考える。

問題 1 児の出生直後に行う処置はどれか。

1. 体温を測定する。
2. 気管内挿管をする。
3. 心拍数をチェックする。
4. 羊水を拭き、保温につとめる。

問題 2 NICUにおけるケアで適切ではないものはどれか。

1. 家族の面会が自由にできるようにする。
2. 母親が落ち着くようなバックミュージックを流す。
3. カンガルーケアの場合でも母児の様子がわかる位置に待機する。
4. 母親が児のケアに参加できるように計画する。

問題 3 恵子さんは児を小さく生んでしまった自分を責めて面会の回数が減っている状態である。看護者の対応として適切なものはどれか。

1. 「落ちつくまでお部屋でいましょう。声掛けをいつでもしてください」
2. 「ここの赤ちゃんはみんな小さく生まれたんですよ、大きく育っています。他の赤ちゃんもご覧になりますか？」
3. 「ご主人と一緒においでください」
4. 「不安な気持ちがあるのですね。私が一緒に付き添いますので面会に行きましょう」

正解&なっとく Column

問題1 アプガースコア(p.205、**表1**参照)から児の状態は新生児仮死には至っていない。早産児で低出生体重であることより低体温に気をつけなければならない。低体温は代謝性アシドーシスの原因となり、呼吸・循環障害を引き起こす危険性がある。

低体温が児に及ぼす影響について考えてみよう。新生児の熱産生が最も少ない温度環境は至適温度環境という。環境温度が低下する新生児は熱産生量を増やすが、熱喪失量を補うことができず、体温は低下していく。体温低下が進むと代謝が抑えられ、酸素消費量が減少していき、体温は急速に低下し、死につながる[1)]。

出生時に低体温になる要因について考えてみよう。熱喪失ルートには、①輻射、②対流、③伝導、④蒸散、がある[2)](**図1**)。出生直後の新生児は羊水で濡れていることから、どのように体温が奪われるのか考えてみる。

問題2 NICUにおけるファミリーセンタード・ケアについて考えてみる。家族の自由な面会は家族と児の愛着形成に必要である。また、カンガルーケアは母児の愛着形成に重要なケアであるがリスクを伴うことも考慮する必要がある。母親が児のケアに参加できることは母親役割獲得に重要である。NICUにおける34週の早産児の最適な環境について考えてみる。

問題3 早産児を出産した母親は自責の念をもつことがある。母親にしっかり寄り添って支えることが重要である。他者の児について知ることは、個人情報保護の観点から倫理的な問題が生じる。また、夫の来院を待って面会するのでは時間的な余裕がないと判断する。

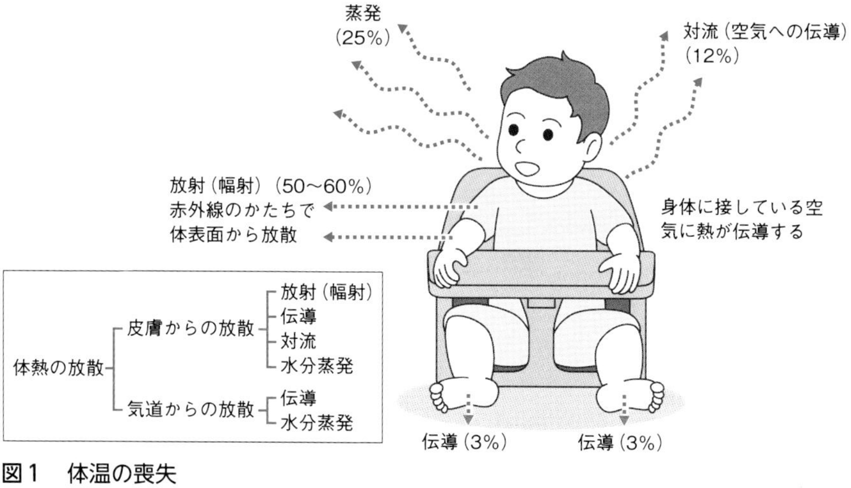

図1 体温の喪失

引用文献
1)仁志田博司:新生児学入門、第3版、p.158、医学書院、2008
2)仁志田博司:新生児学入門、第3版、p.159、医学書院、2008

問題1▶正解4
出生直後の児は羊水で濡れていることから、蒸散による熱喪失が起こり低体温となるため羊水をふき取り保温することが優先される。

問題2▶正解2
在胎週数が34週であることからNICUの環境はできるだけ胎内の環境に近いものとする。室内のバックミュージックは必要性がない。

問題3▶正解4
早産児を出産したことで自信を失い不安感をもっている母親に対して、看護者は寄り添い支えながら母親役割の獲得と母児の愛着形成を促進できるよう援助することが必要である。

(佐原玉恵)

事例 20　つわりが認められる初産婦

Aさん（28歳、初産婦）は銀行に勤務している。本日、妊娠８週５日である。身長160cm、体重55kgで、非妊時より１kg減少している。２週間ぐらい前から「起床時や空腹時に吐き気があり、食後も吐いてしまいます。何とか水分は摂っていますが、食事はあまり食べられません。ゼリーとかシャーベットなら少量ですが食べています。お腹の赤ちゃんに栄養をあげないといけないのに、こんなことではダメですよね」と話している。

学習のキーポイント

この設問は、妊娠８週の初期の時期であり、代表的なマイナートラブルのつわりが認められている勤労妊婦の事例である。次のポイントで正解をみつけよう。

❶正常な妊娠経過である。マイナートラブルのつわりがある。
❷つわりの症状は一般的で、妊娠悪阻にまでは至っていない。
❸初産婦であり、何事も初めての経験であることを考慮する。
❹勤労妊婦であり母性保護規定の理解が必要である。

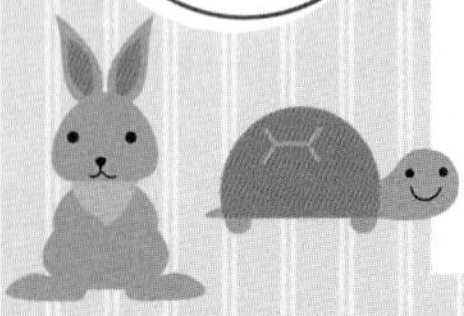

問題 1　つわりの程度を判断する尿検査項目で正しいのはどれか。

1．尿タンパク
2．尿糖
3．尿ケトン体
4．尿ウロビリノーゲン

問題 2　Aさんに対する助言で適切なのはどれか。

1．間食をやめて１日３食、確実に摂取することを心がけてください。
2．食事は家族につくってもらったり、外食をするのもよいですよ。
3．毎日、点滴に通うと良いですよ。
4．お腹の赤ちゃんのためにお肉や魚などのタンパク質をしっかり摂ってください。

問題 3　Aさんが今後、妊婦健康診査を受けるために使用する母性保護規定で適切な法律はどれか。

1．男女雇用機会均等法
2．母子保健法
3．労働基準法
4．育児・介護休業法

正解&なっとく Column

問題① つわり（妊娠嘔吐）とは、妊娠に伴って生じる悪心・嘔吐、食欲不振の３兆候のことで、妊娠５週ころから認められ、妊娠16週ころに自然に消失する。

悪心や嘔吐は、胎盤から分泌されるエストロゲンとヒト絨毛性ゴナドトロピン（hCG）の影響により起こる。食欲不振につながる悪心、胸やけは、胎盤から分泌されるプロゲステロンの作用により、食道・胃・腸管の緊張と運動性が低下し、胃酸が逆流するために生じる。

尿検査は妊婦健康診査の項目として重要なため、何の目的で検査するのか理解しておく必要がある。尿タンパクは妊娠高血圧症候群、尿糖は糖尿病の早期発見が目的であり、管理上は大切であるが、つわりの症状を判断するものではない。尿ウロビリノーゲンは肝臓や胆のうの疾患を疑う際の検査項目であり、このケースでは関係は低い。

問題② つわりは程度の差はあるが約50～80％の妊婦に、食欲不振、吐き気・嘔吐、唾液分泌亢進などの症状が認められる。多くは妊娠５～６週に発現し、12～16週で落ち着く。妊娠８週のこの時期の胎児はまだ小さく、妊娠初期のエネルギー付加量は50kcalであることから無理な食事の摂取を促すのではなく、食べられるときに食べられるものを少量ずつ頻回に摂取するように指導する。

問題③ 女性の就労が増加しているなか、勤労妊婦に対する母性保護規定は必ず理解しておく必要がある。とくに労働に関する３つの法律：労働基準法、男女雇用機会均等法、育児・介護休業法について、その名称と政策内容を確認しながら学習しておくことがポイントである。

引用文献
1）森恵美ほか：母性看護学各論、第13版、系統看護学講座、専門分野２、母性看護学２、p.88、139、161、医学書院、2016
2）森恵美ほか：母性看護学概論、第13版、系統看護学講座、専門分野２、母性看護学１、p.75、医学書院、2016

問題１ ▶ 正解３
つわりの症状がひどく水分や食事がとれなくなると、体内の脂肪をエネルギーに変えようとする働きにより肝臓が脂肪を分解する。その過程でつくられるのがケトン体である。したがって、妊婦の飢餓状態を示す尿検査である。

問題２ ▶ 正解２
においが吐き気や嘔吐を誘発するため、食事準備中につわり症状を発現することもある。家族に食事の支度を依頼することや惣菜の購入なども必要である。また、気分転換をかねて外食をすることも１つの方策である。

問題３ ▶ 正解１
男女雇用機会均等法は、女性労働者の就業に関して、妊娠中および出産後の健康の確保をはかる等の目的で1972（昭和47）年に制定された。妊婦健康診査を受けるための時間の確保が定められている。

（齋藤祥乃）

事例 21　代表的な妊娠経過（妊娠後期）のアセスメント

Bさん（32歳、初産婦）は総合病院の看護師である。夫と2人暮らしである。本日、妊娠31週0日の妊婦健康診査のため来院した。身長166cm、非妊時の体重58kg、現在64kg、前回の健診から1.0kg増加している。胎児心音が母体の右下腹部に一か所聴取され、母体の左側に胎児の小部分が触れる。子宮底長27cm、血圧110/75mmHg、浮腫（±）、尿タンパク（－）、尿糖（±）、Hb10.7g/dL、Ht30%、胎児心拍数160bpmである。

学習のキーポイント

この設問は、妊娠31週の後期の時期であり、代表的な妊娠経過のアセスメントの事例である。次のポイントで正解をみつけよう。

❶正常な妊娠経過である。
❷胎児の胎位・胎向が理解できている。
❸検査データから妊娠合併症の判断が必要である。
❹分娩の準備が必要な時期である。

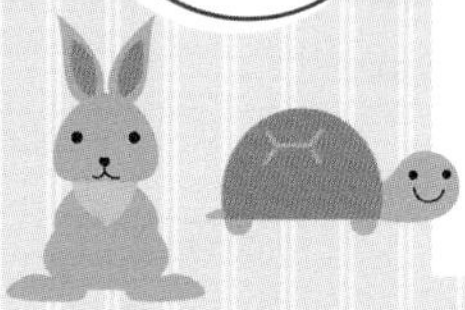

問題 1　胎児の胎位・胎向で正しいのはどれか。

1．第1頭位
2．第2頭位
3．第1骨盤位
4．第2骨盤位

問題 2　本日の健診結果で考えられる異常はどれか。

1．妊娠高血圧症候群
2．妊娠糖尿病
3．妊娠性貧血
4．胎児機能不全

問題 3　Bさんへの保健指導で正しいのはどれか。2つ選びなさい。

1．出産場所の最終決定
2．早産予防
3．入院方法の確認
4．入院・育児物品の準備状況の確認
5．胎動カウントの説明

正解&なっとく Column

問題 1 妊婦・胎児の健康状態のアセスメントの理解は大切である。なかでも胎位・胎向の診断、胎児心拍数の聴診は理解しておくべき項目である。胎児の触知については、児頭はかたく丸い部分、四肢は小部分という専門的表現を知っていることが前提である。胎児心拍数の聴診については、胎位により児心音の聴取部位が異なる。胎児心音が最も明瞭に聴取できる部位を理解しておく。

問題 2 妊婦健康診査の目的は異常の早期発見である（**表1**）。妊娠中に起こりやすい合併症を理解しておく必要がある。妊娠高血圧症候群はとくに重要な代表的疾患である。血圧110/75mmHg、尿タンパク（－）から妊娠高血圧症候群とは考えにくい。浮腫（±）は気がかりであるが、この段階では経過をみていく。尿糖は妊娠糖尿病の診断で重要であるが、尿糖（±）だけでは診断には至らない。妊娠糖尿病については、糖尿病の診断基準を学習しておく必要がある（p.227、**表1**参照）。胎児心拍数の正常範囲は110～160bpmであり問題はない。

問題 3 妊婦への保健指導は、妊娠時期に応じた内容である必要がある。出産場所の最終決定は、今回は夫と２人暮らしであることから、場合によっては里帰り出産の可能性も視野に入れておくべきである。指導の時期として28週までに済ませておく必要がある。入院方法の確認と胎動カウントの説明も保健指導の大切な項目であるが、時期は次回以降の健診で行うことが望ましい。

表1　標準的な妊婦健康診査の例（厚生労働省、2011）

期間	妊娠初期～23週	妊娠24週～35週	妊娠36週～出産まで
健診回数 （1回目が8週の場合）	1・2・3・4	5・6・7・8・9・10	11・12・13・14
受診間隔	4週間に1回	2週間に1回	1週間に1回
毎回共通する基本的な項目	●**健康状態の把握**……妊娠週数に応じた問診・診察等を行います。 ●**検査計測**……妊婦さんの健康状態と赤ちゃんの発育状態を確認するための基本検査を行います。 基本検査例：子宮底長、腹囲、血圧、浮腫、尿検査〔糖・蛋白〕、体重〔1回目は身長も測定〕 ●**保健指導**・妊娠期間を健やかに過ごすための食事や生活に関するアドバイスを行うとともに、妊婦さんの精神的な健康に留意し、妊娠・出産・育児に対する不安や悩みの相談に応じます。また、家庭的・経済的問題などを抱えており、個別の支援を必要とする方には、適切な保健や福祉のサービスが提供されるように、市区町村の保健師等と協力して対応します。		
必要に応じて行う医学的検査	●**血液検査**：初期に1回 血液検査初期に1回血液型（ABO血液型・Rh血液型・不規則抗体）、血算、血糖、B型肝炎抗原、C型肝炎抗体、HIV抗体、梅毒血清反応、風疹ウイルス抗体 ●**子宮頸がん検診（細胞診）**：初期に1回 ●**超音波検査**：期間内に2回	●**血液検査**：期間内に1回 血算、血糖 ●**B群溶血性レンサ球菌**：期間内に1回 ●**超音波検査**：期間内に1回	●**血液検査**：期間内に1回 血算 ●**超音波検査**：期間内に1回
	●**血液検査**：妊娠30週までに1回、HTLV-1抗体検査 ●**性器クラミジア**：妊娠30週までに1回		

引用文献

1）森恵美ほか：母性看護学各論、第13版、系統看護学講座、専門分野２、母性看護学２、p.98、112、139、363・368、560、医学書院、2016

問題1 ▶ 正解2

胎児心音が母体の右下腹部で聴取される点、母体の左側に胎児の小部分が触れるということから、児背が母体の右側にあることになる。以上のことから第２頭位と判断できる。

問題2 ▶ 正解3

妊娠中は循環血液量、とくに血漿量が増加するため血液が希釈される。妊娠性貧血の診断基準は、ヘモグロビン11g/dL未満および／またはヘマトクリット値33％未満であり、妊娠性貧血と判断できる。

問題3 ▶ 正解2、4

早産予防は、正期産に入るまでは常に留意しておくべきである。また、入院・育児物品の準備状況の確認も、早産の可能性を考慮し今の時期にしておく必要がある。

（齋藤祥乃）

事例22 妊娠36週の経産婦

Cさんは31歳、経産婦。夫と３歳の男の子の３人暮らし。本日、妊娠36週１日で妊婦健康診査のため来院した。「昨日、ピンク色の出血がありました。不規則なお腹のはりもあります。トイレにも頻回に行っています。もうそろそろお産になると思うんですが、子どもが私にべったりで入院中が心配です」と話している。本日はノンストレステストも受け、妊娠経過は順調。次回の健診は１週間後である。

学習のキーポイント

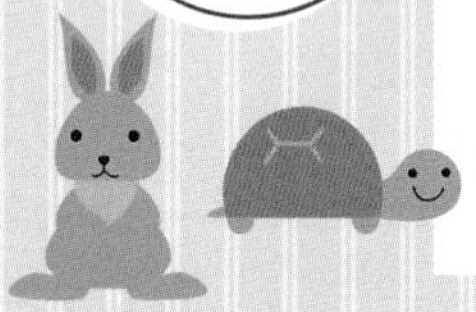

この設問は、妊娠36週の後期の時期であり、分娩はまだ開始していないが、分娩の前兆を理解しておく必要がある。また、経産婦の特徴、近年、頻出問題であるノンストレステストについてもあわせて理解しておこう。次のポイントで正解をみつけよう。

❶正常な妊娠経過であり、分娩の兆候がみられる。
❷上の子は３歳の男の子である。
❸ノンストレステストの検査方法と診断基準

問題1 本日の健診から分娩の前兆として考えにくいものはどれか。

1．ピンク色の出血
2．上腹部の圧迫感
3．頻尿
4．２cmの頸管開大度
5．不規則なお腹のはり

問題2 ノンストレステストについて適切なのはどれか。２つ選びなさい。

1．検査の時間は40分である。
2．正常な心拍パターンは、基線が110～160bpmの間にある。
3．妊婦の体位は、セミファーラー位で実施する。
4．ノンストレステストは、妊娠後期に入る28週から始められる。
5．一過性頻脈が認められる場合は、胎児の状態はやや不良であると予測される。

問題3 この時期の保健指導で適切なのはどれか。

1．「正期産に入ったら胎動カウントはしなくてもよいですよ」
2．「２回目のお産は早く進むので、陣痛が来たら救急車を呼んで来院してくださいね」
3．「お兄ちゃんに、赤ちゃんだったときの話をしてあげてくださいね」
4．「入院・出産・育児用品の準備を今からしてください」

正解&なっとく Column

問題① これから始まる分娩の経過をアセスメントするうえで、分娩の兆候について理解しておく必要がある。なかでも子宮頸管成熟度の評価法であるビショップスコアは、初産婦では９点、経産婦では７点以上とされており、その評価項目と方法を学習しておく。

問題② ノンストレステストはここ数年国家試験の頻出問題であり、記録用紙から波形を読み取りアセスメントできるレベルが求められている。検査時間は20～30分で、分娩時、入院の際にモニタリングする時間が40分とされている。胎児の脳の成熟する時期以降である妊娠32週頃から行われる。

問題③ 胎動カウントは、胎児の健康状態の把握が目的であるため分娩まで継続する。方法として、10回の胎動を感じるのに必要とした時間を記録する「10回胎動カウント法」があり、目安は30分以内とされている。経産婦の分娩進行が速いことは一般的であるが、緊急性がない場合は来院時の救急車の利用は避け、夜間も含めどのような交通手段で来院するか予め準備しておく。入院・出産・育児用品の準備は、合併症の発症リスクの低い妊娠28週ぐらいまでに準備しておくことが望ましい。

表１　ビショップスコア

項目	点数			
	0	1	2	3
頸管開大度（cm）	0	1～2	3～4	5～6
頸管展退度（%）	0～30	40～50	60～70	80～
児頭の先進部の高さ（下降度、cm）	−3	−2	−1～0	+1～
頸部の硬度	硬	中	軟	—
子宮口の位置	後方	中央	前方	—

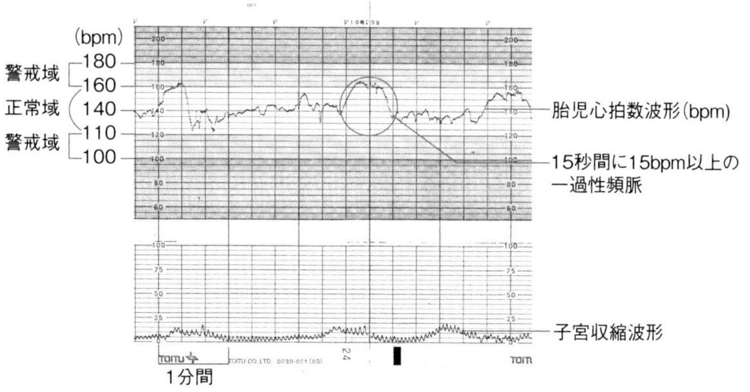

図１　胎児心拍数図の１例

引用文献

1）森恵美ほか：母性看護学各論、第13版、系統看護学講座、専門分野２、母性看護学２、p.101、187、190、191、211、医学書院、2016
2）森恵美ほか：母性看護学概論、第13版、系統看護学講座、専門分野２、母性看護学１、p.175、561、医学書院、2016

問題１ ▶ 正解２
上腹部の圧迫感はむしろ分娩が近づくと胎児の下降にともない軽減する。

問題２ ▶ 正解２、３
ノンストレステストでは胎児心拍数を知ることができる。心拍数110～160回/分正常な数値である。検査時の妊婦の体位は、仰臥位低血圧症候群を予防するために仰臥位を避けなければならない。

問題３ ▶ 正解３
入院による母親との分離や、母親の生活行動の変化や規制は上の子の兄役割獲得に大きな影響を及ぼす。すでに母親の言動から心配な様子がうかがえることから、上の子の準備を促すことが重要である。

（齋藤祥乃）

事例 23 胎盤異常による予定帝王切開術を行った褥婦

Aさんは、38歳の初産婦である。結婚後5年経過しても妊娠しなかったため不妊症治療を行い、その後妊娠した。妊娠経過は順調であったが、妊娠30週に超音波診断法で前置胎盤と診断され、妊娠33週に入院した。その後は安静により順調に経過した。入院中の本日の妊婦健康診査には夫も立ち会った。現在は、妊娠37週0日、子宮底長33cm、胎児心拍数135bpm、血中ヘモグロビン値11.2g/dL、ヘマトクリット値33%、白血球数9000/μLである。分娩開始の兆候は認められない。1週間後、いよいよ帝王切開術を受ける予定となった。

学習のキーポイント

この設問は、妊娠30週に前置胎盤と診断され、33週でも改善されず安静目的で入院し、38週に予定どおり帝王切開術が行われた事例である。次の4ポイントで正解をみつけよう。

❶前置胎盤であることを除き、正常妊娠経過である。
❷不妊症治療後の妊娠であり、貴重児の出産である。
❸前置胎盤により予定帝王切開術が行われた。
❹術後の経過は順調であった。

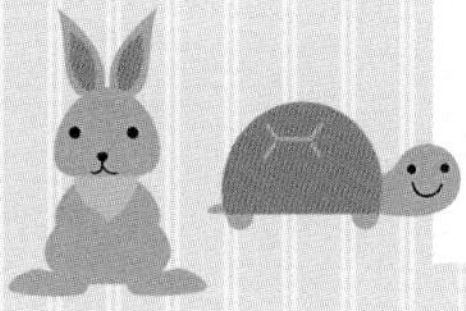

問題 1 本日のアセスメントで適切でないのはどれか。

1. 正期産である。
2. 胎児の発育は順調である。
3. 胎児心拍数は正常である。
4. 妊娠貧血である。

問題 2 今後の観察で最も重要な項目は何か。

1. 性器出血の有無
2. 破水の有無
3. 腹部緊張感や腹痛の有無
4. 胎児心拍数

問題 3 診察後、部屋に訪問すると、「不妊治療をしてやっと赤ちゃんを授かってとても嬉しかった。でも、前置胎盤になるとは思わなかったし、手術を受けるとは考えてもいなかった。あと1週間、何をしたらよいでしょうか」と話された。この時の対応で適切なのはどれか。

1. 赤ちゃんの誕生を楽しみに待ちましょう。
2. なぜ前置胎盤になったのかを医師から話してもらいましょう。
3. 何も心配しないで体力をつけましょう。
4. 手術日はあくまでも予定です。病院の都合で早くなることがあります。

問題 4 予定どおり持続硬膜外麻酔で帝王切開術が行われた。手術時間は40分間、出血量は900mL（羊水含む）であった。手術後の対応で適切でないのはどれか。

1．子宮の収縮状態を観察する。
2．性器出血の観察をする。
3．輸血の準備をする。
4．下肢の加圧ポンプ（フットマッサージ器）を装着する。

正解＆なっとく Column

問題 1 妊娠37週0日の妊娠経過のアセスメントを問う。正期産の定義は、妊娠37週0日から41週6日である。子宮底長33cmでおおむね正常発育と判断できる。胎児心拍数の正常は110～160bpmである。

問題 2 前置胎盤であるため性器出血が重要な観察項目となる。

問題 3 不妊症による貴重児を出産する母親の心理と、前置胎盤と診断され帝王切開術が決定し、いよいよ現実問題となった妊婦の不安な思いに対する看護者の援助を考える。

問題 4 妊娠中の長期安静による肺塞栓症、前置胎盤による出血量増加、帝王切開術の合併症（出血、子宮復古不全、術後感染症、肺塞栓症など）を考慮する。帝王切開術（単胎）の正常出血量は1500mL以内である（**表1**参照）。

表1　帝王切開術の合併症と看護問題

	手術中	手術直後～当日	術後1日目～
母親	・麻酔の合併症 ・仰臥位低血圧症候群 ・出血多量 ・臓器損傷（膀胱・尿管・腸管） ・羊水塞栓症	・循環動態の変調 ・術後出血（帝王切開では1,500mL以上の場合産後過多出血を疑う） ・子宮収縮不良 ・術後疼痛、後陣痛 ・低体温	・深部静脈血栓症・肺塞栓症 ・硬膜穿刺後頭痛 ・感染症（産褥熱） ・活動性低下・離床の遅れ ・イレウス（排ガスがない、便秘） ・排尿障害（尿意がない、排尿痛） ・母児同室・母乳育児の遅れ
新生児	・麻酔薬の影響：低血圧 →胎児アシドーシスの出現、低アプガースコア、自発呼吸の時期の遅れ ・麻酔薬の影響：スリーピングベビー →吸入麻酔薬は胎盤を通り胎児へ移行しするため呼吸抑制の可能性あり	・新生児一過性多呼吸	

（立岡弓子編著：新訂版周産期ケアマニュアル、第3版、p.200、サイオ出版、2020より改変）

問題1 ▶ 正解4
妊娠貧血は血中へモグロビン値11g/dL未満、ヘマトクリット値33％未満である。妊娠貧血ではない。

問題2 ▶ 正解1
帝王切開術を控えているため、分娩開始徴候（陣痛開始、産徴、破水）や前置胎盤部からの出血に注意が必要である。最も緊急性の高い観察項目を選定する。

問題3 ▶ 正解1
不妊症治療で児を授かり、妊娠33週に入院し安静治療をしてやっと迎える出産であり、ともに待ちわびている気持ちを伝えることは看護師として必要な援助である。

問題4 ▶ 正解3
手術中の出血量は900m Lのため輸血の準備は必要ない。必要な場合は医師の指示により準備をする。

（朝岡みゆき）

事例 24 胎児機能不全により緊急帝王切開術を行った褥婦

Bさん（38歳、1経産婦）は、妊娠経過に異常はなく妊娠40週2日に陣痛が発来した。分娩は順調に進行したが、子宮口6cm開大したころから変動一過性徐脈が出現し、その頻度が増したことから、緊急帝王切開術となった。麻酔は、脊髄くも膜下麻酔に硬膜外麻酔を併用した。出生した児の体重は3,300g、アプガースコアは1分後8点、5分後9点であった。Bさんは、術中の経過に異常がなく、出血量600mL（羊水含む）であった。

学習のキーポイント

妊娠40周2日の1経産婦で、陣痛が開始し入院後、胎児機能不全により緊急帝王切開術が行われ、術後経過が順調であった事例である。次のポイントで正解をみつけよう。

❶分娩第1期の変動性徐脈の頻発は胎児機能不全を意味し、緊急帝王切開術の適応となる。
❷緊急帝王切開術の手術直前の準備や処置
❸胎児機能不全で帝王切開術の場合、新生児は一過性多呼吸（TTN）や呼吸窮迫症候群（RDS）を起こすリスクが高い。
❹緊急帝王切開術の産婦の看護

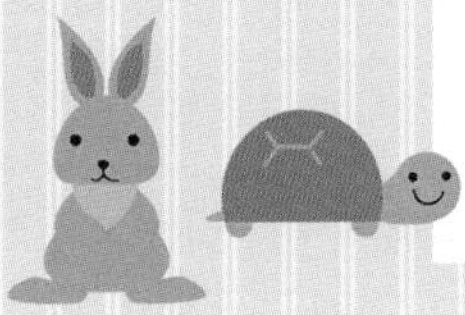

問題 1 緊急帝王切開術が決定したときの適切でない対応はどれか。

1．緊急時だったのため、Aさんに説明は行わなかった。
2．食事や排泄の時間を確認した。
3．胎児心拍数の観察は手術直前まで行った。
4．手術室では、新生児蘇生術の準備を行った。

問題 2 出生した新生児の看護で適切なのはどれか。

1．呼吸状態に注意する必要がある。
2．保育器に収容する必要がある。
3．すぐに哺乳を開始した。
4．沐浴を行った。

問題 3 手術後4日目、母子同室が開始されていた。Aさんは、児に母乳を与えながら「どうして帝王切開になってしまったのでしょうか。上の子は何もなかったのに……」と話され、涙が止まらなかった。このときのアセスメントで正しいのはどれか。

1．出産に対するわだかまり少ない。
2．育児行動の習得が遅れている。
3．子どもへの愛着形成は不十分である。
4．マタニティブルーズの傾向にある。

問題 4 このときの対応で適切なのはどれか。

1．とにかく元気な赤ちゃんでよかったです。
2．医師から帝王切開になった理由を聞く時間をとります。
3．上の子と同じように経腟分娩がしたかったのですね。
4．育児に専念しましょう。

正解&なっとくColumn

問題 1 変動一過性徐脈が出現し、その頻度が増したことは胎児機能不全が予測される。胎児機能不全の場合、児の安全確保のための分娩方法が選択される（ここでは経腟分娩よりも帝王切開術、**表1**参照）。緊急帝王切開術の直前の準備を確認しておく。

問題 2 胎児機能不全により、緊急帝王切開術で出生した新生児は新生児一過性多呼吸（TTN）や呼吸窮迫症候群（RDS）のリスクが高い。哺乳は生後6時間以降で嘔吐などがなければ開始する。出生直後は保温を優先し、沐浴はしない。

問題 3 **問題 4** 予期せぬ出来事により、予測と現実の不一致から分娩の失敗感や自責の念を生じ、自力で出産できなかったために母親としての自信や自尊心の低下をまねくなど否定的感情に陥ることがある。

表1　帝王切開術の緊急度と適応

	緊急帝王切開術		選択的（予定）帝王切開術
	超緊急（グレードA）	準緊急1～5時間以内の娩出	日時を決めて行う
母体適応	・30分以内の娩出 ・常位胎盤早期剥離 ・子宮破裂 ・前置胎盤の大量出血 ・死戦期帝王切開術　など	・前置胎盤の出血 ・妊娠高血圧症候群の憎悪 ・HELLP症候群 ・子癇 ・母体合併症の憎悪 ・分娩停止・遷延 ・選択的帝王切開予定の陣痛発来・破水　など	・既往帝王切開術 ・既往子宮手術後 ・児頭骨盤不均衡（CPD） ・前置胎盤（未出血） ・癒着胎盤 ・母体合併症 ・母体感染症 ・社会的適応　など
胎児適応	・胎児機能不全（胎児心拍数波形レベル5） ・臍帯脱出	・胎児機能不全 ・子宮内感染（軽度） ・臍帯下垂 ・分娩停止・遷延 ・37週未満の前期破水	・胎位異常（骨盤位、横位、足位など） ・多胎妊娠 ・胎児異常 ・巨大児

（立岡弓子編著：新訂版周産期ケアマニュアル、第3版、p.196、サイオ出版、2020より改変）

問題1 ▶ 正解1
どのような場合でも説明し同意を得ることが必要である。術中の誤嚥を防止するために食事時間の確認は必須である。胎児機能不全のため、手術直前まで胎児心拍数の観察、新生児蘇生の準備は必要である。

問題2 ▶ 正解1
胎児機能不全で手術分娩をしたのでTTNやRDSのリスクが高いため、呼吸状態の観察は必要だが、アプガースコアが8点/9点であり、保育器に収容する必要はない。

問題3 ▶ 正解4
手術後4日目であり、描いていた分娩ができなかったことから涙が止まらない状態は、マタニティブルーズの傾向にある。母子同室で授乳行動もとれており愛着形成には問題はない。

問題4 ▶ 正解3
褥婦の思いをまず受け止める発言が必要である。選択肢1、2、4は褥婦の思いをくみ取った発言とはいえない。

（朝岡みゆき）

事例25 正常な分娩経過の産婦

Aさん（26歳、経産婦）は、夫（30歳）と長女（２歳）の３人で暮らしている。これまでの妊娠経過に異常はない。妊娠37週４日、10時に陣痛が開始し11時に入院した。入院時、陣痛間欠８分、陣痛発作30秒であった。内診所見は、子宮口２cm開大で少量の羊水漏出が認められたが、羊水の混濁はなかった。胎児心拍数基線は145bpmで一過性徐脈は認められなかった。その後順調に経過し18時30分に正常分娩で3,300gの男児が誕生した。10分後に胎盤が娩出し、子宮底は臍下１横指で硬く触れた。分娩時の出血量は380mLであった。

学習のキーポイント

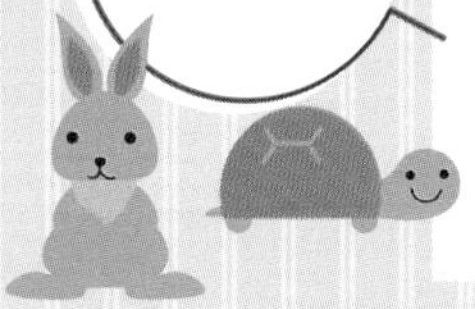

陣痛開始となり入院したAさんの正常な分娩経過の産婦の事例である。次のポイントで正解をみつけよう。

❶Aさんの入院時のアセスメント〔正期産、破水、CTG（胎児心拍数陣痛図）判読など〕
❷経腟分娩の正常の経過
❸分娩所要時間

問題1 Aさんの入院時のアセスメントで正しいのはどれか。

1．前期破水である。
2．分娩第１期の潜伏期である。
3．胎児機能不全が疑われる。
4．早産である。

問題2 経腟分娩の正常な経過はどれか。

1．子宮口の全開大→発露→排臨→児頭の娩出→胎盤の娩出
2．排臨→発露→子宮口の全開大→児頭の娩出→胎盤の娩出
3．子宮口の全開大→排臨→発露→児頭の娩出→胎盤の娩出
4．発露→排臨→子宮口の全開大→胎盤の娩出→児頭の娩出

問題3 Aさんの分娩所要時間で正しいのはどれか。

1．８時間40分
2．７時間40分
3．８時間30分
4．７時間30分

正解&なっとくColumn

問題①

- **分娩の定義**：胎児およびその付属物が子宮から母体外に完全に排出、あるいは娩出される現象。
- **分娩**：娩出力（陣痛と腹圧）、産道（骨産道と軟産道）、娩出物（胎児および付属物）という分娩の３要素が相互に作用し進行していく。
  - ・**早産**：妊娠22週以降、37週未満の期間における分娩
  - ・**正期産**：妊娠37週以降、42週未満の期間における分娩
- **分娩の開始**：陣痛周期が10分以内、または頻度が１時間に６回となった時点

問題② 分娩の経過は、次の４期に分けられる（p.247参照）。

- **分娩第１期**（**開口期**）：陣痛発来後、陣痛が強くなることで児頭が下降し子宮口が全開大となる（**図１**参照）。
- **分娩第２期**（**娩出期**）：子宮口全開大後、排臨、発露を経て児が娩出する。
- **分娩第３期**（**後産期**）：児娩出後、胎盤が娩出し分娩が終了する。胎盤娩出様式は、シュルツェ式、ダンカン式、混合式の３種類がある。
  - ・**排臨**：陣痛発作時に陰裂が開き児頭の一部が見え、陣痛間欠時には後退して見えなくなる状態
  - ・**発露**：陣痛間欠時にも児頭が陰裂に露出したままになる状態

問題③

- **分娩所要時間**：分娩開始から胎盤娩出までの期間（分娩第１期から分娩第３期）。
- **平均分娩所要時間**：初産婦は12～16時間、経産婦は５～８時間
- **平均分娩第２期所要時間**：初産婦1.5～２時間、経産婦は30分～１時間
- **遷延分娩**：初産婦で30時間以上、経産婦で15時間以上

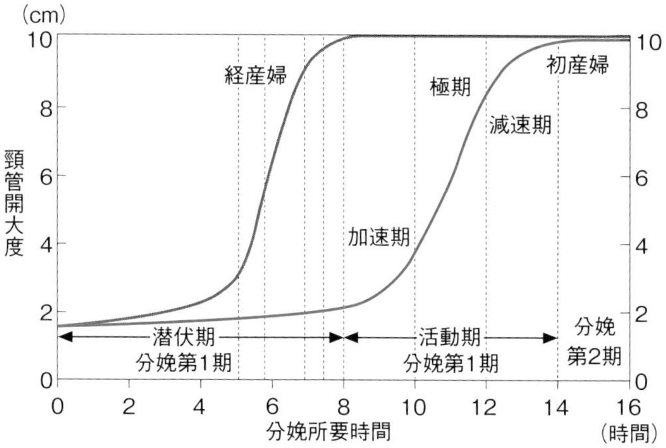

分娩開始後の子宮口の開大と経過時間の関係を示したものである。分娩の経過は、頸管開大に要する時間に最も左右されるため、分娩時間予測などに利用される。
分娩第1期を主に頸管の軟化や展退が起こり、子宮口の開大がゆっくりである分娩開始から子宮口2～3cm開大ころまでの潜伏期と、その後、加速度的に子宮口が開大していく活動期の2つに分けている。子宮口4cmまでを加速期、子宮口9cmまでを極期、子宮口全開大までを減速期という。

図１　フリードマン曲線

問題１▶正解２
陣痛間欠８分、陣痛発作30秒、子宮口２cm開大から分娩第１期の潜伏期といえる。早産は妊娠22週以降37週未満。前期破水は陣痛開始前の破水。胎児機能不全は胎児心拍が徐脈の場合。

問題２▶正解３
子宮口が全開大し、排臨、発露を経て児が娩出し、その後胎盤が娩出して分娩は終了する。

問題３▶正解１
分娩所要時間は陣痛が10分間隔あるいは１時間に６回になった時点から、胎盤娩出までの時間である。分娩第２期は、子宮口全開大から胎児娩出までである。

（朝岡みゆき）

事例26 正常産褥経過と子宮復古を促進するケアの褥婦

Aさん（28歳、初産婦）。分娩経過は順調で、児頭発露で会陰切開を行い2,980gの女児を正常分娩した。分娩所要時間は15時間30分であった。本日は産褥1日である。夜はぐっすり眠れなかったが、朝食は全量摂取した。本日午後から予定されている母子同室を楽しみにしている。

学習のキーポイント

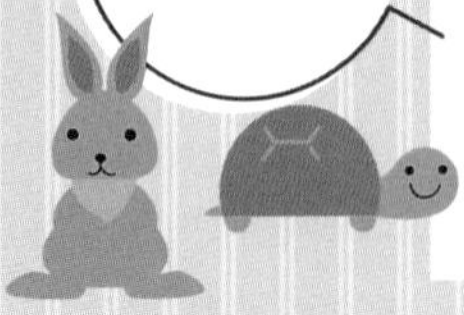

正常産褥経過をたどる褥婦の事例である。次のポイントで正解をみつけよう。

❶正常産褥経過
❷子宮復古を促進するケア
❸育児不安

問題1 Aさんの状態で経過観察してよいのはどれか。

1．尿意なし
2．脈拍105回/分
3．やわらかく触れる子宮底
4．会陰切開縫合部の痛み

問題2 産褥1日に行う子宮復古を促進するケアはどれか。

1．排尿を促す。
2．安静臥床を促す。
3．腹部に温罨法を行う。
4．授乳回数を減らす。

問題3 産褥4日目、Aさんは「明日退院です。赤ちゃんのお世話に自信がありません」と担当看護師に訴えた。このときの対応として適切なのはどれか。

1．「自然に慣れますから大丈夫です」
2．「赤ちゃんのお世話について一緒に確認してみましょう」
3．「ご主人の協力を得ましょう」
4．「皆さん、そういいながら上手にやっています」

正解&なっとく Column

問題① 産褥期とは分娩が終了し、妊娠・分娩により生じた母体の解剖学的変化と機能的変化が非妊娠時の状態に回復する期間である。その期間は６～８週間で、退行性変化と進行性変化が起こる。

- **退行性変化**：子宮の復古と妊娠中に40～50％増加した心拍出量が減少し、それに伴い腎血流量や糸球体濾過値も減少する。子宮は、分娩直後に子宮底は恥骨結合上縁から11～12cm上方（臍下２～３横指）まで低下するが、12時間後には臍高、産褥１日には臍下１横指、産褥２日には臍下２横指、産褥４日には臍恥中央、12～14日で腹壁から触知されず、産褥６～８週後には妊娠前の大きさに戻る。悪露は赤色から褐色、黄色に変化し、８週後には消失する。
- **進行性変化**：乳腺が腫大して乳汁分泌が始まる。

問題② 子宮復古を促進するケアは、①睡眠・休息可能な環境を整える、②活動の拡大、③バランスのよい栄養の摂取、④排尿・排便を促す。３～４時間ごとの自然排尿を確認する。子宮復古不全の場合は、子宮底の輪状マッサージ（**図１**）、腹部冷罨法を施行する。

問題③ 退院を明日に控え、入院中は大丈夫であっても自宅ではすべて１人で行わなければならないと思うと不安になる。その心情に寄り添うことが重要である。褥婦が抱く不安は、①産後の心身の回復に対する不安、②子ども、育児に対する不安、③誕生した子どもを加えた新しい生活に関する不安などがある。

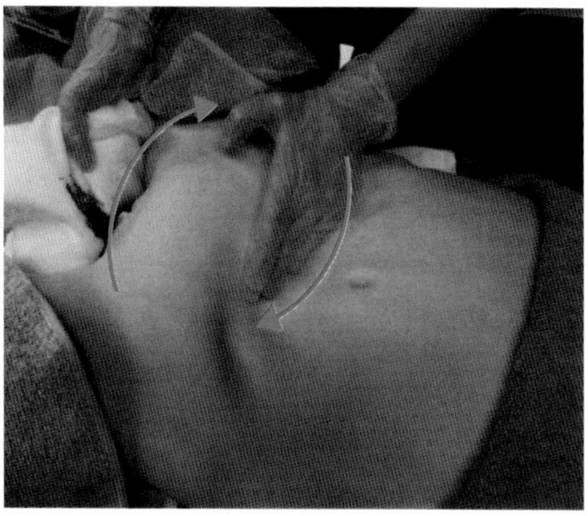

輪状マッサージは、分娩第4期など分娩直後や産褥期の子宮収縮不全の場合に有効な方法であるが、ルーチンに行うものではない。手を輪状に動かしてマッサージすることで、子宮筋を刺激し、子宮収縮を促進する。

図１　輪状マッサージ

問題１ ▶ 正解４
産褥１日目の会陰切開縫合部痛は異常とはいえない。分娩後尿意は回復する。やわらかく触れる子宮は子宮復古不全が疑われる。脈拍が90回/分を超えた場合、分娩時の多量出血や感染時頻脈に注意する。

問題２ ▶ 正解１
子宮復古を促進するケアとして、早期離床をはかり悪露の排泄を促す、また排尿を促すことは重要である。
子宮収縮が不良の場合は子宮底部の輪状マッサージや冷罨法が有効である

問題３ ▶ 正解２
赤ちゃんのお世話に自信がないAさんの気持ちを受け止めながら不安の内容を確認する必要がある。「自然になれる」「皆さん、上手にやっている」はAさんの気持ちに寄り添っていない。夫の協力は不確実である。

（朝岡みゆき）

事例 27 分娩第1期の看護および分娩時のアセスメント

Bさん（30歳、初産婦）、妊娠40週5日で陣痛が発来したため18時に入院した。レオポルド触診法で第1頭位、40分間の胎児心拍陣痛図（CTG）では異常な波形は認められなかった。22時に「何か出たみたい」とナースコールがあり、内診所見は、子宮口3cm開大しており、膣分泌物をBTB試薬につけたところ青変した。その後ゆっくり進行し、翌日9時に子宮口全開大となり分娩室へ移動。11時10分に2,850gの男児を正常分娩で出産した。11時15分に胎盤が娩出し、出血量は400gだった。

学習のキーポイント

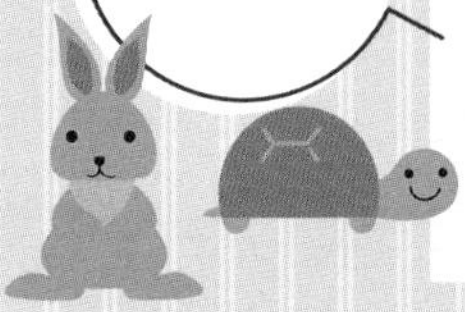

正常な分娩経過をたどる初産婦の事例である。次のポイントで正解をみつけよう。

❶分娩経過（分娩機序）と胎児の分娩機転
❷分娩第1期の看護
❸分娩時のアセスメント。

問題 1 正常な分娩経過で正しいのはどれか。

1．第1頭位では、右臍棘線上で胎児心音が聴取できる。
2．分娩の開始は、陣痛が15分間隔となった時点とする。
3．発露は、胎児先進部が陰裂間に常に見えている状態である。
4．分娩第2期は、破水から胎児が娩出するまでの期間である。

問題 2 正常な胎児の分娩機転について正しいのはどれか。

1．前頭部が先進する。
2．第1回旋では、胎児は顎を胸につけ屈位の姿勢になる。
3．第3回旋では、胎児の顔は母体の腹側に向いている。
4．第4回旋では、胎児の肩甲横径が骨盤の横径に一致する方向で娩出される。

問題 3 Bさんの分娩第1期の看護で正しいのはどれか。

1．眠そうだったが、積極的に歩行を促した。
2．陣痛により食欲がなくなってきたため、高カロリーの食事摂取を勧めた。
3．分娩を進ませるために、浣腸を行った。
4．2～3時間に1回は排尿するように話した。

問題 4 分娩時のアセスメントとして正しいのはどれか。

1．正期産である。
2．適時破水である。
3．遷延分娩である。
4．分娩時出血量は異常である。

正解&なっとく Column

問題 1 分娩の経過は分娩第１期から第４期に分けられる（p.243参照）。

- **分娩第１期（開口期）**：分娩開始から子宮口全開大（10cm）までの時期
- **分娩第２期（娩出期）**：子宮口全開大から児の娩出までの時期
- **分娩第３期（後産期）**：児の娩出から胎盤および卵膜の排出が完了するまでの時期
- **分娩第４期**：胎盤および卵膜の排出後２時間までの時期

問題 2 胎児の産道通過機序は、次のように分類される。

- **第１回旋（屈曲）**：骨盤入口に児頭が侵入する際、オトガイが胸壁に近づき、児頭が前屈する。児頭の矢状縫合は母体の骨盤横径に一致し、小泉門が先進する。
- **第２回旋（内回旋）**：先進する小泉門が母体の恥骨結合側に回旋し児頭の矢状縫合は徐々に母体の骨盤縦径に一致してくる。第２回旋を終えたころに子宮口が全開大する。
- **第３回旋（伸展）**：児頭が骨盤出口部まで下降すると、児頭の頸部が母体の恥骨結合下縁に固定され、そこを支点として児頭が前屈位から反屈位へと伸展し、前額、顔面、オトガイの順に排出される。この時矢状縫合は母体の骨盤縦径に一致している。
- **第４回旋（外回旋）**：児頭娩出後母体の後方（肛門側）を向いた顔面が肩甲の回旋に伴って、母体の大腿内側を向く。このときの矢状縫合は母体の骨盤横径と一致し、肩甲横経は母体の骨盤縦径に一致する。

問題 3 分娩第１期では、緊張すると陣痛が強くなるので、リラックス・呼吸法・圧迫法で、発作時は短息呼吸、破水がなければ行動は自由とし、飲食も自由でよい。

問題 4 分娩時出血量は、分娩中および分娩後２時間までの出血量で、500mL以上が異常である。

問題1 ▶ 正解3
発露は、胎児先進部が陰裂間に常に見えている状態である。第１頭位は、左臍棘線上で胎児心音が聴取される。分娩開始は陣痛が10分間隔になったとき。分娩第２期は、子宮口全開大から胎児娩出まで。

問題2 ▶ 正解2
第１回旋で胎児は顎を胸につけ屈位の姿勢になる。第３回旋で胎児の顔は母体の背側を向く。第４回旋で胎児の肩甲横径は母体骨盤の縦径に一致する。

問題3 ▶ 正解4
尿が溜まっていても尿意を感じないこともあるため定期的に自然排尿を促す。浣腸はルーチンケアではない。分娩第１期は、眠ければ休息できる環境に整え、高カロリー食は避け水分・糖分を補給する。

問題4 ▶ 正解1
正期産は37週０日から42週未満である。適時破水は子宮口全開大後の破水。遷延分娩は初産婦で30時間以上、経産婦で15時間以上。分娩時異常出血量は500mL以上である。

（朝岡みゆき）

事例 28　妊娠初期の母子健康手帳交付と母体保護

Ａさん（28歳、初産婦）は妊娠７週で、胎児心拍が確認された。健診結果は順調であったため、医師は妊娠届を渡し、次回の妊婦健康診査時に母子手帳を持参するように説明した。Ａさんは、看護師で夜勤をしているため、今後の健康管理と仕事の継続に不安を感じている。

学習のキーポイント

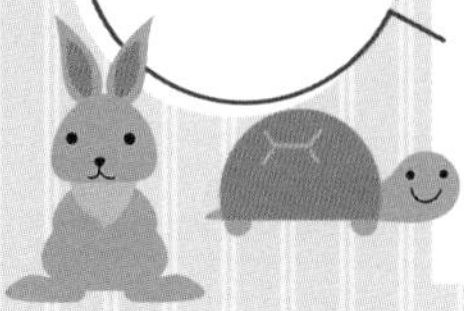

この設問は、妊娠初期の母子健康手帳の交付と就業女性の母体保護に関連した事例である。法規について考え、次の２つのポイントから正解をみつけよう。

❶母子保健法
❷労働基準法がポイント

問題 1　母子健康手帳について正しいのはどれか。

1．妊娠届は妊婦自身が記入して提出する。
2．妊娠届を最寄りの市町村へ提出すると、母子健康手帳が交付される。
3．母子健康手帳の交付は、母体保護法で規定されている。
4．母子健康手帳交付時に全国一律の公費券がもらえる。

問題 2　労働基準法で、就業中の妊産婦から請求がなくても事業者が処遇すべきなのはどれか。

1．産前６週間の就業禁止
2．産後６週間の就業禁止
3．深夜業の就業禁止
4．育児時間の確保

問題 3　勤労女性に関して労働基準法で規定していないのはどれか。

1．育児休業
2．産前産後の休業
3．深夜業の制限
4．軽易業務転換

問題1 母子保健法に規定されている母子健康手帳の届け出と交付の問題である。妊娠届は診察した医師または助産師が記入し、妊婦が最寄りの市町村へ提出すると母子健康手帳は交付される（**図1**）。その際発行される公費券は全国一律ではない。

母子保健法は、①妊娠届と母子健康手帳の交付、②乳幼児健康診査、③低出生体重児の届け出、④新生児訪問を定め、市町村の義務として①妊娠届の受理と母子健康手帳の交付、②乳児家庭全戸訪問事業、③３歳児健診があり、都道府県の義務として小児慢性特定疾患公費負担医療給付がある。

母体保護法は、①受胎調節の実地指導、②不妊手術、人工妊娠中絶に関する事項を定めている。

問題2 労働基準法は、申し出により、①産前産後休暇〔産前６週間（多胎は14週間）、産後８週間は就業禁止〕、②育児時間、③生理休暇、④妊産婦の就業制限業務がある。

産後休暇は、妊産婦からの請求がなくても、雇用者は産後６週間の就業をさせてはならない。その後は、妊産婦の希望があり医師が就業を求めた場合は就業できる。

問題3 労働基準法に規定されている妊産婦の就労制限業務は、①危険有害業務の就業、②変形労働時間制の適用、③深夜業務、時間外労働、④休日労働の規制である。

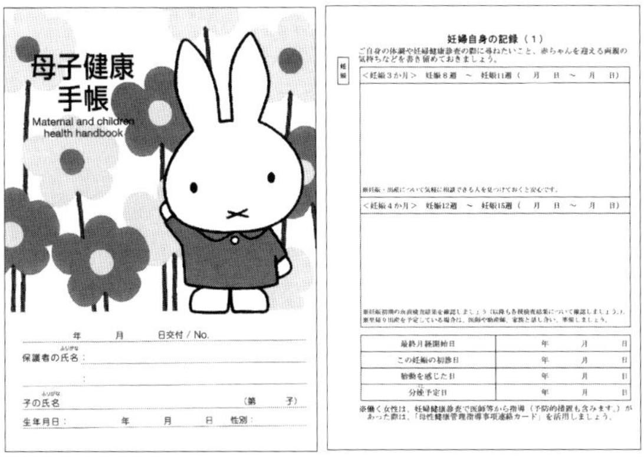

図１　母子健康手帳

妊娠の届出をした者に対して、母子健康手帳が交付されるいる（母子保健法第16条）。内容は、妊娠の経過、出産や出産後の母体の経過、新生児期から6歳までの成長過程、児の予防接種の記録や健康相談などの結果が記載されている。各月に妊婦自身の気持ちなどを記載する欄もある。

問題1 ▶ 正解2
診察をした医師または助産師が妊婦健康診査の結果を記入した妊娠届を妊婦が最寄りの市町村へ提出すると母子健康手帳が交付される。これらは母子保健法で規定されている。

問題2 ▶ 正解2
産後８週間の就業制限があるが、産後６週間は強制的休業期間である。６週間を経た後、本人からの請求と医師の許可があれば就業は可能である。

問題3 ▶ 正解1
育児休業は、育児介護休業法で規定されている。

（朝岡みゆき）

事例 29 産後の母体保護と育児支援

Bさん（38歳、1経産婦）は、正期産で3,200gの女児を出産した。現在、女児は生後6か月となり、3歳の男児との2人の子育てに専念している。出産前からの職場に、年度の区切りのよいところで復帰を考えている。復帰にあたり、母乳栄養中であることや仕事と2人の子どもの育児が両立できるか不安を感じている。

学習のキーポイント

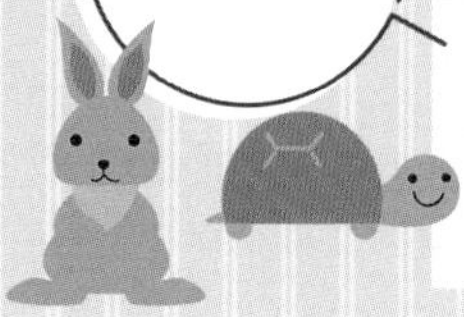

この設問は、産後の母体保護と育児支援に関連した事例である。母体保護と育児支援に関連する法規を理解し、次の3つのポイントから正解をみつけよう。

❶労働基準法
❷育児・介護休業法
❸男女雇用機会均等法

問題 1 労働基準法で規定されている育児時間について正しいのはどれか。

1．父親も取得できる。
2．1日当たり4回まで取得できる。
3．1回の時間は1時間以内である。
4．児が1歳になるまでの期間に取得できる。

問題 2 育児休業等育児又は家族介護を行う労働者の福祉に関する法律（育児介護休業法）で規定されている育児休業について間違っているのはどれか。

1．本人の申し出により適用される。
2．父母のいずれもが対象になる。
3．期間は2年間適用される。
4．給与は保証されない。

問題 3 就労している妊婦に適用される措置と根拠法令との組み合わせで正しいのはどれか。

1．産前産後の休業 — 母子保健法
2．危険有害業務の就業制限 — 母体保護法
3．育児休業 — 児童福祉法
4．保健指導や健診を受けるための時間の確保 — 男女雇用機会均等法

正解&なっとく Column

問題① 育児時間は、労働基準法第67条で規定されている請求権である。生後満1年に達していない子を育てる女性が請求することができ、1日2回少なくとも30分ずつである。

問題② 育児休業は、育児・介護休業法（正式名称：育児休業等育児又は家族介護を行う労働者の福祉に関する法律）で規定されている。労働者（男女）は、1歳に満たない子を養育するための休業をすることができる（公務員は3年まで）。育児・介護を行う労働者は男女問わず月24時間、年間150時間を超える時間外労働の免除を請求できる。育児時間と育児休業の違いに注目しよう。

- **育児休業給付金**：雇用保険の一般保険者で1歳未満〔パパ・ママ育休プラス制度（**図1**）にて両親が育児休業を取得する場合は1歳2か月。保育所に入所できない場合は2歳まで〕の子を養育するために育児休業を取得した場合に給付される。育児休業開始時の賃金日額×支給日数の67%（育児休業開始から6か月まで。6か月以降は50%）が支給され、通常2か月ごとに受け取れる。

問題③ 男女雇用機会均等法は、母子保健に基づく妊産婦の保健指導の事項が守られるように、事業主に必要な措置が求められる規定（事業主の義務）である。①勤務時間の変更（フレックスタイム：時差通勤など）、②勤務内容の軽減、③保健指導や健診を受けるための時間の確保である。

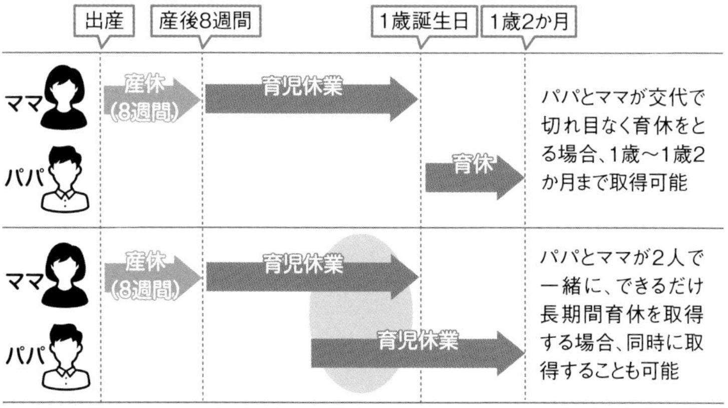

図1　パパママ育休プラス制度

問題1 ▶ 正解4
児が1歳になるまでの期間に取得できる。母親が1日2回、30分以内で使用する。

問題2 ▶ 正解3
育児休業は、労働者（男・女）の請求で適用される。休業期間は原則満1歳未満（公務員は3年）で、賃金の支払い義務はない。

問題3 ▶ 正解4
男女雇用機会均等法は、事業主の義務として、保健指導や健診を受けるための時間の確保を規定している。

（朝岡みゆき）

事例30　妊娠中期に感染症が認められた妊婦

Aさん（20歳、初産婦）は、妊娠26週の妊婦健康診査で性器クラミジア検査を受け、その結果陽性と判定された。Aさんは「いつ感染したかわからない」といい、医師からの説明と抗菌薬の処方を受けて帰宅した。

学習のキーポイント

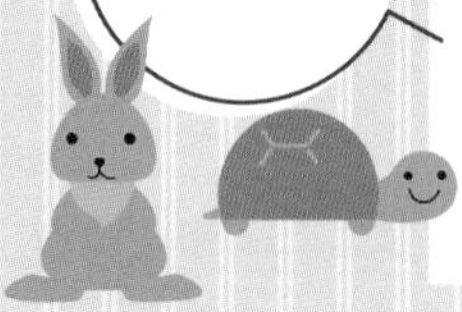

この設問は、妊娠中期に感染症が認められた妊婦の事例である。次の２つのポイントから正解をみつけよう。

❶妊娠と関連のある感染症（性器クラミジア感染症）

❷感染症が母子に与える影響

問題 1　性器クラミジア感染症で正しくないのはどれか。

1．わが国で頻度の低い感染症である。

2．無症状のことも少なくない。

3．妊婦が罹患すると経産道感染により新生児クラミジア感染症を発症する。

4．パートナーにも検査・治療を受けることをすすめる。

問題 2　妊婦の感染症と児への影響の組み合わせで正しいのはどれか。

1．風疹 ―――――― 白内障

2．サイトメガロウィルス ―――― 肺炎

3．性器クラミジア感染症 ―――― 心奇形

4．B群溶連菌（GBS） ―――――― 聴力障害

問題 3　女性の不妊症の原因になる可能性のある性感染症（STD）はどれか。

a．梅毒　　b．淋菌感染症　　c．性器ヘルペス　　d．性器クラミジア感染症

1．（aとb）

2．（bとc）

3．（cとd）

4．（bとd）

正解&なっとく Column

問題1 問題2 TORCH（トーチ）症候群とは、T：トキソプラズマ、O：その他（梅毒、水痘、コクサッキー、B型肝炎ウイルスなど）、R：風疹ウイルス、C：サイトメガロウイルス、H：単純ヘルペスウイルスによって、母体が感染すると胎児や妊娠の経過に影響を与える感染症をいう。

問題3 梅毒が不妊症の原因になるかどうかは研究報告がない。

表1　母子の感染症

感染症	感染経路	影響
サイトメガロウィルス	経胎盤、経産道、経母乳	流産、IUFD、小頭症
HIV		HIVキャリア
風疹	経胎盤	流産、先天性風疹症候群（難聴白内障、心奇形）
水痘 - 帯状疱疹		流産、先天性水痘症候群、新生児水痘
梅毒		流産、死産、先天性梅毒
パルボウィルスB19（伝染性紅斑：リンゴ病）		胎児水腫
トキソプラズマ		先天性トキソプラズマ症
性器単純ヘルペス	経産道	新生児ヘルペス（全身性、中枢神経型、表在型）
B型肝炎		HBVキャリア
C型肝炎		HCVキャリア
性器クラミジア感染症		結膜炎、肺炎
GBS（B群溶血性レンサ球菌）		肺炎、敗血症、髄膜炎
成人T細胞白血病（ATL）	経母乳	HTLV-1キャリア

問題1 ▶ 正解1

性器クラミジア感染症は、わが国で最も頻度が高い。女性の場合は無症状が多く、検査でわかる。パートナーの検査や治療も必要である。

問題2 ▶ 正解1

妊娠中に風疹に罹患すると先天性風疹症候群（難聴、白内障、心奇形）の新生児が生まれることがある。その他は**表1**を参照

問題3 ▶ 正解4

女性不妊症の原因は、淋菌感染症と性器クラミジア感染症である。上行感染により骨盤内感染を起こし不妊症の原因となる。

（朝岡みゆき）

事例 31 妊娠高血圧症候群の妊婦

Aさんは、39歳の1回分娩をしたことがある経産婦である。身長は158cm、非妊時体重は50kgである。妊娠32週5日の妊婦健康診査の結果、子宮底長23cm、腹囲80cm、体重56.5kg、血圧154/98mmHg、下肢浮腫（＋）、尿タンパク（－）、尿糖（－）、Hb11.2g/dLであった。

胎児心拍数は140回/分、超音波診断法での胎児の推定体重は1,100gであった。30分間のNST（nonstress test）で3回の一過性頻脈がみられた。

妊娠高血圧症候群と診断され、近くに住む実母に1歳6か月の長男を預けて入院することになった。

学習のキーポイント

この設問は、妊娠32週5日に妊娠高血圧症候群と診断され、入院となった事例である。次のポイントで正解をみつけよう。

❶妊娠高血圧症候群の定義について学習する。
❷妊婦健康診査の項目と、なぜ、それらに着目するのか学習する。
❸妊娠32週の妊婦の経過と胎児の発育の基準について学習する。
❹NSTについて学習する。

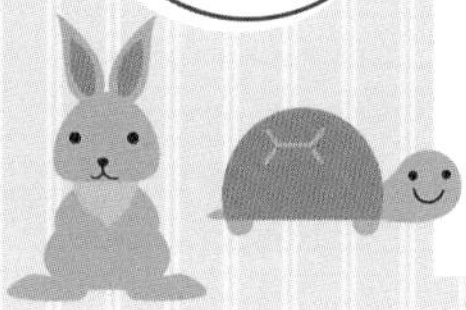

問題 1 入院時のアセスメントで適切なのはどれか。

1．肥満妊婦
2．妊婦貧血
3．胎児仮死徴候
4．妊娠高血圧症候群

問題 2 入院3日、血圧156/96mmHg、下肢浮腫（＋）、尿タンパク（－）、尿糖（－）であった。この妊婦に必要なのはどれか。

1．安静の保持
2．水分制限
3．低タンパク食
4．塩分10ｇ/日

問題 3 入院7日。血圧は144/92mmHgとなった。妊婦は「おなかの赤ちゃんのことも心配ですが、上の子が気がかりなので早く退院したい」と話す。対応で最も適切なのはどれか。

1．長男の話題を避ける。
2．母児の生命の危機について話す。
3．長男の面会を調整する。
4．Aさんが入院継続に協力できるよう、夫に説得するよう伝える。

正解&なっとく Column

問題① 妊娠高血圧症候群（HDP）は、収縮期血圧140mmHg以上または拡張期血圧90mmHg以上を高血圧として、妊娠週数にかかわらず高血圧が認められたものと定義されている（**表1**）。

HDP発症のリスク因子として、初産婦、HDPや子癇の既往歴、・家族歴、高齢妊婦、若年妊婦などがあげられる。

問題② 母体の安静をはかり食事療法を行う。安静は交感神経の興奮を抑制し子宮による血管の圧迫を抑制することで子宮胎盤循環血流量を増加させる。減塩、カロリー制限、水分制限などの効果は証明されていないので、体重増加に注意しながら食事の総カロリーを適正に保つ。塩分は7～8g/日程度とする。

問題③ HDP妊婦への看護は、医学的管理とともに精神的な援助が必要となる。医学的管理を要する場合は、母児の観察と安静、食事療法が基本となる[1]。

表1　妊娠高血圧症候群（HDP）の定義と分類

病型分類	妊娠高血圧腎症（PE）	①妊娠20週以降に初めて高血圧が発症し、かつ、タンパク尿を伴うもので分娩後12週までに正常に復する場合をいう ②妊娠20週以降に初めて発症した高血圧に、タンパク尿を認めなくても次のいずれかを認める場合で、分娩後12週までに正常に復する場合をいう（肝機能障害、進行性の腎障害、脳卒中、神経障害、血液凝固障害）
	妊娠高血圧（GH）	妊娠20週以降に初めて高血圧が発症し、分娩後12週までに正常に復する場合で、かつ妊娠高血圧腎症の定義に当てはまらないもの
	加重型妊娠高血圧腎症（SPE）	①高血圧症が妊娠前あるいは妊娠20週までに存在し、妊娠20週以降にタンパク尿、もしくは基礎疾患のない肝腎機能障害、脳卒中、神経障害、血液凝固障害のいずれかを伴う場合 ②高血圧とタンパク尿が妊娠前あるいは妊娠20週までに存在し、妊娠20週以降、いずれかまたは両症状が増悪する場合 ③タンパク尿のみを呈する腎疾患が妊娠前あるいは妊娠20週までに存在し、妊娠20週以降に高血圧が発症する場合 ④高血圧が妊娠前あるいは妊娠20週までに存在し、妊娠20週以降に子宮胎盤機能不全を伴う場合
	高血圧合併妊娠（CH）	高血圧が妊娠前あるいは妊娠20週までに存在し、加重型妊娠高血圧腎症を発症していない場合
症候による亜分類	重症についてタンパク尿の多寡による重症分類は行わない	次のいずれかに該当するものを重症と規定する。なお、軽症という用語はハイリスクでない妊娠高血圧症候群と誤用されるため、原則用いない ①妊娠高血圧、妊娠高血圧腎症、加重型妊娠高血圧腎症、高血圧合併妊娠において血圧が次のいずれかに該当する場合 収縮期血圧：160mmHg以上の場合 拡張期血圧：110mmHg以上の場合 ②妊娠高血圧腎症、加重型妊娠高血圧腎症において、母体の臓器障害または子宮胎盤機能不全を認める場合
	発症時期による病型分類	妊娠34週未満に発症するものは早発型（early onset type：EO） 妊娠34週以降に発症するものは遅発型（late onset type：LO）

（日本産科婦人科学会：妊娠高血圧症候群新定義・臨床分類、2018より改変）

引用文献

1）森恵美ほか：母性看護学各論、第13版、系統看護学講座、専門分野2、母性看護学2、p.398、医学書院、2016
1）森恵美ほか：母性看護学各論、第13版、系統看護学講座、専門分野2、母性看護学2、p.398、医学書院、2016

問題1 ▶ 正解4
2018年の定義と病型分類の全面改定により、タンパク尿が認められなくてもHDPと診断される。

問題2 ▶ 正解1
母体の安静をはかり、食事療法を行う。

問題3 ▶ 正解3
安静を保ち、入院を継続するためにも、Aさんが気がかりにしている長男の面会を調整し安心させる。

（近藤邦代）

事例32　性感染症になった女性患者

Aさんは19歳の女子大学生である。地方から出てきているため1人暮らしをしている。

最近、同じ大学のサークルに所属する21歳（男性）と交際を始めた。その後、性交後2週間くらいから漿液性の帯下が増えた。外陰部の痛みやかゆみはない。外陰部に腫瘤はみられない。時々、下腹部に痛みがあった。性感染症（STI）を疑い、1人で産婦人科クリニックを受診した。診察時の体温は36.8℃、脈拍62回/分であった。

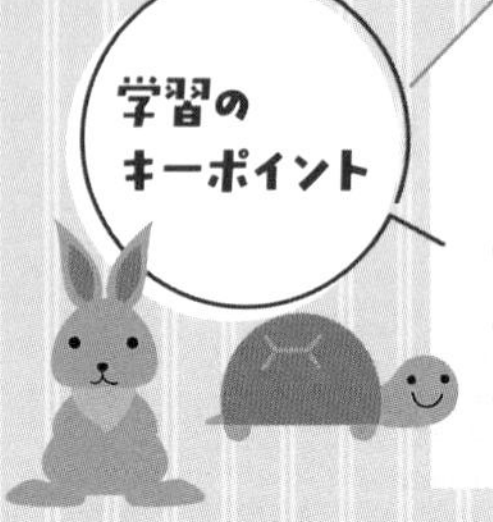

この設問は、性感染症となった女性患者の事例である。次のポイントで正解をみつけよう。

❶性感染症の症状について学習する。
❷性感染症の治療について学習する。
❸性感染症の患者の看護について学習する。

問題 1　Aさんの状態から最もあてはまる性感染症（STI）はどれか。

1．性器ヘルペス
2．尖圭コンジローマ
3．腟トリコモナス症
4．性器クラミジア感染症

問題 2　Aさんは「彼とは交際を続けたいので、性感染症（STI）のことは黙っていてもよいですか。今日、相談に来たことも彼には話していません。もちろん親には話せません」と看護師に話した。

Aさんに対する看護師の対応で最も適切なのはどれか。

1．彼には話さなくてもよいと伝える。
2．未成年なので、親に来院を促す電話をすると伝える。
3．Aさんが通う大学の保健センターの看護師に相談するよう勧める。
4．性感染症（STI）に罹患したことをAさんから交際している男性に伝えるよう勧める。

問題 3　Aさんは医師から「彼にも感染の可能性があるので性交渉をしないように」と説明を受けた。Aさんは看護師に「彼とはいつから性交渉をしてもよいですか」と相談した。

性交渉を再開する時期の説明で正しいのはどれか。

1．処方された内服薬をAさんが飲み終えた後
2．Aさんの性感染症（STI）の症状がなくなった後
3．相手の男性が性感染症（STI）の検査を受けた後
4．Aさんと男性の性感染症（STI）の治癒が確認された後

正解&なっとく Column

問題① 性器クラミジア感染症は自覚症状が乏しく16～25歳の男女の5～6％が感染しているといわれ、女性に多い。症状がある場合は、漿液性の帯下の増加、不正性器出血、下腹部痛がみられる。

問題② 未成年とはいえ、性に関することは個人情報でもあるため、本人の承諾なしに親に連絡することは避けたい。Aさんから交際相手の男性に性感染症に罹患したことを伝えることが必要である。

問題③ 性感染症の治療は、患者とパートナー両方の検査・治療が不可欠である。相手の男性と一緒に検査するとともに、治療を行う。患者の治療が終了しても、パートナーが未治療であれば患者は再度感染する（ピンポン感染）。その予防のためには両方の治療が終了してから性交渉を開始することを説明する。

母性看護学

引用文献

1）井上 裕美ほか監修：病気がみえるvol.9、婦人科・乳腺外科、第4版、p.83～87、メディックメディア、2018

問題1▶正解4
症状がある場合は、漿液性の帯下の増加、不正性器出血、下腹部痛がみられる。

問題2▶正解4
性に関することは個人情報でもあるため、本人の承諾なしに親に連絡することは避けたい。

問題3▶正解4
性感染症の治療は、患者とパートナー両方の検査・治療が不可欠である。

（近藤邦代）

事例33 性別の不一致に悩む女性

Ａさんは19歳である。親と同居し、大学に通う大学生である。性別は女性である。

小学生のころから、女性である自分に違和感を覚えた。スカートを履くことが嫌で、パンツスタイルの服装をして小学校を登校した。誰にも相談できず、中学も、高校も女子学生として、女子学生の制服で過ごすしかなかったが、テレビでLGBTの特集を見て、自分の性的指向を自覚し始めた。家庭内には２歳年上の姉がおり、保健師をしている。Ａさんは大学に進学し、ますます強く性別の不一致を感じるようになり、悩んでいた。

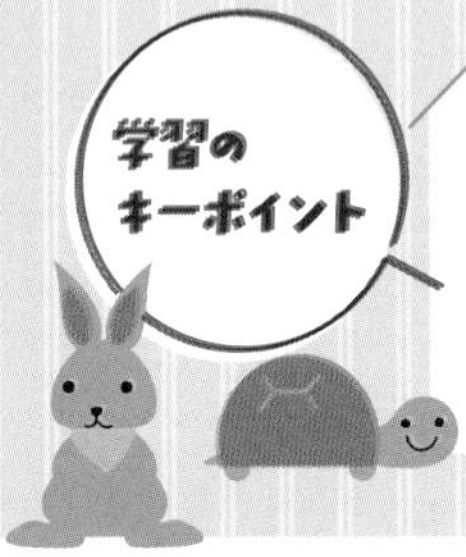

この設問は、性的少数者であるLGBTの事例である。次のポイントで正解をみつけよう。

❶LGBTについて学習する。
❷LGBTの支援について学習する。

問題１ 今のＡさんの状態に最もあてはまる状況はどれか。

1．Lesbian女性同性愛者
2．Gay男性同性愛者
3．Bisexual両性愛者
4．Transgender性別越境者

問題２ Ａさんは「このままでは苦しいのでカミングアウトしたい。両親にも友人にも、まだ話していません。どうしたらよいですか」と大学の保健センターで話した。

1．友達に話して理解してもらうようにと伝える。
2．未成年なので、親にこの話の内容を伝える電話をしたいと伝える。
3．Ａさんが通う大学の心理相談員に保健センターから連絡しようかと伝える。
4．家族の中の、姉に相談することを勧める。

問題３ 友人のＢさんは、Ａさんから「自分は性的マイノリティである」と打ち明けられました。あなたがＢさんであったとしたら、どのように対応しますか。

1．Ａさんの話を傾聴する。
2．私は受け入れられないと伝える。
3．Ａさんから聞いた話を他の友人に話す。
4．Ａさんに、何か差別やいじめにあったら、警察に相談するとよいと伝える。

正解&なっとく Column

問題① LGBTとは、Lesbian（レズビアン、女性同性愛者）、Gay（ゲイ、男性同性愛者）、Bisexual（バイセクシュアル、両性愛者）、Transgender（トランスジェンダー、性別越境者）の頭文字をとった単語。セクシャルマイノリティ（性的少数者）の総称として使われる。近年はマスコミの影響もあり、自分が性的少数者であることを主張する人も増えてきた。しかし、いじめや偏見、差別を恐れるために、カミングアウト*ができず悩んでいる人もいるといわれている。小・中・高で使用される教科書には、性の多様化についての説明が盛り込まれているものもあるが、学習指導要領にも記載されていないため、学校でLGBTについて学ぶ機会があるとはかぎらないのがわが国の現状である。

* カミングアウト（coming out）：「coming out of the closet」のことである。社会の差別・偏見や周囲の無理解から自分のセクシュアリティを隠さざるをえない状態を「クローゼットに押し込まれている状態」に例え、そこから出て、陽のあたる場所に自分を置く決意のことをいう。カミングアウトは、自分のセクシュアリティを受け入れ、肯定する過程でもあり、自分らしく生きていくための手段の１つである（法務省：多様な性について考えよう！ 性的指向と性自、http://www.moj.go.jp/JINKEN/LGBT/index.html）。

問題② 友人関係を把握せず軽々しく友人に話すことを勧めないほうがよい。また、未成年であっても本人の承諾なしには親に伝えてはならない。同様に、心理相談員にも本人からの相談を勧める。家族と同居しており、保健師の姉がいる。まずはこの姉に相談することが望ましいと考えられる。

問題③ Aさんは友人のBさんを信頼して相談している。本人の気持ちを大切にして傾聴する。否定することはAさんの孤立につながる。他の友人にAさんのことを話すのは、信頼して話したAさんの信頼を失うことになり、トラブルになる可能性もある。公的機関として、人権問題は、法務局・地方法務局が取り扱っている。性的指向関連で人権侵害の疑いのある場合はこの相談窓口に相談する。

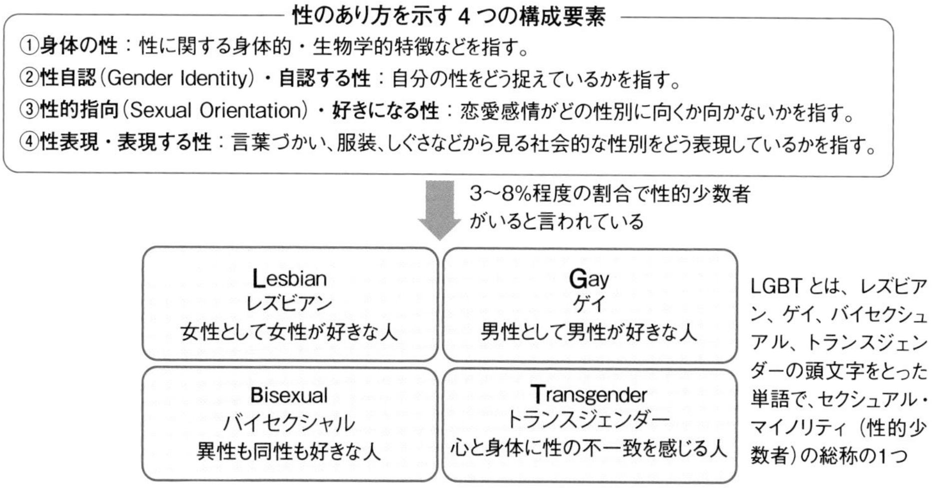

図１　LGBT

問題1 ▶ 正解4
Aさんの場合、生まれつきの性別に違和感をもっていることから、トランスジェンダー（性別越境者）と考えられる。

問題2 ▶ 正解4
家族と同居しており、保健師の姉がいる。まずはこの姉に相談することがよいと考えられる。

問題3 ▶ 正解1
本人の気持ちを大切にして傾聴する。

（近藤邦代）

事例34 正期産で分娩した高齢初産婦の産褥経過

Aさん（40歳、初産婦）は、妊娠経過に異常はなく、妊娠40週5日に体重3,200gの男児を正常分娩した。分娩所要時間は30時間30分、分娩時出血量は550mLであった。第2度会陰裂傷を認め、会陰縫合術を受けた。分娩3時間後に、分娩室から褥室へ帰室した。産褥1日目のAさんのバイタルサインは、体温36.8℃、脈拍72回/分、血圧118/70mmHg、血液検査よりHb10.0g/dL、Ht32%であった。子宮底の高さは臍下1横指で、子宮は硬く触れ、血性悪露中等量、後陣痛がみられた。会陰縫合部の痛みはあるが発赤はない。乳房緊満（－）、乳管開口数は左右とも0本。全身倦怠感が強くあり「昨夜は興奮してなかなか眠れなかった」という。母乳育児を希望しており、母児同室が開始した。

学習のキーポイント

この設問は、正期産で分娩した高齢初産婦の産褥経過の事例である。次の4ポイントで正解をみつけよう。

❶高齢初産婦である。
❷分娩所要時間、分娩時の出血量が正常から逸脱していた。
❸貧血である。
❹進行性変化が遅れる可能性がある。

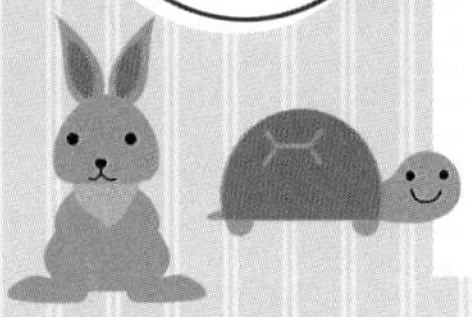

問題 1 このときのAさんの状態のアセスメントで適切なのはどれか。

1．遷延分娩であったが、産褥経過には影響しない。
2．会陰縫合部に感染徴候がみられる。
3．子宮収縮は良好である。
4．進行性変化を阻害する因子はない。

問題 2 産褥1日目、分娩後より尿意はない。会陰縫合部は発赤、離開なし。Aさんは「おしもが痛いし、赤ちゃんのお世話があるのでトイレになかなか行けなくて」と話している。このときのAさんへの対応で適切なのはどれか。

1．痛みがある間は導尿を検討する。
2．3～4時間ごとにはトイレに行くように促す。
3．安静臥床を勧める。
4．児が啼泣したら、児の世話を優先するように伝える。

問題 3　産褥４日目、Ａさんは母乳育児を希望しているが、夜間も続く２～３時間ごとの授乳がうまくいかず「授乳は大変ですね。思うように赤ちゃんも上手におっぱいを吸ってくれないです。お家に帰って介護と両立できるかな」と不安な様子であった。Ａさんは、脳梗塞のため右麻痺がある実母と同居している。このときの看護師の声かけとして不適切なものはどれか。

1.「Ａさんと赤ちゃんのペースでゆっくり授乳を行っていきましょう」
2.「旦那さんと協力し、また社会資源を活用してサポートしてくれる人をみつけましょう」
3.「みんながしていることだから、きっとＡさんも大丈夫です」
4.「疲労があると思いますので、今は休息を取りながら赤ちゃんのお世話をすることが大切です」

正解＆なっとく Column

問題 1　分娩時の状況をアセスメントし、産褥経過への影響を考える。産褥１日目の正常な産褥経過と照らし合わせて、退行性変化および進行性変化が正常な経過であるのかアセスメントをする。

問題 2　分娩時の児頭による末梢神経の圧迫により、排尿機能が障害されていないかを判断する。膀胱充満は子宮収縮を阻害するとともに、尿の貯留は尿路感染の原因になるため、適切な支援が必要となる。

問題 3　退院後の母親は、分娩後の身体的疲労から十分回復しないまま、24時間児の世話をすることになる。退院後のサポート状況を確認し、家族の協力や社会資源の活用などについて検討する必要がある。とくに事例は高齢初産婦であり、年齢による身体能力の低下、貧血の影響、実母の介護を行うため疲労が蓄積し、ストレスが増強する危険性がある。

問題１▶正解３
Ａさんの子宮底の高さ、硬度、悪露の状態は産褥日数相応の子宮の復古である。

問題２▶正解２
産褥早期に、尿意が回復していない場合は、子宮収縮、尿路感染の予防のため３～４時間ごとにトイレに行くように促す必要がある。

問題３▶正解３
高齢初産婦はとくに母乳育児の確立には時間がかかることが多い。Ａさんのペースでできるように支援する。安易に励まさないことが大切である。

（星　貴江）

事例35 出生直後の児

在胎38週０日で、正常分娩で出生した児。出生体重3,090g、身長50.0cm。出生直後、児に付着していた羊水をふき取り、ラジアントウォーマーの下で観察を行った。体温37.4℃、呼吸数56回/分、心拍数140回/分、呼吸音は異常なし。生後１日。児の状態は、体温37.0℃、呼吸数48回/分、心拍数120回/分、呼吸音は異常なし。体重2,900g。出生後から現在までの状態は安定していた。母児同室を開始し、自律授乳を行っている。生後３日。看護師が朝の観察を行ったときの児の状態は、体温37.0℃、呼吸数50回/分、心拍数120回/分。体重2,680g。顔面と胸部の皮膚に黄染が認められる。その他の部位は淡紅色である。手関節と足関節の皮膚に落屑がある。尿は６回/日、便は２回/日で移行便である。

学習のキーポイント

この設問は、出生直後の児の事例である。次の３つのポイントで正解をみつけよう。

❶正期産で、正常分娩で出生した児であり、在胎相応の正常な発育。バイタルサインも正常である。
❷新生児の体温調整機能は未熟であり体温の喪失経路は、輻射、対流、伝導、蒸散の４つである。
❸早期新生児期の新生児の養育支援
❹早期新生児期の生理的な変化

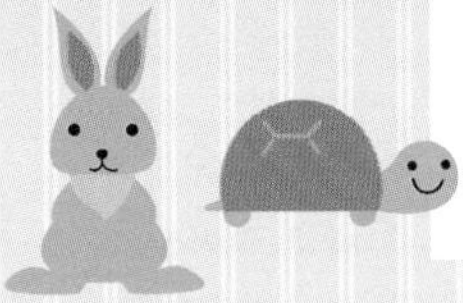

問題① 看護師が児の観察をラジアントウォーマーの下で行った際に予防される熱の喪失経路は次のうちどれか。

1．蒸散
2．対流
3．輻射
4．伝導

問題② 母親へのオリエンテーションの内容で適切なのはどれか。

1．「新生児室へ行く時は、赤ちゃんをしっかり抱っこして移動してください」
2．「沐浴の時は、赤ちゃんのネームバンドを外しましょう」
3．「赤ちゃんの体重は必ず授乳前後で測定して、確認してください」
4．「授乳は、赤ちゃんのおっぱいを欲しがるサインであげてください」

問題 3 この児の状態で、生理的特徴から逸脱しているのはどれか。

1．体温
2．呼吸数
3．皮膚色
4．体重減少率
5．皮膚の落屑

正解&なっとく Column

問題 1 体温の喪失経路には、輻射、対流、伝導、蒸散の４つがある（p.231、**図１**参照）。新生児室では熱移動の経路を考慮して、環境を保つことが望ましい。「輻射」とは、身体とは直接接していない固体との間に起こる熱移動である。「対流」とは、周辺の気体との間に起こる熱移動である。皮膚温と室温の差、および空気の流速に影響を受ける。「伝導」とは、身体に直接接している固体との間に起こる熱移動である。皮膚と皮膚に接する衣類や冷たい手などの温度差が問題になる。「蒸散」とは、不感蒸泄や発汗による水分蒸発に伴う熱移動である。

問題 2 母児同室を開始し、自律授乳を行っているため、母親が児の養育をしていくための知識が必要である。母親が児を抱いて移動するとき、つまずいて転倒する可能性がある。そのため、新生児の移動はコットに寝かせて行う。母子標識であるネームバンドは、新生児の取り違え防止や、災害時の親子の識別のために装着し、沐浴のときも外さない。また、母乳量の測定は、施設の基準によって違う場合もあるが、早期には必ず行う必要はない。自律授乳は、赤ちゃんが欲しがるときに欲しがるだけ飲ませることである。

問題 3 生後３日。体温37.0℃、呼吸数50回／分、心拍数120回／分でありバイタルサインは正常である。体重2,750gであり、出生時3,090g－生後３日目2,750g＝340gであり、－340g減少しており、11.0％減少している。顔面と胸部の皮膚に黄染が認められるが、その他の部位は淡紅色であり全身に広がっていない。手関節と足関節の皮膚の落屑は生理的な変化である。尿は６回／日、便は２回／日で移行便であり、排泄状況は正常である。

問題１ ▶ 正解３
身体とは直接接していない固体との間に起こる熱移動であり、「輻射」である。

問題２ ▶ 正解４
自律授乳は、赤ちゃんが母乳を欲しがるサインを見つけ、母乳を飲ませることである。

問題３ ▶ 正解４
生後３日目の体重減少率は11.0％であり、正常範囲は５～10％であることから、正常から逸脱をしている。

（星　貴江）

事例36　正期産で分娩した経産婦の産褥経過

Ａさん（37歳、経産婦）は、夫（38歳）と長男のＢ君（３歳）と３人で暮らしている。これまでの妊娠経過に異常はなかった。妊娠40週１日、０時に前期破水のため入院。16時に陣痛が発来し、夫と長男立会いのもと22時に体重3,150gの男児を正常分娩した。胎盤は22時10分に娩出した。分娩時出血量は380mLであった。会陰裂傷なし。分娩後１時間の血圧100/62mmHg、脈拍62回/分、子宮底の高さは臍下２横指、子宮底の硬度は硬式テニスボール様の硬さであった。悪露は30mLであった。分娩後２時間の子宮底の高さは臍下２横指、子宮底の硬度は硬式テニスボール様の硬さであった。悪露は15mLであった。

学習のキーポイント

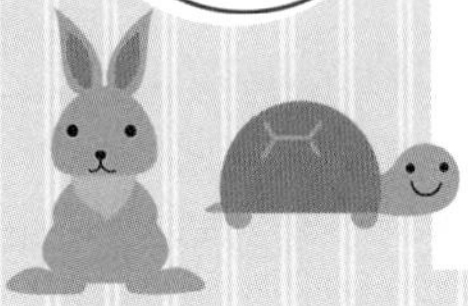

この設問は、正期産で分娩した経産婦の産褥経過の事例である。次の４ポイントで正解をみつけよう。

❶分娩所要時間、分娩時の出血量は正常である。
❷退行性変化は良好である。
❸後陣痛の訴えに対する看護
❹上の子の心理社会的特徴と支援方法

問題①　分娩後２時間までのＡさんの状態のアセスメントで間違っているのはどれか。

1．分娩所要時間は22時間10分であり、遷延分娩であった。
2．バイタルサインは異常ない。
3．分娩の総出血量は425mLであり、異常出血ではない。
4．子宮底の高さ、子宮収縮は正常な変化である。

問題②　帰室後母児同室を行った。「後陣痛の痛みが強くて眠れません。おっぱいを飲ませたら、後陣痛がさらに強くなって、汗が出てきました」という。子宮底の高さは臍高、子宮は硬く触れ、血性悪露が中等量みられる。バイタルサインは、体温37.0℃、脈拍68回/分、血圧125/70mmHgであった。このときのＡさんへの対応で適切なのはどれか。

1．授乳を促す。
2．子宮底部の輪状マッサージを行う。
3．骨盤底筋体操を指導する。
4．鎮痛薬の使用を医師に相談することを伝える。

問題 3 Aさんの入院中、夫や実母がB君の世話をしている。B君は父親に「ご飯を食べさせてほしい」といったり、「赤ちゃんに会いたくない」といっている。B君が面会に来たときは、B君の話をゆっくり聞いていた。Aさんより退院後のB君への対応について看護師に相談があった。Aさんへの説明で最も適切なのはどれか。

1.「B君に好きな物を食べさせ、好きなおもちゃを与えましょう」
2.「B君の世話は夫ではなく、実母にしてもらいましょう」
3.「B君と一緒に赤ちゃんのお世話をしましょう」
4.「B君に兄としてしっかりするように話しましょう」

正解&なっとく Column

問題 1 分娩所要時間は陣痛発来から胎盤娩出までの時間である。遷延分娩の定義にあてはまるか確認する。遷延分娩の定義は、初産婦30時間以上、経産婦は15時間以上である。分娩時の総出血量が500mL以上を異常出血と判断する。また、産褥0日目の正常なバイタルサインの値、子宮復古状態が正常な経過であるのかアセスメントをする。

問題 2 後陣痛は、産褥2～3日続く不規則に起こる子宮収縮であり、子宮復古が促される。しばしば疼痛を伴い、とくに経産婦に強い傾向がある。授乳による乳頭刺激がオキシトシンの分泌を促し、後陣痛が増強することがある。痛みが強い場合は日常生活に支障をきたすため、褥婦に説明したうえで医師より鎮痛薬の処方を受ける。授乳時の疼痛を軽減させるため、鎮痛薬は授乳の30～60分前に服用することを説明する。

問題 3 新生児が新しく家族のメンバーに加わり兄弟ができたことで、上の子には日常生活の自立など肯定的な反応だけでなく、今まで自分に向けられていた親の愛情が他に向けられることに不安を感じ、新生児や親に対して攻撃的な態度をとったり、急に赤ちゃんのようなふるまいをするなどの否定的な反応がみられることもある。親の愛情が変わらないことを伝え、上の子が新生児の世話にかかわる機会をもつことが必要である。

問題1 ▶ 正解1
Aさんの分娩所要時間は6時間10分である。遷延分娩ではない。

問題2 ▶ 正解4
後陣痛が強く日常生活に支障をきたす場合は、鎮痛薬の使用を褥婦に説明したうえで医師の処方を受ける。

問題3 ▶ 正解3
可能であれば、B君と一緒に新生児の世話をすることで、兄弟としての役割を徐々に受け入れられるようにする。また、Aさんと一緒の時間を過ごすことでAさんに注目されているということを感じることができる。

（星　貴江）

事例37 妊娠初期の母子健康手帳交付後の妊婦健康診査の状況

　石川さんは、妊娠12週３日の初産婦である。32歳の会社員であり、夫と２人暮らしである。前回の診察時に胎児心拍動が確認でき、母子健康手帳が交付された。本日の妊婦健康診査では、血圧測定、体重測定、血液検査、尿検査、超音波検査、子宮腟部細胞診を行い、保健指導を受けた。

学習のキーポイント

　この設問は、妊娠初期の母子健康手帳交付後の妊婦健康診査の状況である。次の４ポイントで正解をみつけよう

❶母子健康手帳に関する法律
❷妊娠12週の妊婦の正常な経過
❸妊娠12週の胎児の正常な経過
❹妊娠期の不快症状（つわり、倦怠感）の援助

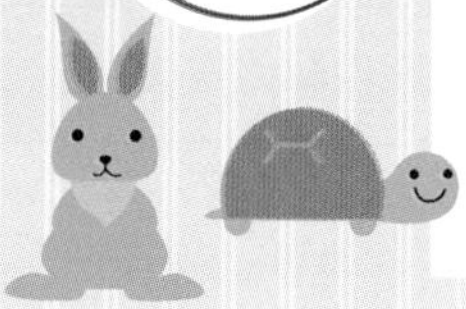

問題 1 石川さんは、本日の妊婦健康診査時に母子健康手帳を持参していた。母子健康手帳の説明で正しいのはどれか。

1．母子健康手帳は、妊婦健康診査で受診している医療機関において交付される。
2．母子健康手帳の交付は、母子保健法に規定されている。
3．妊娠の届出をすると、母子健康手帳のみ交付される。
4．母子健康手帳は、有料である。

問題 2 妊娠12週の妊婦と胎児の説明で正しいのはどれか。

1．胎児は、４頭身である。
2．子宮の大きさは、新生児頭大である。
3．胎児心音は、超音波ドップラー法で聴取可能である。
4．妊娠12週未満の流産を前期流産とよぶ。

問題 3 石川さんは健診後、「つわりがまだ続いている。吐くことはないが、ご飯があまり食べられない。仕事中も身体がだるくて集中できない。いつまで続きますか」と話す。看護師として適切な対応はどれか２つ選べ。

1．つわりを気にせず、ご飯を食べることを勧める。
2．つわりは妊婦の約50～80%にみられることを説明する。
3．つわりはまだ続くので、仕事を休むことを提案する。
4．つわりは妊娠16週ころには落ち着いてくることを説明する。
5．水分を控えることを説明する。

正解&なっとく Column

問題①

1．母子健康手帳は、母子保健法第15条では「保健所を設置する市又は特別区において保健所長を経て市長または区長に、その他の市町村においては市町村長」に「妊娠の届出」をすることで交付される。したがって、「医療機関」では交付されない。

2．母子健康手帳の交付は、母子保健法に規定されている。

> **母子保健法第15条**：妊娠した者は、厚生労働省令で定める事項につき、速やかに、保健所を設置する市又は特別区において保健所長を経て市長又は区長に、その他の市町村においては市町村長に妊娠の届出をするようにしなければならない。
>
> **母子保健法第16条**：市町村は、妊娠の届出をした者に対して、母子健康手帳を交付しなければならない。

3．妊娠の届出をすると、母子健康手帳だけでなく、妊婦健康診査受診券等が交付される。

4．母子健康手帳は、無料である。

問題②

1．胎児の大きさは、妊娠９週では２頭身、16週までに３頭身、分娩時に４頭身となる。

2．子宮の大きさは、妊娠８週：鵞卵大、12週：手拳大、16週：新生児頭大、20週：小児頭大となる。子宮底の高さは、妊娠12週：恥骨結合上縁、20週：臍下２～３横指、24週：臍高、28週：臍上２～３横指となる。

3．胎児心音は、超音波ドップラー法で聴取可能である。

4．妊娠12週未満の流産は早期流産、妊娠12週以降22週未満の流産は後期流産とよぶ。

問題③

1．少量ずつにしたり、回数を分けたり、食べられるものを食べられるときに摂取するように勧める。

2．つわりは妊婦の約50～80％にみられる。

3．妊娠初期の不快症状として倦怠感が出現している。職場の協力を得ながら、できる範囲で仕事を調整していく。

4．つわりは妊娠16週ころには落ち着いてくる。

5．水分は適切にとることを勧める。

参考文献

1）森恵美ほか：母性看護学各論、第14版、系統看護学講座、専門分野２、母性看護学２、医学書院、2021

2）我部山キヨ子、武谷雄二編：助産診断・技術学Ⅱ-１妊娠期、助産学講座６、医学書院、2021

問題１▶正解２
母子健康手帳の交付は、母子保健法第15条、第16条に規定されている。

問題２▶正解３
胎児心音は、超音波ドップラー法で早ければ妊娠９週から、12週では全例で聴取可能である。

問題３▶正解２、４
つわりは妊婦の約50～80％にみられ、妊娠16週ころには落ち着いてくる。

（植村裕子）

事例 38 妊娠中期の経産婦の妊婦健康診査の状況

香川さんは、妊娠24週4日の経産婦である。36歳の会社員であり、夫と2歳の長男と3人暮らしである。本日、妊婦健康診査を受診した結果、血圧128/78mmHg、体重52.0kg（前回健診時より＋2.0kg）、非妊時BMI22.5、尿検査は尿タンパク（－）、尿糖（－）、胎児心拍145bpm、胎児の推定体重720g、子宮頸管長30.0mmであった。胎動は感じており、夕方になると下腹部が張る感じを訴える。

学習のキーポイント

この設問は、妊娠中期の経産婦の妊婦健康診査の状況である。次の4つのポイントで正解をみつけよう。

❶妊娠24週の妊婦の正常な経過
❷妊娠24週の胎児の正常な経過
❸妊娠高血圧症候群の看護
❹切迫早産の看護

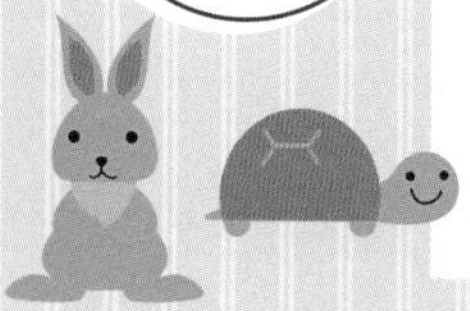

問題 1 妊娠24週の香川さんと胎児の説明で正しいのはどれか。

1．前回の妊婦健康診査は、2週間前である。
2．香川さんの体重増加は、正常を逸脱している。
3．胎児の成長は、週数相応である。
4．切迫流産の症状が認められる。

問題 2 香川さんは、前回の妊娠経過において妊娠30週から妊娠37週まで妊娠高血圧症候群のため入院治療をしている。健診後、「今回は、上の子がいるので出産までは入院したくないのですが、どんなことに気をつければいいですか」と質問された。看護師として適切な対応がどれか。

1．このままの生活を続けることを勧める。
2．日常生活で気をつけていることを確認する。
3．すぐに仕事を休むことを提案する。
4．上の子と別々に暮らすことを提案する。

問題 3 香川さんは健診後、「前回は、お腹の張りなんて気にならなかったのですが、今回は夕方によく感じます。仕事帰りに保育園に迎えに行くと上の子が抱っこをせがむので、帰りはずっと抱っこしている。このまま張りがひどくなるとよくないですよね」と話す。看護師として適切な対応はどれか。

1．お腹の張りは、徐々に緩和されることを説明する。
2．上の子を抱っこすることをやめるよう提案する。
3．次の妊婦健康診査まで様子をみることを勧める。
4．子宮収縮を感じたときは、安静に過ごすことを説明する。

正解&なっとくColumn

問題① １．妊婦は、妊娠23週までは４週に１回、妊娠24週から妊娠35週までは２週に１回、妊娠36週以降は１週に１回健康診査を受けることが推奨されている。したがって、前回の妊婦健康診査は４週間前である。

２．非妊時BMIふつうの体格区分であれば、妊娠中期から後期における１週間あたりの推奨体重増加量は、0.3～0.5kgである。したがって、４週間で2.0kg増加は正常な範囲での増加である。

３．胎児の成長は、週数相応である。

４．妊娠22週以降は早産であり、「切迫流産」ではなく、「切迫早産」である。

問題② １．前回妊娠時に妊娠高血圧症候群（p.255、**表１**参照）の既往があり、今回の妊娠経過においても血圧の上昇に注意を要する。そのため、妊娠高血圧症候群を予防するために生活を改善することが必要である。

２．日常生活のなかで気をつけていることを確認し、生活に取り入れられる援助を考える。

３．医師からの診断は出ていないため、看護師の判断だけでは勤労の中断を提案できない。

４．上の子との別々の暮らしが、妊娠高血圧症候群の予防には必ずしもつながらない。

妊娠高血圧症候群：妊娠時に高血圧（収縮期血圧140mmHg以上、または拡張期血圧90mmHg以上）を認めた場合と定義される。

問題③ １．現在、切迫早産の症状が認められるが、今後緩和される見通しはない。

２．上の子の気持ちを配慮して、抱っこをやめることは難しい。

３．切迫早産の症状が悪化するようであれば、健診まで待たずに病院へ連絡する。

４．切迫流産の症状が認められたら、安静に過ごす。症状が改善しなければ、早めに医療機関を受診する。

切迫早産の症状：子宮収縮と下腹部痛、性器出血、子宮頸管の短縮、子宮口の開大である。
治療：安静、子宮収縮抑制薬投与、抗菌薬投与などが行われる。

参考文献

1）森恵美ほか：母性看護学各論、第14版、系統看護学講座、専門分野２、母性看護学２、医学書院、2021
2）我部山キヨ子、武谷雄二編：助産診断・技術学Ⅱ-１妊娠期、助産学講座６、医学書院、2021

問題１ ▶ 正解３
胎児の推定体重は、妊娠24週で500～800gであり、週数相応の成長である。

問題２ ▶ 正解２
妊娠高血圧症候群を予防するために、現在取り組んでいることを確認し、取り組みを承認して、他にもできることを一緒にみつけていく。

問題３ ▶ 正解４
切迫早産に対しては安静が必要である。

（植村裕子）

事例 39　妊娠38週の妊婦健康診査の状況

千葉さんは、妊娠38週２日の初産婦である。42歳の会社員であり、夫と２人暮らしである。妊婦健康診査を受診した結果、血圧120/72mmHg、体重56.0Kg（前回健診時より＋1.0kg）、尿検査は尿タンパク（－）、尿糖（－）であった。胎児モニタリングの結果、胎児心拍140bpm、胎児心拍数基線細変動あり、一過性頻脈あり、一過性徐脈なし、子宮収縮は15分ごとに自覚があり、痛みは伴わない。胎児の推定体重は3,500gであった。両下肢に浮腫が認められる。

学習のキーポイント

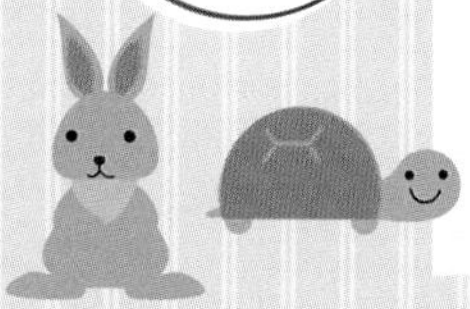

この設問は、妊娠38週の妊婦健康診査の状況である。次の４つのポイントで正解をみつけよう。

❶妊娠38週の妊婦の正常な経過
❷分娩開始の定義
❸浮腫に対する援助
❹分娩徴候

問題 1 妊娠38週の千葉さんの説明で正しいのはどれか。

1．高年齢であり、ハイリスク妊娠である。
2．子宮収縮が15分ごとにあり、分娩が開始している。
3．胎児機能不全が認められる。
4．２週間後に分娩が開始しないと過期産になる。

問題 2 千葉さんは健診後、「最近、足がむくんでいる。くつ下のあとがついている。足がむくんでいるので、散歩にもいかなくなった」と話す。看護師として適切な対応はどれか。

1．寝るときにはクッションなどを敷いて、足を上げることを提案する。
2．水分の摂取を控えるように説明する。
3．散歩へ行くことを勧める。
4．足の裏を冷やすことを勧める。

問題 3 千葉さんは健診後、「いつ頃、生まれますかね。最近、いつ生まれるか気になってなかなか眠れないし、買い物などに出かけていても落ち着かない。一応、出産準備用品は準備しました。どのタイミングで病院へ連絡したらいいですか」と話す。看護師として適切な対応はどれか２つ選べ。

1．買い物などの外出は控えるように説明する。
2．産徴（おしるし）はお産の始まりのサインの１つであることを説明する。
3．不規則な子宮収縮がみられたら、病院へ連絡することを説明する。
4．積極的に動くことを勧める。
5．破水時には、病院へ連絡することを説明する。

正解&なっとくColumn

問題1

1．42歳は高年齢であり、ハイリスク妊娠である。

2．分娩開始とは、「規則正しく胎児娩出まで続く子宮収縮が、周期が10分以内あるいは1時間に6回の頻度となったとき」をいう。

3．胎児モニタリングの結果は正常である。

> **胎児モニタリングで胎児の状態が良好なサイン**：①胎児心拍数110～160bpm、②胎児心拍数基線の細変動がある、③一過性頻脈がある、④一過性徐脈がない

問題2

1．下肢の挙上を勧める。

2．水分の過剰摂取がなければ、水分を控える必要はない。

3．下肢浮腫の違和感があるため、散歩ができないようであれば無理に勧めない。

4．下肢浮腫に、足底の冷却が効果的であるとはいえない。

> **浮腫の原因**：エストロゲンによる水分貯留、増大した子宮による下大静脈血の還流障害である。
> **浮腫の予防**：下肢の挙上、下肢の屈伸運動、弾性ストッキングの着用などがある。

問題3

1．分娩前であるが、分娩開始しておらず、外出を控えることはない。

2．産徴（おしるし）はお産の始まりのサインの1つである。

3．分娩陣痛発来前の不規則で頻回な子宮収縮を前駆陣痛とよぶ。また、分娩開始のサインではない。

4．正期産の期間に入っており、子宮収縮も時々みられているので、分娩徴候に気をつけながら日常生活を送ることを勧める。

5．破水時には、病院へ連絡する。

> **分娩開始の定義**：規則正しく発来し、胎児娩出まで続く陣痛が10分以内の周期もしくは1時間に6回の頻度になった時点。
> **分娩入院の主訴**：陣痛、破水、性器出血などである。

参考文献

1）森恵美ほか：母性看護学各論、第13版、系統看護学講座、専門分野2、母性看護学2、医学書院、2016
2）我部山キヨ子、藤井知行編：助産診断・技術学Ⅱ-2分娩期・産褥期、助産学講座6、医学書院、2021

問題1 ▶ 正解1
35歳以上の高齢妊娠は全身疾患の有病率が高くなり、妊娠中に妊娠高血圧症候群や前置胎盤、胎児発育不全、早産などのリスクが上昇する。

問題2 ▶ 正解1
下肢浮腫には、下肢挙上が効果的な援助である。

問題3 ▶ 正解2、5
産婦自身が分娩徴候を理解し、分娩入院の主訴を伝えられるように説明することが必要である。

（植村裕子）

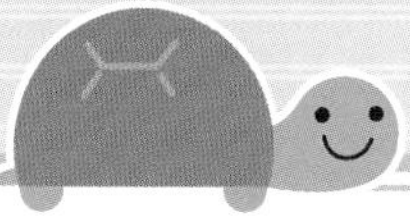

6

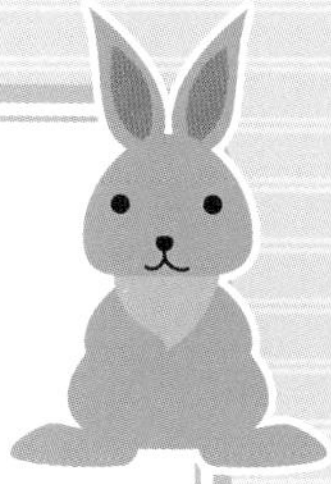

精神看護学

事例 1　大人の発達障害

Aさん、男性、23歳。小学生のころからこだわりが強く、友だちと遊べない子といわれていたが、学力面では問題がなかったので、発達障害に関する対応を受けることはなかった。中学3年のときに協調性がない、対人関係がうまく保てないことから、養護教諭に「発達障害ではないか」と指摘されたが気にとめなかった。高校では対人関係や集団活動が苦手で孤立していたが、とくに問題もなく卒業し情報科学系の大学に進学した。大学卒業後は大手のIT企業に就職したが、上司の前で先輩のミスを指摘したことから職場での対人関係がギクシャクしてきた。キチンと仕事をやろうとするが1つのことに時間がかかり、上司から「もっと要領よくできるように考えなさい」と注意を受けることが多くなった。同僚が心配して「手伝おうか」と声をかけても、「私の仕事です」と断るためまわりの人はどう対応したらいいのか困っていた。ある日、同僚が「これやってみたら」とWebサイトを勧めるのでやってみたところ、「発達障害の疑い」という判定が出た。中学3年のときに発達障害を指摘されたことを思い出し、精神科クリニックを受診した。

学習のキーポイント

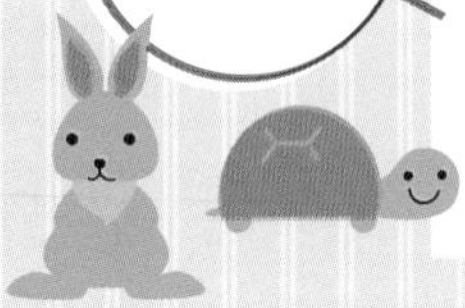

この設問は、大人の発達障害の事例である。次の3つのポイントで正解をみつけよう。

❶発達障害者に対する法律を理解する。

❷発達障害のサイン・症状を理解する。

❸発達障害者の特性に応じた日常生活や学校・職場での過ごし方を工夫する。

問題 1　学童期の発達障害に関する対応が位置づけられている法律で適切なものを選べ。

1．児童福祉法
2．発達障害者支援法
3．学校保健安全法
4．障害者総合支援法
5．精神保健福祉法

問題 2　「発達障害ではないか」と指摘されたAさんの、発達障害として適切なものを選べ。

1．ガンサー障害
2．限局性学習障害
3．自閉症スペクトラム障害
4．知的能力障害
5．発達性協調運動障害

問題 3　Aさんに対する支援で不適切なものを選べ。

1．同世代の仲間との居場所づくりを勧める。
2．仕事の順位をつけてから仕事に取りかかる。
3．自分の状況について上司に伝える。
4．人とのかかわりが少ない職場に配置転換してもらう。
5．ストレス対処の方法を考える。

正解&なっとく Column

問題 1

1．児童福祉法は、児童も１人の人間として尊重され平等に権利を保障する法律である。
3．学校保健安全法は、児童・生徒、学生および幼児、および学校職員の健康の増進をはかるとともに、学校教育の円滑な実施と成果を確保することが目的の法律である。
4．障害者総合支援法は、障害者の日常生活および社会生活を総合的に支援する法律である。
5．精神保健福祉法は、精神障害者の福祉の増進と国民の精神保健の向上を目的に、医療・保健・福祉にまたがる施策の柱となっている法律である。

問題 2

1．ガンサー障害は、解離性障害の１つであり、子どもじみた態度や故意に間違った返答をしたり、道化者のような行為をすることを主症状とする。
2．限局性学習障害は、知的な遅れはないが「読む」「書く」「計算する」といった特定のことができない。
4．知的能力障害は、発達期に発症し、知能の働きが標準以下であり、正常な日常生活動作を行う能力の欠陥がある。

問題 3

1．同世代の仲間と一緒にいることで対人関係が刺激されるので有効である。
2．仕事の順位をつけることは、計画的に仕事に取りかかれるため有効である。
3．上司に自分の状況を話すことは、上司にとっても接し方が理解できる。
5．ストレス対処の方法を考えることは自己成長の機会となる。

参考文献

1）平林勝政、小西知世、和泉澤千恵編：健康支援と社会保障④看護をめぐる法と制度、ナーシンググラフィカ、p.202～203、248、261、メディカ出版、2020
2）武井麻子編：精神看護の基礎、第５版、系統看護学講座専門分野Ⅱ、精神看護学１、p.201、228、医学書院、2017

問題1 ▶ 正解2
発達障害者に対する法規は発達障害者支援法である。この法律で早期発見・早期支援および教育や就労における支援が定められている。

問題2 ▶ 正解3
対人関係および社会的コミュニケーションにおける持続的な欠陥があるため、人とのかかわりに困難が生じる。

問題3 ▶ 正解4
人とのかかわりが少ない職場は、ますます孤立を助長する。

（夛喜田恵子）

事例 2　アルコール依存症で入院した患者の看護

62歳の男性。会社員の妻と２人暮らし。40年間商社に勤め、60歳で定年退職を迎えた。仕事の関係上ストレスが多く、毎日日本酒２合の晩酌をしていた。職場の健康診断で肝機能検査γGTPが高値といわれていたが放置していた。退職後は自宅で悠々自適に過ごしていたが、妻が仕事に出かけるようになってから、朝から飲酒するようになり、徐々に飲酒量が増え、一升瓶を空にするような毎日を過ごすようになった。１週間前から全身倦怠感、食欲不振、体重減少があり、歩行もおぼつかない状態になった。妻が飲酒をやめるようたしなめると激怒し「自分のお金で飲んでいる、文句をいうな！」と激怒するようになった。知人から精神科アルコール外来を紹介され、妻に付き添われて受診し入院治療を受けることになった。入院直後にてんかんのようなけいれん発作を起こした。

学習のキーポイント

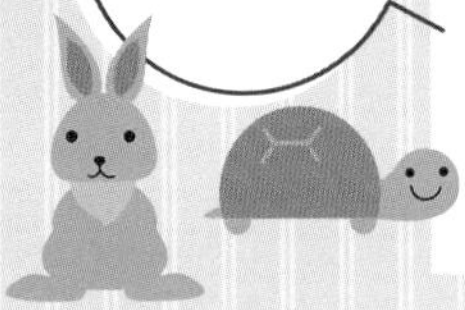

この設問は、アルコール依存症で入院治療を受ける患者の事例である。次の３つのポイントで正解をみつけよう。

❶アルコール依存症者のアセスメントを理解する。
❷アルコール離脱症状について理解する。
❸本人を含め家族の回復支援を理解する。

問題 1　入院時に最も留意すべき項目として適切なのはどれか。

1．飲酒量　　2．意識レベル
3．手指振戦　　4．睡眠障害
5．栄養状態

問題 2　入院２日目から発汗、動悸および手指の振戦が激しくなり、不眠となって入院３日目に入った。最も考慮すべき状態はどれか。

1．けいれんの再発作　　2．小動物幻覚の出現
3．せん妄への移行　　4．認知症状態の出現
5．急性錯乱状態

問題 3　患者と家族への支援として不適切なのはどれか。

1．病棟の規則正しい生活ができるように援助する。
2．妻に地域のアルコール依存症の家族会に参加することを勧める。
3．退院すれば少しならお酒は飲めるようになると励ます。
4．患者が自分の気持ちを言葉で表現できるように支援する。
5．入院中から断酒会への参加を勧める。

正解&なっとく Column

問題①

1．入院の２年前から入院時までの飲酒量がわかっているので最も留意すべき事項とはいえない。

3．手指振戦は両手指の細かな震えであり、アルコール離脱症状には多くみられるものである。

4．睡眠障害はアルコール離脱症状で多くみられ、患者にとって苦痛なものであるが、致命的なものではなく、現時点では最も留意すべきものではない。

5．アルコール中心の食生活による栄養の偏りのために体重減少が生じている。今後、栄養状態を回復することは重要であるが、致命的なものではなく、現時点では最も留意すべきものではない。

問題②

1．アルコール離脱けいれん発作は、飲酒中止後にみられる早期離脱症状であり、入院３日目に出現する可能性は低い。

2．小動物幻覚は、アルコール依存症者にみられることがあるが断酒により消失する。

4．アルコール性認知症が出現する可能性はあるが、入院３日目で最も考慮すべき状態ではない。

5．急性錯乱状態は、突然発症し、幻覚症状を伴い、泣いたり笑ったり興奮して攻撃的になったり、また情動的に不安定で、考えがまとまらず刻々と精神状態が変化する状態である。アルコール依存症の虚脱期に現れることはまれである。

問題③

1．アルコール依存症者は、アルコール中心の生活が身についている。規則正しい病棟の生活に慣れ始めると体調がよくなり、人との交流がもてるようになる。

2．同じ状況にある家族を知り、家族が自らを見つめなおす機会が得られる。

4．患者本人が現実に起こっていることに直面することを促し、情緒面での指示を与えながら言語化を援助することが重要である。

5．AA（アルコホーリクス・アノニマス）や断酒会などの自助グループは、患者が自己と向き合い孤立を避けるなど、アルコール依存症者が回復するうえで重要な社会支援である。

精神看護学

参考文献

1）武井麻子編：精神看護の基礎、第５版、系統看護学講座専門分野Ⅱ、精神看護学１、p.222～224、医学書院、2017

問題1 ▶ 正解2
入院直後のけいれん発作は、アルコールを離脱した後48時間以内に起こる大発作（アルコールてんかん）だと考えられる。そのため、意識レベルに最も留意する必要がある。

問題2 ▶ 正解3
飲酒中断後のアルコール離脱症状が出現する時期である。この状態は断酒後２～４日に出現する振戦せん妄の可能性が高い。全身の震え、不眠、せん妄などが現れる。

問題3 ▶ 正解3
アルコール依存症は、飲酒への強い渇望、飲酒をコントロールすることの困難さを特徴としている。そのため、少しだけでも飲酒をすると再発する。

（夛喜田恵子）

事例3 身体症状症患者の看護

Ｉさん、男性、42歳。大手外資系企業の部長である。２年間の海外での単身赴任生活を終え３カ月前に帰国した。現在は妻と２人の子どもと４人暮らし。Ｉさんは帰国後、部下や家族を大切にしようと心がけ、週末にはバーベキューパーティや家族旅行をしていた。しかし、１か月前より首の痛みを感じるようになった。疲れによる首の凝りだろうと思い市販の湿布薬で過ごしていたが、１週間前より１人ではベッドから起き上がれないくらいの痛みがあったため総合病院総合診療科を受診した。あらゆる検査を行ったが異常は見当たらず、医師に精神科受診を勧められた。Ｉさんは「首が痛くて困っているのに精神科とはなんだ！」と興奮して診察室から出て行った。「精神科の病気になってしまったのか、もうどうしようもない」と落ち込んでしまった。心配した妻がＩさんを説得して精神科を受診した。

学習のキーポイント

この設問は、身体症状症の患者の事例である。次の３つのポイントで正解をみつけよう。身体症状症とは器質的・生理学的に異常が見当たらないにもかかわらず、多くの身体症状を訴えることである。米国精神医学会（APA）のDSM- 5「精神疾患の分類と診断の手引、2013」より身体表現性障害から身体症状症に診断名が変更となった。

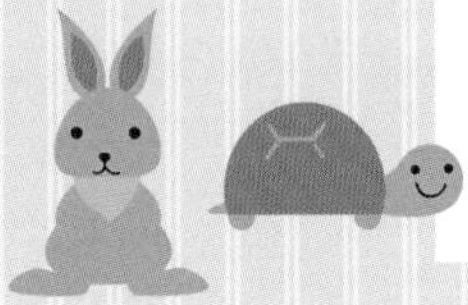

❶身体症状症を理解する。
❷身体症状症の治療法について理解する。
❸症状の原因となるような患者の心理的葛藤を理解し、対処法を理解する。

問題１ Ｉさんの首の痛みのアセスメントで適切なのはどれか。

1．虚偽性の症状で、Ｉさんは意図的に症状をつくりあげている。
2．身体化症状で、Ｉさんは心理的な要因であることを分かっている。
3．体感幻覚による症状で、Ｉさんは実際に痛みを感じている。
4．抑圧された不安による症状で、Ｉさんは自分の不安を自覚していない。
5．錯覚による症状で、Ｉさんも気のせいかもしれないと感じている。

問題２ Ｉさんの薬物療法で不適切なのはどれか。２つ選びなさい。

1．三環系抗うつ薬
2．抗精神病薬
3．抗躁薬
4．抗不安薬
5．SSRI（選択的セロトニン再取り込阻害薬）

問題 3 **精神科受診時のＩさんに対する精神科外来看護で不適切なのはどれか。**

1．待ち時間に首の痛みを訴えてきたら、首枕の使用や軽くマッサージなどをする。
2．Ｉさんは不本意に精神科受診をしていると考え、問い合わせにはていねいに対応する。
3．診察中のＩさんの様子を観察し、身体のバランスが崩れないよう安全を守る。
4．付き添いの家族にあいさつし、相談しやすい雰囲気を心がける。
5．Ｉさんが攻撃的にならないよう、あまり声をかけないよう配慮する。

正解&なっとく Column

問題 1 Ｉさんの診断名は身体症状症で、首の痛みは身体化症状である。

1．身体症状症の症状は意図的につくられるものではない。
2．身体化症状には心理的な背景があるが、本人はその自覚はないのが身体症状症の特徴である。
3．実際に痛みを感じているのは正しいが、統合失調症ではないので体感幻覚ではない。
5．本人の身体的苦痛は現実であり、気のせいかもしれないという思いはもっていない。

問題 2

1．抑うつ反応に対し、三環系抗うつ薬が使用される。
4．抗不安薬は不安が強い時に使用される。
5．抗うつ剤としてSSRIが使用される。

問題 3

1．身体症状症の患者は、痛みが現実にあるにもかかわらず、器質的原因がないために信じてもらえないという体験をしてきている。そのため、患者が抱えている現実的な苦痛（身体的苦痛）に対して身体的ケアを行うことで同時に心へのケアを行うことが必要である。
2．Ｉさんは、症状があるにもかかわらず精神科受診を勧められたことに対し納得していないため、対応はよりていねいに行う。
3．首の痛みがある場合身体のバランスが崩れやすいため、起立時の安全に留意する。
4．痛みへの対応で家族は疲れている。したがって、患者だけではなく家族に対しても労いの態度で接し、いつでも相談できる環境づくりをする。

参考文献

1）武井麻子編：精神看護の基礎、第５版、系統看護学講座専門分野Ⅱ、精神看護学１、p.201～202、医学書院、2017

問題1 ▶ 正解4
身体症状症の症状の背景には抑圧された不安が関与しているが、本人はそのことを全く自覚していないのがこの疾患の特徴である。

問題2 ▶ 正解2、3
顕著な精神症状はないため抗精神病薬は使用されない。また抗躁薬は躁状態ではないため使用されない。Ｉさんが攻撃的に訴えたのは納得いかない思いからであり、統合失調症の精神運動性興奮や双極性障害の躁状態とは異なる。

問題3 ▶ 正解5
Ｉさんの不安を軽減するには、できるだけ声をかけ関心を寄せる対応をしたほうがよい。声をかけないでいると医療者への不信感をまねき、かえって怒りの感情を抱きやすくなる。

（矛喜田恵子）

事例 4 強迫性障害患者の看護

18歳、男性、高校３年生。両親との３人暮らしで両親はともに弁護士である。性格は几帳面で何ごとにも一生懸命に打ち込むタイプである。将来は両親と同じ仕事をするために、国立大学法学部への進学をめざし勉強に励んでいる。高校の成績は常にトップクラスで、志望大学には合格できると両親から期待されている。半年前、模擬試験の問題を読み間違えて不本意な点数をとってから、試験問題の設問にこだわるようになった。試験を受けるたびに、問題文を何度も読み返すために時間内に解答が終わらないことが続いた。異変を感じた教師が「少し肩の力を抜きなさい」と助言したが、「何度も読まないとミスをしますから」ととりつく島がない。しだいに、試験中だけではなく、授業中にもブツブツと教科書の同じページを何度も読み続けるようになり、他の生徒から苦情が出るようになった。自宅でも教科書を読み続ける行為から食事や入浴の時間が遅くなり、睡眠にも影響するようになった。止めるように声をかける母親に「ばかばかしいと思うけど、そうしないと気がすまない」というようになったため、母親とともに精神科を受診した。

学習のキーポイント

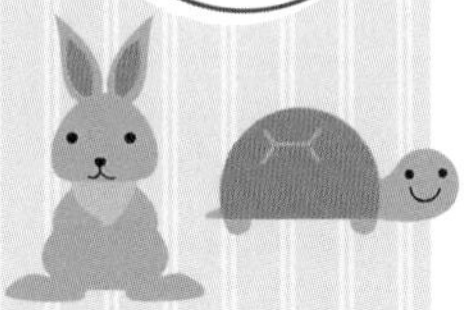

この設問は、強迫性障害患者の看護についての事例である。強迫性障害には、強迫観念と強迫行為がある。強迫観念とは、突然に頭に浮かんでくる考えや衝動で、不安や不快感をもたらし、不合理だとわかっていても振り払えないものである。強迫行為は、強迫観念に対する反応として現れる行為である。次の３つのポイントで正解をみつけよう。

❶強迫性障害（強迫観念、強迫行為）を理解する。
❷家族には、強迫行為について正しい認識が得られるように説明する。
❸強迫性障害に対する治療を理解する。

問題 1 下線の患者の状態のアセスメントで不適切なものはどれか。

1．このページを読んだかどうかの不安を感じている。
2．時間をかけて読むことにより、暗記力が増すと思っている。
3．反動形成の防衛機制が働いている。
4．何度も同じことをしていることをばかばかしいと感じている。
5．もっとしっかり読まなければならないと焦っている。

問題 2 受診後、母親は外来看護師に「大学受験を控えている大事なときなのに、このままでは大学に合格できない」と語った。このときの看護師の対応で適切なのはどれか。

1．「不安な気持はわかりますが、この状態はご両親の影響もありますよ」
2．「不安なのですね。この症状さえなくなれば志望大学に合格できますよ」
3．「不安なのですね。しばらく勉強に付き添ってはどうでしょうか」
4．「不安な気持は分かりますが、今後の人生は本人に任せてはどうでしょう」
5．「息子さんが一番不安なのですよ。お母様が不安にならないでください」

問題 3　この患者の薬物療法として不適切なのはどれか。

1．抗不安薬　　2．抗うつ薬
3．非定型抗精神病薬　　4．選択的セロトニン再取り込み阻害薬
5．催眠鎮静薬

正解&なっとく Column

問題 1

1．不安を解消する行動であるが、くり返しても不安が拭えないため強迫行為となって表れている。

3．強迫行為は、強度の不安を緩和しようとして表れた症状であり、代償、反動形成、取り消しの防衛機制が働いている。抑圧している不安に直面しないように「文章を確認する」という行為によって不安を抑圧しようとしている。

4．強迫行為は、本人も不合理でばかげていることをわかってはいるがやめられないという特徴がある。

5．読んでも、読んでも、しっかり読んでいないような気がしているため、しっかり読まなければという焦りがある。

問題 2

1．強迫性障害は、しつけの厳しさや早期の親子関係に要因があるが、それを母親に伝えても何の解決にはならず、母親の不安をあおるだけである。

2．神経症患者は「この症状さえなくなれば、すべてはうまくいく」という思いこみがある。症状があるから問題状況が起きているのではなく、問題状況があるから症状がある。この言葉かけは患者の心的葛藤をますます強める危険性がある。

3．大学受験に対する葛藤がある。大学合格が患者にとって本当に求めていることなのかが明らかではなく、母親の要求に加担している偏った声かけである。

5．母親が不安になることは当然であり、ていねいに対応することが重要である。

問題 3

1、2．強迫性障害の薬物療法は、一般に抗不安薬と抗うつ薬を使用する。

4．選択的セロトニン再取り込み阻害薬は抗うつ薬であるため使用する。

5．強迫行為および不安により睡眠障害がある場合には使用する。

参考文献

1）武井麻子編：精神看護の基礎、第5版、系統看護学講座専門分野Ⅱ、精神看護学1、p.249～252、医学書院、2017

問題1 ▶ 正解2
文章の暗記力のための行為ではなく、「間違ってはいけない」という強迫観念から引き起こされた行為である。

問題2 ▶ 正解4
発症を機に今後の人生について考える時期だと考えられる。治療の目的は症状の消失ではなく、患者の生活全体の質の向上にある。

問題3 ▶ 正解3
抗精神病薬（非定型抗精神病薬）は抗幻覚妄想作用があり、主に統合失調症の治療薬。

（寻喜田恵子）

事例 5　老人性うつ病患者の看護

Ｙさん（78歳、男性）は、長年連れ添った妻の死がきっかけで自宅に引きこもるようになった。別に暮らしている長男が訪問した際、Ｙさんが頭痛やめまいがするし、生きていてもしかたがないというため一緒に内科を受診した。医師から、検査の結果から異常はみられないので心配ないといわれても、「不治の病にかかった。お金もないし、もう生きていけない」という。長男が「そんなことはないから」といっても聞き入れようとしないため、精神科受診を勧められた。精神科の医師からは老人性うつ病と診断され、くわしく検査をするため精神科病棟へ任意入院し薬物療法を開始した。

入院して１週間が経ち、Ｙさんは「気になることがある」といっては長男に頻繁に長電話し早く退院したいと訴えている。長男から仕事中にも電話がかかってくるので何とかしてほしいと連絡があった。看護師が面接したところ、Ｙさんは今後の生活についての焦りがあった。入院１か月後、Ｙさんの抑うつ症状は改善し、病棟レクリエーションに参加できるようになった。Ｙさんの病状ついて長男と面談することになった。

学習のキーポイント

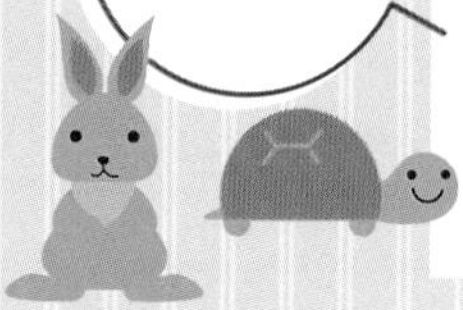

この設問は、老人性うつ病患者の事例である。次の３つのポイントで正解をみつけよう。

❶老人性うつ病の特徴を理解する。
❷老人性うつ病患者への対応を理解する。
❸患者のさまざまな体調不良の訴えを認め共感できるよう、家族への指導を行う。

問題 1　内科外来へ受診した際のＹさんの精神症状として適切なのはどれか。２つ選べ。

1．貧困妄想
2．被毒妄想
3．心気妄想
4．罪業妄想
5．被害妄想

問題 2　入院１週間後、頻繁に長男に電話をすることについて、Ｙさんと面談した際の看護師の対応で最も適切なのはどれか。

1．「今後のことはあまり考えないように」と伝える。
2．治療の見通しについてＹさんと再確認する。
3．Ｙさんの携帯電話をナースステーションで管理する。
4．「主治医に相談して薬を調整します」と伝える。

問題 3 入院１か月後、Ｙさんの長男と面談する際に看護師が家族へ指導する内容として不適切なのはどれか。

1．「午前中は調子が悪いことが多いので、言動や行動には注意してください」と伝える。
2．「退院しても外来治療が定期的に必要です」と伝える。
3．「短期記憶に支障が出ることがあります。物忘れの自覚があるかＹさんに確認してみてください」と伝える。
4．「服薬していれば悪化しないので、服薬は続けるようにしてください」と伝える。

正解&なっとくColumn

問題 1

1．貧困妄想は財産や金銭がなくなったと確信することである。
2．被毒妄想は、死に至る毒を入れられたと確信することである。Ｙさんに被毒妄想はみられない。
3．心気妄想とは、健康な身体であっても病気があることを確信することである。
4．罪業妄想とは、とり返しのつかない誤りを犯して罪深いと思い込むことである。Ｙさんに罪業妄想はみられない。
5．被害妄想とは、他者から危害を加えられていると思い込むことである。Ｙさんに被害妄想はみられない。

問題 2

1．抑うつ的であっても、思いを否定することは理解されないという認識になる。
3．電話の使用に関する行動制限になるため看護師の判断で行ってはならない。
4．Ｙさんは抗うつ薬を開始して１週間であり、効果はすぐには現れない。また、薬物調整が必要なほど状態が悪化しているかどうかは判断できない。

問題 3

1．うつ病には日内変動がある。病気の特徴や対応を説明することは適切である。
2．うつ病の再発を防ぐために定期受診の説明は必要である。
3．老人性うつ病のため短期記憶に支障が出ることがある。物忘れの自覚があるのかを確認してもらうことは認知症との判別にもなる。

参考文献

1）武井麻子編：精神看護の基礎、第５版、系統看護学講座専門分野Ⅱ、精神看護学１、p.150～164、p.183～192、p.209～217、医学書院、2017

問題1 ▶ 正解１、３
Ｙさんの「お金もない」という発言と、長男の「そんなことはない」という発言から貧困妄想である。Ｙさんの「不治の病にかかった」という発言は心気妄想である。

問題2 ▶ 正解２
Ｙさんの焦燥感は抑うつ症状であり、今のつらさは病気によるものであるため治療により改善することを折に触れて伝える。

問題3 ▶ 正解４
服薬していても悪化する場合もあるため、悪化しないという保証はできない。病状悪化時に医療従事者への不信感につながることもある。

（夛喜田恵子）

事例 6　パーソナリティ障害患者の看護

Cさん、20歳、女性。幼いころに両親が離婚し、現在は母親と２人暮らしである。友人には、父親は外資系商社マンでシンガポールにいると伝えていた。茶髪や化粧、ブランドの小物を見せびらかすなど、クラスのなかでは目立つ存在だった。母親は夕方から仕事に出かけるためいつも１人で夕食をとっていたが、高校２年生のころからストレスがたまると自傷行為（リストカット）で解消していた。高校を卒業後、デパートの店員として働き始めた。デパートに就職したてのころは先輩たちに可愛がってもらっていたが、大卒の新人が就職すると、先輩に「新人が先輩の悪口をいっている」といい、新人には「先輩たちはあなたのことをよく思っていない」と、新人の立場を悪くするような噂を流すようになった。落ち込む新人の相談役になっていたが、先輩から「もっと新人を大切にするように」と注意され、突発的に息苦しくなり倒れこんでしまった。その後も動悸、不眠、食欲不振、気分の落ち込みがあり、上司に先輩や新人からのパワハラで体調が悪くなったと訴えた。職場のトイレで自傷行為をしているところを発見され、上司とともにメンタルホスピタルを受診ししばらく通院することになった。

学習のキーポイント

この設問は、パーソナリティ障害患者の事例である。パーソナリティ障害は、症状の類似性に基づいて３つの群に分けられ、10の障害に分類されている（**表１**参照）。次の３つのポイントで正解をみつけよう。

❶パーソナリティ障害の特徴を理解する。
❷パーソナリティ障害患者への対応について理解する。
❸パーソナリティ障害の治療について理解する。

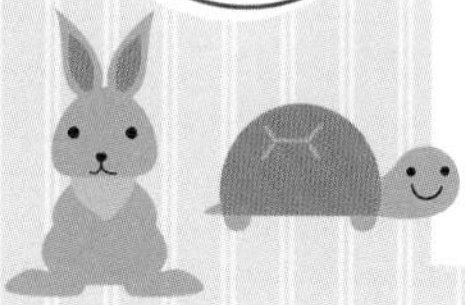

問題 1　Cさんの診断名で適切なのかどれか。

1．強迫性障害
2．統合失調症
3．境界型パーソナリティ障害
4．複雑性外傷後ストレス障害

問題 2　外来受診時、CさんはA看護師に「Aさんは優しいけど、Bさんはきつい」といい、B看護師には「Bさんは優しいのに、Aさんは話を聞いてくれない」というなど、スタッフ間のことをあれこれいうようになった。そのときの対応で適切なのはどれか。２つ選べ。

1．患者に真相を確かめる。
2．患者に嘘をついてはいけないとたしなめる。
3．患者が何をいっても温かく受け流す。
4．患者の言動に巻き込まれないように対応を一致させる。
5．患者に人のことより自分のことを考えるよう伝える。

問題 3 Cさんの治療として不適切なものはどれか。

1．認知行動療法　　2．抗精神病薬による薬物療法
3．個人精神療法　　4．修正型電気ショック療法

正解&なっとくColumn

問題 1

1．強迫観念や強迫行為はみられないため強迫性障害ではない。
2．幻覚や妄想などの統合失調症の症状はみられない。
4．複雑性外傷後ストレス障害は、幼少期の非道処理（虐待やネグレクト）によって起こるが、Cさんの幼少期の様子はわかっていないため現在は該当しない。

問題 2

1．患者に真相を確かめることは、患者の操作性を助長させることになる。
2．患者には嘘をついているという自覚はないため、かえって興奮させる。
5．患者にとっては冷たい言葉と伝わり、自傷行為の引き金になる可能性がある。

問題 3

1．認知行動療法は、病的な認知やそれに対する反応を認識し修正する機会になる。
2．衝動性や不安定感に対し非定型抗精神病薬が有効である。
3．精神分析療法や支持的精神療法などにより、人格的成長や対人関係の修復を促す。

表1　パーソナリティ障害の分類

【A群】奇妙で風変わり	妄想性パーソナリティ障害	他者への疑念や不信から、危害が加えられることや裏切りを恐れることが特徴
	統合失調質パーソナリティ障害	非社交的、孤立しがちで、他者への関心が希薄のように見えるのが特徴
	統合失調型パーソナリティ障害	思考が曖昧で過度に抽象的で脱線する、感情が狭くて適切さを欠き、対人関係で孤立しやすいことが特徴
【B群】演技的・感情的で移り気	境界性パーソナリティ障害	感情や対人関係の不安定さ、衝動をうまく制御することができないことが特徴
	自己愛性パーソナリティ障害	周囲の人々を軽視し、周囲の注目と称賛を求め、傲慢、尊大な態度を見せることが特徴
	反社会性パーソナリティ障害	他者の権利を無視、侵害する行動や、向こう見ずで思慮に欠け、暴力などの攻撃的行動に走ることが特徴
	演技性パーソナリティ障害	他者の注目や関心を集める派手な外見や大げさな行動が特徴
【C群】不安で内向的	依存性パーソナリティ障害	他者への過度の依存。自らの行動や決断に他者の助言や指示を求めることが特徴
	強迫性パーソナリティ障害	一定の秩序を保つことへの固執、融通性に欠けること、几帳面、完全主義や細部への拘泥が特徴
	回避性パーソナリティ障害	周囲からの拒絶や失敗を恐れ、強い刺激をもたらす状況を避けることが特徴

（日本精神神経学会：林直樹先生に「パーソナル障害」を訊く、https://www.jspn.or.jp/modules/forpublic/index.php?content_id=41）

参考文献
1）落合慈之監修：精神神経疾患、ビジュアルブック、p.294、学研メディカル秀潤社、2015

問題1 ▶ 正解3
周囲の関心を集める、見捨てられ不安や自傷行為があることから境界型パーソナリティ障害である。

問題2 ▶ 正解3、4
スタッフが一致した態度で、このような患者の言動に対しても温かく接することは患者の安心感につながる。

問題3 ▶ 正解4
修正型電気ショック療法は、統合失調症や気分障害などで薬物療法よりも迅速に症状改善を求める場合に用いる。

（夛喜田恵子）

事例 7 思春期に多い心の病気をもつ患者への看護師の対応

Aさんは、勉強、部活動（運動部）ともに熱心に取り組む中学３年生である。２年生の終わりごろから痩せていることが目立つようになった。健康診断で体重の著しい減少があることを学校が保護者に連絡した。保護者はそのとき初めて専門医の受診が必要であることを認識した。専門医を受診し、入院治療が必要であると診断され、B病院に中学３年生の５月に入院となった。入院後２週が経過した。Aさんは食事の時間に食べ物を細かく刻み、１時間以上時間をかけて摂取するが、摂取量はスプーン１杯ほどである。ベッド上でストレッチを２時間行っている。Aさんは「私はこの病棟でいちばん太っているから少しでも痩せなきゃ」と話している。

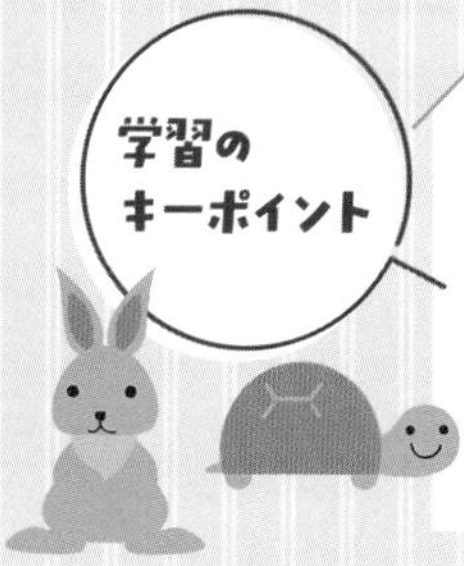

この設問は、思春期に多い心の病気（現代の健康課題）について看護師の対応を問う事例である。看護師として現代の健康課題への支援を整理しておくことが重要である。次の２つのポイントから正解をみつけよう。

❶神経性やせ症／神経性無食欲症の病態生理の理解
❷思春期の患者に対するかかわり方

問題 1 Aさんは「神経性やせ症/神経性無食欲症」と診断された。症状の観察事項として最も適切なのはどれか。

1．発熱
2．脈拍数低下
3．血圧上昇
4．過多月経

問題 2 看護師のかかわりとして適切なのはどれか。

1．体重測定の回数を増やす。
2．Aさんの「痩せたい」と思う気持ちを聞く。
3．体重測定の値を見せる。
4．Aさんは看護師より痩せていると伝える。

問題 3 入院生活に入り１か月が経過し、Aさんの体重は徐々に増加してきた。退院を視野に入れて病棟内の歩行が許可された。Aさんは、頻繁に早足で廊下を歩いたり、病室でエアロビクスをしている。また受験のため勉強をしている。Aさんに対する看護師の対応で最も適切なのはどれか。

1．行動量が増加しているので栄養指導を計画する。
2．運動量が多いので注意する。
3．医師に生活・行動の再検討を依頼する。
4．１日の過ごし方や受験について、家庭・学校・Aさんと話し合う。

正解&なっとく Column

問題1 「神経性やせ症/神経性無食欲症」は、摂食行動における顕著な障害を特徴とする摂食障害の1つである。DSM-IV-TRの診断基準では、①期待される体重の85%以下の体重減少、②肥満恐怖、③ボディイメージの障害(現在の低体重の重大さの否認)、④初潮後の女性の無月経(月経周期が連続して3回以上欠如する)の4症状を呈するものとされている。精神症状として、活動性が亢進することが多く、抑うつや不安などを伴うこともある。身体的変化としては、無月経のほか、体重の連続的減少につれて低栄養状態となり、①60回/分以下の徐脈、②36℃以下の低体温、③収縮期血圧90mmHg以下の低血圧、④骨量減少、骨粗鬆症、⑤貧血、白血球減少、血小板減少、⑥低ナトリウム血症、低カリウム血症、⑦ALT上昇、AST上昇、⑧低血糖(70mg/dL以下)、⑨歩行困難や起き上がれないなどの運動障害、⑩意識障害などの合併症が現れ、また浮腫、代謝の変化、産毛の密生などが出現する。

問題2 体重へのとらわれを強化する対応はしないことが基本である。まずは、Aさんの気持ちを理解することが大切である。看護師に対して感情を言葉で表現できることは重要であり、そのことをフィードバックすることで、Aさんが感情をコントロールできることにつながる。

問題3 Aさんは太ることへの恐怖があるため過活動になっていると考えられる。このような状態にあるときは、①行動量が増加しているので栄養指導を計画する、②運動量が多いので注意する、③医師に生活・行動の再検討を依頼するなどの対応は、Aさんの問題行動にばかり注目しており、Aさんとの信頼関係を損なうことになる。Aさんがさまざま不安を言語化できるように促し、そのうえで、Aさんと一緒に1日の過ごし方、退院後の学校生活について、学校・家庭・Aさんと話し合いをもつことが心の安定につながる。

問題1 ▶ 正解2
身体的変化として、60回/分以下の徐脈の合併症が現れることがある。

問題2 ▶ 正解2
「痩せたい」と思う気持ちに潜む体重へのこだわりや、その陰にある自己評価の低さなどに注意して支援する。

問題3 ▶ 正解4
退院が視野に入ってきている時期である。Aさんの心の安定を保つために必要な対応である。

(松原紀子)

事例 8　統合失調症患者の看護

Aさんは58歳の男性で、思春期に統合失調症を発症した。若いころは退院すると服薬中断し入退院を繰り返していた。これまでに１人暮らしの経験はない。今回の入院では、両親が高齢化し退院の受け入れができないといわれ、８年間の長期入院となっている。Aさん自身は退院して１人暮らしをしたいと話している。両親は退院すると薬を飲まなくなるので、安心して暮らすことができないと言う。Aさんのセルフケアはほぼ自立し、現在は病棟管理で服薬でき病状は安定している。

学習のキーポイント

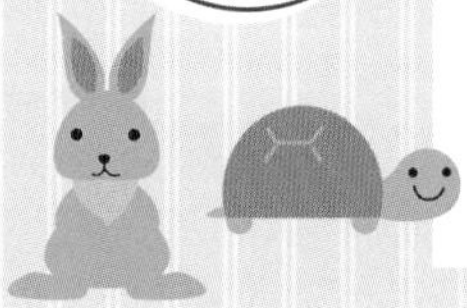

この設問は、統合失調症で長期入院になっている患者の退院を支えるための制度や看護について考える事例である。次の４つのポイントで正解をみつけよう。

❶長期入院の統合失調症の患者である。
❷これまでに服薬中断が再発につながっている。
❸服薬は現在病棟管理である。
❹本人と家族の退院に関する希望のずれがある。

問題 1　プライマリナースのBは、Aさんが退院を希望していることやセルフケアも自立し病状も安定していることから退院できるのではないかと考えた。退院に向けてどのような支援をしていけばよいかを考えるために、カンファレンスを開催することにした。カンファレンスに参加を依頼するのに適切でないのはどれか。

1．主治医
2．臨床心理士
3．精神保健福祉士
4．保健師
5．家族

問題 2　プライマリナースBは、家族が安心してAさんを受け入れられるようになるためにAさんとともにどのように家族を説得するかを考えることとした。家族への対応で適切なものはどれか。

1．Aさんは任意入院であるので、Aさんの意思で退院できることを話す。
2．病棟での服薬管理を自己管理に変更したことを伝える。
3．外出や外泊を通じてAさんが服薬する様子を見てもらう。
4．退院後の服薬管理についてどのようにしようと考えているかを話す。
5．家族は保護者として責務規定がなくなっていることを話す。

問題３ プライマリナースＢの熱心な勧めを受け、家族は「退院をしてもいいが、私たちも高齢なので家では世話をすることはできない」といい、退院が決定した。Ａさんに適用できる制度や社会資源で適切なものはどれか。２つ選べ。

１．地域定着支援
２．障害年金
３．福祉ホーム
４．地域移行支援
５．就労支援Ｂ型事業所

正解&なっとく Column

問題１ 退院支援を行う際にＡさんのこれまでの再入院の原因や現在のセルフケアの状況、Ａさんと両親の希望をとらえ、今後の方向性を検討する必要がある。その際に必要な関係職種として、臨床心理士が最も優先順位が低いと考えられる。

問題２ 過去の再入院の原因が服薬中断であることから、家族の薬を飲まなくなるという心配は現実的である。また、Ａさん自身も今回の入院を機会に服薬中断が再発につながることを認識し、退院後の生活を考えることは重要である。家族にとってはＡさん自身が服薬について約束する事よりも、入院中から継続して自己管理で服薬するという行動をとることが安心につながると考えられる。

問題３ 家族は退院には賛成しているが、同居は望んでいないこと、Ａさん自身も１人暮らしを望んでいる。思春期に発病し入退院を繰り返していたことから、仕事の経験はほぼないと考えられる。20歳未満の発病で障害年金は無条件に支給される。今後、両親亡き後の生活を考えると年金受給により生活の安定を図る意味でも年金受給を行う。８年間の長期入院で１人暮らしを希望していることや退院後に社会資源の活用の拡大に向けても地域移行支援の活用を行い、地域での支援者と出会う機会をつくる。Ａさんとの話し合いが必要であるが１人暮らしの経験がないことから、グループホームなどへの入所で自信をつけてから１人暮らしを考えるほうが現実的と考える。

問題1 ▶ 正解2	問題2 ▶ 正解2	問題3 ▶ 正解2、4
今後の退院への支援を考える際に、臨床心理士が最も優先順位は低い。	入院中に服薬の自己管理を行うことで、家族の安心につなげる。	障害年金の受給を行い、地域移行支援を活用する。

（越智百枝）

事例 9 アルコール依存症患者の看護

Aさんは、47歳の男性でもともと大酒家であった。不況のあおりを受け、勤めていた会社のリストラにあい、家に引きこもり朝から飲酒するようになった。妻は何度も注意したが、Aさんは妻に対し「お前ががみがみ言うから飲まずにいられないんだ」と言い、一向に妻の受診の勧めに応じない。

学習のキーポイント

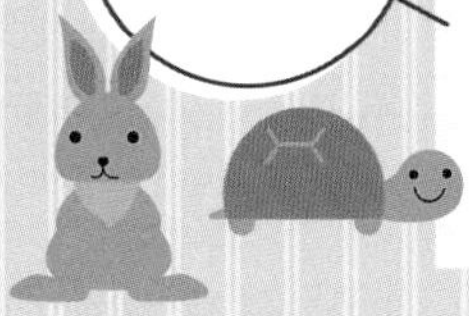

この設問は、会社からリストラされたことをきっかけとしてアルコール依存症を発症した患者の事例である。次の3つのポイントで正解をみつけよう。

❶アルコール依存症者が用いやすい防衛機制
❷解毒期に発症しやすい症状のアセスメント
❸アルコール依存症者の家族への看護

問題 1 Aさんの言動から考えられる防衛機制は何か。

1．投影
2．合理化
3．否認
4．逃避

問題 2 妻はAさんにかかわることをあきらめそのまま経過していた。だんだん食事もとれなくなり酔いつぶれて寝て、起きると飲む生活をしていた。ある朝、「布団の上に虫がいっぱいはっている。助けてくれ」と言い始め、妻の説得で精神病院を受診した。Aさんの状態として考えられるものは何か。

1．コルサコフ症候群
2．せん妄
3．妄想
4．幻聴

問題 3 妻は、「私にはAの飲酒を止めさせることはできない。一生入院させてほしい」と言う。妻へのかかわりとして適切なものはどれか。2つ選べ。

1．家族も病気であると話す。
2．アルコール依存症は病気であると話す。
3．これまでの家族の頑張りをねぎらう。
4．断酒するのはAさんです。家族は断酒に協力することができると話す。

正解&なっとく Column

問題① アルコール依存症者は否認の防衛機制を用いるとされる。防衛機制とは、フロイト（Sigmund Freud）が提唱した概念で、自我を脅かすような強い葛藤状態に対する無意識の適応行動で抑圧、反動形成、合理化などがある（**表1**）。

問題②

1．コルサコフ症候群とは、ウェルニッケ脳症の後遺症のことで健忘症候群ともよばれる。記憶力が著しく低下する。

2．せん妄とは、軽度から中等度の意識障害（意識混濁）のうえに、認知機能の障害、精神運動興奮の変化がみられる。認知機能の障害では見当識障害、幻視などの幻覚や錯覚がみられる。

3．妄想とは、不合理な考えに強固な確信をもち、訂正できない状態（誤った揺るぎない信念）である。

4．幻聴とは、実在しない声が聞こえる状態で、自分に対する批判・悪口・命令する内容が多い。

問題③ 妻は初回から精神科病院を受診していることから、ある程度アルコール依存症に関する知識をもっていると考えられる。一定期間、夫の失職後の経済を支えることや夫へ支援について精いっぱいのことをしてきたと考えられるため、ねぎらいの言葉をかけることが重要である。一方で、「夫を断酒させることができない」と妻がその責任をもつ必要があるという間違ったとらえ方をして、より一層無力感を強めている。よって、断酒の責任はAさんにあること、家族はAさんの断酒に協力することができることを伝え、安心感につなげる。

表1　主な防衛機制

否認	他の人には明らかと思われるような外的現実または主観的体験の苦痛な側面を認めることを拒否することによって、情緒的葛藤や内的または外的ストレス因子に対処する。
投影	個人が、自分自身が受け入れることができない気持ち、衝動、または思考を事実に反して他の人のせいにすることによって、情緒的葛藤や内的または外的ストレス因子に対処する。
抑圧	個人が、混乱する願望、思考または経験を意識的気づきから排除することによって、情緒的葛藤や内的または外的ストレス因子に対処する。
反動形成	個人が、自分自身が受け入れることができない思考または気持ちを全く正反対の行動、思考、または気持ちに取り替えることによって、情緒的葛藤や内的または外的ストレス因子に対処する。
合理化	個人が、誤っているが、安心できるような、また、自分に役立つような説明を作り上げ、自分自身の思考、行為または気持ちの本当の動機をおおい隠すことによって、情緒的葛藤や内的または外的ストレス因子に対処する。
置き換え	個人が、1人の対象に対する感情または反応を他の（通常は脅威の少ない）代理の対象に移し代えることによって、情緒的葛藤や内的または外的ストレス因子に対処する。
昇華	個人が、非適応的になる可能性のある気持ちや衝動に対して社会的に受け入れられる行動にはけ口を求めることによって、情緒的葛藤や内的または外的ストレス因子に対処する。

（融道男、岩脇淳監訳：カプラン臨床精神医学ハンドブック－DSM-Ⅳ-TR診断基準による診療の手引き、第2版、p.12～13、表1-9、メディカル・サイエンス・インターナショナル、2003より抜粋）

問題1▶正解2
不都合な行動を正当化し、合理的説明をしようとしていることから、防衛機制の合理化と考えられる。

問題2▶正解2
虫がいっぱい這っているのが見えるのは、幻視が起こっていると考えられる。

問題3▶正解3、4
妻に対してねぎらいの言葉をかけるとともに、断酒の責任はAさんにあることを伝える。

（越智百枝）

事例 10 アルコール依存症の女性患者の看護

Aさんは42歳の女性で、夫と中学生、高校生の子供の4人暮らしである。もともと酒好きで毎日夫と晩酌を楽しんでいた。中学生の娘が不登校になり思い悩むようになり、酒量が増えていった。今では夫の帰宅前から隠れて飲むようになり、夫が帰るころには泥酔して食事の準備もできない状況である。夫の説得を聞き入れ、アルコール専門病院を受診した。

学習のキーポイント

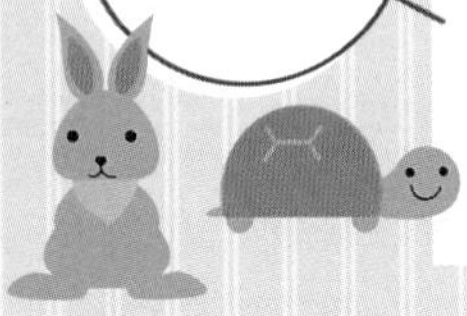

この設問は、女性のアルコール依存症者の事例である。次の3つのポイントで正解をみつけよう。

❶アルコール依存症者の断酒後の離脱症状を予測したアセスメント項目
❷後期離脱症候群に対する看護
❸ARP（アルコールリハビリテーションプログラム）の運営に関する基本的な知識

問題 1 診察時主治医から入院を勧められ、Aさんは承諾した。入院時に情報収集として必要な項目で最も優先順位の高いものはどれか。

1．不登校の娘の状況
2．夫との話し合いの内容
3．最近の飲酒状況
4．直近の飲酒時間

問題 2 入院して1か月、それまで娘のことを心配することもなかったが、看護師詰め所にきて切迫した様子で、「不登校の娘のことが心配なので、退院したい」と言う。Aさんへのかかわりで適切なものはどれか。

1．娘に何かあったのかを聞く。
2．医師に外泊について相談してみるよう話す。
3．飲酒欲求を確認する。
4．入院は3か月と決まっているので退院できないと話す。

問題 3 Aさんは、ARP（アルコールリハビリテーションプログラム）に参加するようになった。Aさんへのかかわりで不適切なものはどれか。

1．断酒する意思の確認
2．ARPではどのような話をしているのか聞く。
3．ARPに参加することへの思いを聞く
4．ARPに参加することでの心境の変化

正解&なっとく Column

問題1 アルコール依存症者が入院後に出現する可能性の高い症状として考えられるものは、断酒後の早期離脱症候群である(**図1**)。そのため直近の飲酒時間を情報収集し、離脱症状の出現を予測し体制を整える必要がある。

問題2 一般的に離脱症状は断酒後48時間以内に起こるといわれているが、後期離脱症候群は断酒後に数週間から数か月にわたって出現するとされる離脱症状である。Aさんは離脱症状を回避するために飲酒欲求が起こっていることが予測されるが、本人は自覚していないことが多い。そのため、飲酒欲求を確認することは、本人との信頼関係を損ねる可能性が考えられる。よって、最初は娘のことから会話を始めて、タイミングをみて後期離脱症候群に関する知識の提供を行うことや飲酒欲求の確認を行うのが妥当と考える。

問題3 ARPは安心で安全な場所として機能する必要があるため、言いっぱなし、聞きっぱなしを原則としており、そこで話し合われた内容は外に持ち出してはいけないことになっている。よって話し合いの内容を聞くことは禁じられている。ARPの主な内容を以下に示す。

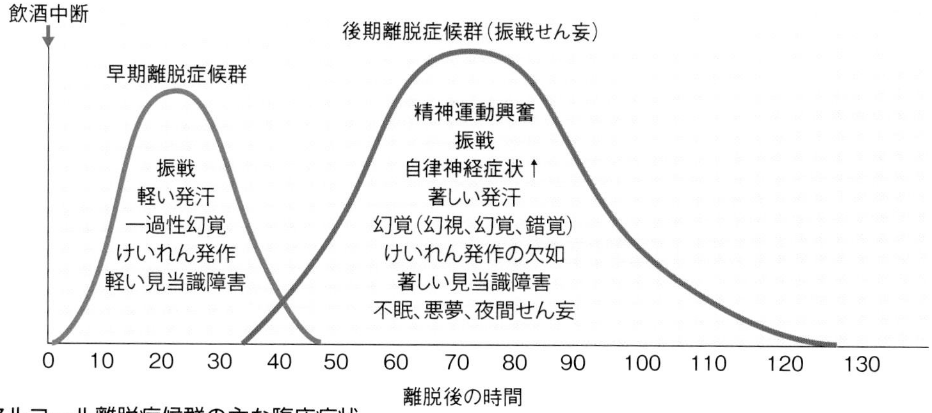

図1　アルコール離脱症候群の主な臨床症状

(アルコール依存症治療ナビ.jp:アルコール依存症の症状http://alcoholic-navi.jp/understand/condition/pathology/、Victor M and Wolfe SM: Causation and treatment of the alcohol withdrawal syndrome. In: Bourne PG and Fox R eds., Alcoholism, Academic Press, New York, 137-149, 1973より改変)

アルコールリハビリテーションプログラム(ARP)

アルコールリハビリテーションプログラム(ARP)は、アルコール依存症の専門医療機関で行われている専門的な治療プログラムである。プログラムは入院患者を対象とし、医師、看護師、精神保健福祉士、栄養士、薬剤師など他職種が連携しながらプログラムを実施する。内容は、認知行動療法(ミーティング)、アルコール勉強会、自助グループへの参加・見学、作業療法、運動療法、フィールドワーク、瞑想、家族会、外泊訓練、個別面談、各種説明会などを組み合わせて行なっている。

(中山秀紀、松下幸生:アルコール依存症者に対する新しい認知行動療法、日本アルコール問題関連学会雑誌、15(1):2~6、2013)

問題1 ▶ 正解4
断酒後7~48時間で離脱症状が起こるため、直近の飲酒時間を聴く必要がある。

問題2 ▶ 正解2
信頼関係を損なわないよう、まずは本人の心配事を聞く。

問題3 ▶ 正解1
ARPでの発言内容を聞いてはいけない。

(越智百枝)

事例 11 摂食障害患者の看護

Aさんは19歳の女性で両親と姉の４人暮らしである。両親は成績のよい姉をかわいがり、Aさんは家でも中学校や高校でも孤立しがちで、対人関係上のトラブルもみられた。思春期に同級生に太っていると言われたことをきっかけにダイエットを始めた。それまでは入院しても「私は元気だ。病気ではない」といい、入院して数日で退院を強く希望して自主退院していた。今回は両親の勧めで受診した。身長155cm、体重32kgとなり、るい痩が著明で、血清カリウム値2.9mEq/Lであった。診察時「これまでは自分の意思で何とかなると思ってきたが、身体が思うように動かなくなりこのままでは死んでしまうかもと思うと怖くなった」といい、入院となった。

学習のキーポイント

この設問は、摂食障害患者の入院時の状態のアセスメントや看護について考える事例である。次の３つのポイントで正解をみつけよう。

❶るい痩が著明で、低カリウム血症があり、生命の危機が予測される状態である。
❷行動変容ステージモデル
❸家族関係や対人関係のトラブルがあることから人格障害の合併も視野に入れる必要がある。

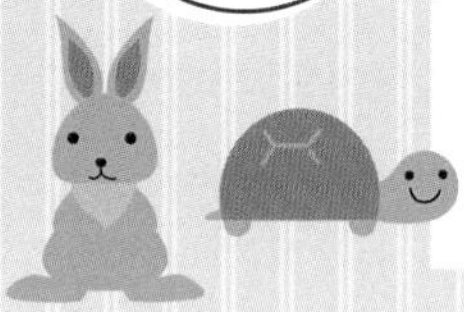

問題 1 Aさんに行う治療として適切なものは何か。

1．森田療法
2．認知行動療法
3．点滴療法
4．中心静脈栄養

問題 2 Aさんの言動から「行動変容ステージモデル」[1)]では何期に当たると考えられるか。

1．前熟考期
2．熟考期
3．準備期
4．実行期
5．維持期

問題 3 体重が少しずつ増え、限界設定が行なわれた。プライマリナースのBに「昨日の担当ナースは話を聞いてほしいと言ったのに聞いてくれなかった。私の気持ちを理解してくれるのはあなただけ」と話しかけてきた。Aさんへの対応として適切なものはどれか。

1．私がプライマリなので、話を聞いてほしいときは私に言ってください。
2．話を聞く時間は決まっているので、そのときに話しましょう。
3．私だけでなく、いろいろな人を信頼できるようになるといいですね。
4．Aさんの希望するときには話を聞いてもらえるよう依頼しておきます。

正解&なっとく Column

問題① 入院時の身長、体重、血清カリウムの状況から生命の危機が予測される状態であるため、最優先に行うことは生命の安全を守ることであり、点滴療法により栄養状態や電解バランスの回復をめざす。

問題② 人が行動を変える場合（行動変容）、少しずつ段階を経ていくことが一般的であり、「前熟考期」→「熟考期」→「準備期」→「実行期」→「維持期」→「完了期」の６つのステージを通ると考えられている（**表１**）。これを行動変容ステージモデルとよぶ。行動変容を促すには、その人が現在どのステージにいるかを把握し、それに応じた働きかけが必要となる。

この事例では、両親の説得による入院ではあるが、「身体が思うように動かなくなりこのままでは死んでしまうかもと思うと怖くなった」との言動から、自身の摂食障害を認めようとしている段階であると考えられる。しかし、まだ行動変容についてどの程度の認識であるか表明されたり、実際に行動したりしていないため、準備期にあると考えられる。

問題③ Ａさんの両親は姉をかわいがり家でも学校でも孤立しがちで対人関係のトラブルもあったとの情報から重要他者との間で基本的信頼が育ちにくい環境で育ち人格障害も合併している可能性がある。「私の気持ちを理解してくれるのはあなただけ」という言葉から操作[2)]的な言動と考えられる。このような場合、望ましくない行動には関心を寄せず、むしろＡさんにとって、多くの人と信頼関係を築くことができるほうが望ましいことを伝える。

表１　行動変容のステージモデル

前熟考期	自分の行動を変えようという気持ちは通常なく、問題を抱えていることも否定する。
熟考期	自分の問題を理解してその原因をみつけ、問題解決をしようと努力する。多くの人は、これから先６か月以内にとるべき行動について、漠然とした計画をもっている。
準備期	翌月にでも行動しようと計画し、行動を変え始める前の最後の調整を行う。自分の行動を変えるという意思を周囲の人に知らせる。
実行期	自分の行動や環境を明確に変える時期。今まで準備していたことを行動に移す。
維持期	最低６か月から一生続く行動変容の時期
完了期	問題行動がすでに誘惑や脅威をもたらさなくなっている状態。

（ジェイムス・オープロチャスカ、カルロ・シーディクレメンテ他著、中村正和監訳：チェンジング・フォー・グッド―ステージ変容理論で上手に行動を変える、法研、p.42～52、2005）

参考文献

1）ジェイムス・オープロチャスカ、カルロ・シーディクレメンテ他著、中村正和監訳：チェンジング・フォー・グッド―ステージ変容理論で上手に行動を変える、法研、p.42～52、2005

2）野嶋佐由美編著：明解双書 精神看護学 第３版、p.181-183、金芳堂、2013

問題１▶正解３
まず、点滴療法により栄養状態や電解質バランスの回復が優先となる。

問題２▶正解３
摂食障害を認めようとしているが、具体的な行動変容がみられないため、準備期であると考える。

問題３▶正解３
多くの人と信頼関係を築くことができるほうが望ましいと伝える。

（越智百枝）

事例 12 双極性障害患者の看護

Aさんは62歳の男性で双極性障害の診断で通院している。60歳まで建築関係の仕事をしていた。最近受診が滞りがちで、久しぶりに受診してきた。大声で外来の他患者と話していたがしばらくして口論となった。診察室に誘導し診察が始まると、最近の生活ぶりについて話すが、次々と話題が変わりまとまりがなかった。服薬状況について確認すると興奮した様子で「薬はちゃんと飲んでいる」と言う。医師から薬剤調整の必要があると話し入院を勧めたが、「入院の必要はない」と言って拒否した。

学習のキーポイント

この設問は、双極性障害で外来通院している患者である。受診が滞りがちになり、精神状態が悪化し入院となった。その際の入院形態および精神状態のアセスメント、入院中の看護について考える事例である。次の４つのポイントで正解をみつけよう。

❶双極性障害の通院患者である。
❷精神保健福祉法に基づく入院形態
❸双極性障害の症状アセスメント
❹妻の死という喪失への看護

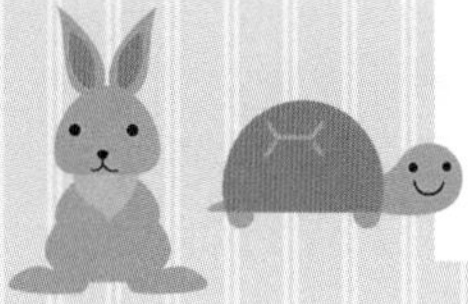

問題 1 Aさんの状態で適用する入院形態で適切なものは何か。

1．措置入院
2．任意入院
3．医療保護入院
4．応急入院

問題 2 Aさんの状態で考えられるものはどれか。２つ選べ。

1．誇大妄想
2．精神運動興奮
3．観念奔逸
4．幻聴

問題 3 Aさんは気分安定薬が処方され徐々に状態が安定してきた。半年前に妻を亡くし、生きているのが面倒になった。何もかもが嫌になり薬を飲まなくなった。退院してもすることがなくどうしていったらよいか困っていると話した。Aさんへのかかわりで適切なものはどれか。

1．妻を亡くした悲しみについて話すよう勧める。
2．妻を亡くしてからどのように生活してきたかを聞く。
3．退院後に通うことができる社会復帰施設を紹介する。
4．Aさんは１人ではないと話す。

正解&なっとく Column

問題① Ａさんの状態は、精神保健福祉法第33条の入院形態の規定により、入院を必要とする精神障害者で、自傷他害のおそれはないが、任意入院を行う状態にない者にあたるため、医療保護入院である（**表１**参照）。

問題② 誇大妄想とは、自己の能力、資質の優位を過剰に信じ、訂正できない状態である。精神運動興奮とは、気分や情動の変化に伴って起こる激しい興奮である。観念奔逸とは、考えが次から次へと浮かんで、まとまりのない思考になっている状態である。幻聴とは、実在しない声が聞こえる状態で、自分に対する批判・悪口・命令する内容が多い。

Ａさんは、次々と話題が変わりまとまりがない状態であるため観念奔逸がみられると考えられる。また、外来患者との会話のなかで口論になったり、服薬の確認をした際に興奮状態になっている様子から精神運動興奮が考えられる。

問題③ 半年前に妻を亡くしたことに対する悲嘆のプロセスが十分に進んでいないことがきっかけとなって生きる意欲がなくなり服薬の中断につながったと考えられる。まずは、悲嘆のプロセスが進むように妻を亡くした悲しみを語ることを勧める。その後には、退院に向けて生きがいや居場所の確保が必要と考えるため、Ａさんと相談しながら地域生活支援センターや社会復帰施設などＡさんの希望に沿うかたちで紹介することも必要になってくると考えられる。

表１　精神保健および精神障害者福祉に関する法律に基づく入院形態

①措置入院／緊急措置入院（法第29条／法第29条の２）
【対象】 入院させなければ自傷他害のおそれのある精神障害者 **【要件等】** 精神保健指定医２名の診断の結果が一致した場合に都道府県知事が措置（緊急措置入院は、急速な入院の必要性があることが条件で、指定医の診察は１名で足りるが、入院期間は72時間以内に制限される）
②医療保護入院（法第33条）
【対象】 入院を必要とする精神障害者で、自傷他害のおそれはないが、任意入院を行う状態にない者 **【要件等】** 精神保健指定医（又は特定医師）の診察および保護者（または扶養義務者）の同意が必要（特定医師による診察の場合は12時間まで）
③応急入院（法第33条の４）
【対象】 入院を必要とする精神障害者で、任意入院を行う状態になく、急速を要し、保護者の同意が得られない者 **【要件等】** 精神保健指定医（または特定医師）の診察が必要であり、入院期間は72時間以内に制限される（特定医師による診察の場合は12時間まで）。
④任意入院（法第22条の３）
【対象】 入院を必要とする精神障害者で、入院について、本人の同意がある者 **【要件等】** 精神保健指定医の診察は不要

（厚生労働省：医療保護入院制度について、https://www.mhlw.go.jp/stf/shingi/ 2 r9852000001knbk-att/ 2 r9852000001kzdp.pdf）

問題１ ▶ 正解３
Ａさんは任意入院を行う状態ではないので、医療保護入院の対象となる。

問題２ ▶ 正解２、３
次々と話題が変わりまとまりがない状態（観念奔逸）であり、服薬の確認をした際に興奮状態（精神運動興奮）になった。

問題３ ▶ 正解１
悲嘆のプロセスが進むように妻を亡くした悲しみを語ることを勧める。

（越智百枝）

事例13　統合失調症と診断されて入院となった患者

Aさん（23歳、女性）は大学に入学して間もなく、「後ろから人の声が聞こえる」というようになった。２年次には海外留学をしたものの、心身ともに不調となり半年で帰国した。大学卒業後は介護施設に就職したが、仕事中に「お前なんかに何もできない、死んだほうがましだ」という知らない人の声が聞こえるといい始め、ブツブツと独り言をいいながら自宅に引きこもるようになった。近くのクリニックを受診したものの服薬は不規則で、突然父親に襲いかかったり、「死にたい」といって包丁で自分を傷つけたりするため、両親の付き添いで精神科病院を受診し、統合失調症と診断され、医療保護入院となった。

受診時、Aさんは周囲を警戒しながら何かに聞き入る様子があり、「なんでそんなことばっかり言うの！　もうやめてよ！」と耳をふさぎ、泣きながら訴えた。

学習のキーポイント

この設問は、統合失調症と診断され、医療保護入院となった患者の事例である。次の３つのポイントで正解をみつけよう。

❶統合失調症の症状を理解する。
❷抗精神病薬について理解する。
❸統合失調症の特徴を理解し、ステージ（急性期、消耗期、回復期）に応じた治療を理解する。

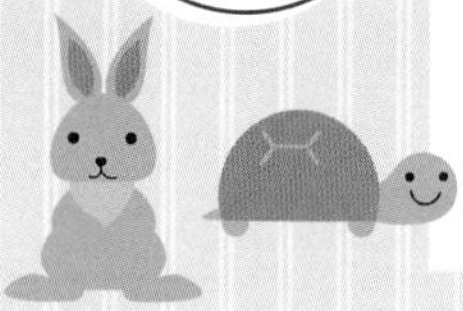

問題1　Aさんの精神症状のアセスメントとして適切なのはどれか。

1．抑うつ気分の悪化
2．幻聴に左右された行動化
3．パニック発作
4．軽度の意識混濁

問題2　入院後、Aさんに非定型抗精神病薬による治療が開始された。ある日「本当はお薬を飲みたくないの、薬を飲むと落ち着かないし、なんだか足がそわそわするの、どうしたらいい？」と、時おりいすに座ったり立ったりしながら話した。このときのAさんのアセスメントとして最も適切なものはどれか。

1．悪性症候群
2．遅発性ジスキネジア
3．アカシジア
4．ジストニア

問題 3 入院から１か月後、Ａさんは徐々に症状が改善し外泊をくり返しながら退院をめざしていくこととなったが、「副作用でつらい思いをしたから、退院して症状がよくなったら薬は飲まなくてもいいよね」と話した。この時期の支援として最も適切なのはどれか。

1．退院後の服薬の継続については、患者の意思を尊重する。
2．精神症状がよくなったのであれば、自己判断で調整することも可能であると伝える。
3．副作用は誰にでも生じるため、何があっても服薬を継続することを約束する。
4．服薬中断による再発のリスクを伝え、主治医との相談のうえ調整するよう伝える。

正解＆なっとく Column

問題 1

1．抑うつ気分とは意欲や気分が落ち込んだ状態であり、喜びなどの感情も感じられなくなるといううつ病によくみられる症状であり、診察時のＡさんの状態には該当しない。
2．幻覚のなかで幻聴は最も多くみられ、外的刺激がないにもかかわらず聴覚刺激を受ける体験である。
3．パニック発作は主に不安障害に認められる症状で、突然激しい動悸や胸部痛、呼吸困難感、窒息感、発汗、ふるえなどが生じ、死への強い恐怖感を伴うものである。これらは数分の内にピークに達し、数十分程度で消失する。また発作が起きたらどうしようという不安からさまざまな生活への支障が生じる。
4．意識混濁とは意識の清明度が障害されたもので、ややぼんやりした状態の明識困難から昏蒙、傾眠、嗜眠、昏迷、昏睡がある。精神科で昏迷という場合は、意識は明瞭にもかかわらず、意志発動性が低下した状態のことを指す。

問題 2

1．悪性症候群は抗精神病薬の服用中に発生する有害作用で、患者の生命にかかわる最も重篤な副作用である。突然の高熱と筋強剛（筋肉のこわばり）、意識障害、発汗や頻脈、血圧の急激な変化などの症状がみられる。血中クレアチニンキナーゼ（CK値）や白血球の上昇がみられるのが特徴。対応としてはただちに原因となる薬物を中断し、筋弛緩薬であるダントロレンナトリウムの投与を行う。
2．遅発性ジスキネジアとは、抗精神病薬を長期服用している患者にみられる不可逆的な錐体外路症状である。口をもぐもぐさせたり、唇をすぼめたりといった口周辺の不随意運動として観察される。
3．アカシジア（静座不能症）は、抗精神病薬の副作用の錐体外路症状として足がムズムズしたり、そわそわすると患者が訴えることがある。その他、下肢の灼熱感、不随意の立ち上がり行為、徘徊、頻回な寝返りなどが観察される。適切な処置がないまま症状が悪化すると自傷などにも発展することがあり、早期の対応が必要である。
4．ジストニアは、筋肉の異常な収縮によって眼瞼のけいれんや眼球上転、舌の突出、首が不自然に曲がる痙性斜頸、四肢のねじれなどが特徴である。増薬や変薬後に症状が生じることが多いため急性ジストニアともいう。過去に錐体外路症状を発症したことのある場合にはとくに注意が必要である。

問題 3

1．精神科の治療においては共同意思決定（SDM：Shared decision making）が推奨される。患者の意思だけではなく、治療者とともに治療方針を決定し、服薬についても継続しやすい方法（剤型、用法）をともに考えて、納得して継続していくことが重要である。

2．たとえ精神症状が改善した、治ったと感じたとしても、統合失調症は再発の可能性が高いため、薬を飲まないことでさらに症状が悪化してしまうこともある。自己判断で調整することは精神的にも身体的にも影響があり、望ましくない。

3．副作用については、適切な処置がないまま経過することでさらに悪化する可能性もあるため、早期の対応が必要である。また生活の困難さにもつながり服薬の継続に支障が生じることもある。副作用の懸念があった場合には、速やかに申し出るよう伝えることが必要である。

4．統合失調症の服薬中断による再発、再入院のリスクは非常に高い。しかし、服薬を継続することでその再発リスクを１／５程度に抑えることもできる。

参考文献

1）武井麻子編：精神看護の基礎、第５版、系統看護学講座専門科目Ⅱ、精神看護学①、医学書院、2017
2）武井麻子編：精神看護の展開、第５版、系統看護学講座専門科目Ⅱ、精神看護学②、医学書院、2017
3）厚生労働省：重篤副作用疾患別対応マニュアル「悪性症候群」、平成20年４月、https://www.mhlw.go.jp/topics/2006/11/dl/tp1122-1j01.pdfより２月２日検索
4）厚生労働省、重篤副作用疾患別対応マニュアル「アカシジア」、平成22年３月、https://www.mhlw.go.jp/topics/2006/11/dl/tp1122-1j09.pdfより２月２日検索）

問題1 ▶ 正解2
周囲を警戒しながら、何かに聞き入り、反応している様子から幻聴による行動化の可能性が高い。

問題2 ▶ 正解3
アカシジアの早期発見においては、薬剤投与前の精神症状とは異なる落ち着きのなさを正しく評価することが重要である。

問題3 ▶ 正解4
服薬の継続についての疑問や困難については主治医との相談のうえで判断することが望ましい。

（小野　悟）

事例14 長期入院をしている統合失調症患者の退院に向けた地域移行支援

Bさん（66歳、男性）は20歳代で統合失調症と診断され、40年近く精神科病院で入院している。入院当初は早く退院したいという思いを何度も語っていたが、家族や地域の反対などにより実現することはなかった。現在、日常生活行動（ADL）は自立しており、「もういい歳だし、まわりの世話になるのも嫌だから1人で生きていきたい」と話すが、実際に看護師と一緒に施設の見学に行くと、「やっぱり病院のほうがいい」と退院について消極的な発言があり、「見学に行ってからおなかが痛いし、頭も痛い、眠れなくなった」などのさまざまな身体的症状の訴えが聞かれた。

学習のキーポイント

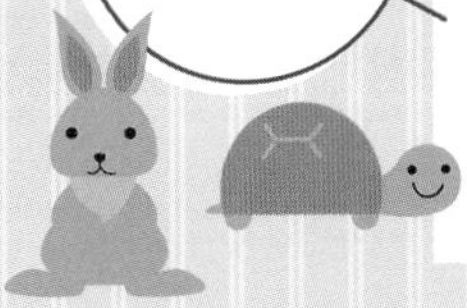

この設問は、統合失調症で長期入院をしていた患者の退院に向けた地域移行支援の事例である。次の3つのポイントで正解をみつけよう。

❶回復期にある患者のアセスメントを理解する。
❷地域移行への支援に向けた多職種との連携を理解する。
❸社会資源の活用について理解する。

問題1 Bさんの現在の状況に対するアセスメントで適切なものはどれか。

1．長期入院に伴って社会生活技能が低下しており、病院での生活が望ましい。
2．統合失調症の精神症状が改善するまでは退院は困難である。
3．自閉的になってしまうため、退院についての話題に触れるべきではない。
4．退院に向けての不安やストレスから精神・身体症状が揺れ動きやすい状態にある。

問題2 Bさんの退院に向けて多職種カンファレンスを開催することとなった。参加を求める職種で優先度が高いのはどれか。

1．精神保健福祉士
2．管理栄養士
3．ケアマネジャー
4．理学療法士

問題3 多職種チームで検討した結果、Bさんの意思を尊重し退院に向けて少しずつ外出や外泊ができる時間を増やしていき、1人で生活ができるよう支援を行った。しかし、家事や金銭管理については不安が残る様子である。退院後にBさんが利用することが望ましいサービスはどれか。

1．包括型地域生活支援プログラム（ACT：Assertive Community Treatment）
2．精神科訪問看護
3．セルフヘルプグループ
4．就労移行支援

正解&なっとく Column

問題①

1．長期入院に伴い対人関係の困難さを抱えることはあるが、個々の状況や希望に応じた支援を通して地域生活を送ることができるよう働きかけることが重要である。

2．症状や障害とうまく付き合いながら、患者がその人らしく主体的に生きていくというリカバリーの視点から支援を考えることが重要である。

3．長期入院患者の退院支援では、ときに不安から精神症状の悪化を認めることがあるが、その不安に寄り添い、退院についての本人の思いや患者の強み（ストレングス）を確認しつつ支援を進めていくことが重要である。

問題②

2．精神疾患を抱える人に多い肥満や脂質異常症、糖尿病予防への取り組みや、多職種で患者の栄養管理を支援する栄養サポートチーム（NST：Nutrition Support Team）の一員として活動する。

3．ケアマネジャー（介護支援専門員）は、要介護認定や介護支援サービスに関する業務を中心として、介護を必要とする人がその人の望む生活を送ることができるよう自治体や事業者と調整を行う役割を果たしている。

4．精神科において理学療法士は、長期入院や高齢化に伴う身体機能の低下、抗精神病薬に伴う身体合併症に対して支援を行っている。

問題③

1．ACTとは重度の精神症状や障害をもっている人を対象に、地域で自立して生活することができるよう多職種チームが24時間365日体制で集中的にアウトリーチ（訪問）支援する仕組みである。Bさんの場合はその対象とならない。

3．セルフヘルプグループとは、同じような問題を抱えた当事者どうしで集まり相互に支援しながら障害を克服していくもので自助グループともいわれる。アルコール依存症のアルコホーリクス・アノニマス（AA：Alcoholics Anonymous）が代表例である。

4．就労移行支援事業は、障害者総合支援法に基づき就労を希望する65歳未満の障害者を対象とするサービスで、企業等への就労を希望する障害者に働く場所を提供したり、就労に必要とされる知識や技術を身につけるための訓練、定着支援を行うもので、利用期間は原則2年である。

問題1 ▶ 正解4

長期入院患者には病棟生活の安心感とともに地域生活への不安、ストレス、孤立感などの心理的葛藤から精神症状が揺れ動きやすい。患者の希望をもとに患者のペースで支援していく必要がある。

問題2 ▶ 正解1

精神保健福祉士は患者の生活状況を把握し、社会生活への支援を通してその人らしい生活を実現していく役割を果たしている。

問題3 ▶ 正解2

精神科訪問看護は主治医の指示に基づいて、看護師や作業療法士が患者宅を訪問し、病状の観察や服薬継続のための支援、金銭管理や食事などの日常生活支援、家族や近隣との関係支援などを行いながら地域での生活を支援する。

（小野　悟）

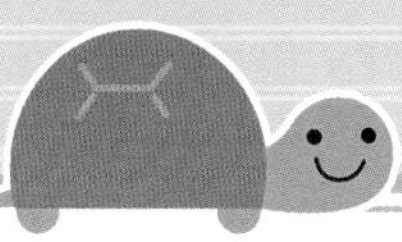

7

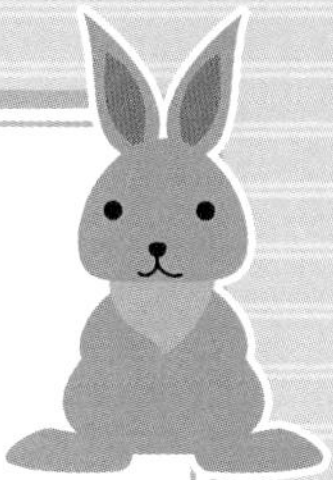

在宅看護学

事例 1 今後のことを考えて介護保険を申請した高齢者

A子さんは、81歳で夫と2人暮らし。70歳ごろ血圧169/95mmHgとなり、降圧剤内服を開始した。翌年には、LDLコレステロール値185.0mg/dLに上昇し、脂質異常症と診断され投薬が開始された。右半身の痺れがありMRI検査を受けたところ陳旧性脳梗塞であった。4年前より骨粗鬆症を発症し、3年前に脊柱管狭窄症の手術を受け、その後リハビリ入院（1か月）をした。左手首の骨折を3回しており、左手の指先に力が入らないが、夫と協力して生活している。以前は運動教室にも参加していたが、最近は足腰の痛みのため行動の制限がある。ブロプレス8mg 1錠、エディロール0.75μg 1カプセル、クレストール2.5mg 1錠、マグミット2錠（朝・夕2回）、リカルボン50mg 1錠（1回/週）を服用中である。

学習のキーポイント

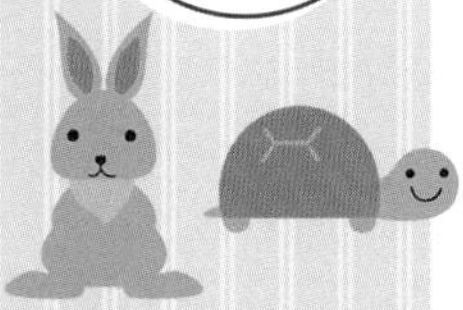

この設問は、80代の高齢の夫婦世帯であり、現在、掃除や洗濯などの家事は夫婦で協力し時間をかけてなんとかやれてはいるが、今後のことを考えると不安に思っている事例である。次の4つのポイントで正解をみつけよう。

❶高齢の夫婦世帯で、協力して生活している。
❷以前は運動教室にも参加したことがある。
❸足腰の筋力低下がある。
❹降圧剤など多剤服用中である。

問題 1 2019年の国民生活基礎調査における65歳以上の者のいる世帯のうち、高齢者世帯の世帯構造について正しいのはどれか。

1．単独世帯は4割である。
2．女の単独世帯は、男の単独世帯の3倍である。
3．単独世帯は2000年以降増加している。
4．夫婦のみの世帯は、単独世帯より少ない。

問題 2 A子さんは夫と2人だけの生活が心配になってきた。相談する場として適切なのはどれか。

1．市町村の介護福祉課
2．市町村保健センター
3．社会福祉事務所
4．かかりつけ医院

問題 3 A子さんは介護保険を申請して「要支援１」と認定された。初回介護支援専門員（ケアマネジャー）がAさん宅を訪問し、指導する内容で最も優先されるのはどれか。

１.「２人でなんとか生活されているので、しばらく様子をみましょう」
２.「介護保険で利用できるサービスについてお話しましょう」
３.「今の生活で困っていることを教えて下さい」
４.「服薬中の薬について確認しましょう」

正解&なっとくColumn

問題 1 2019年の国民生活基礎調査によると高齢者世帯は28.7%で、1986年以降増加傾向である。

１. 高齢者世帯の世帯構造をみると単独世帯は49.5%（約５割）である。
２. 女の単独世帯は32.2%であり、男の単独世帯17.3%の約２倍である。
３. 単独世帯は2017年以降増加している。
４. 夫婦のみの世帯は46.6%である。

問題 2 高齢の夫婦世帯で、協力して生活しているが、最近足腰が弱ってきたため不安に思っている。

１. 市町村の介護福祉課で介護保険の申請を行い、日常生活のサービスを利用する。
２. 市町村保健センターでは健康の相談をしている、現在かかりつけ医で通院治療を行い、経過は安定していると思われる。
３. 社会福祉事務所では、経済面での生活支援について相談できる。
４. かかりつけ医院では、病気の相談をしている。

問題 3 以前は運動教室にも参加していたが、最近は足腰に痛みがあり行動が制限されている。

１. ２人で生活してきたが、左手の指先に力が入らず、また足腰が痛くて不安に思っている。
２. 要支援１で利用できる介護サービスの説明は大事であるが、最優先される指導とはいえない。
３. 以前は運動教室にも通い自己管理をしていた。今もなんとか夫婦で協力して生活しているが、今の生活で困っていることを聞くことで支援の課題が明確になる。
４. 服薬中の薬についての確認も大事であるが、最優先される内容ではない。

参考文献

1）厚生労働省：2019年国民生活基礎調査の概況、https://www.mhlw.go.jp/toukei/saikin/hw/k-tyosa/k-tyosa19/index.html、より2020年12月11日検索

問題１▶正解４	問題２▶正解１	問題３▶正解３
単独世帯は2017年より増加しているが、夫婦世帯は減少している。今後高齢化により、単独世帯の増加が予測される。	高齢になると病気が重なり、服薬も多くなってくるが、年齢による老化も進む。そのため介護保険のサービスを利用し、在宅での生活が望ましい。	初回介護支援専門員がAさん宅を訪問し、最優先することは、Aさんが困っていること、また家族の夫が困っていることを聞くことである。

（栃本千鶴）

事例2 介護者が日中不在のため、介護サービスを利用した在宅療養の検討

B子さんは、90歳で、1人暮らしが困難となり、娘宅で暮らしている。頸椎症手術の既往歴があり、四肢の痺れと、足が前に出にくく、体中の痛みを訴える。自宅内はシルバーカーを押して移動している。10年前に狭心症、冠動脈ステント留置術を受けた。1年前にトイレで失神を起こし、その後も動悸が継続し心房細動の診断を受けた。1か月前、自宅で尻もちをついて転倒し救急搬送されたが、骨折はなく腰痛が持続している。アスピリン（バイアスピリン）100mg 1錠、リバーロキサバン（イグザレルト）10mg 1錠、アミオダロン50mg 1錠、一硝酸イソソルビド（アイトロール）20mg 1錠、プラバスタチン10mg 1錠、クロチアゼパム（リーゼ）頓服薬、ニトログリセリン（ニトロペン）頓服薬服用中。要介護1、障害者高齢者自立度A2、認知症高齢者自立度1である。

学習のキーポイント

この設問は、90代の女性で1人暮らしが困難となり、娘宅で生活している事例である。娘は日中仕事に行き、母親の介護と家事を行っている。要介護1と認定されていたが、まだ介護保険サービスの未利用である。1か月前に自宅で転倒し救急搬送された。今後、日中不在時の介護サービスを利用して在宅療養の継続を希望している事例である。次の4つのポイントで正解をみつけよう。

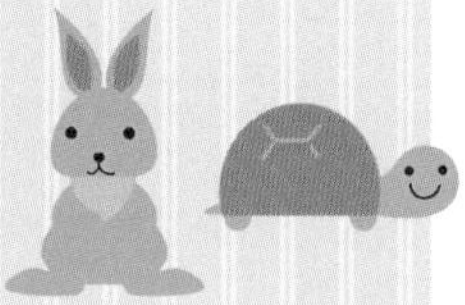

❶高齢の女性が娘宅で生活している。
❷日中は娘が不在で、1人で臥床し生活している。
❸足が前に出にくく、転倒しやすい。
❹狭心症治療薬など多剤を服薬中である。

問題1 2019年の国民生活基礎調査における65歳以上の者のいる世帯の世帯構造について誤っているのはどれか。

1．夫婦のみの世帯は平成25年以降3割を超えている。
2．単独世帯は平成29年以降増加している。
3．三世代世帯は平成元年以降減少している。
4．三世代世帯は約2割と少ない。

問題2 B子さんが利用する介護保険サービスとして最優先されるのはどれか。

1．訪問介護（ホームヘルパー）
2．通所介護（デイサービス）
3．通所リハビリテーション
4．看護小規模多機能型居宅介護

問題 3 気候の変化で身体がこわばり、痛みも強く、起居動作に時間がかかるようになった。娘は不在時のBさんの生活が心配になり、さらに日中の生活指導のために、訪問看護サービスを週2回依頼した。訪問看護師による本人への指導で最も適切なのはどれか。

1.「身体がこわばり、痛みがあるときは、ベッドから移動しないようにしましょう」
2.「トイレに30分以上かかるので、昼間はベッドの横のポータブルトイレを使用しましょう」
3.「尿意や便意を感じてからではトイレに間に合わないので、時間を決めてトイレに行きましょう」
4.「両手でベッド柵につかまり、寝返り、起き上がり、シルバーカーへの移動の運動をしましょう」

正解&なっとく Column

問題 1 2019年の国民生活基礎調査によると、三世代世帯は9.4%となり1割を切った。

1. 夫婦のみの世帯は平成25年に31.1%となり、その後横ばい状態で3割を超えている。
2. 単独世帯は平成29年26.4%であり、その後増加傾向である。
3. 三世代世帯は平成元年40.7%となり、その後減少傾向である。
4. 三世代世帯は約1割弱に減少した。

問題 2 Bさんは90代と高齢である。要介護1の認定を受けていたがサービスの未利用者であった。

1. 娘が食事など身のまわりの世話をしているため、訪問介護は優先されない。
2. デイサービスの回数を多くすることで、自宅での転倒の危険性を回避し、また、仲間との交流ができる。
3. 食事や排泄などの日常生活がリハビリにもなる。通所リハビリテーションは優先されない。
4. この先、看護小規模多機能型居宅介護施設も望ましいが、まずはデイサービスを利用する。

問題 3 デイサービスを週3回利用し始めたが、体調が悪く行けない日も出てきた。

1. 体調の悪いときは、ベッドから移動しない注意も必要であるが、さらに動けなくなる可能性がある。
2. ポータブルトイレを使用することも必要であるが、シルバーカーに移動ができるため、体調が改善すればトイレへ移動することも可能である。
3. 時間を決めてトイレに行く習慣も必要であるが、忘れっぽく、体調の変化もある。
4. 自宅内でシルバーカーへの移動を行っているため、それがスムーズにできる一連のリハビリテーションを指導する。自覚症状が多く、骨粗鬆症もあるため、ゆっくりと無理をせず楽しくやれるように工夫する。訪問看護師がいないときも自分でできるようなメニューを考えて指導する。

参考文献

1）厚生労働省：2019年国民生活基礎調査の概況、https://www.mhlw.go.jp/toukei/saikin/hw/k-tyosa/k-tyosa19/index.html、より2020年12月11日検索

問題1 ▶ 正解4
三世代世帯は、平成元年40.7%と減少し、2019年には、9.4%となった。子ども宅で親の介護をすることが難しくなり、介護保険が制定された。

問題2 ▶ 正解2
90歳代で要介護1の認定。本人・介護者は、これまで療養生活を維持してきた。まずは、昼間のデイサービスの利用で慣れることが必要である。

問題3 ▶ 正解4
現在シルバーカーで室内移動ができている。しかし、自覚症状も多く転倒の危険性もある。できるだけ安全に自分で身体を動かし、ADLが維持できるよう指導する。

（栃本千鶴）

事例3　地域の力による要支援者の見守り・支え合い

1人暮らしをしているBさん（68歳男性）の自宅に数日分の新聞と郵便物が溜まっていた。地域の見守りをしている民生委員が不審に思って呼び鈴を鳴らしても反応がないため、親戚や警察に連絡し自宅内を確認したところ倒れているBさんを発見。救急車で搬送された。Bさんの退院後、民生委員から「地域の見守りだけでは不安」だと地域包括支援センターへ相談があった。

学習のキーポイント

この設問は、1人暮らしの高齢者が在宅療養するために、地域の力で要支援者を見守り支えていく、支え合いの事例である。次の4つのポイントで正解をみつけよう。

❶安否確認・声かけ
❷町会・自治会活動を利用した活動
❸地域情報の把握
❹困りごと相談

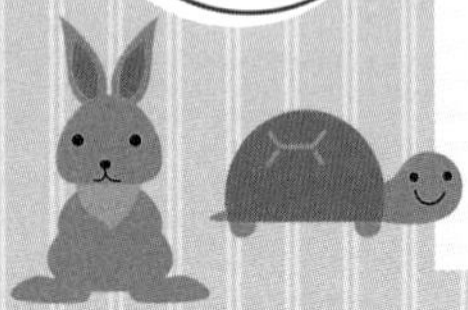

問題1　地域包括支援センターから親戚に連絡し、Bさんの今後の生活と介護について話し合いの場を設けた。親戚の人にかける言葉として適切なのはどれか。

1.「主治医に相談しましょう」
2.「Bさんにこれから頻繁に連絡を取ってください」
3.「介護保険制度の利用申請をしましょう」
4.「Bさんはもっとつらいと思いますよ」

問題2　地域包括支援センターのネットワークの主な構成員で誤っているのはどれか。

1. 地域住民
2. 子ども会
3. 自治会
4. 地区福祉協議会

問題3　民生委員から相談の結果、決定した支援について適切でないのはどれか。

1. 警察官の利用
2. 緊急通報システムの利用・配食サービスの利用
3. 民生委員らの見守り支援の継続
4. 新聞配達員・牛乳配達員への協力依頼

正解&なっとく Column

問題 1 地域包括支援センターには、保健師、社会福祉士、主任ケアマネジャー（主任介護支援専門員）をはじめとした専門スタッフが常駐しており、それぞれの専門性を活かして相互連携をはかりながら、利用者の課題を解決したり適切なサービスに繋いだりする役割を担っている（**図1**）。

問題 2 地域包括支援センターは、65歳以上の高齢者と高齢者にかかわる人であれば誰でも利用できる。

問題 3 Bさんの意思を尊重したうえで、「介護保険制度の利用申請」「緊急通報システム・配食サービスの利用」「民生委員らの見守り支援の継続」「新聞配達員・牛乳配達員への協力依頼」などの支援が決定される。

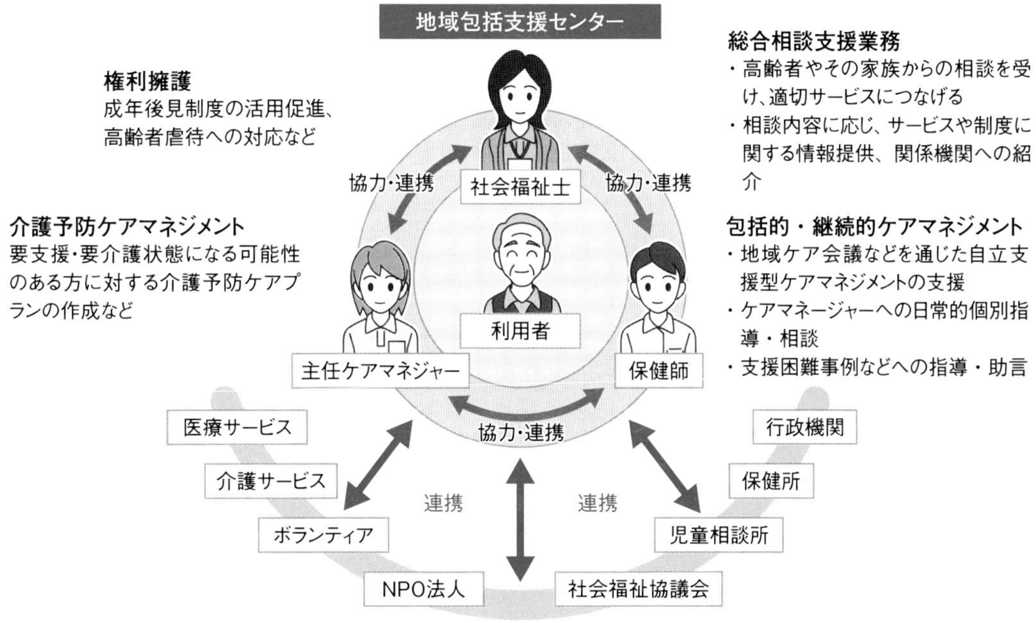

図1　地域包括支援センター

（厚生労働省：地域包括センターの概要、https://www.mhlw.go.jp/content/12300000/000756893.pdfより作成）

問題1 ▶ 正解3	問題2 ▶ 正解2	問題3 ▶ 正解1
Bさんが在宅において地域の支援を受けられるよう在宅介護保険制度の利用申請について説明する。	地域包括支援ネットワークは、医療機関や介護サービス事業者、地域住民、民生委員、介護相談員および社会福祉協議会などによって構成される。	Bさんの支援として地域の保健・福祉・医療サービスやボランティア活動など社会資源による連携が重要となる。

（石井英子）

事例 4　糖尿病網膜症で失明した患者の地域での支援

56歳、男性、Ⅱ型糖尿病。平成16年１月に入院して手術を行う。３月には両目ともに失明し、すぐに退院を告げられた。しかし急な失明により、住環境も整っておらず、心理的にも受け入れられる状態ではなかった。

医療ソーシャルワーカーの呼びかけにより、合同カンファレンス（参加者：本人、医師、看護師、家族、介護支援専門員、訪問看護師、生活支援員、歩行訓練士）が行われ、患者の今後について話し合われた。入院中は、機能回復訓練、手引き歩行訓練、日常生活訓練が行われた。

学習のキーポイント

この設問は、糖尿病網膜症で両目失明している患者が退院後１人暮らしを行うために、介護保険制度と支援費を利用し地域で支援する事例である。急な失明による療養上の不安を支えるための社会資源の活用について、次の３つのポイントで正解をみつけよう。

❶Ⅱ型糖尿病の後遺症
❷糖尿病網膜症で失明した患者の不安
❸退院カンファレンス

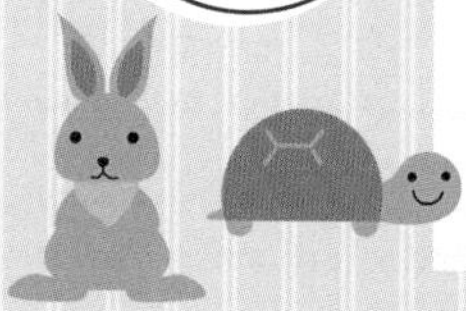

問題 1　この患者に対する退院に向けての支援について、誤っているのはどれか。

1．身体障害者手帳について説明する。
2．生活保護の申請方法を説明する。
3．介護保険制度における介護認定の申請について説明する。
4．家族を呼んで退院の説明を行う。

問題 2　退院後は、家事援助、デイサービス、訪問看護、移動介助、日常生活訓練が行われた。退院半年後、介護支援専門員の呼びかけで合同カンファレンスを行うことになった。参加者として誤っているのはどれか。

1．本人
2．介護支援専門員
3．訪問看護師
4．視覚障害専門家

問題 3　合同カンファレンスの結果、このまま居宅で過ごすことになった。介護支援計画で正しいのはどれか。

1．機能回復訓練を追加する。
2．中途失明者向けのセミナーへの参加を勧める。
3．介護支援専門員が生活支援コーディネーターに一任する。
4．視覚障害専門家として歩行訓練士に一任する。

正解&なっとく Column

問題① 合同カンファレンスの参加者には家族も含まれる。退院後の患者の生活支援に向けて介護保険制度の利用を考えることが望ましい。

問題② 退院半年後の合同カンファレンスは生活支援を主体に考える。

問題③ 介護支援専門員が介護支援計画（居宅サービス計画書）を立てる。介護支援計画書とは、利用者の生活を総合的かつ効果的に支援するために重要な計画であり、利用者が地域のなかで尊厳ある自立した生活を続けるための利用者本人の計画であることをわかりやすく記載するものである（**図1**）。

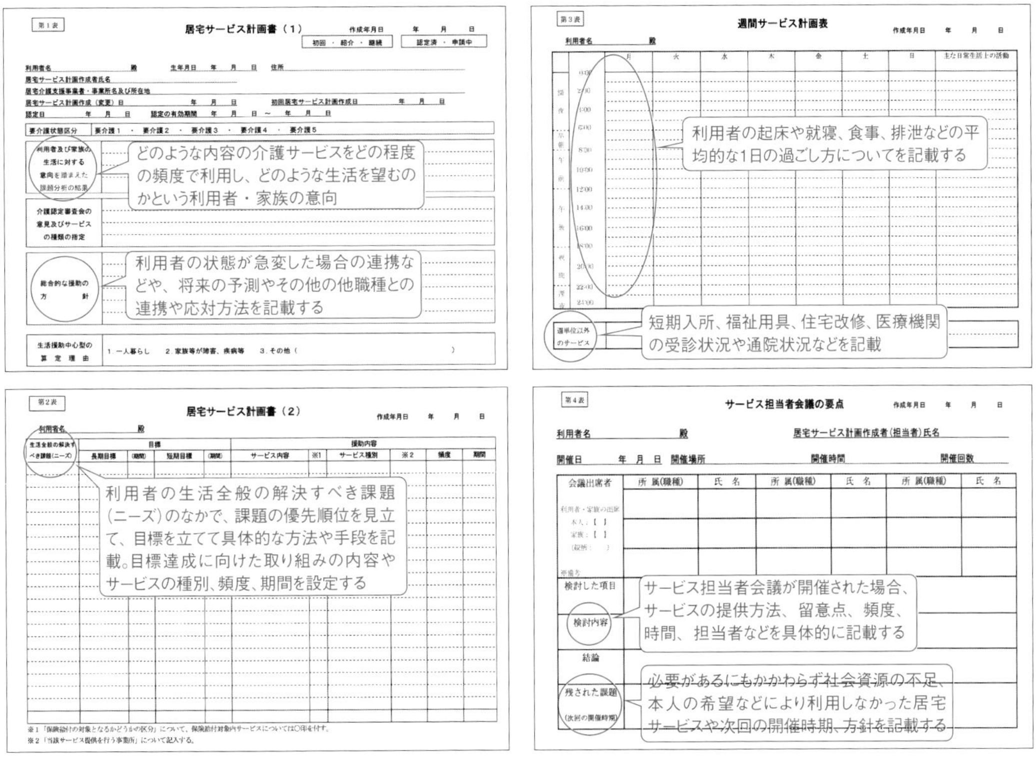

図1　介護支援計画書（居宅サービス計画書）の例

（厚生労働省：居宅サービス計画書標準様式及び記載要領、https://www.mhlw.go.jp/content/000764680.pdfより改変）

問題1 ▶ 正解4 患者本人と家族を含めて退院に向けての説明を行う。	**問題2 ▶ 正解4** 退院後のカンファレンスは生活支援を行うことが優先される。	**問題3 ▶ 正解3** 介護支援専門員が生活支援コーディネーターに一任する。

（石井英子）

事例 5　在宅緩和ケア対象の乳がん患者

Aさん（56歳、女性）は、59歳の会社員の夫と２人暮らしで、長女と長男は他県に住んでいる。２年前に右乳がんで右乳房切除と右リンパ節を切除し、放射線治療と化学療法の治療を受けている。最近、右胸部に潰瘍を形成し、右上腕から胸部にかけて軽い痛みが出現した。主治医より、多臓器への転移が認められ病期はⅣ期と診断された。乳がんの完治は困難であり緩和治療を勧められている。Aさんは現在入院中で、不安はあるが自宅療養を希望している。

学習のキーポイント

この設問は、乳がん患者で緩和治療対象のAさんが、在宅療養を希望している事例である。次の４つのポイントで正解をみつけよう。

❶多臓器への転移、病期はⅣ期で緩和ケアの対象である。
❷右上腕から胸部にかけて痛みがある。
❸右胸部の潰瘍の形成。
❹自宅療養を希望している。

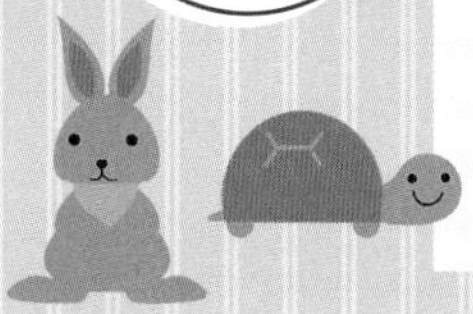

問題 1　Aさんを把握するため訪問看護師が退院支援看護師に確認する情報として、最も適切なのはどれか。

1．家族が希望する在宅サービス
2．Aさんの食事内容
3．Aさんの意思
4．自宅の住環境

問題 2　Aさんの自宅療養が開始した。右上腕から胸部にかけての痛みはしだいに強くなり、また右胸部の潰瘍からの出血が増加している。情報提供として最も優先すべきなのはどれか。

1．別に暮らす家族に連絡し、病気の情報を提供する。
2．すぐに主治医に報告し、病気の判断と治療をするための情報を提供する。
3．ケアマネジャーに連絡し、訪問看護の必要性を判断するための情報を提供する。
4．主治医に連絡し、入院の必要性を判断するための情報を提供する。

問題 3　Aさんの自宅療養開始後１か月が経過した。この時期の援助として適切でないのはどれか。

1．日常生活の自立指導
2．チームアプローチ
3．除痛
4．創部の清潔保持

正解&なっとくColumn

問題 1

1．家族が希望するサービスよりも、Aさんが希望するサービスを優先すべきである。

2．長期的視点でAさんの食事摂取について考えるのは必要であるが、退院支援の時点での最も必要な情報とはいえない。

4．住環境は、退院後の生活を快適に過ごすために入院時からの準備が必要であるが、Aさんの意思を確認し病態が在宅療養に適しているかどうかを確認することが優先される。

問題 2 右上腕から胸部にかけての痛みや潰瘍からの出血は乳がんの進行であると考えられ、今後の治療の選択に重要な情報である。

1．Aさんの状態を家族に情報提供することは必要であるが、別に暮らす家族への連絡を優先すべき特別な事情がないのでこの場合は適切ではない。

3．現時点ではプランの見直しが必要とはいえない。

4．右乳房の潰瘍からの出血に対しては創傷処置を行う必要性があり、また痛みは苦痛や生活に及ぼす影響は大きいが、入院治療を受けられるようにすることがこの場面で優先すべきとはいえない。

問題 3

2．緩和ケア対象者は、身体的・精神的・社会的・霊的な苦痛を抱えているといわれている。医師、看護師だけでなく、薬剤師、臨床心理士、MSW、PT、OTなどさまざまな職種が協働することで患者の全人的苦痛（トータルペイン）の緩和をはかるチームアプローチが重要である（**図1**）。

3．疼痛はそれ自体が苦痛であり、生活への支障をもたらす不快な体験となる。痛みにより不眠や食欲の低下をきたし、生きる希望やコミュニケーションを妨げることにもなる。疼痛への対処が必要である。

4．右乳房の潰瘍からの出血への対処として、創部を清潔に保ち創傷処置を行うことが必要である。

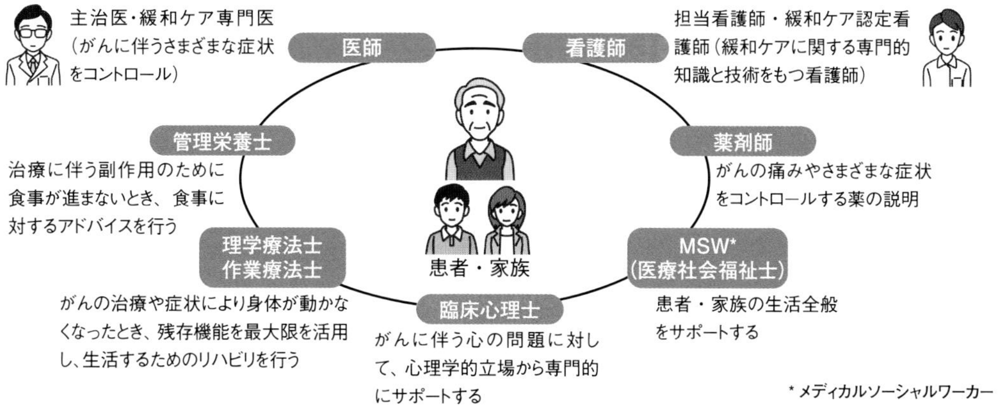

図1　緩和ケアにおけるチームアプローチ

問題1 ▶ 正解3
訪問看護師が退院支援看護師に確認すべきことは、不安を抱きながらも退院を選択したAさんの意思確認である。

問題2 ▶ 正解2
とくに痛みは骨転移や肺・肝臓への遠隔転移症状として重要であるため、状態の判断と治療をするため主治医へ報告することが優先される。

問題3 ▶ 正解1
病状や病期の程度から、自立への指導ではなく、Aさんの満足感が高められるよう1日をどのように過ごしたいかを知り支援することが重要である。

（関永信子）

事例 6 地域包括支援センターによる要支援者の支援

A氏、80代の女性で1人暮らし。高血圧症と腰痛があり3年前から屋外は杖歩行である。最近外出する機会が少なく「閉じこもり」傾向で、介護認定では「要支援1」であった。

学習のキーポイント

この設問は、地域包括支援センターによる要支援者の支援についての事例である。地域包括支援センターの規定と業務内容および介護サービスの費用負担が問われている。次の4つのポイントで正解をみつけよう。

❶1人暮らしで、外出する機会が少なく「閉じこもり」傾向である。
❷屋外は杖歩行である。
❸要支援1である。
❹高血圧症と腰痛がある。

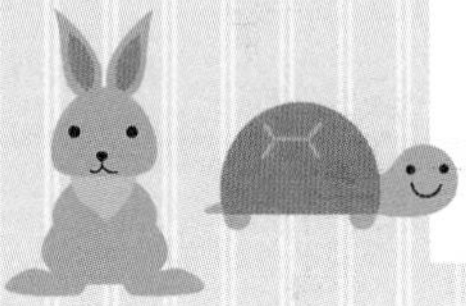

問題 1 A氏について、地域包括支援センターで「地域ケア会議」が開催されることになった。正しいのはどれか。

1．要介護の認定審査を行う。
2．おおむね60分以内の日常生活圏域を単位として想定される。
3．都道府県が中心となる。
4．専門職、非専門職により構成される。

問題 2 A氏のアセスメントで最も優先されるのはどれか。

1．家族の意向
2．生活状態
3．在宅における安全管理
4．住環境

問題 3 A氏への支援に対する費用負担について正しいのはどれか。

1．別に暮らす孫がときどき訪ねてきて話し相手になるのは「互助」である。
2．週1回通所リハビリを利用するのは「公助」である。
3．別に暮らす長女が買い物に同行するのは「自助」である。
4．近くのスーパーが買い物を宅配してくれるのは「共助」である。

正解&なっとく Column

問題① 地域包括支援センターとは、住み慣れた地域で生活を続けられるよう高齢者の暮らしを地域でサポートするために、市町村などの各自治体が設置する拠点である。保健師・社会福祉士・主任ケアマネジャーが配置されており、地域に暮らす人たちをさまざまな側面からサポートすることを主な役割している。

1．地域包括支援センターには、要介護の認定審査業務は規定されていない（p.309、**図1**参照）。

2．地域包括支援センターは、おおむね30分以内の日常生活圏域を単位とした構築を想定している。

3．地域ケア会議は市町村が開催する。

問題② A氏は「要支援1」である。1人暮らしで非活動状態であり、地域包括支援センターの介護予防事業の対象である。家族の意向や、住環境、在宅における安全管理は長期的視点で考えると必要ではあるが、「閉じこもり」傾向にあるA氏に配慮すると生活状況のアセスメントを優先すべきである。

問題③ 地域包括ケアシステムとは、団塊の世代が75歳以上となる2025年を目途に、高齢者が住み慣れた地域で自分らしい暮らしを人生の最後まで続けることができるよう、住まい・医療・介護・予防・生活支援が一体的に提供される体制のことである。地域包括ケアシステムにおける「自助」「互助」「共助」「公助」の費用負担による区分について問われている。

自助：自分のことは自分で行う。健康管理やサービスの選択、および別に暮らす子や孫の支援を含む。

互助：費用負担には該当しない。ボランティア、近隣の助け合い、住民組織活動など。

共助：制度化された相互扶助で医療、年金、介護保険、社会保険制度など被保険者による相互の負担で成り立っている。

公助：公による負担で成り立っている高齢者福祉事業のほか生活保護、人権擁護、虐待対策などが該当する。

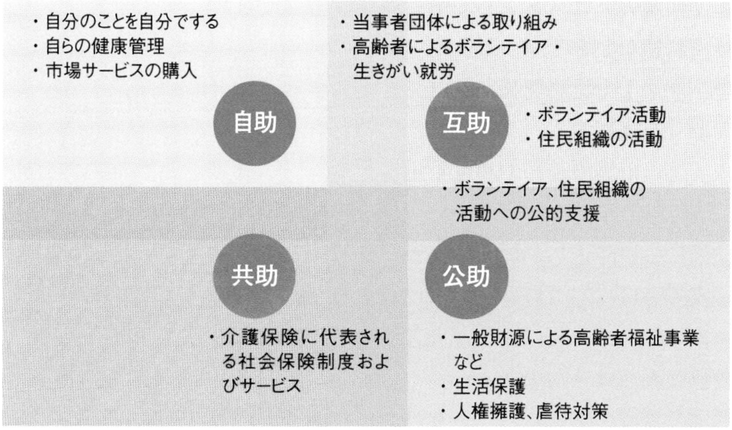

図1　自助・互助・共助・公助

〔三菱UFJリサーチ&コンサルティング「<地域包括ケア研究会>地域包括ケアシステムと地域マネジメント」（地域包括ケアシステム構築に向けた制度及びサービスのあり方に関する研究事業）、平成27年度厚生労働省老人保健健康増進等事業、2016年より改変〕

問題1 ▶ 正解4
地域包括支援センターの地域会議は、専門職、非専門職により構成される。

問題2 ▶ 正解2
要介護状態にならないよう心身や生活状態をアセスメントし、介護予防の支援を行うことが求められる。

問題3 ▶ 正解3
別に暮らす長女が買い物に同行するのは「自助」にあたる。

（関永信子）

事例 7　自宅を改修したいと望む高齢者

Ａ氏、80代、男性。脳梗塞による後遺症で片麻痺があり要介護１である。自宅を改修し快適に過ごしたいと希望している。

学習のキーポイント

この設問は、自宅を改修し、快適に過ごしたいと希望する高齢者の事例である。居住環境を整えるための住宅改修について、とくに介護保険に該当する住宅改修、住環境のアセスメントが問われている。次の３つのポイントで正解をみつけよう。

❶自宅を改修し快適に過ごしたい。
❷要介護１である。
❸脳梗塞による片麻痺がある。

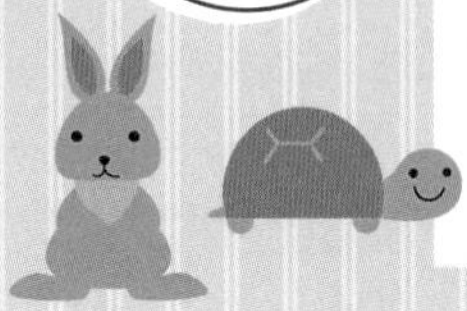

問題 1　次の箇所で介護保険に該当する住宅改修はどれか。

1．道路から玄関までのアプローチの段差解消
2．天井の張替え
3．サンルームの取り付け
4．浴室の浴槽の取り替え

問題 2　Ａ氏の住環境のアセスメントで最も適切なのはどれか。

1．経済状態などを考慮する。
2．理学療法士や建築関係者の意見を優先する。
3．間取りを把握する。
4．療養者の障害の種類や程度を把握する。

問題 3　住宅改修について正しいのはどれか。

1．要支援者は住宅改修費の支給に該当しない。
2．日本の住宅は一般に段差が大きいのが特徴である。
3．自己負担額は３割である。
4．住宅改修費の上限額は決められていない。

正解&なっとく Column

問題 1　介護保険に該当する住宅改修費の支給は「屋内、屋外の段差解消、手すりの設置」「ドアを引き戸に取り替える」「和式便器を洋式便器に取り替える」「滑り止めのマット」である（**図1**）。2、3、4、は介護保険の住宅改修費の支給には該当しないが、療養者が希望する場合は自費で改修を行う場合もある。介護保険に該当する住宅改修は1が正しい。

問題 2　住環境は療養者にとって、日常生活の快適さ、可能なかぎりの自立、閉じこもりの防止など環境的要因への影響が大きく、安全な生活環境に配慮する必要がある。A氏は脳梗塞による後遺症で片麻痺があるため、ADLや身体的状況が在宅療養に適しているかをアセスメントする必要がある。経済状況や間取り、また理学療法士や建築関係者の意見は、A氏のADLや身体的状況より優先してアセスメントする特別な事情がないので適切とはいえない。

問題 3

1．住宅改修は要支援、要介護ともに利用できる。

3、4．住宅改修費の支給限度額は20万円で、自己負担額は1割の2万円となる。

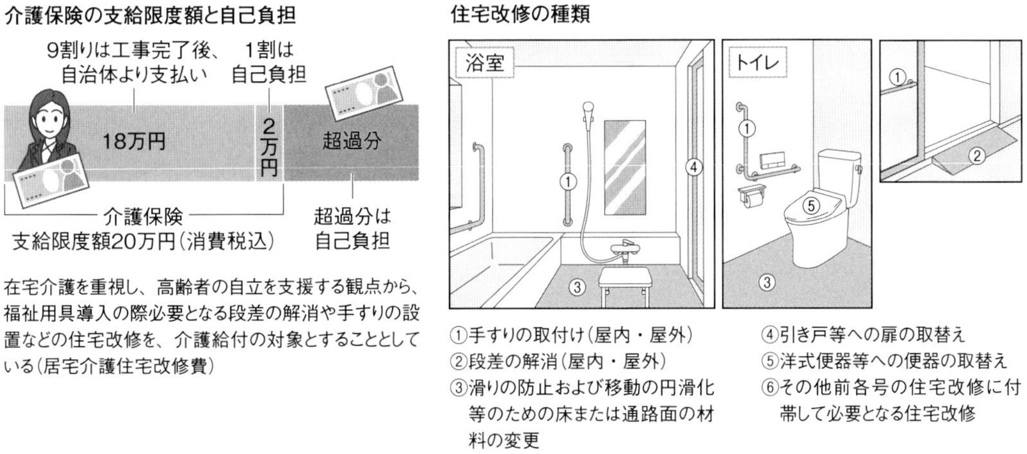

図1　介護保険による住宅改修（居宅介護住宅改修費）

問題1 ▶ 正解1	問題2 ▶ 正解4	問題3 ▶ 正解2
屋内、屋外の段差解消は、介護保険による住宅改修費の支給に該当する。	片麻痺のあるA氏のADLや身体的状況が住宅療養に適しているかどうかを優先してアセスメントする必要がある。	日本の住宅は、湿気対策のため床下を設ける規定があり段差が大きいのが特徴である。

（関永信子）

事例 8 認知症要支援者の支援計画

A氏、80代。認知症により軽度の物忘れがあり要支援１である。
自宅で快適に過ごしたいと希望している。

学習のキーポイント

この設問は、認知症がある要支援者の支援計画に関する事例である。要支援者の介護予防プランと介護予防給付について問われている。次の３つのポイントで正解をみつけよう。

❶自宅で快適に過ごしたい。
❷認知症による軽度の記憶障害がある。
❸要支援１である。

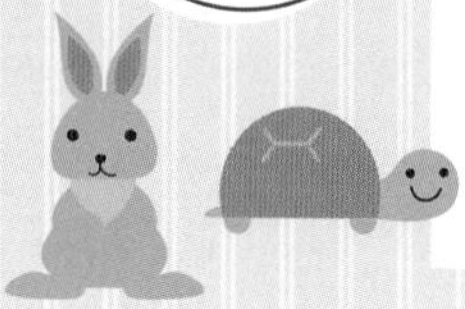

問題 1 要支援に該当するものはどれか。

1．介護度申請に主治医の意見書は不要である。
2．介護認定審査会の２次判定は行わない。
3．委託事業所および地域包括支援センターがプランを作成する。
4．認知機能をチェックする基本チェックリストを用いる。

問題 2 要支援に該当するものはどれか。

1．認定の有効期限は３か月である。
2．介護予防給付の対象である。
3．施設サービスは利用できる。
4．住宅改修は利用できない。

問題 3 要支援者のサービス計画について正しいのはどれか。

1．介護予防認知症対応型共同生活介護（グループホーム）を利用できる。
2．担当ケアマネジャーは、介護サービス計画の原案を作成する。
3．サービス担当者会議は本人の参加を必要としない。
4．要支援者が住宅改修を行った場合は、全額自己負担である。

正解&なっとく Column

問題①

1、2．介護認定の手続きは、要支援者・要介護者にかぎらず医師の意見書が必要であり、介護認定審査会の２次判定も行われる（**図１**）。

4．基本チェックリストは、25項目の生活機能評価（生活機能全般・運動機能・栄養状態・口腔機能・閉じこもり・認知症・うつなど）を目的に、利用すべきサービスの区分の振り分けを行う。認知機能だけではないので誤りである。

問題②

1．認定の有効期限は、原則として新規申請で６か月、更新申請の場合は１年である。

3．要支援の場合、施設サービスを利用することはできない。

4．住宅改修は、要支援、要介護に限らず利用できる。

問題③

1．要支援者が利用できるサービスには、介護予防訪問看護、介護予防通所リハビリ、介護予防居宅療養管理指導と、介護予防小規模多機能型居宅介護、介護予防認知対応型共同生活介護がある。

2．担当ケアマネジャーが作成するのは、介護予防サービス計画である。

3．サービス担当者会議には要支援、要介護に限らず、療養者、家族は特別の事情がないかぎり参加することが求められる。

4．住宅改修費は要支援、要介護のランクに限らず、自己負担は支給限度額の１割となる。

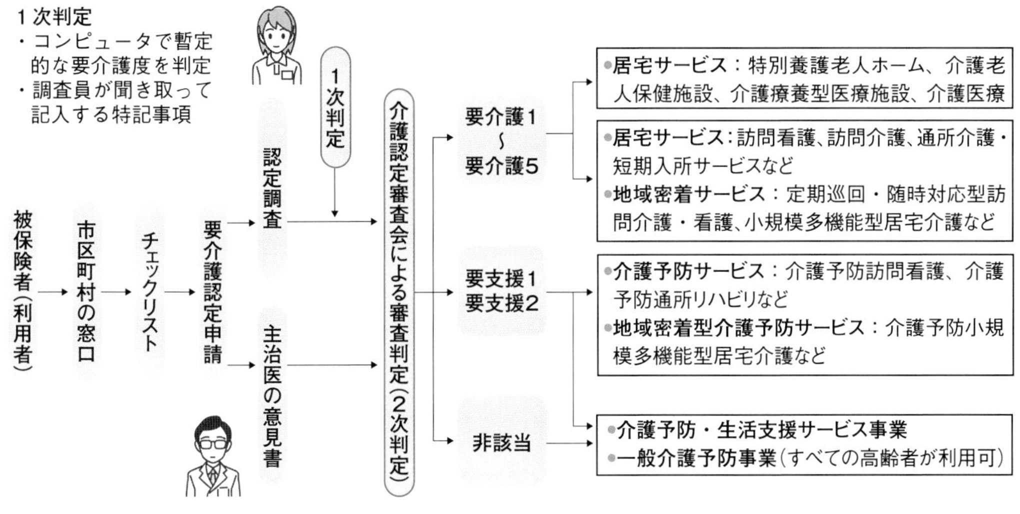

図１　介護保険の認定の流れと利用できるサービス

問題1 ▶ 正解3
要支援者の介護予防サービス計画は、委託事業所および地域包括支援センターが作成する。

問題2 ▶ 正解2
要支援者は、介護予防サービスプランに基づき予防給付の対象となる。

問題3 ▶ 正解1
要支援に認定された人は、介護予防認知症対応型共同生活介護（グループホーム）を利用できる。

（関永信子）

事例 9　療養の場の移行支援

A氏、80代、男性、要介護3。70代の妻と2人暮らしである。A氏は脳梗塞により要介護状態となり2年が経過した。経口摂取が困難となり、半年前に胃瘻を造設し1日3回ジェル状の経管栄養食をチューブから注入している。A氏は現在入院中であるが以前から自宅療養を希望しており、妻も夫の思いを叶えたいと考えている。

学習のキーポイント

この設問は、療養の場を病院から自宅へと移行するに向けての事例である。療養の場の移行に伴う連携、意思決定、およびアセスメントについて問われている。次の4つのポイントで正解をみつけよう。

❶A氏と家族（妻）ともに在宅療養を希望している。
❷寝たきりで要介護3である。
❸介護者は妻である。
❹胃瘻の管理が必要である。

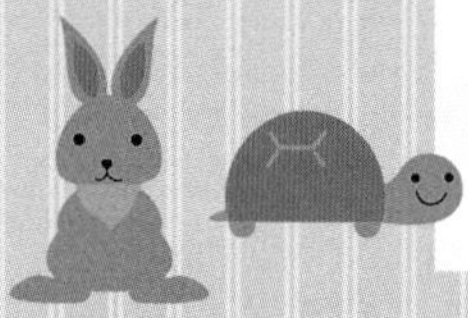

問題 1　退院時の連携について正しいのはどれか。

1．病棟看護師、退院支援看護師、ソーシャルワーカーなどと退院に向けた会議を開催した。
2．退院前の訪問指導は診療報酬の算定にはならない。
3．胃瘻の管理が必要なので、退院後の指導を訪問看護師に全面的に依頼した。
4．病棟看護師でケアプランを作成した。

問題 2　退院支援を進めるにあたり優先されるのはどれか。

1．主治医の意見を優先する。
2．本人と家族の意見を尊重する。
3．退院支援看護師の意見を優先する。
4．要介護度が決定したら退院指導を開始する。

問題 3　訪問看護師が、医療機関の看護師から得るA氏の情報について、最も優先度が高いのは次のうちどれか。

1．住環境
2．介護保険の理解の程度
3．経済的問題
4．家族による胃瘻の管理状況

正解&なっとく Column

問題①

1．自宅で安心して快適に過ごせるかは入院中の支援のあり方による。とくに医療処置が必要な場合は、退院後もケアが継続されることが重要であり、看護師をはじめとする多職種との連携が必要となる。

2．退院前の看護師の訪問は診療報酬に算定できる。

3．療養者および家族には慣れない医療処置に対する緊張や不安がある。退院までに病棟看護師や退院支援看護師を中心に、胃瘻の仕組みについて、また日常のスキンケア、トラブルへの対処、経管栄養食注入の手技などについての指導を計画的に進める必要がある。A氏の場合、その指導を訪問看護師に全面的に依頼する特別な理由はない。

4．介護プランは介護支援専門員（ケアマネジャー）が作成する。病棟看護師が作成するのは退院計画である。

問題② 退院支援は、在宅療養へスムーズに移行できるよう入院直後から計画的に進めることが必要である（**図1**）。主治医の意見や、退院支援看護師の意見を優先するのではなく、本人と家族の意見を尊重することが重要である。退院後の生活を支えるサービスの導入や、住宅の改修などのために介護度の決定は重要であるが、介護度が決定してから退院支援を進めるものではない。

問題③ 胃瘻は医学的な知識や処置を必要とするため、家族による管理、また生活時間の制限など介護負担の状況について確認しておくことが重要である。住環境や介護保険の理解の程度、経済的問題などは退院後の療養生活の継続に重要ではあるが、最も優先すべき特別な事柄であるとはいえない。

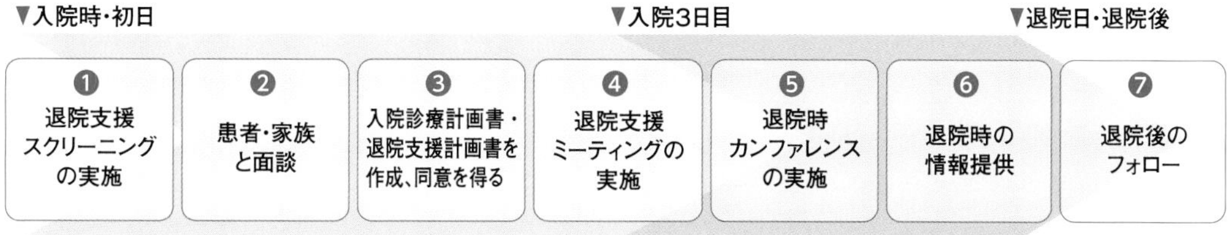

❶入院初日に病棟看護師は、退院支援スクリーニングを以下の項目で実施し、1項目でも当てはまれば、退院支援計画書を作成し支援を開始する。
①無保険・経済困窮の予測、②ADL 低下でサービス再編、③介護保険申請が必要、④1人暮らし、および同居家族はいるが介護不足が予測される、⑤身寄りなし、⑥1か月以内の再入院、⑦悪性腫瘍・認知症または誤嚥性肺炎などの急性呼吸器感染症がある、⑧緊急入院、⑨排泄介助に介護が必要、⑩退院後に医療処置の予測（胃瘻・尿道留置カテーテル等）、⑪虐待の恐れがある、⑫その他患者の状況から判断して①～⑪に準ずると認められる場合で、家族事情により入院が必要と判断したとき

❹入院3日目にMSW、退院支援看護師、全病棟の師長または主任でカンファレンスを実施し情報を共有する。ミーティングで抽出された課題を、病棟看護師とMSWと連携し解決しながら、ケアマネジャーをはじめとしたサービス担当者に情報提供することで退院の準備を進める。

❺退院前にかかりつけ医、訪問看護師、ケアマネジャーをはじめとするサービス担当者を集め、主治医、看護師、専従MSW、患者・家族でサービス調整を行い、退院を迎える。

❻看護師より看護サマリーと重症度、医療・看護必要度のB項目、褥瘡リスクアセスメント、栄養評価、認知症評価を提供する。

❼入退院支援看護師と病棟看護師が協働し、自宅などへ訪問を行い、支援の評価や、ケアの引継ぎ、患者・家族支援を行う。

図1　入退院支援の手順の一例

（島森好子、筒井孝子監修：看護必要度データから始まる臨床看護マネジメント－医療機関における患者評価と体制整備、p.135～137、サイオ出版、2018より作成）

問題1 ▶ 正解1	問題2 ▶ 正解2	問題3 ▶ 正解4
退院に向けて、他職種による連携が必要となる。	療養者や家族が療養の場を自己決定できるよう支援することが必要である。	退院後、A氏の胃瘻の管理は主に家族に任されるため、家族による胃瘻の管理状況を確認することが重要となる。

（関永信子）

事例 10 介護保険による訪問看護

A氏、70代、女性。独居で要介護1である。賃貸のアパートに住んでいる。血圧が高く降圧剤を内服している。最近、身の回りのことができなくなり、訪問介護と訪問看護を利用している。

学習のキーポイント

この設問は、介護保険による訪問看護の事例である。介護保険、医療保険による訪問看護の対象者や特別訪問看護指示書、訪問看護が提供される「場」を理解する。次の4つのポイントで正解をみつけよう。

❶訪問看護の対象者の特徴
❷特別訪問看護指示書
❸訪問看護の提供
❹高齢者の住まい

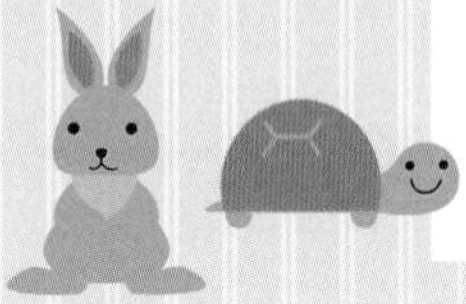

問題 1 介護保険による訪問看護が可能なのはどれか。

1. 頸髄損傷
2. 脳血管疾患
3. 人工呼吸器を使用している状態
4. 多発性硬化症

問題 2 A氏は自宅療養中、尿路感染症に罹患し頻回の訪問が必要となった。次のうち適切なのはどれか。

1. 頻回の訪問看護が必要なので、サービスプランの見直し情報をケアマネジャーに提供した。
2. 入院の必要があるので、入院の準備をするよう本人に伝えた。
3. 別に暮らす家族に連絡をとり介護を依頼した。
4. 週4日以上の訪問看護が必要なので、特別訪問看護指示書の交付に必要な情報を医師に提供した。

問題 3 A氏の住まいは賃貸で老朽化しており、取り壊しの予定である。A氏がこれからも継続して訪問介護と訪問看護を利用できるのは次のうちどれか。

1. 看護小規模多機能居宅介護施設
2. 介護老人保健施設
3. シェアハウス
4. 介護老人福祉施設

正解&なっとく Column

問題① 介護保険による訪問看護の対象者は、65歳以上の１号被保険者と、40歳以上65歳未満の医療保険に加入している２号被保険者でかつ初老期における認知症、脳血管疾患などの老化に起因する疾病がある場合である。

問題② 在宅療養中のＡ氏が、尿路感染症に罹患し頻回の訪問が必要になった場合の対処が問われている。

1．頻回の訪問をケアプランに盛り込む方法である。介護プランに余裕がある場合は盛り込むことがあるが、尿路感染症は急性増悪と考えられるため介護保険には該当しないので適切とはいえない。
2．入院に対しては医師の診断が必要となる。
3．別に暮らす家族にＡ氏の病状を説明する必要性はあるが、介護の依頼は慎重な対応が求められるのでこの場合適切とはいえない。
4．週４日以上の訪問看護を必要とする場合は、医師の特別訪問看護指示書の交付要件である「感染症、および急性増悪」に該当する。

問題③ Ａ氏が今後も訪問介護と訪問看護のサービスを継続して使用できる「場所」を問われている。

1．看護小規模多機能居宅介護施設は、居宅サービス機関であり看護師が配置されている（**図１**）。同施設で訪問介護や訪問看護のサービスを継続して利用することはできない。
2、4．介護老人保健施設や介護老人福祉施設は、サービス機関であり看護師が配置されている。同施設で訪問介護や訪問看護のサービスを継続して利用することはできない。

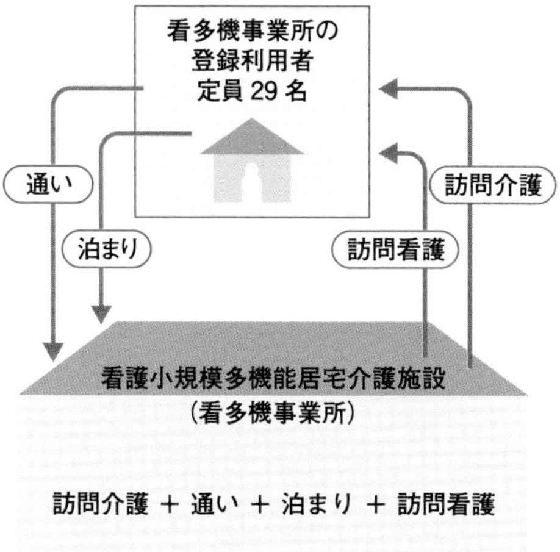

看護小規模多機能居宅介護施設（看多機）は、医療依存度の高い人や退院直後で状態が不安定な人、在宅での看取り支援など、住み慣れた自宅での療養を支える介護保険サービスである。主治医との連携のもと、医療処置も含めた4つのサービス（訪問看護、訪問介護、通い、泊まり）を24時間365日、1つの事業所が提供する。また、訪問看護の提供にあたり、医師の指示書をもとに看護師が「通い」や「泊まり」の利用時にも医療処置を行える。これまで対応しきれなかった医療ニーズの高い利用者の受け入れが可能となるほか、医療保険による訪問看護を受けている人も利用できる。

- **医療機器の利用者**：胃瘻・気管切開などの管理、カテーテル類の交換
- **リハビリテーション**：飲み込みの訓練、車いすへの移動、歩行の訓練、排泄の自立
- **褥瘡など**：創傷の処置、悪化の防止
- **認知症**：生活リズムの調整、認知症状への看護や介護相談
- **終末期（がん、老衰など）**：苦痛の緩和、精神的な支援、看取り
- **家族や介護者**：医療機器の取り扱いや介護の相談・指導、精神的な支援

図１　看護小規模多機能居宅介護施設とは

〔日本看護協会：看護小規模多機能型居宅介護（複合型サービス）、https://www.nurse.or.jp/nursing/zaitaku/kantaki/index.html?utm_source=what%2527s_new & utm_campaign=20181003〕

問題１ ▶ 正解２	問題２ ▶ 正解４	問題３ ▶ 正解３
頸髄損傷や多発性硬化症、人工呼吸器を使用している状態などは、いずれも医療保険による訪問看護の対象となっている。	医療保険の特別訪問看護指示書の交付に必要な情報を医師に提供することは適切である。	シェアハウスは自宅と同様にみなされ、訪問介護や訪問看護を継続して利用することができる。

（関永信子）

事例11 訪問看護の援助の基本と訪問看護対象者の特徴

A氏、80代、男性。独居で要介護1である。関節炎、腰痛があり定期的に医療機関を受診している。食事や掃除などの身の回りのことが困難で、週2回の訪問介護と月1回の訪問看護を利用している。

学習のキーポイント

この設問は、訪問看護の援助の基本と訪問看護対象者の特徴についての事例である。訪問看護の対象の特徴と訪問看護に求められる援助の基本を理解する。次の4つのポイントで正解をみつけよう。

❶訪問看護の対象者の特徴
❷訪問看護に求められる援助の基本
❸認知機能の低下した療養者への対応
❹連携と協働

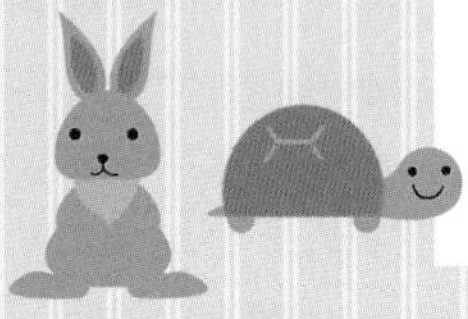

問題 1 A氏への対応で適切なのはどれか。

1．アドヒアランスを支援
2．自己負担を支援
3．自己管理能力の拡大を支援
4．QOLの維持・拡大の支援

問題 2 訪問看護の対象者の特徴で正しいのはどれか。

1．介護保険の利用者に比べて医療保険の利用者数が多い。
2．精神および行動の障害のある人が最も多い。
3．移動、排泄、入浴に介助を必要とする人が多い。
4．要介護1・2に該当する人が最も多い。

問題 3 在宅療養が数か月を経過した。「最近金銭の管理ができていない」との情報を訪問介護者から得た。適切な対応はどれか。

1．自己管理に支障があるので、別に暮らす家族に金銭管理を依頼した。
2．判断能力が不十分であるので「成年後見制度」の活用を勧めた。
3．暮らしへの影響を判断するため、サービス提供機関や関係者で会議を開催した。
4．身近な金銭管理が必要なので、訪問介護事業者に金銭管理を依頼した。

正解&なっとくColumn

問題1

1．アドヒアランスとは、患者が主体的に自身の病態を理解し、医療従事者の推奨する方法に同意して、治療や服薬、生活習慣の改善を行うことをいう。A氏はアドヒアランスに該当するとはいえない。

2．サービスの費用負担は高齢者へも課しており、自己負担は増しているといえるが、自己負担は支援するものではないので誤りである。

3．自己管理能力は加齢現象と関連し、高齢になるほど管理能力は低下すると考えられるが個人差も大きい。自己管理ができるよう工夫や配慮は必要であるが、自己管理能力を拡大することが適切な対応とはいえない。

問題2

1．平成27年度の「介護給付費実態調査」による、1か月あたりの訪問看護実施主体別利用者は、訪問看護ステーションの介護保険利用者数69.3％に対して、医療保険利用数は30.6％である。介護保険の利用者は全体の7割弱を占めている。この傾向は変わっていない。

2．対象者の疾患で最も多いのは、循環器系32.1％、神経系15.1％、精神および行動の障害11.0％である。

4．訪問看護の利用者を要介護度別でみると、要介護5は23.2％、要介護2は19.2％、要介護4は17.5％であり、要介護5の場合が最も多い。

問題3

在宅療養中のA氏の金銭管理について「できていない」との情報を得た後の看護師の対応が求められている。

1．A氏の状況を家族に知らせることは看護師として必要であるが、A氏の金銭管理状況を確認した後でもよく、またA氏の金銭管理の状況を家族に依頼する特別な事情とはいえない。

2．成年後見制度の活用は、とくに認知症など判断能力が低下している場合、本人や家族の意見を尊重し活用を勧めることはあるが、本事例では制度の活用を勧めるべき特別な事情があるとはいえない。

4．週2回訪問している訪問介護者は、A氏にとって身近な存在といえるが、金銭管理などの個人の財産への関与を訪問介護者に依頼するのは適切とはいえない。

問題1▶正解4

医療的側面だけでなく、暮らし方や生き方、価値観などあらゆる面から対象者の「生活の質」を維持・拡大することが在宅看護に求められる援助の基本である。

問題2▶正解3

訪問看護の日常生活援助では、「移乗動作・排泄・入浴」の必要性が報告されている。

問題3▶正解3

サービス提供機関や関係者で話し合い、情報を確認し生活上の困難を明らかにすることが適切である。

（関永信子）

事例 12 脊髄小脳変性症による神経因性膀胱で自己導尿を行っている在宅療養患者

A氏は50歳台の女性である。約30年前から痙性麻痺が出現し、12年前に脊髄小脳変性症と確定診断された。地域の神経内科クリニックへ月１回受診し、内服〔エペリゾン（ミオナール）〕治療を行っている。障害高齢者自立度判定基準はＡ２、認知症高齢者日常生活自立度判定基準はⅡａである。残尿量が多く自己導尿を行っている。自己導尿の手技に対して不安があるので、手技確認のため週６回訪問看護が導入されている。他の介護保険のサービスは、週２回の通所介護、週１回の通所リハビリ、週５回の訪問介護を利用している。

学習のキーポイント

この設問は、脊髄小脳変性症による神経因性膀胱で自己導尿を行っている在宅療養患者の事例である。疾患の特徴を確認し、次の４つのポイントで正解をみつけよう。

❶50歳台の脊髄小脳変性症である。
❷痙性麻痺はゆっくりと進行している。
❸在宅ケアでは、各専門職種共通の判定基準を用いる。
❹介護保険制度の住宅改修について。

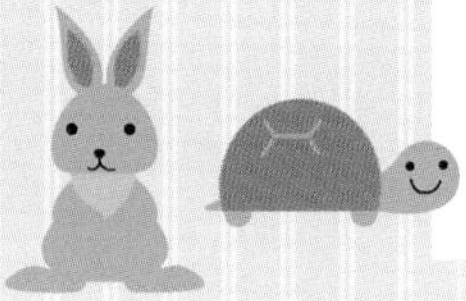

問題 1 Aさんの訪問看護は、どの制度を利用して行われるのか。

1．医療保険
2．介護保険
3．老人保険
4．後期高齢者医療

問題 2 脊髄小脳変性症の主な症状から優先するべき看護はどれか２つ選べ。

1．褥瘡発生のリスク
2．転倒リスク
3．認知症悪化のリスク
4．尿路感染のリスク

問題 3 障害高齢者の日常生活自立度の判定基準Ａ２にあたる状態はどれか。

1．１日中ベッドで過ごし、自力で寝返りを打つ。
2．車いすに移乗し、食事・排泄はベッドから離れて行う。
3．外出の頻度が少なく、日中も寝たり起きたりの生活をしている。
4．隣近所なら外出する。

問題 4 安全に移動するためトイレに手すりをつけようと考えている。利用できる介護保険のサービスはどれか。

1．居宅介護住宅改修費
2．改築費貸与
3．住宅改造費補助
4．自立支援住宅改修費

正解&なっとく Column

問題 1 訪問看護の利用に関して医療保険および介護保険制度の知識を問う問題である。50歳台なので介護保険制度の２号被保険者であり、脊髄小脳変性症は介護保険制度を適応できる特定疾病である。しかし、脊髄小脳変性症は厚生労働大臣の定める疾病に含まれるので、訪問看護は医療保険による利用となる。

問題 2 脊髄小脳変性症の疾患の特徴を問う問題である。歩行時のふらつきや手の震え、呂律《ろれつ》が回らないなどを症状とする。痙性麻痺があるので足が突っ張り歩きにくいため転倒に注意が必要である。難病情報センター（www.nanbyou.or.jp）が、厚生労働省の補助事業として正確な情報を提供しているので学習の参考にしよう。

問題 3 在宅療養者の日常生活動作の把握に用いられる基準についての基礎知識を問う問題である（p.97、**表1**参照）。

問題 4 介護保険制度の住宅改修の制度のサービス名を問う問題である（p.317、**図1**参照）。医療や介護保険の制度については出題頻度が高いので正確に覚えよう。

問題1 ▶ 正解1
脊髄小脳変性症は、介護保険の特定疾病であり、厚生労働大臣の定める疾病でもある。医療保険で訪問診療や訪問看護のサービスを受け、同時に介護保険のサービスを利用できる。

問題2 ▶ 正解2、4
痙性麻痺があり、起立や歩行の際にふらついて転倒するリスクがある。また自己導尿を行っているので正しい手技による尿路感染予防が必要となる。

問題3 ▶ 正解3
Jは自立。BはBedを意味しており寝たきりの状態。Aは屋内での生活は概ね自立しているが、介助なしには外出できない準寝たきりの状態を表す。

問題4 ▶ 正解1
廊下、風呂、トイレなど日常生活で頻繁に移動する場所には手すりを設置してつかまることのできる固定した場所を確保し、転倒のリスクを予防することが必要。

（松井妙子）

事例 13 統合失調症の在宅療養患者への訪問看護

Bさんは統合失調症の30歳台男性で、アパートで1人暮らしをしている。20歳台に統合失調症を発症し、入退院をくり返している。週1回の訪問看護サービスを利用する前は2年間精神科病院に入院していた。両親や兄弟はいるが絶縁状態である。現在は病院のデイケアに通っているが、最近休みがちであることから薬の飲み忘れがあるのではないかという連絡が入った。訪問看護の定期訪問時にその状況を確認することにした。季節は初夏であり蒸し暑い日々が続いているが、エアコンはまだ購入していない。

学習のキーポイント

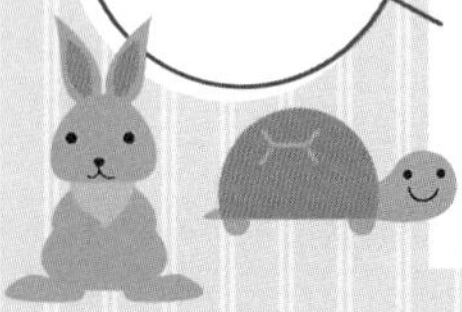

この設問は、統合失調症の在宅療養患者への訪問看護の事例である。精神疾患を有する療養者への訪問看護を学び、次の3つのポイントで正解をみつけよう。

❶精神科訪問看護の制度について調べよう。
❷生活の場での情報収集を考えよう。
❸精神疾患を有する在宅療養者への服薬支援を考えよう。

問題 1 精神科訪問看護の制度について正しいものはどれか。

1. かかりつけ医の訪問看護指示書が必要である。
2. 精神科訪問看護は、看護師であれば誰でも実施できる。
3. 精神科医の訪問看護指示書が必要である。
4. 障害者総合支援法によるサービスである。

問題 2 Bさんに「どうしましたか」と看護師が尋ねると、「冷蔵庫の食事に誰かが毒を入れるので、デイに行けない」という発言があった。看護師の適切な対応はどれか2つ選べ。

1. 「冷蔵庫の電源は入っていますか」
2. 「そんなのは気のせいですよ」
3. 「お薬は飲めていますか」
4. 「毒を入れるのは誰ですか」

問題 3 Bさんと薬袋を確認してみると内服薬が残っていた。Bさんは薬を飲むと身体がだるくなるので飲みたくないという。看護師の適切な対応はどれか。

1. 「そんなはずはありませんよ」
2. 「内服を休みましょう」
3. 「薬の内容について主治医と相談しましょう」
4. 「服薬チェック表を利用しましょう」

正解&なっとく Column

問題1 精神科訪問看護は精神科訪問看護指示書に基づき訪問看護を行う。精神科訪問看護は精神疾患を有する者に対する看護の経験を有する看護職または作業療法士が行う。

問題2 生活の場で支援するので、療養者の生活環境を考慮した情報収集が必要である。

問題3 服薬治療に関することなので、薬の服用量など主治医と連絡を取り調整の必要がある。

（別紙様式 17）

精神科訪問看護指示書

指示期間　（　　年　月　日～　　年　月　日）

患者氏名		生年月日　　年　月　日 （　　歳）
患者住所	電話（　）　－	施設名
主たる傷病名	（1）　　（2）　　（3）	
現在の状況（該当項目に○等）	病状・治療状況	
	投与中の薬剤の用量・用法	
	病名告知	あり　・　なし
	治療の受け入れ	
	複数名訪問の必要性	あり　・　なし 理由： 1．暴力行為、著しい迷惑行為、器物破損行為等が認められる者 2．利用者の身体的理由により一人の看護師等による訪問看護が困難と認められる者 3．利用者及びその家族それぞれへの支援が必要な者 4．その他（　　）
	短時間訪問の必要性	あり　・　なし
	複数回訪問の必要性	あり　・　なし
	日常生活自立度	認知症の状況　（Ⅰ　Ⅱa　Ⅱb　Ⅲa　Ⅲb　Ⅳ　M）
精神訪問看護に関する留意事項及び指示事項 1　生活リズムの確立 2　家事能力、社会技能等の獲得 3　対人関係の改善（家族含む） 4　社会資源活用の支援 5　薬物療法継続への援助 6　身体合併症の発症・悪化の防止 7　その他		
緊急時の連絡先 不在時の対応法		
主治医との情報交換の手段		
特記すべき留意事項		

上記のとおり、指定訪問看護の実施を指示いたします。

年　月　日

医療機関名
住　　所
電　　話
（FAX.）
医師氏名　　　　印

指定訪問看護ステーション　　殿

図1　精神科訪問看護指示書

精神科訪問看護指示書の交付は、精神科を標榜している保健医療機関の精神科を担当している主治医が行う。精神科訪問看護指示書を入手する場合は、訪問看護指示書の入手は必要はない。なお、認知症は精神科訪問看護の対象とはならないので注意が必要である。

精神科訪問看護指示書の有効期間は、最長6か月間（日付の記載がない場合は1か月間のみ有効）である。

保険は医療保険となる。介護保険対象者に関しては、一般的に在宅サービスを利用する場合は医療保険より介護保険が優先される。2014年の診療報酬改定によって、精神科訪問看護指示書を使用する訪問看護に関しては、介護保険対象者であったとしても医療保険が適応される。

問題1 ▶ 正解3
精神科医師から交付された精神科訪問看護指示書および精神科訪問看護計画書に基づき訪問看護が提供される。

問題2 ▶ 正解1、3
病院や施設入所が長い療養者の場合、自身で食事や生活を管理する習慣が未熟である場合が多い。生活が適切に行えているかの観察が必要である。

問題3 ▶ 正解3
病状安定・改善のためには、服薬を継続するための支援が重要である。服薬を継続するために主治医との連携は大切である。

（松井妙子）

事例 14 左被殻出血を発症し、開頭術を受けた在宅療養患者

Cさんは38歳の男性。引きこもりで不摂生な生活をしていたため高血圧になったが放置していた。8年前に左被殻出血を発症し、開頭術を受け退院。半身麻痺があり障害高齢者自立度判定基準はC2。失語症もあり、呼びかけに対し返事はあるが自発的な発語はない。栄養は胃瘻栄養、排泄はおむつを使用。父・母ともに70歳台であるが、可能なかぎり自宅で介護していくことを望んでいる。最近、訪問時にたびたび無呼吸や舌根沈下がみられる。

学習のキーポイント

この設問は、8年前の左被殻出血後遺症を有しながら在宅療養を行っている患者の事例である。左被殻出血の場合、どのような後遺症があるのかを考え、次の4つのポイントで正解をみつけよう。

❶脳の解剖から左被殻の位置を確認する。
❷脳神経の走行を学ぼう。
❸左被殻出血の症状を考えよう。
❹脳血管疾患は介護保険制度の特定疾病である。

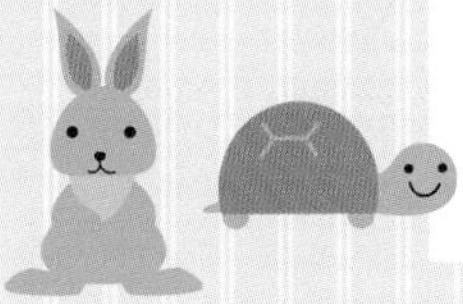

問題 1 左被殻出血の場合に発生する麻痺はどれか。

1．左半身麻痺
2．右半身麻痺
3．下半身麻痺
4．四肢麻痺

問題 2 Cさんが発症している失語症はどれか。

1．感覚性失語
2．構音障害
3．運動性失語
4．協調性失語

問題 3 Cさんが40歳になったとき、訪問看護サービスはどの制度で提供するのか。

1．介護保険制度
2．医療保険制度
3．後期高齢者医療制度
4．障害者総合支援法

問題 4 Cさんの看護で優先順位が最も高いのはどれか。

1．舌根沈下による窒息の予防
2．胃ろう周囲の皮膚障害の観察
3．褥瘡予防のため２時間おきの体位変換を家族に指導
4．関節可動域訓練

正解&なっとく Column

問題 1 被殻出血の一般的な病状は、失認、失語、片麻痺、眼球運動障害である。

問題 2 問いかけに反応はあるが、自発的な発語がみられない病状からブローカ領域に障害があると考えられる。

問題 3 現在は38歳なので、訪問看護は医療保険で提供されている。また、障害者総合支援法によるサービスを受けている。

問題 4 いずれも必要な看護であるが、命を維持し、在宅生活を継続するための優先順位を考えよう。

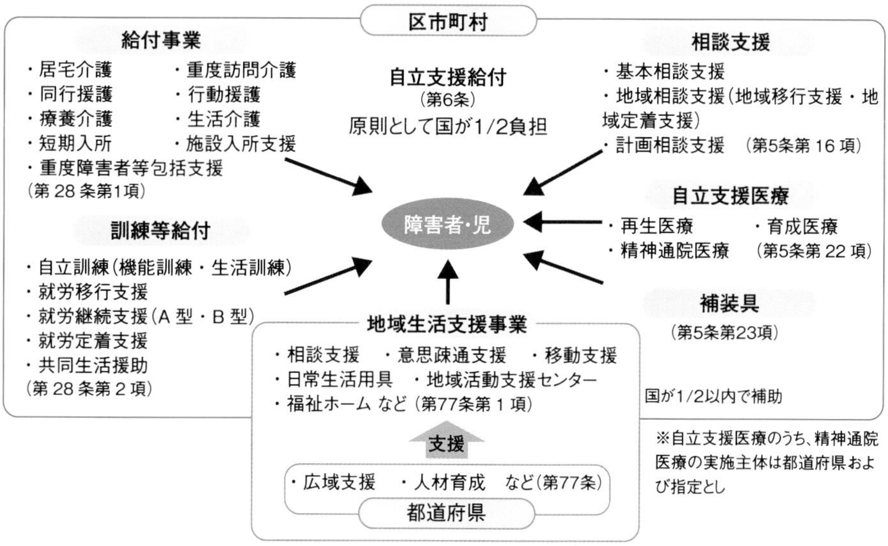

図1　障害者総合支援法における給付・事業（厚生労働省）

問題1 ▶ 正解 2 被殻出血の場合、片麻痺は出血部位と反対側に出現する。出血部位は左被殻なので右半身麻痺となる。	**問題2 ▶ 正解 3** 呼びかけに返事はするが、自発的な言葉が出ないことから運動性失語があると考えられる。	**問題3 ▶ 正解 1** 被殻出血は脳血管疾患であり、介護保険の16特定疾病に含まれる。40歳からは介護保険の２号被保険者になり、訪問看護サービスは介護保険制度を利用する。	**問題4 ▶ 正解 1** いずれの回答も必要な看護であるが、命を維持するために緊急の対応が必要なのは舌根沈下による窒息予防である。

（松井妙子）

事例 15 終末期にある在宅療養患者の褥瘡ケア

Aさん（88歳、女性）は、３年前に肺がんと診断された。診断時手術の適応はなく、化学療法と放射線療法を受けていたが、自宅での療養を希望し退院した。Aさんは自宅で最期を迎えたいと希望している。主な介護者は62歳の長女で、長女はAさんを自宅で看取ることを決めている。Aさんには尾骨部に発赤があり、DESIGN-Rでの評価は「d1-e0 s6 i0 g0 n0 p0：６点」でポリウレタンフィルムを貼付している。現在は尿量が減少してきており、入眠している時間が多くなっている。

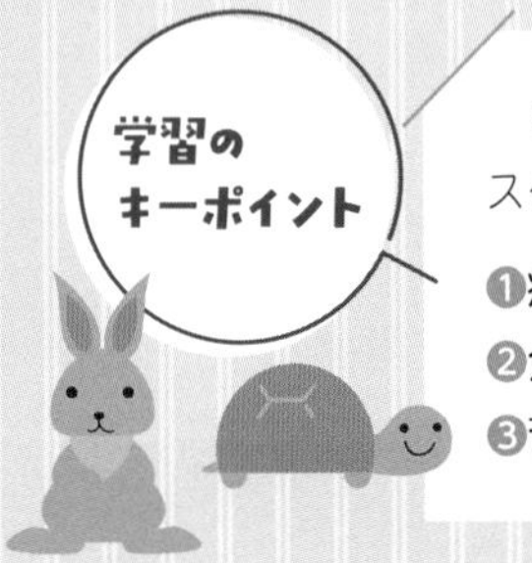

この設問は、在宅終末期療養患者の褥瘡ケアの事例である。褥瘡ケアと褥瘡状態判定スケールDESIGN-Rを理解し、次の３つのポイントで正解をみつけよう。

❶療養者の死期は間近である。
❷介護者は長女のみである。
❸苦痛や不快感の緩和をめざすケアを行う。

問題 1 尾骨部の褥瘡が悪化していたため、DESIGN-Rで評価したところ「d2-e1 s8 i1 g0 n0 p0：10点」であった。以下の画像のうち「d2-e1 s8 i1 g0 n0 p0：10点」はどれか。

1.
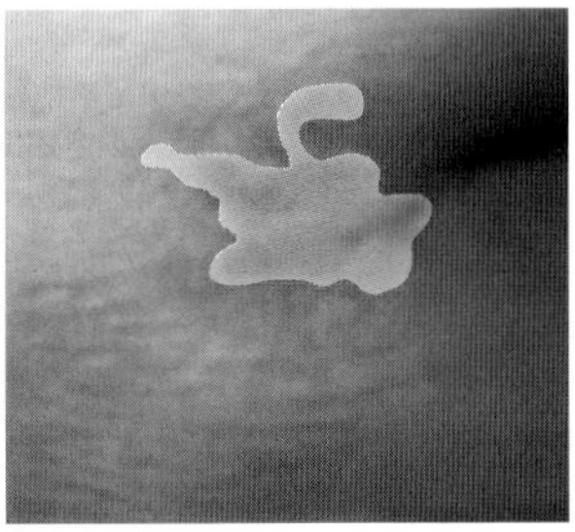

2.
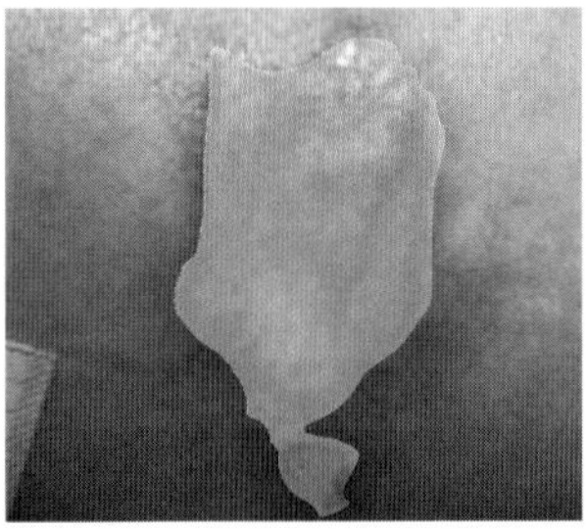

3.
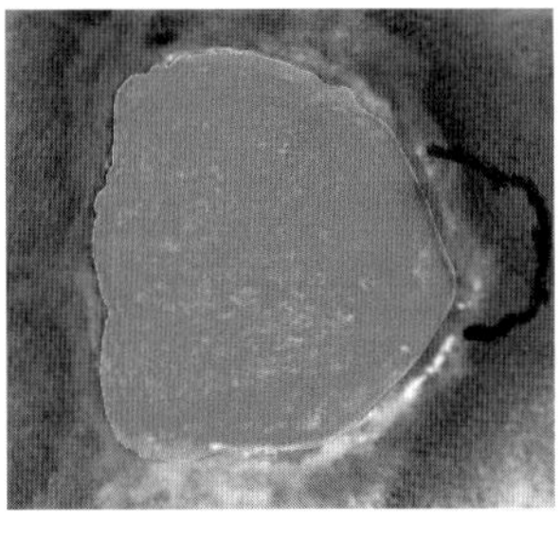

4.
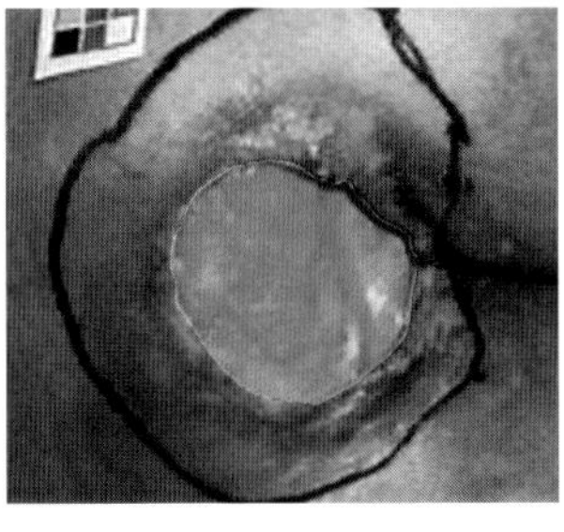

（写真引用：日本医療機能評価機構：Mindsガイドラインライブラリ https://minds.jcqhc.or.jp/n/med/4/med0036/G0000181/0042 より改変）

問題 2 現在の褥瘡の状態「d2-e1 s8 i1 g0 n0 p0：10点」に対する治療で、適切なドレッシング材はどれか。

1．ポリウレタンフィルム
2．ハイドロコロイド
3．ポリウレタンフォーム
4．銀含有ハイドロファイバー

問題 3 Aさんの今後の褥瘡ケアとして、適切なのはどれか。

1．家族に夜間の２時間ごとの体位変換を指導する。
2．終末期のため、定期的におむつ内の確認やおむつ交換はしなくてもよい。
3．終末期には完治を目指すのではなく、現状維持・感染予防という目標を立てる。
4．褥瘡の状況に応じて訪問看護師で処置の変更をする。

正解&なっとく Column

問題 1 褥瘡状態判定スケールDESIGN-Rを理解しているかを問う問題である。DESIGN-Rは、Depth（深さ）、Exudate（浸出液）、Size（大きさ）、Inflammation/Infection（炎症／感染）、Granulation（肉芽組織）、Necrotic tissue（壊死組織）、Pocket（ポケット）の７項目からなる。小文字から大文字になるにつれて褥瘡は重くなる。合計点には「Depth（深さ）」の点数は足さない。点数が高いほど重症度は高い。2020年、DESIGN-Rの改訂版が日本褥瘡学会から公表されている。最新バージョンで改訂点や追加されて事項を確認し、理解しておくことが必要である。

問題 2 褥瘡の状態に適したドレッシング材の選択を問う問題である。褥瘡予防・管理ガイドラインでは、創面保護にはポリウレタンフィルム、創面の滲出液の吸収にはポリウレタンフォーム、感染抑制には銀含有ハイドロファイバーの使用が推奨されている。

問題 3 夜間の２時間ごとの体位変換は家族の負担になるため、在宅では適切ではない。また、終末期であっても定期的におむつ内の確認やおむつ交換を行い、できるだけ排泄物の付着時間を短くして皮膚を清潔に保つことが必要である。処置の変更を行う場合は、医師の指示が必要である。

参考文献

1）日本褥瘡学会 http://www.jspu.org/index.html
2）日本医療機能評価機構：Mindsガイドラインライブラリ https://minds.jcqhc.or.jp/n/med/4/med0036/G0000181/0042
3）日本褥瘡学会実態調査委員会：第４回（平成28年）日本褥瘡学会実態調査委員会報告１～３、褥瘡会誌、20（４）：423～502、2018
4）河野あゆみ編：強みと弱みからみた在宅看護過程＋総合的機能関連図、医学書院、2018

問題1 ▶ 正解 2
Depth（深さ）：d2（真皮までの損傷）、Exudate（浸出液）：e1（少量）、Size（大きさ）：s8（16cm以上36cm未満）、Inflammation/Infection（炎症/感染）：i1（局所の炎症徴候あり）、Granulation（肉芽組織）：g0（創は浅い）、Necrotic tissue（壊死組織）：n0（壊死組織なし）、Pocket（ポケット）：p0（ポケットなし）。

問題2 ▶ 正解 2
ハイドロコロイドは、滲出液が少なく、感染のない真皮にいたる創傷に用いることが日本褥瘡学会実態調査委員会報告で推奨されている。

問題3 ▶ 正解 3
がんの終末期の褥瘡は、悪液質症候群に関連して起こるため、治癒は非常に困難である。このため、現状維持・感染予防という目標を立てる。

（福井享子）

事例 16　初めて筋萎縮性側索硬化症と診断された患者

Aさんは、39歳男性。会計事務所に勤務している。38歳の妻と幼稚園年長児、小学2年生の子ども2人との4人暮らしである。6か月ほど前から通勤途中の駅や職場での階段昇降時に、足の運びに違和感があった。この1か月では、転びそうなぐらいにつまずくようになり、職場の同僚の勧めで病院を受診したところ、入院することになった。検査の結果、筋萎縮性側索硬化症（ALS）と確定診断を受けた。妻は、小さな子ども2人をかかえ、不安になっている。

学習のキーポイント

この設問は、初めて筋萎縮性側索硬化症と診断された事例である。足の上げ下ろしなどの違和感から始まった下肢型で、今後病状が進行していく。疾患だけでなく、年齢や家族構成などを考慮した家族看護に着眼したい。次の4つのポイントで正解をみつけよう。

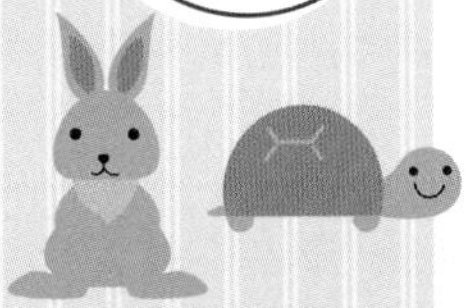

❶年齢は40歳未満。
❷萎縮性側索硬化症と診断された。
❸介護保険の適用ができるのか。
❹子どもたちは年少期である。

問題 1　妻の不安が強いため、Aさんの担当看護師は、サービスに関する情報提供を考えた。現時点で適切なものはどれか。

1．医療費助成制度を説明する。
2．介護保険制度の利用を勧める。
3．同疾患で在宅療養している患者を紹介する。
4．レスパイトケアを勧める。

問題 2　妻は、小さな子どもをかかえ、夫の病状の進行と今後の生活が心配だと、担当看護師に相談にきた。適切なものはどれか。

1．今後、認知障害の可能性があるため、早いうちに家族間で話し合うことを勧める。
2．介護負担の軽減を考慮し、ヘルパーの利用を勧める。
3．早くから入院治療しているため、病状の進行を回避できると伝える。
4．Aさんと妻の病気への思いを確認する。
5．経済的な不安の軽減のため、妻の就職を勧める。

問題 3　5年後、Aさんの病状は進み要介護4になった。Aさんの希望により、自宅で療養している。球麻痺症状により胃瘻を造設し、経管経腸栄養管理されている。訪問看護師が行う指導として不適切なのはどれか。

1．味を楽しむ程度であればジュースの経口摂取はかまわない。
2．経口摂取時の体位は、頸部前屈位がよい。
3．胃瘻への注入は、ヘルパーも可能である。
4．胃瘻のチューブが抜けたら、すぐに連絡する。
5．胃瘻を造設したので、入浴は訪問看護で行う。

正解&なっとく Column

問題 1　筋萎縮性側索硬化症（ALS）は、病状の進行が比較的早い神経難病である。主に中年以降に発症するが、この事例は若年発症のため、本人も妻も不安が強いことが考えられる。介護保険の対象にはならない年齢であることを理解すること。現在は、診断を受けたばかりの時期のため、レスパイトケアの必要はない。レスパイト（Respite）は「小休止」を意味する。レスパイトケアは、主に介護家族を対象に休憩を取ってもらうケアのことで、介護疲れによる共倒れを防ぐことを目的としている。わが国では1976年に「心身障害児（者）短期入所事業」の名称で、いわゆるショートステイとして始まった。レスパイト入院、訪問介護、デイサービス、ショートステイなどのサービスを利用して、一時的に被介護者と離れる方法がある（**表1**）。病状の進行に伴う就労の不安など、経済的な不安を考慮したい。

問題 2　夫が発症したことにより、妻は子育て、経済、夫の介護など、その大部分を1人で担わなければならいと感じている。まずは、本人と妻が、どうしたいのか、どうありたいのか意思の確認をする必要がある。例え正しい情報であったとしても、無責任な情報提供はできない。

問題 3　5年経過し、病状が進行した。嚥下障害により胃瘻を造設している。在宅療養では、嚥下障害による胃瘻造設事例は多くみられる。

表1　レスパイトケアに該当するサービス

短期入所系	・短期入所生活介護（ショートステイ）
	・短期入所療養介護（ショートステイ）
日帰りの通所系	・通所介護（デイサービス）
	・通所リハビリテーション（デイケア）
地域密着型通所介護	・認知症対応型通所介護
入院	・レスパイト入院（受け入れ期間や申込方法などは病院によって異なる）

問題1 ▶ 正解1
筋萎縮性側索硬化症（ALS）は、時期により病状が大きく異なる。まだ、初期のためニーズは何か。利用できるサービスには何があるのかなど、必要な知識である。

問題2 ▶ 正解4
若年性の筋萎縮性側索硬化症（ALS）であり、妻の不安や混乱が想定される。在宅療養では、本人の意思だけでなく、とくに家族の意向の確認なしでは、適切な援助につながらない。

問題3 ▶ 正解5
胃瘻は、筋萎縮性側索硬化症（ALS）に特化されたものではない。在宅看護においては、胃瘻に対する基本的な知識や技術の習得は必要事項である。この事例は球麻痺症状があることを考慮する必要がある。

（山田裕子）

事例17　家族の健康問題により、非日常生活を強いられる事になった要介護高齢者

Aさんは、92歳女性。57歳の長女と大学３年生の孫との３人暮らしである。高血圧、脂質異常症、関節リウマチのため、30年以上内服治療している。主介護者は長女だが、常勤のため日中は独居である。要介護２の認定を受け、週２回デイサービスに行っている。食事は、長女が用意したものを食べている。移動は、関節が変形しているため歩行はできず、屋内は手すりや壁を伝い歩きし、屋外は車いすを使って移動している。短期記憶は、年齢相応である。今回、長女が子宮頸がんの診断を受け１か月後に手術が計画されている。

学習のキーポイント

この設問は、家族の健康問題により、非日常生活を強いられる事になった要介護高齢者の事例である。在宅介護が順調に行われていても、被介護者が直面する課題・問題により、今後の在宅介護を検討する過程を学びましょう。次の４つのポイントで正解をみつけよう。

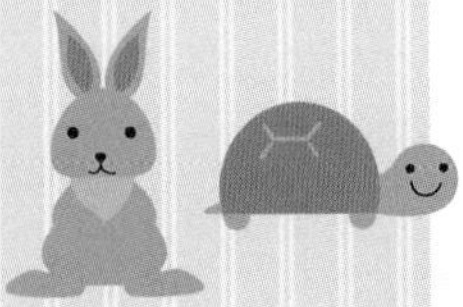

❶92歳、要介護２である。
❷認知は問題なく年齢相応である。
❸日常生活は介助が必要である。
❹主介護者が入院加療する。

問題１　主介護者である長女は、手術のため最低２週間の入院が必要だと説明を受けたが、Aさんの世話があることから、看護師に相談した。看護師の対応として適切なものはどれか。

1．入院期間中は、毎日デイサービスを利用しましょう。
2．２週間だけ、お孫さんに手伝ってもらいましょう。
3．ショートステイを利用しましょう。
4．ケアマネジャーに相談しましょう。

問題２　長女は３週間の入院の後、退院した。しばらくして、ケアマネジャーが訪問すると、Aさんは何度も同じ話を繰り返していた。適切な対応はどれか。

1．長女から日頃の状況を確認した。
2．介護認定の区分変更を勧めた。
3．認知症外来の受診を勧めた。
4．Aさんの状況をテストで確認した。

問題 3 長女が復職して１か月が経つと、Ａさんは、長女が用意した食事を温めることも、食べることもできなく、薬剤管理もできなく、季節に合った服装を選ぶこともできなくなり、要介護3になった。このときの対応として適切なものはどれか。２つ選びなさい。

1．訪問看護サービスを受けるように勧める。
2．在宅介護から施設への入所を勧める。
3．症状が落ち着くまで入院を勧める。
4．介護支援専門員に連絡するように勧める。
5．家族の意向を確認する。

正解&なっとく Column

問題 1 主介護者の病気療養により、被介護者の介護をどうするのか検討しなければならない。この事例は、介護認定を受けており、また介護サービスも受けている情報をキャッチし、看護師はどうしたらよいのか考えてほしい。相談されたからすべてに応えるのではなく、他職種への連絡や連携を視野に置きましょう。

問題 2 高齢者が環境変化により認知症を発症することは多い。今後は、専門外来の受診や介護認定区分の変更も必要になるかもしれないが、日ごろの状態を確認しましょう。

問題 3 環境の変化により認知症を発症。さらに、主介護者が復職したことによる環境の変化で、認知症が悪化している。高齢者にとって環境の変化は、大きな障害因子である。しかし、看護者が考えるサービスを勧めるのではなく、あくまでも当事者家族の意向を大切にしましょう。

問題1 ▶ 正解4
この事例は、介護サービスを受けており、担当のケアマネジャーの存在がわかる。看護師として情報提供することは可能ではあるが、ケアマネジャーにつなぐことが必要である。

問題2 ▶ 正解1
認知症を発症したように見えるが、まずは、主介護者から日ごろの状況を確認すること。それにより次の援助計画につながります。

問題3 ▶ 正解4、5
在宅療養は、看護者が考えるベストをすすめるのではなく、本人や家族の意向を大切にすることが必要です。その上でニーズに合ったサービスの情報を提供しましょう。

（山田裕子）

事例 18 在宅で終末期を迎えるための退院に向けたカンファレンスと在宅開始時の支援

Aさん（60歳、女性）は、65歳の夫と2人暮らしである。5年前に子宮頸がんと診断され広汎子宮全摘術を受けた。最近、肺や肝臓に転移が認められステージⅣと診断された。入院し化学療法を行ったが、あまり状態は改善せず、主治医から夫婦に余命半年であると告げられた。夫から「自宅で残り少ない時間を過ごさせたい」という希望があったため、退院に向けて訪問看護師を含めたカンファレンスを行うことになった。

学習のキーポイント

この設問は、終末期を迎える在宅への移行が円滑に行われるための退院支援カンファレンス場面の事例である。次の4つのポイントで正解をみつけよう。

❶患者、家族の思いを理解し、意思決定を支援する。
❷看取りまでの医療・看護体制を整える。
❸病院のバックアップ体制の確認
❹家族への支援

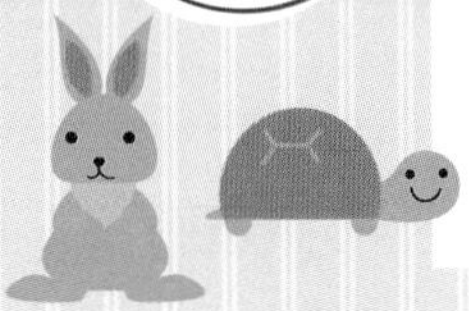

問題 1 退院に向けたカンファレンスで訪問看護師が最も重視すべきことはどれか。

1．主治医との連携
2．家族の理解
3．本人の在宅療養への意思
4．夫婦の経済状態

問題 2 在宅における療養生活への円滑な導入について最も適切なのはどれか。

1．医師より特別訪問看護指示書を受けて訪問看護を実施する。
2．訪問介護サービスを利用する。
3．在宅サービス計画に沿って訪問看護を実施する。
4．介護支援専門員によるケアプランの作成は不要である。

問題 3 Aさんが在宅療養を始めて2か月が経過し、息切れや下肢の浮腫の症状がみられるようになった。Aさんは「入院はいや、家がいい」と話す。夫から「妻に何をしてあげたらよいのかわからない」と相談があった。訪問看護師の対応として適切なのはどれか。

1．今後悪化することも考え、入院するように説明する。
2．医師に病状を報告し、Aさんに入院を勧めるよう依頼する。
3．夫に、妻に直接聞いたほうがよいと話す。
4．今後予測される状況についてていねいに説明し、その意思を確認する。

正解&なっとく Column

問題① がんの終末期にある患者、および家族は非常に強い不安をもっており、危機的状況のなかで短期間での意思決定が求められる。死を間近にした衝撃と落胆、生活の変化への不安など複雑な感情があるため、それを理解し本人と家族の価値観や希望を知ることが必要となる。

問題② 特別訪問看護指示書（**図1**）は、主治医が診療により、急性感染症等の急性増悪期、末期の悪性腫瘍等以外の終末期または退院直後で「週４日以上の頻回の訪問看護の必要がある」と認めた場合に交付できる。

がんの終末期においては、悪化の恐れや導入に不安がある場合、かかりつけ医が必要と判断すれば特別訪問看護指示書により複数回の訪問看護が利用できる。

問題③ 終末期の在宅看護において、患者が終焉をどのように迎えるかについては、その人がその人らしく生きるための人生の質にかかわる重要な課題である。訪問看護師は、患者本人やその家族の思いに沿ったケアが求められている。この事例の場合、夫の代弁者となり妻に夫の意思を伝えることも必要となる。

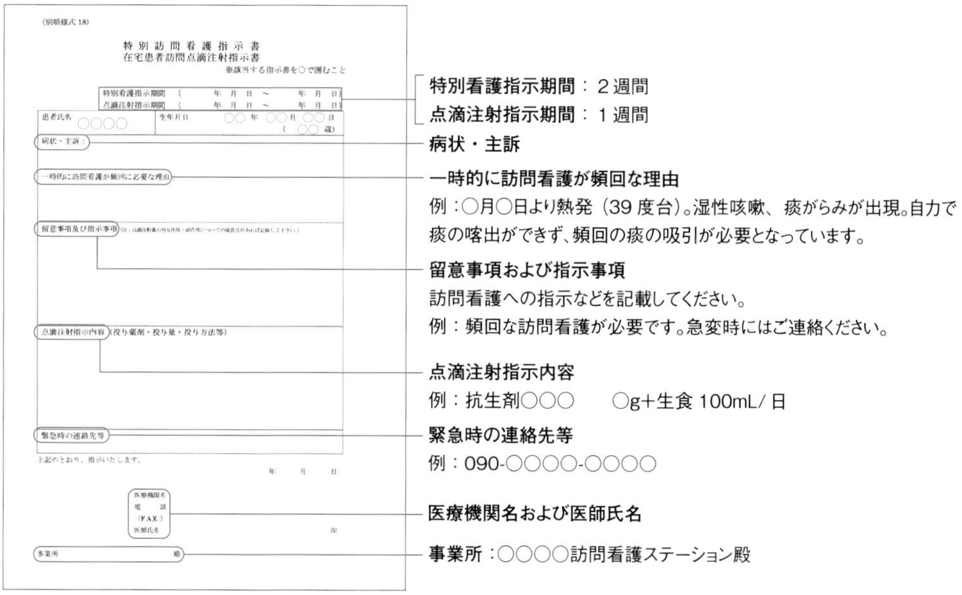

図1　特別訪問看護指示書

参考文献

1）宇都宮宏子、山田雅子編：看護につながる在宅療養移行支援、病院・在宅の患者像別看護ケアのマネジメント、p.30～31、日本看護協会出版会、2017

2）島内節、内田洋子編：在宅におけるエンドオブライフ・ケア、看護職が知っておくべき基礎知識、p.168～169、ミネルヴァ書房、2015

問題１ ▶ 正解３

本人の在宅療養への意思と家族の覚悟を確認し、サポート体制を考えることが重要である。

問題２ ▶ 正解１

不安の強い在宅導入時には、症状の観察のため頻回に訪問看護の利用ができるようにする。医師の指示があれば可能となる。

問題３ ▶ 正解４

終末期には、症状の悪化により患者もその家族も動揺し不安となるため、今後の予測や悪化時の対応などについてていねいに説明し、希望を確認していく。

（山本純子）

事例 19 在宅酸素療法を使用する日中独居高齢者への看護

Xさん（82歳、男性）は、要介護度Ⅱ、長男夫婦と3人暮らし。長男夫婦は食堂を経営しているため日中は1人で過ごす。10年前より慢性閉塞性肺疾患（COPD：chronic obstructive pulmonary disease）と診断され、2年前に呼吸困難で入院、在宅酸素療法（HOT：home oxygen therapy）、（1 L/分　24時間）を開始し、退院前カンファレンスを経て退院した。

学習のキーポイント

慢性閉塞性肺疾患（COPD）は終末細気管支より抹消の気腔が過膨張した状態で、不可逆性の閉塞性換気障害をきたす慢性疾患である。この設問は、その治療法である在宅酸素療法（HOT）を行っている日中独居の高齢者の事例である。次の3つのポイントで正解をみつけよう。

❶日中、1人で過ごす高齢者への援助
❷日常生活への注意と工夫
❸在宅酸素療法の生活指導と安全管理

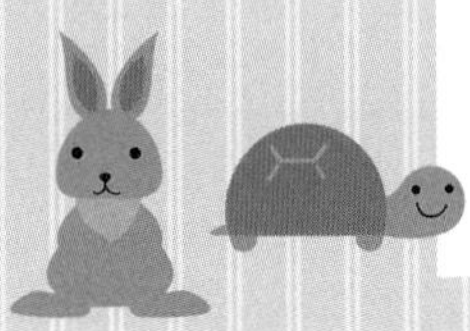

問題 1 退院後、Xさんはベッドで日中過ごしている。家族より、最近、部屋から移動する途中につまずきがあり下着が濡れていることが多くなったと相談された。Xさんに対する訪問看護師の支援で最も適切なものはどれか。

1．ベッドの横にポータブルトイレを設置する。
2．日中の行動範囲や歩行状態の観察を行う。
3．水分摂取を促す。
4．紙パンツの着用を勧める。

問題 2 在宅酸素療法を安全に実施するための指導として最も適切なのはどれか。

1．酸素供給装置は火気から1m以上離す。
2．フィルターの掃除は危険なためしなくてよい。
3．酸素チューブのねじれに注意する。
4．酸素チューブの長さは気にしなくてよい。

問題 3 Xさんは気分転換に庭の散歩を行った。携帯型酸素ボンベ使用時の留意事項で最も適切なのはどれか。

1．呼吸困難があれば休憩をする。
2．庭の散歩なので服装は気にしなくてよい。
3．動作時に胸式呼吸をしているか確認する。
4．庭の散歩程度なら酸素ボンベの残量の確認は必要ない。

正解&なっとく Column

問題① Xさんは日中1人であり、酸素チューブによる行動制限もあることからほぼベッド上か、居間でテレビを観て過ごすことが多く、そのため下肢筋力の低下による歩行時のつまずきがあると考えられる。そのことから、訪問時には呼吸状態をみながら下肢筋力の回復を促す援助が必要となる。

問題② 安全に在宅酸素療法を継続するため、酸素供給装置の管理について本人および家族に十分な指導を行うことが重要である。

問題③ 行動制限により下肢筋力の低下や便秘などが生じやすいため、散歩など適度な運動を行うことはその予防につながる。また、外気や人と触れることで生活にメリハリをつけ気分転換にもなる。歩行中に呼吸困難が生じた場合には、そのつど休憩し、口すぼめ呼吸や腹式呼吸を行うよう指導する。また、外出時には携帯型酸素ボンベの残量に留意し、予備のボンベの準備や新しいものを使用するなどの配慮が必要となる。

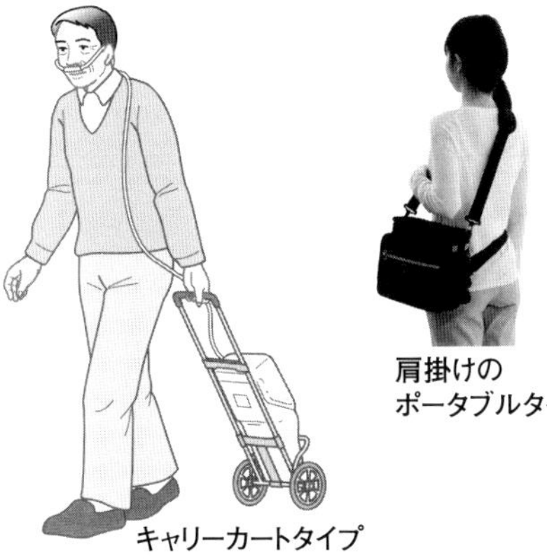

外出時の注意点

- 携帯用酸素ボンベを使用する場合は、酸素の残量、呼吸同調酸素供給調節器の電池残量を確認する。
- 液体酸素を使用している場合は、外出前に親器から子器への充填ができているかを確認する。
- 緊急時の連絡先（病院・訪問看護ステーション・HOT 事業者など）を携行し、外出中に携帯用酸素ボンベなどの残量がなくなってしまった場合は、あわてずに緊急連絡先へ連絡する。

図1　携帯用酸素ボンベでの外出時の注意点

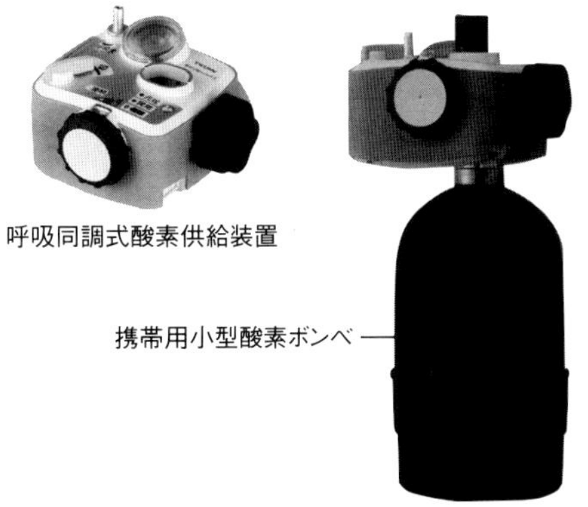

- 携帯用小型酸素ボンベは使用時間が短いため、呼吸同調式酸素供給調節器を取り付けると、効率的に携帯用酸素ボンベから酸素が供給されるようになるため、使用時間を2～3倍に増やすことができる。
- 吸気開始の鼻腔内の陰圧センサーで感知し、吸気開始時のみ一定量の酸素をごく短期間に供給する。吸気時間中にずっと酸素が流れているわけではない。

図2　呼吸同調式酸素供給装置

参考文献

1）臺由香、石田千絵、山下留理子編：地域医療を支えるケア、第6版、在宅看護論、p.186、メディカ出版、2020
2）塙篤夫、峰村淳子、他：ラスパ、看護師国家試験対策：在宅酸素、p.410、テコム出版事業本部、2019
3）押川真喜子監修：写真でわかる訪問看護アドバンス、訪問看護の世界を写真と動画で学ぶ、p.82～98、インターメディカ、2016

問題1 ▶ 正解2
行動制限による下肢筋力の低下や呼吸状態を観察し、アセスメントする必要がある。

問題2 ▶ 正解3
必要な酸素が供給されるため酸素チューブのねじれに注意して確認することが必要である。

問題3 ▶ 正解1
体動時に呼吸困難が生じた場合は休憩し、酸素飽和度のチェックを行い、呼吸を整える。

（山本純子）

事例 20 訪問看護の支援により在宅療養が継続している乳児

Bちゃん（2歳2カ月、女児）は、超低出生体重児で出生し、脳性麻痺および心室中隔欠損症があり在宅療養をしている。家族は両親とBちゃんの3人である。妊娠25週に590gで出生し、体重が3,600gを超え病態が安定した1歳ごろより退院支援を開始した。両親はBちゃんに心疾患があり長く生きられないと認識し、自宅での生活を希望。酸素療法、経管栄養法、口腔内の吸引方法などの指導を受け、1歳5か月で退院した。

退院して3週間が過ぎたころ、Bちゃんの衣服には唾液が付着したまま更衣した様子がないため、訪問看護師が母親に尋ねたところ、母親は「家事と頻回の吸引、食事などの世話に追われ、疲れてしまいつい着替えが後回しになる。最近眠れないです」と訴えた。

学習のキーポイント

この設問は、脳性麻痺と心室中隔欠損症をもつBちゃんの療養生活を支援する事例である。病状不安定な乳児であり、両親の介護力も徐々に不足してきている。次の4つのポイントで正解をみつけよう。

❶在宅療養を安全に継続する。　❷両親の介護負担の軽減を支援する。
❸地域のサービス体制を調整する。　❹医療チームの連携

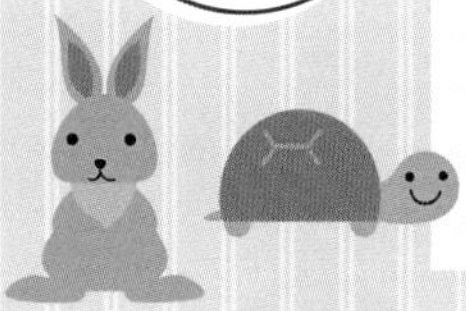

問題 1 母親の訴えに対する訪問看護師の対応で最も適切なのはどれか。

1.「感染するのですぐ着替えさせたほうがいいですよ」
2.「レスパイト入院で少し休息をとりましょうか」
3.「介護はこれからも続くので、夜はご主人と交代できませんか」
4.「まだ始まって3週間なので頑張りましょう」

問題 2 母親の介護負担の軽減のため訪問看護師が連携する職種として最も適切なのはどれか。

1. 入院先の看護師
2. 管理栄養士
3. 介護福祉士
4. 理学療法士

問題 3 Bちゃんの状態が安定してきたため母親が家のそばの公園まで散歩を希望した。Bちゃんの状態を確認し、初めての散歩を計画した。次のうち最も適切なのはどれか。

1. 酸素ボンベの利用可能時間や必要な本数の確認を行う。
2. 母親の希望を優先し、散歩時間を決定する。
3. 近所の人に会わないように時間帯を考慮する。
4. 外出日の変更はしないようにする。

正解&なっとく Column

問題1 Bちゃんの医療的処置や管理のほか、母親の心身への支援を行うことは訪問看護師の重要な役割である。訪問時には、Bちゃんの状態の観察とともに母親にも気を配り状況を見極める必要がある。Bちゃんの衣服が汚染したままになっていることから、母親の介護力不足に対する援助および介護負担軽減への支援を行う。

問題2 日頃からBちゃんの治療や在宅療養中の様子などの情報提供を行い、病状の悪化や家族の介護疲れなどの際に速やかに対応するため入院先の看護師との連携が必要となる。入院への受け入れ体制を整えることは、両親の安心感にもつながり、Bちゃんの在宅療養生活を継続するための支援として重要である。

問題3 外気や自然に触れることは、子どものQOLを考えた日常生活支援および子どもの成長を促す支援につながる。外出時には生命リスクを伴うことでもあるため、Bちゃんの状態のアセスメントを行なったうえで、安全管理として医療機器の作動確認、分量の確認が必須である。

引用・参考文献

1）宇都宮宏子、山田雅子編：看護につながる在宅療養移行支援、病院・在宅の患者像別看護ケアのマネジメント、p.189～195、日本看護協会出版会、2017

引用文献

1）島内節、亀井智子編：これからの在宅看護論、p.243、ミネルヴァ書房、2014

問題1▶正解2	問題2▶正解1	問題3▶正解1
レスパイト入院の提案など、母親の介護負担の軽減につながる支援を考えることが必要である。	Bちゃんの病状の悪化や母親の介護負担時に円滑に対応するため、入院先の看護師との連携が必要である。	外出時には必ず携帯型酸素ボンベの利用可能時間と必要な本数を確認する。外出時の安全確保のため重要な看護支援である。

（山本純子）

事例 21 義母の介護と育児が重なり職場復帰への不安がある介護者

Aさん（32歳、会社員）。夫（35歳、会社員）は単身赴任中で、家族は5歳の息子、3歳になる娘、義母（80歳）の5人家族である。Aさんは化粧品会社の中間管理職であり、仕事を続けたいと思っている。しかし、1か月前に義母が庭で転倒し、右大腿骨骨折にて入院、杖歩行で退院予定となった。Aさんは、今まで子どもの保育所の送迎を義母に頼んでいたため、看護師に退院後の母親の介護と育児、仕事の両立に不安があると訴えた。

学習のキーポイント

この設問は、義母の介護と育児が重なり職場復帰への不安がある介護者の事例である。労働基準法、労働安全衛生法、労働時間等設定改善法の改正にて、2019年4月より、「働き過ぎ」を防ぎながら、「ワーク・ライフ・バランス」と「多様で柔軟な働き方」の実現に向けて働き方改革が実施されている。次の3つのポイントで正解をみつけよう。

❶家族の介護状況をふまえた多様で柔軟な働き方
❷ワーク・ライフ・バランスの考え方
❸義母の介護負担軽減

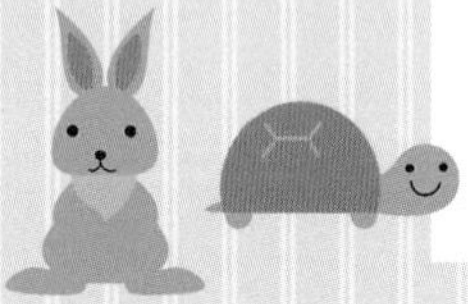

問題 1 Aさんの健康を維持しながら仕事と生活の調和の制度で正しいのはどれか。

1．男女雇用均等法
2．パラサイトシングル
3．ワーク・ライフ・バランス
4．ステップファミリー

問題 2 義母の療養上のサービスを利用するための制度について適切なのはどれか。

1．医療保険制度
2．介護保険制度
3．障害者保険制度
4．年金制度

問題 3 Aさんの働き方として最も適切なのはどれか。

1．義母の福祉施設入所
2．非正規職員への変更
3．夜間保育の利用
4．フレックスタイムの活用

正解&なっとく Column

問題① 男女雇用機会均等法は2006年の改正により、男女双方への差別の禁止や、性別以外の形態、体力などを募集・採用要件にするような間接的差別の禁止などが定められた。

パラサイトシングルとは学卒後社会人になっても親と同居し、家事などの基本的生活や経済的援助を親に依存している独身者を指す。

ワーク・ライフ・バランスとは、仕事と生活の調和をはかるために国民一人ひとりがやりがいや充実感を感じながら働き、仕事上の責任を果たすとともに家族や地域社会などにおいても個人の時間を確保し、人生の各段階に応じて多様な生き方が選択、実現できることをめざすものである。

ステップファミリーは、子連れ再婚や、血縁関係のない家族のことをいう。

問題② 義母の退院後の生活環境の変化、世話になることへの心理的ストレスが考えられる。介護保険制度の活用により、地域コミュニティーへの参加やリハビリテーションを兼ねたデイケアなどのサービスを利用することでQOLの向上にもつながる。

問題③ 現在、義母は杖歩行のため、日常生活は入浴以外ほとんど自立していると思われる。Aさんが無理なく働き続けるためには、家族の状態に柔軟に対応できるような働き方であるフレックスタイムの活用が適切である。

参考文献

1）平野かよ子、渡戸一郎編：健康と社会・生活、第４版、ナーシンググラフィカ　健康支援と社会保障①、p.56～62、メディカ出版、2016

問題1 ▶ 正解3
Aさんの働き方の支援方法を考え、健康を維持しながら仕事と生活の調和がとれるよう援助する必要がある。

問題2 ▶ 正解2
積極的な制度の活用により義母の介護負担を軽減し、生活を維持していくことが重要である。

問題3 ▶ 正解4
家事、育児、介護をしながら、多様なサービスを利用するためフレックスタイムを活用することはAさんの健康維持にもつながる。

（山本純子）

事例 22 肺がんと診断された1人暮らしの高齢者への対応

Aさん（65歳、1人暮らし）は、基礎年金の月6万円で空き缶などの回収収入3万円で暮らしている。最近、咳嗽がひどく病院に受診し、検査の結果、肺がんのステージⅢと診断された。医師から抗がん剤治療を勧められるが、看護師に「入院費や治療費が払えないので治療はやめようと思う。1人暮らしだから悪くなったらどうなるのか心配だけど」と話した。

学習のキーポイント

この設問は、肺がんと診断され、経済的負担と病気に対する不安が混在している事例である。Aさんが肺がんの治療に専念できるようなケアを考える必要がある。次の3つのポイントで正解をみつけよう。

❶在宅で安心して暮らすための生活保障
❷がん治療の継続
❸病状悪化への対応

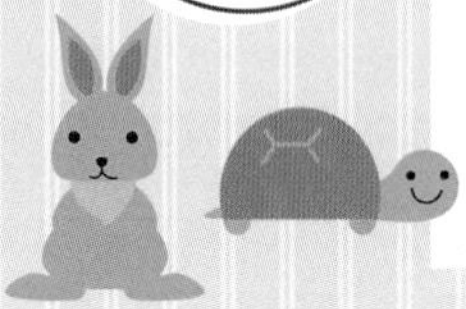

問題 1 「国は、すべての生活部面について、社会福祉、社会保障及び公衆衛生の向上及び増進に努めなければならない」と明記されているのは、日本国憲法の第何条か。

1．9条
2．20条
3．25条
4．32条

問題 2 生活保護法における扶助はどれか。

1．移送扶助
2．生活扶助
3．冠婚扶助
4．家賃扶助
5．社会扶助

問題 3 Aさんは病院の医療ソーシャルワーカーに相談し、生活保護の申請を行った。医療扶助の範囲で正しいのはどれか。

1．診療は1割負担となる。
2．入院費は1割負担となる。
3．移送は医療扶助の範囲である。
4．がん以外の病気は扶助にならない。

正解&なっとく Column

問題① 憲法第25条の第１項には「すべて国民は、健康で文化的な最低限度の生活を営む権利を有する(生存権)」、第２項には「国は、すべての生活部面について、社会福祉、社会保障及び公衆衛生の向上及び増進に努めなければならない(国の生存権保障義務)」と明記されている。

９条は戦争放棄、軍備及び交戦権の否認、20条は信教の自由、32条は裁判を受ける権利について明記されている。

問題② 生活保護法では要保護世帯の生活需要に応じて、生活扶助、教育扶助、住宅扶助、医療扶助、介護扶助、出産扶助、生業扶助、葬祭扶助が定められている。

問題③ 生活保護の受給者は、国民健康保険の被保険者から除外されているため、医療費はその全額を医療扶助で負担される。ただし、①障害者自立支援法等の公費負担医療が適用される者や、②被用者保険の被保険者または被扶養者は、各制度において給付されない部分が医療扶助の給付対象となる。医療扶助による医療の給付は、生活保護法の指定を受けた医療機関などに委託して実施される。医療扶助の範囲は、①診察、②薬剤または治療材料、③医学的処置、手術およびその他の治療並びに施術、④居宅における療養上の管理およびその療養に伴う世話その他の看護、⑤病院または診療所への入院および、その療養に伴う世話その他の看護、⑥移送である。

参考文献

1）増田雅暢、島田美喜、平野かよ子編：社会福祉と社会保障、第４版、ナーシング・グラフィカ健康支援と社会保障③、p.136～141、メディカ出版、2020

問題１ ▶ 正解３
憲法第25条の第１項、第２項について理解しておくことは医療、福祉などの制度やサービスにつながるため重要である。

問題２ ▶ 正解２
生活保護法による公的扶助の８種類については、看護に必要な情報として理解しておく必要がある。

問題３ ▶ 正解３
患者の経済的問題に対応し、安心して治療や看護を継続して受けられるよう医療扶助について理解しておくことが重要である。

（山本純子）

事例23 引きこもりの息子に虐待を受けている疑いがある高齢者

Aさん（85歳、女性）は脳梗塞により右半身麻痺がある。夫は5年前に死亡し、20年間引きこもりの43歳の長男と2人暮らしである。介護は長男がしており、1か月に1回、かかりつけ医の診察を受けている。検査結果で貧血、下肢筋力の低下があり、週1回の訪問看護が開始された。入浴時、背部や肘にタバコの火を押し付けたようなあとや内出血がみられた。Aさんに尋ねると「なまけ者と、息子に叩かれた。息子にはいわないで」と訴えた。

学習のキーポイント

この設問は、引きこもりの息子に介護を受け、虐待の疑いのある高齢者の事例である。虐待の種類および状況の判断、発見者による通報、相談窓口、生命に関わる緊急事態の避難場所などの知識が必要となる。次の3つのポイントで正解をみつけよう。

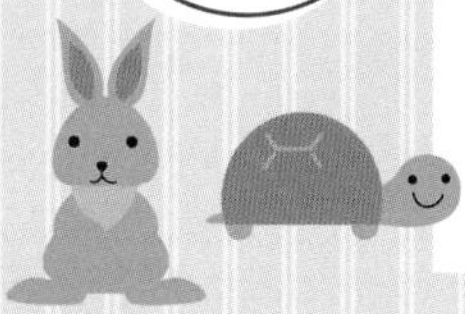

❶虐待の種類
❷「緊急事態」「要介入」「見守り・支援」の3区分の判断
❸虐待の程度

問題1 Aさんの訴えから、疑われる高齢者虐待はどれか。

1．心理的虐待
2．性的虐待
3．身体的虐待
4．経済的虐待

問題2 高齢者虐待が疑われた場合、訪問看護師の対応で正しいのはどれか。

1．市町村の相談窓口または、地域包括支援センターへ通報する。
2．社会福祉協議会へ通報する。
3．介護保険審査会に通報する。
4．かかりつけ医に報告する。

問題3 1週間後、訪問するとAさんの顔に青あざがあり、息子にたずねると「勝手に転んだ」と話した。Aさんは目を閉じたまま呼んでも目を少し開けるだけで答えようとしない。Aさんに対する危険な行為があったと判断し、市と相談後、施設入所が決定した。Aさんが入所する施設で適切なのはどれか。

1．包括ケア病棟
2．グループホーム
3．サービス付き高齢者住宅
4．介護老人福祉施設

正解&なっとく Column

問題 1 虐待の種類として「身体的虐待」「心理的虐待」「性的虐待」「経済的虐待」「介護・世話の放棄・放任」があり、Aさんは息子より受けたとみられる暴力的行為によって身体に傷や内出血があり、身体的虐待が考えられる（**図１**）。

問題 2 「高齢者虐待の防止、高齢者の養護者に対する支援等に関する法律」（平成17年法律第124号。以下「高齢者虐待防止法」という）は、平成18年（2006年）４月１日から施行された。この法律は、高齢者の権利利益の擁護に資することを目的に、高齢者虐待の防止とともに高齢者虐待の早期発見・早期対応の施策を、国及び地方公共団体の公的責務のもとで促進することとしている。看護師が高齢者の虐待を発見した場合は市町村へ通報する義務がある。

問題 3 Aさんはあきらかな暴力を受けており、衰弱していることも考えられる。高齢者虐待防止法では、高齢者の権利擁護を踏まえ、立ち入り調査の実施や、高齢者の生命に危険が生じている恐れがある場合には、保護のため迅速に施設へ入所させるなどの措置がとられる。

高齢者虐待とは

高齢者虐待防止法では、養護者または養介護施設の従事者などによる高齢者（65歳以上）に対する虐待と定められている

↓

養護者（高齢者の世話をしている家族、親族、同居人等）が虐待であることを自覚しないまま行っている行為にも、虐待と思われるものが少なくないと想定される。

高齢者虐待防止法：「高齢者虐待の防止、高齢者の養護者に対する支援等に関する法律」

高齢者虐待の種類

身体的虐待
・殴る、蹴る、部屋に閉じ込める
・無理矢理食事を口に入れる
・ベッドに縛りつけて身体を拘束する　など

養護の放棄
・長期にわたり入浴させない
・十分な水や食事を与えない
・部屋を清掃しない　など

心理的虐待
・怒鳴る、ののしる
・子どものように扱う
・意図的に無視する　など

性的虐待
・本人の同意がないのにキス、性器への接触、性交渉を強要する　など

経済的虐待
・年金や現金の無断使用
・資産（家や土地など）の無断売却など

図１　高齢者虐待

（法務省人権擁護局企画、全国人権擁護委員連合会監修：高齢者虐待、http://www.moj.go.jp/jinkennet/asahikawa/pdf/koureisha_gyakutai.pdf より改変）

参考・引用文献

1）田雅暢、島田美喜、平野かよ子編：社会福祉と社会保障、第４版、ナーシング・グラフィカ健康支援と社会保障③、p.98～105、メディカ出版、2020

2）東京都保健福祉局：高齢者虐待防止と権利擁護、https://www.fukushihoken.metro.tokyo.lg.jp/zaishien/gyakutai/understand/about/index.html、2021、1.24　閲覧

3）厚生労働省：高齢者虐待、https://www.mhlw.go.jp/file/06-Seisakujouhou-12300000-Roukenkyoku/1.pdf、2021.1.24　閲覧

問題１ ▶ 正解３
背部や肘にタバコの火のあとや内出血があることから、身体的暴力を受けていることが考えられる。

問題２ ▶ 正解１
高齢者虐待防止法により、市町村への通報義務が規定されている。

問題３ ▶ 正解４
高齢者虐待法による緊急性がある場合の避難場所として介護老人福祉施設が担っている。

（山本純子）

事例 24 認知症が進み、家賃管理などができなくなった1人暮らしの高齢者

Bさん（84歳、男性）は、１人暮らしで親族はいない。収入は年金と所有するアパートの家賃である。介護保険の訪問介護（ホームヘルプサービス）を利用している。最近、認知症が進み、家賃の管理ができなくなった。

学習のキーポイント

この設問は、認知症が進み、家賃管理などができなくなった１人暮らしの高齢者の事例である。次の２つのポイントで正解をみつけよう。

❶成年後見制度についての理解
❷訪問介護事業所としての対応

問題 1 成年後見制度で正しいものはどれか選びなさい。

1．成年後見制度の種類は、法定後見制度と民意後見制度の２種類がある。
2．成年後見制度には判断応力の程度によって「後見」「保佐」「補助」「自助」の４つに分かれている。
3．法定後見人は、都道府県知事が選任する。
4．成年後見人は、財産管理などの法律行為を支援する。

問題 2 成年後見人に関する次の記述のうち、正しいものを１つ選びなさい。

1．成年被後見人が建物の贈与を受けたとき、成年後見人はこれを取り消すことができない。
2．成年被後見人が自己の所有する不動産を売却したとき、その時点で意思能力を有していた場合でも、成年後見人は契約を取り消すことができる。
3．自己の所有する不動産を売却した成年被後見人が、成年後見人の同意を事前に得ていた場合にはこれを取り消すことができない。
4．保佐の審判を受けていた者が、事理弁識能力を欠く状況になった場合には、家庭裁判所は職権後見開始の審判を行うことができる。

問題 3 家賃の管理に関する訪問介護事業所の対応として最も適切なものを１つ選びなさい。

1．Ｂさんにアパートの管理を不動産屋に委託するように助言する。
2．Ｂさんに日常生活自立支援事業の活用を助言する。
3．成年後見制度の活用を、担当の介護支援専門員に提案する。
4．訪問介護事業所が家賃の集金等を行う。

正解&なっとく Column

成年後見制度は、平成12(2000)年4月1日、介護保険制度と同時にスタートした。認知症、知的障害、精神障害などの理由で判断能力の不十分な人々は、不動産や預貯金などの財産の管理や、身の回りの世話のために介護などのサービスや施設への入所に関する契約を結び、遺産分割の協議をする必要があっても、自分でこれらのことをするのが難しい場合がある。また、自分に不利益な契約であっても判断ができずに契約を結んでしまい、悪徳商法の被害に遭う恐れもある。このような判断応力の不十分な人々を保護し、支援するのが成年後見制度である。従来の「禁治産・準禁治産制度」が廃止され、本制度が誕生した背景には、①超高齢化社会の進展、②国際的な社会福祉理念の変化、③「措置」から「契約」への流れ、④国際的な成年後見制度整備の流れがある。

問題①

1．成年後見制度の種類は、法定後見制度と任意後見制度の2種類がある。

2．成年後見制度は、判断応力の程度によって「後見」「保佐」「補助」の3つに分かれている。

3．法定後見制度の保護者である後見人などは、家庭裁判所が職権で選任する(民法843条)。

問題②

1．成年被後見人が建物の贈与を受けた時、成年後見人は取り消すことができる。

3．成年後見人の同意を事前に得ていた場合であっても取り消すことができる。

4．保佐の審判を受けていた者が、事理弁識能力を欠く状況になった場合には、家庭裁判所は職権後見開始の審判を行うことはできない。

問題③

1、4．訪問介護事業所は、利用者が自宅で可能なかぎり自立した生活を送れるように支援することが役割である。不動産業務などを委託するものではない。

2．日常生活自立支援事業の援助内容には、福祉サービスの利用援助、苦情解決制度の利用援助、住宅改造、居住家屋の貸借、日常生活上の消費契約および住民票の届出等の行政手続きに関する援助などがあげられる。

参考文献

1）法務省：成年後見制度・成年後見登記制度、http://www.moj.go.jp/MINJI/minji17.html、2020年12月28日検索

問題1 ▶ 正解4
成年後見人は、「見上監護」と「財産管理」をすることが役割である。財産管理では、通帳や印鑑の管理に加え、生活費や家賃、電気・ガス・水道代、税金の支払いなど日常生活の金銭管理を行う。

問題2 ▶ 正解2
成年被後見人が自己の所有する不動産を売却したとき、その時点で意思能力を有していた場合でも、成年後見人は契約を取り消すことができる。

問題3 ▶ 正解3
成年後見制度の活用を、担当の介護支援専門員に提案する。

（中谷こずえ）

事例 25 慢性閉塞性肺疾患患者の看護

A氏は、72歳の男性で、妻との2人暮らしである。3か月前に息切れが強く日常生活に支障をきたすようになった。B病院呼吸器内科を受診し慢性閉塞性肺疾患と診断され、在宅酸素療法が導入された。酸素・服薬管理と包括的呼吸リハビリテーション目的のため訪問看護サービスの利用が開始された。室内では酸素カニューレを付けて移動しているが、日常生活動作は自立している。気管支拡張薬と去痰剤を内服している。酸素量の指示は安静時1L、労作時1.5Lである。訪問看護サービスを週1回60分（介護保険）利用しており、訪問時の血圧は130/80mmHg、呼吸回数12回/分、経皮的動脈血酸素飽和度（SpO_2）98%であった。

学習のキーポイント

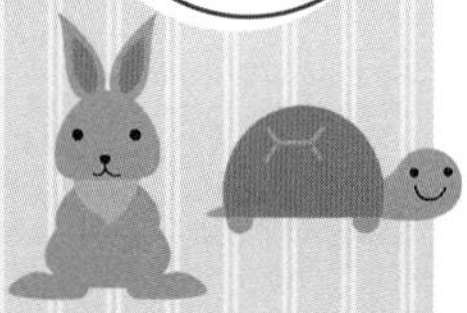

この設問は、慢性閉塞性肺疾患患者の事例である。在宅療養者の状態に合わせた看護について、回復期にある療養者の合併症の予防と対応、および慢性期にある療養者の急性増悪の早期発見と対応について考える。次の4つのポイントで正解をみつけよう。

❶COPD
❷呼吸困難
❸酸素療法
❹高二酸化炭素血症

問題 1 訪問サービスを受け1か月が過ぎ、A氏はB看護師に「入浴して身体を洗っているときに息切れがして困る」と訴えた。B看護師は入浴時に呼吸困難にならない動作を説明した。次のうち間違っているのはどれか。

1．腹部の圧迫を避けるため入浴用いすに座り足を組んで身体を洗う。
2．身体を洗うときは腕を肩よりあげないようにする。
3．頭を洗うときは両手で、ごしごしとくり返し速く行う。
4．シャワーを使用するときは、息をこらえるのを避けるためにシャンプーハットを使用する。

問題 2 B看護師が訪問すると、A氏の妻が「主人は朝から、顔が赤く汗を流しながら、息苦しい、頭が痛いといって寝込んでいる」という。バイタルサインの測定を行ったところ、体温36.5℃、血圧164/90mmHgで、測定時上肢の不随運動がみられ、受け答えはしっかりしていた。咳嗽などの症状はみられない。最も考えられるのはどれか。

1．細菌性肺炎
2．脳出血
3．高二酸化炭素血症
4．肝性脳症

正解&なっとく Column

慢性閉塞性肺疾患（COPD：chronic obstructive pulmonary disease）とは、従来、慢性気管支炎や肺気腫とよばれてきた病気の総称であり、喫煙習慣を背景に中高年に発症する生活習慣病といえる。常に気流閉塞があり、その病態は進行性である。

[症状] 歩行時や階段昇降など身体を動かしたときに息切れを感じる労作時の呼吸困難と慢性の咳が特徴的な症状である。呼吸困難により体動が制限されることでADLやQOL低下の原因となる。

[治療方針]

・COPDに対する管理目標：①症状とQOLの改善、②運動耐容能と身体活動性の向上・維持、③増悪の予防、④疾患の進行抑制、⑤全身併存症と肺合併症の予防と治療、⑥生命予後の改善。

・禁煙とワクチン接種によって危険因子を回避し、薬物療法と呼吸リハビリテーションを中心として包括的に管理をする。

[看護のポイント]

・COPDの障害は呼吸器系にとどまらず、全身性炎症、栄養障害、筋骨格機能障害、心血管疾患、骨粗鬆症、抑うつなどの全身併存症をきたす。急性増悪時には、速やかに医師との連携をはかり適切な処置が受けられるようにする。

・息切れを増強させない呼吸法を指導し、包括的呼吸リハビリテーションとして、禁煙、薬物療法、栄養指導、酸素療法、運動療法などを多職種が連携して行う。

・在宅では、療養者の意思や希望を尊重しながら、住み慣れた自宅、地域で生活が継続できるように、自己管理のための教育、環境整備などを行い支援する。

・労作時の呼吸困難のコントロールが主な生活上の課題であり、日常生活のなかで息切れが起きやすい動作を避けるよう指導を行う（**表1**）。

[在宅酸素療法の目的] ①呼吸困難の軽減、②低酸素血症および組織低酸素の改善、③QOLの向上、④肺高血圧症の予防、⑤生命予後の改善、である。

現在約17万人が在宅酸素療法を実施しており、そのうちの約70％が呼吸器疾患である。2004年4月の診療報酬改定において慢性心不全が、さらに2018年4月の診療報酬改定において群発頭痛も在宅酸素療法の適応となる（**図1**）。

[在宅酸素療法における看護師の役割] ①ヘルスアセスメント、②自己管理のサポート、③呼吸機能のリハビリテーション、④機器の管理、 ⑤メンタルケア、⑥日常生活の活動維持への支援、⑦家族サポート

[症状のチェック] バイタルサイン、慢性呼吸器疾患にかかわる観察：SpO_2、呼吸音、痰の貯留、肺雑音の有無、爪の色、足背のむくみなど。

[症状のサイン]

・**低酸素血症**：呼吸困難、頻脈、血圧上昇、皮膚冷感、チアノーゼ、興奮・不穏

表1　息切れが起きやすい4つの動作

動作	理由	息切れしやすい動作の例
腹部圧迫動作	横隔膜の動きが制限	床にある物を拾う 前かがみでいすに座り靴下をはく
上肢挙上動作	胸郭の動きが制限	上着の着脱、高い所のものをとる
反復動作	くり返す動作はリズムがついて早くなり力を入れ続けるため酸素消費量が増加	歯磨き、体を洗う、洗髪、掃除機をかける
息止め動作	呼吸を止めてしまうため酸素が取り込めず心臓への負担が増加	排便 重いものを持ち上げる

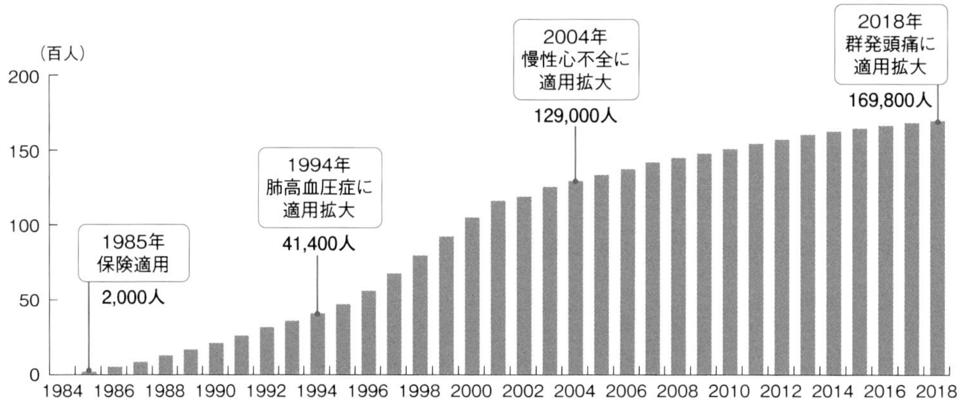

図１　在宅酸素療法の健康保険適用の現状

（ガスメディキーナ、vol.24、p.44、ガスレビュー社より改変、https://medical.teijin-pharma.co.jp/zaitaku/remedy/hot/01/）

・**高二酸化炭素血症**：頭痛、顔面紅潮、発汗、血圧上昇、四肢の不随意運動（羽ばたき振戦）
・**心機能低下**：下肢のむくみ、尿量減少、喘鳴、胸痛、動悸、体重の増加
・**感染兆徴候**：発熱、咳、倦怠感、痰の増加、食欲低下

問題①　酸素カニューレを使用して入浴を行う療養者に負担がかからず保清を保つためにも、息切れを起こさない動作の説明をする。

1．入浴用いすに座り足を組むことで背筋を伸ばし、腹部圧迫動作を避けることができる。
2．たとえば、タオルで背部を洗うときには上肢挙上動作になるため、指導が必要である。
4．シャワー時にはシャンプーハットを使用することで、息止め動作を避けることができる。

問題②

1．細菌性肺炎の症状には高熱、咳嗽、呼吸困難がある。事例では呼吸困難の訴えはあったが、体温は36.5℃、咳嗽がないので順位は低い。
2．脳出血では頭痛、半身麻痺、血圧上昇などがあるが、血圧は164/90mmHg、全身の運動障害がないので順位は低い。
3．慢性閉塞性肺疾患は肺胞換気の低下により体内にCO_2が蓄積し、動脈血二酸化炭素分圧（$PaCO_2$）が高値を示す高二酸化炭素血症が出現することがある。さらにCO_2が蓄積するとCO_2ナルコーシスの状態となり昏睡、呼吸停止となることがある。
4．羽ばたき振戦は肝性脳症で現れる症状であるが、A氏は肝機能障害や肝性口臭の症状がないので順位は低い。

引用文献

1）医療情報科学研究所：病気がみえる、呼吸器、第２版、p.214、メディックメディア、2018
2）厚生労働省：診療報酬の算定方法の一部改正に伴う実施上の留意事項について、www.mhlw.go.jp/content/12400000/000604939.pdf、より2021年１月５日検索

問題１ ▶ 正解３
洗髪時には首を傾けて片方の手を上げ半分ずつ洗うのが正解である。首を傾けるのは上肢の挙上を避けるためで、片方ずつ洗うのは反復動作の防止となる。

問題２ ▶ 正解３
A氏には頭痛、顔面紅潮、発汗、血圧上昇、四肢の不随意運動がみられ、原疾患と起こりうる症状が一致している。

（棟田恵子）

8

看護の統合と実践

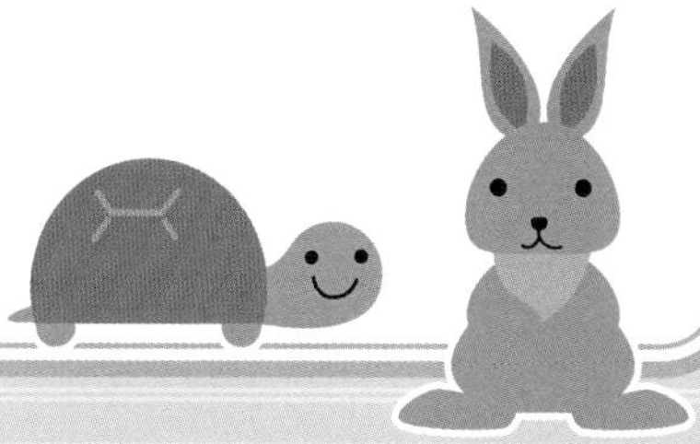

事例 1　勤務中に被災した看護師

総合病院の小児病棟看護師Ａさんは、土曜日９：30勤務開始直後に突然大きな揺れを感じて、患者や家族のことが心配になった。看護部から連絡があり、近隣の震源で震度６とのことであった。病棟が落ち着いたら救急外来で被災者受け入れの体制を整えるようにと指示があった。小児病棟では１歳から６歳までの急性期の小児患者32名が入院している。家庭では10歳と５歳の子どもの母親で、夫は外国に単身赴任中である。自身の子どもたちは自宅で被災し、隣の主婦に伴われて小学校の体育館に避難した。負傷などはないが、５歳の妹は落ち着きがなく、常にうろうろしている。

学習のキーポイント

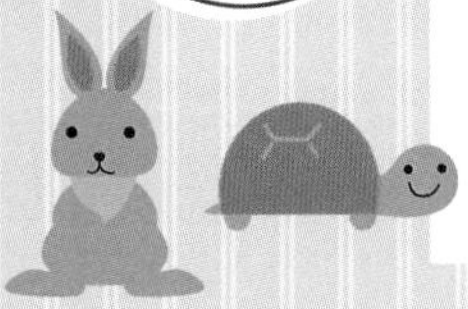

この設問は、病院勤務中に震災にあった中堅看護師の事例である。家庭にも被災した２人の子どもがいるという観点から、次の４つのポイントで正解をみつけよう。

❶震度６の地震災害である。
❷総合病院勤務であり、地域の被災者を受け入れる必要がある。
❸勤務する病棟には多くの小児が入院中である。
❹家庭には、被災した２人の子どもがいる。

問題 1　病棟看護師として、発災直後にとる行動で最も優先するのはどれか。

1．病棟内の患児と付き添いの家族の安全確認
2．酸素吸入中の患児の中央配管から酸素ボンベへの切り替え
3．水道・ガスの被害状況の確認
4．患児・家族への「病棟内は安全」という通知

問題 2　１時間後、多くの傷病者が救急外来に運ばれてきた。Ａさんは医師の指示によりトリアージを行った。START式一次トリアージの順序で誤っているのはどれか。

1．歩行できているかの確認をする。
2．呼吸をしているかの確認をする。
3．血圧を測定する。
4．意識レベルを確認する。

問題 3　22時、子どもたちが避難した小学校へ行ってみると、姉は母親のもとへ走ってきたが、５歳の妹は落ち着きがなく、母親のもとへ来ずうろうろしていた。妹の反応で正しいのはどれか。

1．自我同一性の拡散
2．急性ストレス障害
3．外傷後ストレス障害
4．注意欠陥多動性障害

正解&なっとくColumn

問題① 大震災の発災直後に、病棟勤務中の看護師がとるべき行動について問われている問題である。家庭においている子どものことも心配であるが、組織の看護職として何をすべきかを考える。本事例の場合、看護師自身の安全を確保したら、最初に病棟内の患者・家族の安全確認を行うことが最も優先する行動である。

問題② START式一次トリアージ（Simple Triage and Rapid Treatment）の順序について問われている問題である。多数の傷病者を少数の救助者が短時間に客観的にトリアージする方法であり、１人の患者を30秒でトリアージする必要がある（**図１**）。循環の確認では、血圧測定ではなく橈骨動脈触知または爪床再充填時間をみる。

問題③ 災害被災時に起こりやすい心の変化について問われている問題である。本事例の妹は、大きな震災に会い心の安定が失われていると考えるのが妥当と考えられる。被災後早期に起こりやすいのは急性ストレス障害（cute stress disorder）である。

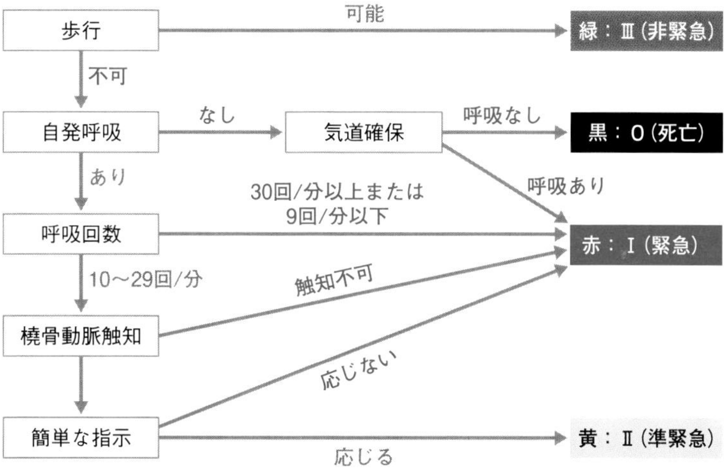

図１　START式一次トリアージ

参考文献

1）チャイルド・リサーチ・ネット（CRN）：災害時の子どもの心のケア、2021.1.25、閲覧
2）デビット・ロモ：災害と心のケア、アスク・ヒューマンケア、1996
3）厚生労働省：東日本大震災で被災した子どもの心の支援について、https://www.mhlw.go.jp/stf/shingi/2r9852000002kwbz-att/2r9852000002kwhx.pdf、2021.1.7、閲覧

問題1 ▶ 正解1

最優先行動は、病棟内の患者の安全確認を行うことである。小児病棟では、小さな小児の心身の安定のため、家族が付き添っていることが多い。患児のみでなく、家族の安全も確認する必要がある。

問題2 ▶ 正解3

START式一次トリアージでは、①歩行可能か、②呼吸の有無、③呼吸数、④循環、⑤意識レベルを30秒で判定する。橈骨動脈が触知できない場合はショック状態にあるため、最優先治療群の赤色と判定する。

問題3 ▶ 正解2

被災後の心の変化は、身体化症状（不眠、悪夢）、行動化症状（突然泣く、怒る、多動性増加）、精神症状（ふさぎこむ）など多様な症状があるが、子どもとしっかりと向き合い気持ちを受け止めることが重要である。

（野田みやこ）

事例 2 医療事故に遭遇した看護師

循環器専門病院の看護師Ａさんは、救急外来の管理者として勤務をしている。昨日勤務中に、救急外来受診中の患者が急変し集中治療室に搬入されたが、１時間後に死亡が確認された。患者の家族は、「注射の途中で意識がなくなった。若い看護師が実施した注射が原因ではないか」と、２年目看護師の実施した行為に対し疑問を投げかけた。退院後、弁護士を通じて情報の開示を求め、場合によっては告訴も辞さないと訴え、看護師本人と話をさせてほしい旨を、医療安全部門に申し出ている。事故当時、当該看護師は医師の指示どおりの点滴注射を、管理者Ａさんとのダブルチェックのもと、正しく実施していた。

学習のキーポイント

この設問は、救急外来で死亡事故に遭遇した事例である。その対応について問われており、事故発生時の当事者と周囲の動きを考え、次の４つのポイントで正解をみつけよう。

❶救急外来での事故事例である。
❷付き添ってきた家族の目前で患者が急変した。
❸集中治療室入室後、１時間で死亡が確認された。
❹死亡後、遺族からカルテ開示を求められた。

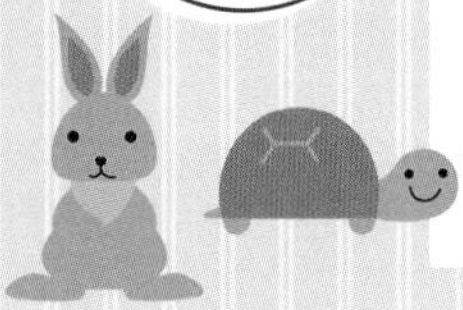

問題 1 診療記録開示を求められた場合、個人情報の保護の対応として正しいのはどれか。

1．死亡した患者の情報は対象にならないので、管理者Ａの判断で開示してもよい。
2．個人情報の利用目的を特定する必要はないので、病院の所定の用紙に記入しなくてもよい。
3．専門病院では、各専門科のルールにのっとって開示することができる。
4．感染症等、法令に基づく保健所への届出に関しては、本人（家族）の同意は不要である。

問題 2 看護師が医療事故を起こした場合の法的責任について正しいのはどれか。

1．罰金以上の刑に処せられた者は行政処分の対象となる。
2．事故の程度にかかわらず業務停止の処分を受ける。
3．民事責任として業務上過失致死傷罪に問われる。
4．刑法に基づき所属施設が使用者責任を問われる。

問題 3 看護師に過失はないと思われるが、家族からの申し入れの件もあり、看護師２名（管理者Ａ、２年目看護師）がインシデントレポートを記載した。インシデントレポートで適切なのはどれか。

1．インシデントレポートは、責任追及のために使用されることはない。
2．インシデントの発生から１週間後に提出する。
3．レポートの主な記述内容はインシデントの再発防止策である。
4．実施前に発見されたインシデント場合、記載や報告は不要である。

正解&なっとく Column

問題① 医療・介護関係事業者が取り扱う要配慮個人情報は、診療記録や病歴、診療や調剤の過程で医療従事者が知り得た診療情報や調剤情報、健康診断の結果および保健指導の内容、障害（身体障害、知的障害、精神障害など）の事実、犯罪により害を被った事実などである。要配慮個人情報であるかないかにかかわらず、すべての個人情報を第三者に開示する際には本人（あるいは法律上の代理人など）の同意が必要である。

問題② 看護師が医療事故を起こした場合、受ける行政処分は保健師助産師看護師法によるもので、相対的欠格事由に該当する、①罰金以上の刑に処せられた者、②保健師助産師看護師業務に関し犯罪または不正の行為のあった者などが対象となり、戒告、１か月～５年の業務停止、免許取消の処分が下りる可能性がある。

問題③ インシデントレポートの考え方と記載について問われている問題である。インシデントレポートの形式などのルールは医療施設などによって異なるが、その目的は事実を組織的に把握し、分析や対策を行うことによる再発防止である。インシデント・アクシデントの内容とその分類を**表１**に示した。

表１　インシデント・アクシデントの患者影響度分類

	影響レベル	傷害の継続性	傷害の程度	内容
インシデント	0			エラーや医薬品・医療器具の不具合がみられたが、患者には実施されなかった
インシデント	1	なし	実害なし	何らかの影響を及ぼした可能性はあるが、実害はなかった
インシデント	2	一過性	軽度	処置や治療は行わなかった（バイタルサインの軽度変化、観察の強化、安全確認の検査などの必要性は生じた）
インシデント	3 a	一過性	中程度	簡単な処置や治療を要した（消毒、湿布、皮膚の縫合、鎮痛剤の投与など）
アクシデント	3 b	一過性	高度	濃厚な処置や治療を要した（バイタルサインの高度変化、人工呼吸器の装着、手術、入院日数の延長、外来患者の入院、骨折など）
アクシデント	4	永続的	軽度～高度	永続的な障害や後遺症が残存（有意な機能障害や美容上の問題は伴わない場合、伴う場合の両者を含む）
アクシデント	5	死亡		死亡（現疾患の自然経過によるものを除く）

（地域医療機能推進機構：医療安全管理指針、https://www.jcho.go.jp/wp-content/uploads/2017/07/20170728anzenshishin.pdf より改変）

1．インシデント（ヒヤリハット）とは、日常診療の現場で、“ヒヤリ”としたり“ハッ”としたりした経験を有する事例を指し、実際には患者へ傷害を及ぼすことはほとんどなかったが、医療有害事象へ発展する可能性を有していた潜在的事例をいう。インシデント・アクシデントの患者影響度分類では、０～３ａが対象となる。
2．アクシデント（医療有害事象、医療事故）とは、防止可能なものか、過失によるものかにかかわらず、医療にかかわる場所で、医療の過程において、不適切な医療行為（必要な医療行為がなされなかった場合を含む。）が、結果として患者へ意図しない傷害を生じ、その経過が一定以上の影響を与えた事象をいう。インシデント・アクシデントの患者影響度分類では、３ｂ～５が対象となる。

参考文献

1）厚生労働省医政局 医療安全対策検討会議ヒューマンエラー部会：安全な医療を提供するための10の要点、https://www.mhlw.go.jp/topics/2001/0110/dl/tp1030- 1 a.pdf、2021.1.25、閲覧
2）厚生労働省：医療安全対策、https://www.mhlw.go.jp/stf/seisakunitsuite/bunya/kenkou_iryou/iryou/i-anzen/index.html 2021.1.2、閲覧
3）日本看護協会：個人情報と倫理、https://www.nurse.or.jp/nursing/practice/rinri/text/basic/problem/kojinjyoho.html、2021.1.2、閲覧

問題１▶正解４
死亡した患者であっても個人情報として保護する。開示する場合には利用目的を特定し、明らかにして本人（代理人）の同意を得る。科別のルールではなく病院のルールにのっとって開示する。感染症の場合、医師から保健所への届出は本人の同意は不要である。

問題２▶正解１
看護師が受ける行政処分は保健師助産師看護師法による。業務上過失致死傷罪は刑法による。使用者責任は民法で所属施設が使用者責任を問われる。看護師は医療事故を起こした場合、民事上・刑事上・行政上の法的責任を問われる。

問題３▶正解１
インシデントレポートの目的は、責任追及や懲罰のためではない。インシデントに気づいた時点で速やかに作成する。主な記述内容は、インシデントの状況とその対応である。レポートを分析・対策することによって再発防止に努める。

（野田みやこ）

事例 3 災害時の看護師の対応

Aさん（40歳、女性）は、夫と12歳と9歳の娘と4人で暮らしている。大雨が続き、裏山が崩れて土石流が発生し、Aさんの家は全壊した。家族は逃げて全員無事であった。隣の家の人は濁流に流され死亡した。被災後、家族4名は避難所で地区の人たちと生活をしている。被災して1週間が過ぎたころ、避難所に派遣された看護師に、Aさんは「土石流が発生した翌日から、突然怖くなり、胸がドキドキしたり、何か音がするとびっくりしてしまうのです。夢を見ているような感覚で、夜も眠ることができません」と話した。

学習のキーポイント

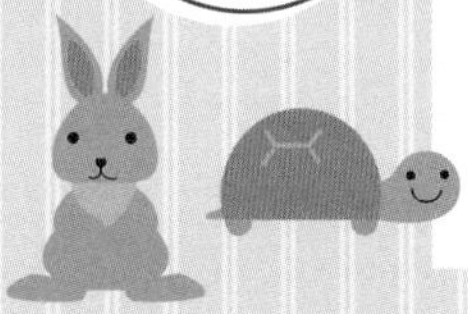

この設問は、災害（現代の課題）時の看護師の対応を問う事例である。近年頻発する災害において、災害発生直後から医師・看護師などによる医療チームが派遣され、活動をする場合が多くなった。そこで、看護師として災害時の対応の知識を理解しておくことが重要である。次の2つのポイントから正解をみつけよう。

❶災害時における心的状況の理解
❷災害時における身体的アセスメントの理解

問題 1 Aさんの状態で最も考えられるのはどれか。

1. 心的外傷後ストレス障害 post-traumatic stress disorder
2. パニック障害 panic disorder
3. 身体表現性障害 somatoform disorder
4. 急性ストレス障害 acute stress disorder

問題 2 Aさんの訴えに対して、看護師としてまず最優先に実施することはどれか。

1. 不安な状況を話すよう促す。
2. 受診を勧める。
3. 身体的アセスメントを行う。
4. 症状を観察し、このまま状況をみましょうと声をかける。

問題 3 避難所生活が2か月過ぎたころ、Aさんより、9歳の娘が被災後3週間くらいから泣いたり怒鳴ったり感情の起伏が激しく、ほとんど部屋から出ず、学校に行かないため心配だと相談があった。Aさんへの対応として適切なのはどれか。

1. 学校のカウンセラーに相談するように勧める。
2. 児童精神科医に相談するように勧める。
3. 被災が原因であるから、このまま静かに見守れば回復すると伝える。
4. 娘との会話を多くもち、登校するよう促すように伝える。

正解&なっとく Column

問題 1 精神疾患の既往はなく、「被災翌日」が初発であることから、発症の契機・背景が明確である。また、被災体験をくり返し想起して極度の不安を訴えておりフラッシュバックの症状もある。発症の契機とフラッシュバック体験から、急性ストレス障害と判断できる。このような状態が１か月以上持続している場合、心的外傷後ストレス障害（PTSD）と判断される。PTSDに移行しないようなケアが必要である。

パニック発作の診断基準となる震えや発汗などの症状は認められないため、パニック障害は考えにくい。また身体表現性障害とは、身体の器質的・機能的側面での異常が否定されてもなお、身体症状を訴える場合に診断されるものである。

問題 2 Aさんは、突然、災害にみまわれたことに加え、隣人が死亡したことで多くのストレッサーが発生している状況にある。そのなかで「被災の体験がくり返し、想起されて極度の不安を訴えている」こと、また症状は土石流が発生した次の日から、心理的反応によって身体症状が出現したと考えられる。しかし、看護師の初期対応としては憶測で判断せずに、まずは身体状況のアセスメントをすることが最優先とされる。

問題 3 Aさんの娘は大規模災害を経験し、それによるストレス障害を起こしていると考えられる。被災後３週から易刺激性の症状がみられ、症状が１か月以上持続していることから、心的外傷後ストレス障害（PTSD）と考えられる。PTSDは放置すると慢性化し生活に大きな障害が現れるため、なるべく早期に児童精神科を受診する必要がある。その際は、本人の意志とトラウマへの過敏性に充分配慮することが重要である。

表１　PTSDの主な症状と診断

侵入症状	トラウマとなった出来事に関する不快で苦痛な記憶が突然蘇ってきたり、悪夢として反復される。また思い出したときに気持ちが動揺したり、身体生理的反応（動悸や発汗）を伴う。
回避症状	出来事に関して思い出したり考えたりすることを極力避けようしたり、思い出させる人物、事物、状況や会話を回避する。
認知と気分の陰性の変化	否定的な認知、興味や関心の喪失、周囲との疎隔感や孤立感を感じ、陽性の感情（幸福、愛情など）がもてなくなる。
覚醒度と反応性の著しい変化	いらいら感、無謀または自己破壊的行動、過剰な警戒心、ちょっとした刺激にもひどくビクッとするような驚愕反応、集中困難、睡眠障害がみられる。

上記の症状が１ヵ月以上持続し、それにより顕著な苦痛感や、社会生活や日常生活の機能に支障をきたしている場合、医学的にPTSDと診断される。なお外傷的出来事から４週間以内の場合には別に「急性ストレス障害Acute Stress Disorder: ASD」の基準が設けられており、PTSDとは区別されている。

（日本トラウマティック・ストレス学会、https://www.jstss.org/ptsd/ より改変）

問題１ ▶ 正解４
発症の契機とフラッシュバック体験があることから、また発症後１か月以内であり、急性ストレス障害と判断できる。

問題２ ▶ 正解３
Aさんは、身体症状による不安を訴えている。緊急性および医療の必要性の有無を判断するためにまずは身体的アセスメントが求められる。

問題３ ▶ 正解２
心的外傷後ストレス障害（PTSD）は、放置すると慢性化し生活に大きな障害が現れるため、なるべく早期に児童精神科を受診する必要がある。

（松原紀子）

事例 4 経済連携協定(EPA)に基づく外国人看護師の受け入れ

グロバリゼーションの諸相の1つである人の越境として、経済連携協定(EPA：Economic Partnership Agreement)があげられる。経済連携協定(EPA)は、世界貿易機関(WTO)を中心とした多国間の貿易自由化を補完するため、国や地域を限定して、関税等の貿易障壁を撤廃することにより、モノ・ヒト・カネ・サービスの異動を促進させようとするものである。一般的には、自由貿易協定(FTA：Free Trade Agreement)の呼称が使用されているが、日本においてはいわゆる自由貿易協定(物品やサービスの貿易障壁の削減・撤廃を目的とする)の要素に加え、投資、人の移動、知的財産保護、協力等の広範な分野を対象としていることから、協定の名称は、経済連携協定(EPA)を用いている。

2008年以降にインドネシアから、翌年にフィリピン、そして2014年にはベトナムから、看護および介護分野の労働者の受け入れを始めている。看護師・介護福祉士候補者となるためには、基本的に現地でしかるべく日本語研修を受けることを前提としたうえで、一定の日本語能力を有することを条件の1つとしている。看護師候補者の来日理由は、日本の看護師国家資格を取得して、日本で働き続けたいからである。

学習のキーポイント

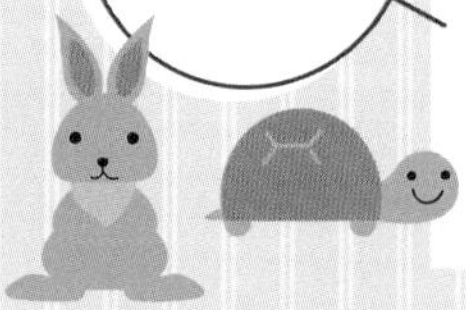

この設問は、経済連携協定(EPA)に基づく外国人看護師の受け入れに関する事例である。次の3つのポイントで正解をみつけよう。

❶経済連携協定(EPA)における外国人の看護師・介護福祉士の条件
❷2か国間の国際保健医療協力
❸EPA候補者の受験について

問題 1 各国で若干の違いや例外規定もあるが、EPAの原則として正しいものを1つ選びなさい。

1. EPAスキームによる外国人看護師や介護福祉士の受け入れは、人手不足の解消策として導入されたものである。
2. 日本で正規の介護福祉士として働くならば5年以内に国家試験に合格する必要がある。
3. 日本で正規の看護師として働くならば3年以内に国家試験に合格する必要がある。
4. 制度的特徴として、試験を受験するまでの滞在期間や受け入れ上限は設けられていない。

問題 2 2か国間の国際保健医療協力を行うのはどれか。

1. 国際協力機構〈JICA〉
2. 国際看護師協会〈ICN〉
3. 国連開発計画〈UNDP〉
4. 国連食糧農業機関〈FAO〉

問題 3 EPA候補者の国家試験を受験する際の配慮について正しいものを1つ選びなさい。

1．試験時間の延長は、看護師1.5倍、介護福祉士1.3倍である。
2．介護福祉士は、4年間の在留資格の間に受験は1年おきにしか認められない。
3．すべての漢字には「フリガナ」を付けた問題用紙が配布される。
4．看護師は、3年間の在留資格の間に受験は毎年（合計3回）認められる。

正解&なっとく Column

問題 1

1．EPAスキームによる外国人看護師や介護福祉士の受け入れは、人手不足の解消策として導入されたものではなく、経済外交の一環として認められたものである。

2、3、4．制度的特徴として、試験を受験するまでの滞在期間や受け入れ上限が設けられている。看護師の在留期間は上限3年（年1回更新）であり、介護福祉士の在留期間は上限4年（年1回更新）となっている。日本で正規の介護福祉士として働くならば4年以内に国家試験に合格する必要がある。

問題 2

1．国際協力機構（JICA）：政府開発援助（ODA）の実施機関の1つで、青年海外協力隊など2か国間の技術協力や有償資金の協力を行う。日本は開発途上国に対して直接援助をしているほか、国際機関にもお金を出すことで開発途上国を支援している。日本が開発途上国を直接支援するのが二国間援助、国際機関を通じて支援するのが多国間援助とよばれている。多国間援助にあたる国際機関には、国連児童基金（UNICEF）や国連開発計画（UNDP）、国連難民高等弁務官事務所（UNHCR）などがある。

2．国際看護師協会（ICN）は、「専門看護実践」「看護規制」「社会経済福祉」の各領域に関するさまざまな活動を行っている。これらの活動を通じ、看護および健康の向上を推進し、質の高い看護、堅実な世界的保健政策および看護の知識の発展をめざしている。

3．国連開発計画（UNDP）は、国連の開発ネットワークを先導する機関である。世界の170か国以上の国々で活動を進め、開発途上の国々がその開発目標を達成できるように支援する。その任務は、これらの国々と協働して貧困を削減し、民主的統治を促進し、危機を防止するとともに、危機からの復興を支援し、環境を保護し、気候変動と戦う。UNDPのネットワークは、開発途上国が「持続可能な開発目標」の達成に必要な資源や知識にアクセスできるようにする。UNDPの活動は、開発途上国、開発先進国を代表する36か国が構成する「執行理事会」が管理する。最も重要な刊行物は毎年出版される「人間開発報告」で、重要な開発問題に焦点をあて、計測ツールや革新的な分析、政策提案を載せている。

4．国連食糧農業機関（FAO）の目的は、以下の施策を通じた世界経済の発展および人類の飢餓からの解放である。（ア）世界各国国民の栄養水準および生活水準の向上、（イ）食料および農産物の生産および流通の改善、（ウ）農村住民の生活条件の改善をめざして活動している。

問題 3

1．試験時間の延長は、看護師1.3倍、介護福祉士1.5倍である。

2．介護福祉士は、４年間の在留資格の間に受験は最終年度の１回しか認められない。

3．すべての漢字にはひらがなを付けた問題用紙が配布される。

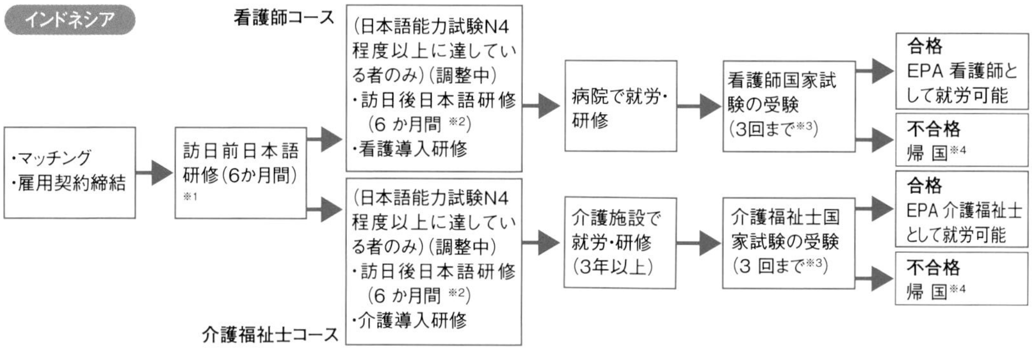

※1：訪日前日本語研修の開始前に、日本語能力試験 N4またはN3に合格している候補者については、訪日前日本語研修が免除となる。
※2：日本語能力試験 N2 以上に合格しているまたは法務大臣が告示する日本語教育機関において 12 か月以上の日本語教育を受けた候補者については、訪日後日本語研修も免除となる。
※3：滞在期間の最後の国家試験に不合格となった候補者のうち、特例候補者と認められた場合は、受験機会がさらに1回増える
※4：在留資格「短期滞在」等で再度入国して受験が可能

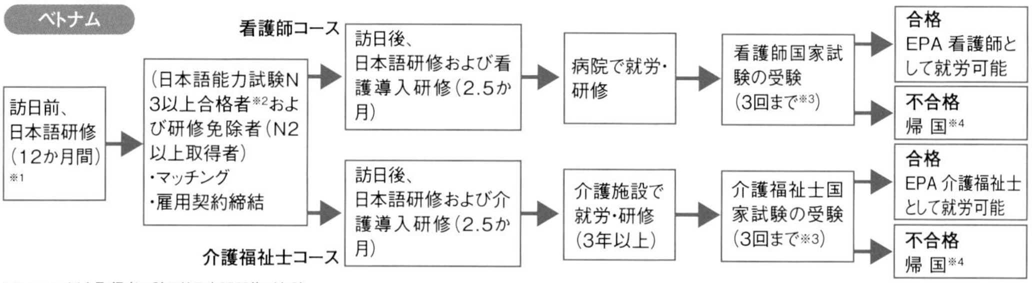

※1：N2 以上取得者は訪日前日本語研修が免除
※2：過年度 N3 以上合格者も含む
※3：滞在期間の最後の国家試験に不合格となった候補者のうち、特例候補者と認められた場合は、受験機会がさらに 1 回増える
※4：在留資格「短期滞在」等で再度入国して受験が可能

図１　外国人看護師・介護福祉士候補者の受入れ例（インドネシア、ベトナム）

（国際厚生事業団：EPA外国人看護師・介護福祉士受入れのあらまし、https://jicwels.or.jp/wp-content/uploads/2021/03/20210325-受入れパンフレット.pdfより改変）

参考文献

1）平野かよ子、渡戸一郎編：健康と社会・生活、第４版、ナーシンググラフィカ　健康支援と社会保障①、p.130～131、メディカ出版、2016
2）日本看護協会：ICNとは、https://www.nurse.or.jp/nursing/international/icn/about/index.html、2020年12月28日検索
3）国連広報センター：国連開発計画（UNDP）、https://www.unic.or.jp/info/un/unsystem/other_bodies/undp/、2020年12月28日検索
4）外務省：国際連合食糧農業機関（FAO）の概要、https://www.mofa.go.jp/mofaj/gaiko/fao/gaiyo.html、2020年12月28日検索

問題１▶正解３
日本で正規の看護師として働くならば３年以内に国家試験に合格する必要がある。

問題２▶正解１
2008年10月にそれまで技術協力等を実施していたJICAは、国際協力銀行から郵相資金協力を、外務省から無償資金協力の一部を受け継いで、新JICAとしてスタートした。「技術協力」「有償資金協力」「無償資金協力」の３つの援助ツールを一元的に実施できるようになった。

問題３▶正解４
看護師は、３年間の在留資格の間に受験は毎年（合計３回）認められる。

（中谷こずえ）

9

基礎医学

事例 1　ニューモシスチス肺炎を発症した患者

35歳、男性。既往歴：特記事項なし。輸血歴なし。喫煙：10本/日×10年。

1週間前より発熱、咳あり、近医受診。胸部X線、胸部CT検査により軽度の肺炎の診断にて抗生物質開始となる。その後、症状は改善せず、呼吸困難が増悪し、胸部CT上、両側肺野全体にスリガラス陰影を認め、呼吸不全も認めたため転院となる。血液検査にて、HIV抗体陽性、喀痰中にニューモシスチス・イロベチイを認め、HIVによる日和見感染症と診断された。

学習のキーポイント

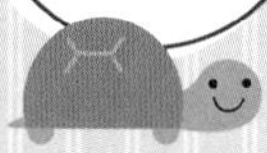

この設問は、HIV感染による日和見感染症を発症した患者の事例である。次のポイントで正解をみつけよう。

❶HIVの感染経路を理解する。　❷後天性免疫不全症候群の病態の確認
❸予防と治療法の確認　❹主な死亡原因を理解する。

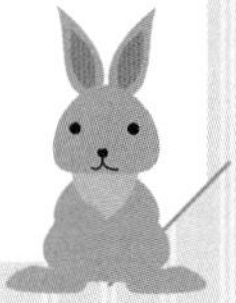

問題 1　この患者の状態で誤っているのはどれか。

1．後天性免疫不全症候群の状態にある。　2．HIV感染初期の状態である。
3．CD 4 陽性T細胞の減少がみられる。　4．動脈血酸素分圧は60mmHg以下が考えられる。

問題 2　HIV感染症で誤っているのはどれか。

1．血液感染する。　2．DNAウイルスによる。
3．無症候期がある。　4．性行為感染する。

問題 3　この疾患について正しいのはどれか。2つ選べ。

1．HIVの潜伏期間は平均1～2年で大部分が発症する。
2．ニューモシスチス肺炎は細菌感染症である。
3．抗HIV薬の多剤併用療法によりウイルス抑制効果が期待できる。
4．主な死因は日和見感染症や悪性腫瘍の発症である。

正解&なっとく Column

問題 1　HIV（ヒト免疫不全ウイルス）はウイルスの名前、AIDS（後天性免疫不全症候群）はHIVに感染することによって発症する病名である。HIVは免疫の担当のTリンパ球やCD 4 陽性T細胞（ヘルパーT細胞）に感染し、破壊する。HIVに感染しすぐにAIDSを発症するわけではない。AIDSを発症するまでには、HIV感染→感染初期→無症候期→AIDS発症の経過がみられる。感染初期にはHIVのウイルスが急激に増加する。その後、ウイルスの量は一旦減り、無症候期とよばれる状態に入る。この期間は個人差もあるが、数年～10年程度ある。さらに進行すると免疫低下し日和見感染症や悪性腫瘍を発症し、これらを発症した時点でAIDSと診断される。

問題2 HIVはレトロウイルスに属するRNAウイルスであり、感染した人の血液、精液、膣分泌液、母乳といった体液に存在する。これらが相手の粘膜部分（主に口の中、ペニス、尿道、膣、直腸など）に接触することで、感染の可能性が出てくる。なお、汗、涙、唾液、尿、便などの体液の接触による感染の可能性はない。主要な感染経路は「性行為による感染」「血液を介しての感染」「母親から乳児への母子感染」の３つである。血液を介しての感染は、以前は血液製剤によるものがあったが、現在では麻薬常習者などでの注射針の打ちまわしによるものが確認されている。

問題3 AIDS発症期は正常な免疫力があれば罹患しない真菌（ニューモシスチス、カンジダ、クリプトコッカス）、原虫（トキソプラズマ）、細菌（結核）、ウイルス（サイトメガロウイルスなど）による日和見感染症や悪性腫瘍などさまざまな症状がみられAIDSと診断される。これらの疾患が生命予後を決定する。無症状期にHIV感染が発見された場合、抗HIV薬を開始によりウイルスの増殖を抑えることでAIDS発症を防ぐことが可能である。

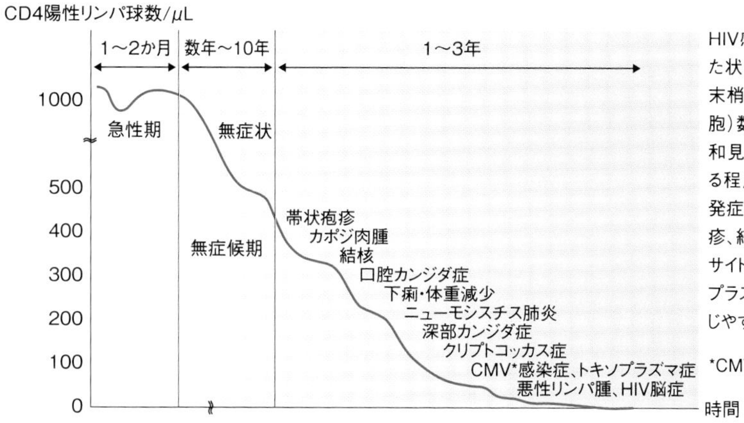

HIV感染症で、日和見感染が生じた状態がAIDS（エイズ）である。末梢血CD4陽性リンパ球（T4細胞）数の低下の程度に応じて、日和見感染をしやすい病原体がある程度決まっている。エイズの初発症状となりやすいのは、帯状疱疹、結核、口腔カンジダ症である。サイトメガロウイする感染症、トキソプラズマ症、HIV脳症は末期に生じやすい。

*CMV:サイトメガロウイルス

図1　HIV感染と臨床経過

（堤寛：新訂版クイックマスター病理学、第２版、p.99、サイオ出版、2018）

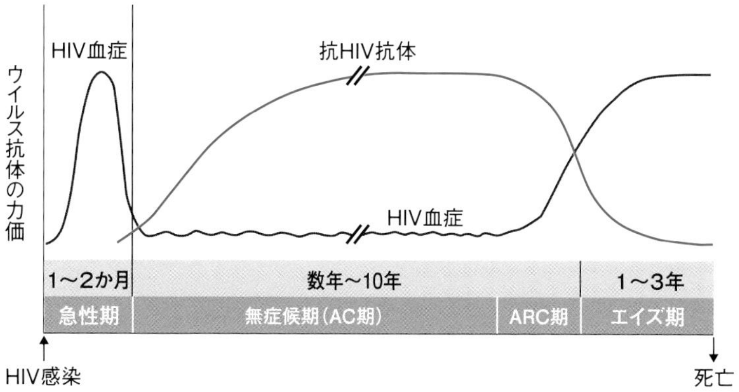

HIVに感染すると、発熱などの急性期症状が出て、HIV血症は急速にピークに達する。1〜2か月後には、抗HIV抗体が陽性化するとともにウイルスは陰性化して、長く続く無症状期となる。エイズの診断は日和見感染が明確となった時点でなされる。その前に、リンパ節腫大や発熱を示すARC期が先行する。

図2　HIV感染症におけるCD４陽性リンパ球数と日和見感染症

（堤寛：新訂版クイックマスター病理学、第２版、p.99、サイオ出版、2018）

問題1 ▶ 正解2
日和見感染症の発症によりAIDSと診断する。呼吸不全の定義は、動脈血酸素分圧が60mmHg以下である。

問題2 ▶ 正解2
HIVはレトロウイルスに属するRNAウイルス。主な感染経路は性行為・血液感染・母子感染で、最も多いのは性行為感染である。

問題3 ▶ 正解3、4
HIV感染の早期発見早期治療により、AIDSの発症を防ぐことが可能である。治療開始が遅れてしまうと、生命予後の悪化につながる。

（河田美紀）

事例2 くも膜下出血を発症した患者

55歳男性、通勤中の電車内で突然の激しい頭痛とともに嘔吐がみられ、意識もうろうとし倒れ救急搬送された。病院搬送時、普通の呼びかけに開眼するも、呼びかけをやめると閉眼する。四肢の麻痺はみられない。5年前から高血圧を指摘されていたが未治療であった。頭部単純CT検査にて、くも膜下出血と診断された。

学習のキーポイント

この設問は、脳血管障害を発症し、脳圧亢進症状がみられた患者の事例である。次のポイントで正解をみつけよう。

❶意識障害の分類を理解する。
❷脳圧亢進症状の確認
❸くも膜下出血の合併症の確認
❹くも膜下出血の治療法と予後

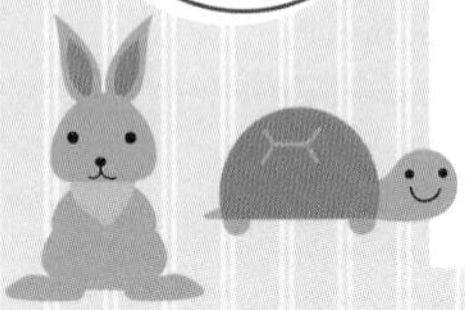

問題1 この患者の意識状態はJCS(ジャパンコーマスケール)のどれか。

1. JCS　3
2. JCS　10
3. JCS　20
4. JCS　300

問題2 脳圧亢進症状の患者にみられる所見はどれか。

1. 発熱
2. 眼底出血
3. 低血圧
4. 徐脈

問題3 家族への説明で誤っているのはどれか。

1. 原因は、未治療の高血圧による脳動脈瘤の破裂が考えられます。
2. 発症後4日から14日以内に脳血管攣縮による脳梗塞を合併する可能性があります。
3. この疾患の生命予後は良好で、後遺症もなく社会復帰が可能です。
4. 親や兄弟などの家族にくも膜下出血の既往がみられる場合、発症リスクが高まります。

正解&なっとく Column

問題① ジャパン・コーマ・スケール（JCS）は、覚醒の程度によって分類したもので、数値が大きくなるほど意識障害は重度である（**表1**）。

表1　ジャパン-コーマ-スケール

Ⅰ 覚醒している	
1	だいたい清明だが、いまひとつはっきりしない
2	見当識障害がある
3	名前、生年月日が言えない
Ⅱ 刺激すると覚醒する	
10	普通の呼びかけで開眼する
20	大きな声、または身体を揺さぶると開眼する
30	痛み刺激を加え、呼びかけをくり返すと、かろうじて開眼する
Ⅲ 刺激しても覚醒しない	
100	痛み刺激に対して、払いのけるような動作をする
200	痛み刺激で少し手足を動かしたり、顔をしかめる
300	痛み刺激に反応しない

注：意識が清明な場合は「0」とし、「JCS 0」と表記し、意識状態に応じて「JCS 1」、「JCS 20」、「JCS 300」と表記。
不穏状態「R：restlessness」、失禁「I：incontinence」があれば「R」「I」を付記する（JCS 20-RI、JCS 200-I）。無動性無言症（akinetic mutism）や失外套症候群（apallic state）があれば「A」を付記する（JCS20A、JCS200RA）。

問題② 頭蓋骨におおわれている頭蓋内では、脳腫瘍や脳出血などの頭蓋内占拠性病変、脳浮腫、水頭症などの原因によって頭蓋内圧が亢進する。急性頭蓋内圧亢進では意識障害、血圧上昇、徐脈、異常呼吸、瞳孔異常を起こす。これは、生体の恒常性を維持する代償性反応が働き、脳血流量の減少を代償するため血圧を上昇させ、脈は徐脈になる。この現象をクッシング現象という。さらに進行すると脳ヘルニアを生じ、生命の危機に陥る。

問題③ 脳を保護する髄膜（硬膜、くも膜、軟膜）のうち、くも膜と軟膜の間に出血が起こる状態である。脳の動脈にできた脳動脈瘤が破裂し発症することが最も多く、高血圧や飲酒・喫煙、父母、祖父母などにくも膜下出血の患者がいる場合には発症の確率が高くなる。くも膜下出血を発症後の数日～2週間以内に、破裂した脳動脈瘤により脳の血管が縮み（脳血管攣縮）、血流が悪くなり、脳梗塞を併発することがある。

問題1 ▶ 正解2
刺激すると覚醒するので二桁が考えられ、普通の呼びかけで開眼するため10が相応である。

問題2 ▶ 正解4
急激な脳圧亢進のため、高血圧、徐脈により脳血流を維持する。典型的な症状は、突然の激しい頭痛、嘔気・嘔吐、意識障害である。

問題3 ▶ 正解3
約半数は心肺停止あるいは昏睡状態となり、加療により元の社会生活に復帰できるのは約25％といわれている。

（河田好泰）

事例 3 橋梗塞と診断され、摂食嚥下リハビリテーションを行うことになった患者

Aさん(65歳、男性)は、1年前に回転性のめまいを感じたので、病院でMRI検査を行った。その結果、両側椎骨動脈および脳底動脈の狭窄を指摘されたが、脳卒中の既往はなかった。2日前に嘔吐とめまいが出現したため救急車で病院に搬送され、必要な検査を行った結果、橋梗塞と診断された。入院後嚥下機能に加え、神経症候、認知機能等の検査を行い、さらに嚥下造影検査も実施した。嚥下造影検査の結果、誤嚥を認めたため、摂食嚥下リハビリテーションを行うことになった。

学習のキーポイント

この設問は、橋梗塞と診断され、摂食嚥下リハビリテーションを行うことになった患者の事例である。次の2つポイントで正解をみつけよう。

❶大脳動脈輪の構造を理解する。
❷大脳の構造を理解する。

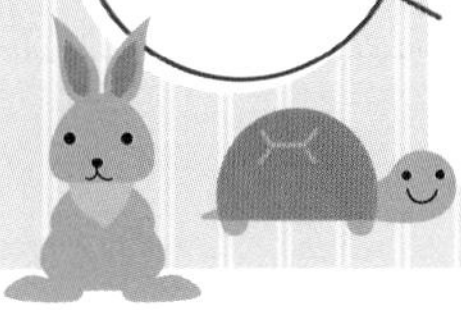

問題 1 大脳動脈輪の図を示す。Aさんの動脈で狭窄している部位はどれか。2つ選べ。

1. ア
2. イ
3. ウ
4. エ
5. オ

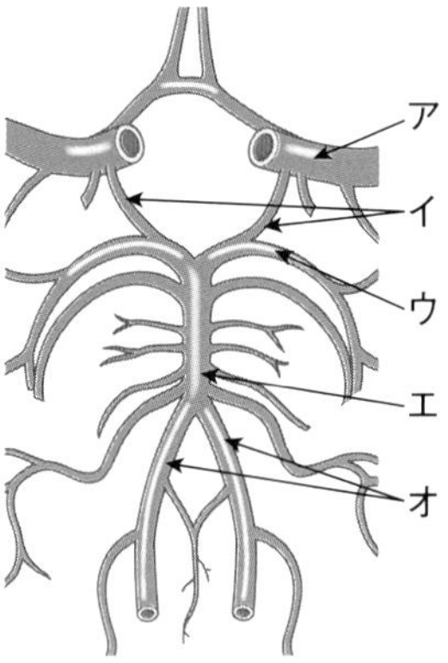

問題 2 脳の正中断の図を示す。Aさんの脳で梗塞が起きている部位はどれか。

1. ア
2. イ
3. ウ
4. エ
5. オ

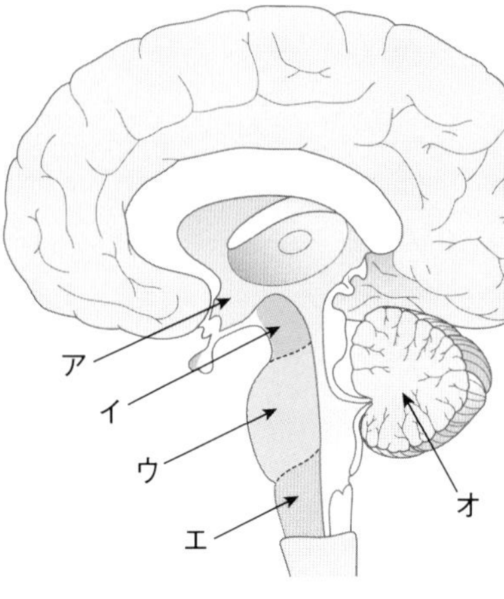

正解&なっとく Column

問題① 脳は、左右内頸動脈（総頸動脈の枝）と、左右椎骨動脈（鎖骨下動脈の枝）から血液供給を受けている。内頸動脈は、前大脳動脈と中大脳動脈を、左右椎骨動脈は合流して脳底動脈になった後、左右後大脳動脈に分岐する。左右前大脳動脈は前交通動脈により、左右後大脳動脈と左右中大脳動脈は左右後交通動脈により連絡するため脳底部で大脳動脈輪（ウイリスの動脈輪）を形成し脳虚血を防ぐ役割を有する（**図1**）。

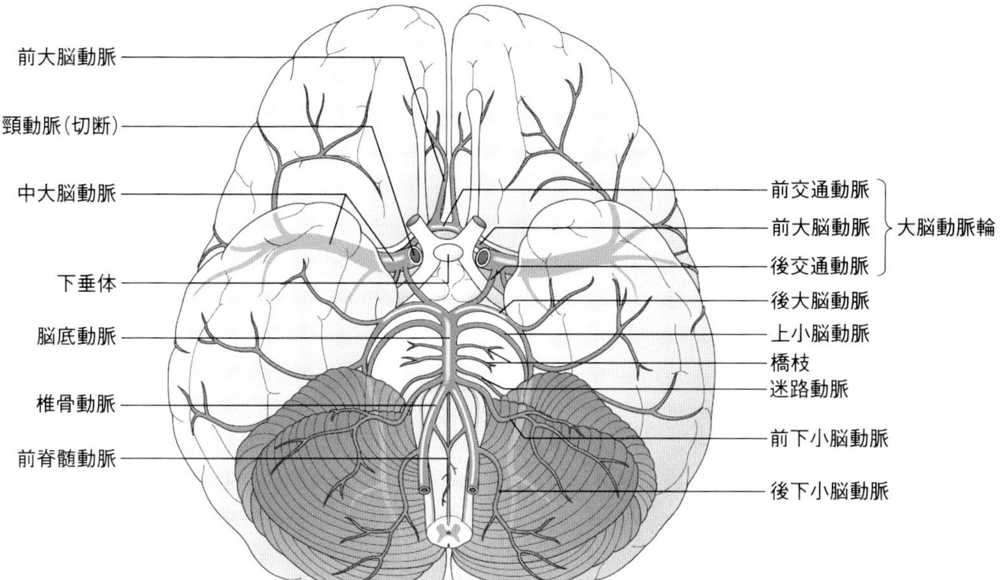

図1　大脳動脈輪

問題② 脳の正中断像から脳幹（中脳、橋および延髄）、間脳（視床と視床下部）、小脳の位置と機能を確実に理解しておこう（**図2**）。

- **中脳**：視覚や聴覚の反射、動眼神経核（運動核）と動眼神経副核（副交感神経節前ニューロンの細胞体があり毛様体神経節経由で、瞳孔括約筋と毛様体筋を支配）がある。
- **橋**：三叉神経の運動核、顔面神経核があり、神経線維の通り道にもなっている。
- **延髄**：呼吸中枢、心臓血管中枢、嚥下中枢、嘔吐中枢など生命維持に重要な中枢がある。

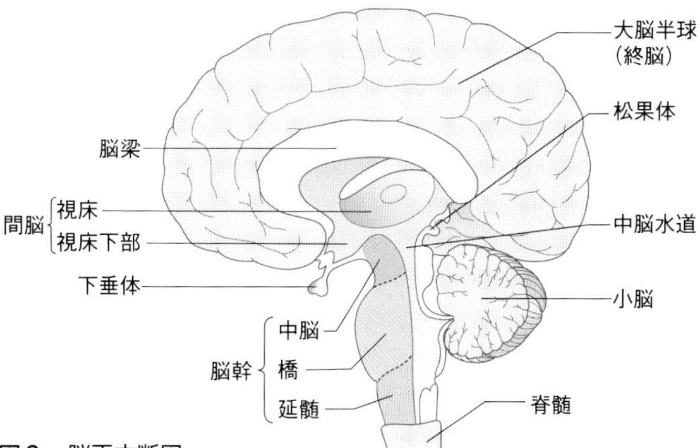

図2　脳正中断図

問題1 ▶ 正解4、5
狭窄しているのは脳底動脈と左右椎骨動脈なので、**エ**の脳底動脈と**オ**の椎骨動脈が正解となる。

問題2 ▶ 正解3
梗塞が起きているのは橋なので、**ウ**が正解となる（**図2**を参照）。

（小萱康徳）

事例 4　帯状疱疹と診断された患者

Aさん（65歳）は、1週間前から背中の皮膚にピリピリ感を感じていた。その後、背中の右側に強い痛みと帯状にやや盛り上がった赤い斑点や水疱が現れたため皮膚科を受診した。検査の結果、帯状疱疹と診断された。

学習のキーポイント

❶帯状疱疹の原因ウイルスについて理解する。
❷原因ウイルスの潜伏部位について理解する。

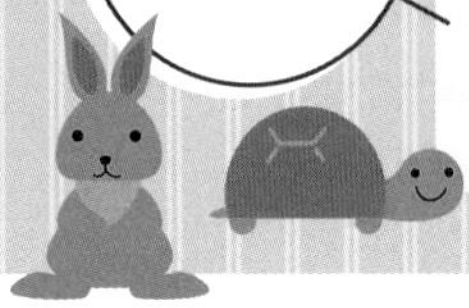

問題 1　帯状疱疹の原因ウイルスはどれか。

1．水痘ウイルス
2．HIV
3．ムンプスウイルス
4．アデノウイルス

問題 2　原因ウイルスが発症するまで潜伏している部位はどれか。

1．リンパ節
2．皮静脈外膜
3．交感神経幹神経節
4．脊髄神経節

正解&なっとく Column

問題① 幼児期に水痘ウイルスに感染（水ぼうそう）後も体内に潜伏し続け、加齢などによる免疫力の低下に伴い増殖して発症するのが帯状疱疹であり、その原因ウイルスは、水痘ウイルス（水痘帯状疱疹ウイルス）である。

問題② 水痘帯状疱疹ウイルス（Varicella-zoster virus：VZV）の感染後、神経節のVZVが再活性化して軸索やシュワン細胞などを傷害しつつ神経線維束に沿って下行するため疼痛を伴うことになる。一方、単純ヘルペスウイルス（Herpes simplex virus：HSV）も感染後神経節に潜伏しているが、神経線維の中を通って下行するため帯状疱疹のような痛みを伴わない（白木公康教授、富山大学大学院医学薬学研究科）。

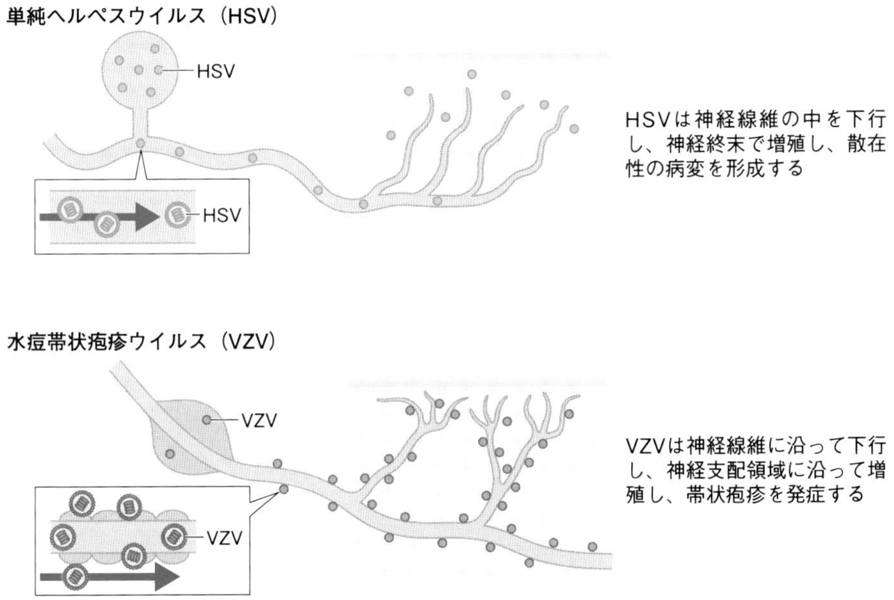

図1　単純ヘルペスウイルス（HSV）と水痘帯状疱疹ウイルス（VZV）の感染様式の違い

（白木公康教授、富山大学大学院医学薬学研究科）

問題1 ▶ 正解1

幼児期に水痘ウイルスに感染（水ぼうそう）後も体内に潜伏し続け、加齢などによる免疫力の低下に伴い増殖して発症するのが帯状疱疹である。

問題2 ▶ 正解4

水ぼうそう感染後、水痘帯状疱疹ウイルス（VZV）は、主として脊髄神経節に潜伏している（**図1**）。

（小萱康徳）

事例 5 冠動脈に狭窄部を認め、カテーテル治療を行うことになった患者

Aさん（50歳、女性）は、数か月前から階段を上がると息切れがするのを感じていた。最近胸に加え背中や左肩にも痛みと息苦しさを感じるようになり、循環器内科を受診した。胸部X線、心電図および心エコーなどのスクリーニング検査を行った結果、狭心症の疑いがあり、冠動脈の狭窄部を確認するためカテーテル検査および心臓血管造影を実施した。左冠動脈前下行枝に狭窄部を認めたため、右橈骨動脈からカテーテル治療を行うことになった。

学習のキーポイント

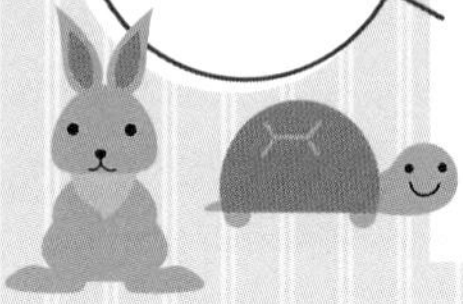

この設問は、狭心症の疑いがあり、検査の結果、冠状動脈に狭窄部を認めた。そのためカテーテル治療を行うことになった患者の事例である。次の２つのポイントで正解をみつけよう。

❶上肢の動脈の走行を理解する。
❷冠動脈の解剖を理解する。

問題 1 右橈骨動脈からカテーテルを挿入した場合のカテーテル進入経路で正しいのはどれか。

1．上腕動脈→腋窩動脈→鎖骨下動脈→腕頭動脈→大動脈弓→上行大動脈
2．上腕動脈→腋窩動脈→腕頭動脈→鎖骨下動脈→大動脈弓→上行大動脈
3．上腕動脈→鎖骨下動脈→腋窩動脈→腕頭動脈→上行大動脈→大動脈弓
4．上腕動脈→腋窩動脈→腕頭動脈→鎖骨下動脈→大動脈弓→上行大動脈

問題 2 冠状動脈の図を示す。前下行枝はどれか。

1．ア
2．イ
3．ウ
4．エ

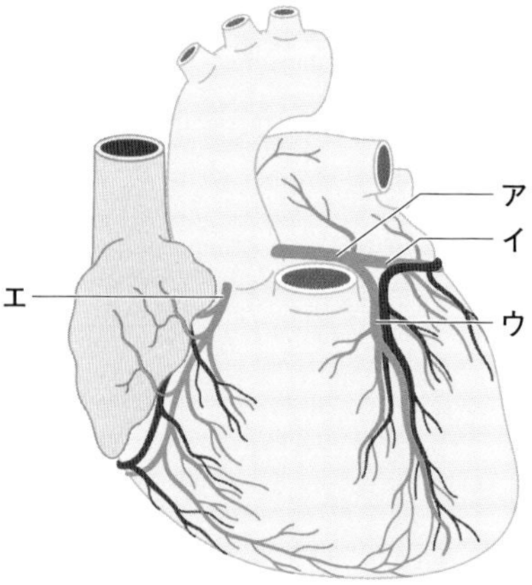

正解&なっとくColumn

問題1 橈骨動脈から上行大動脈に至る経路は**図1**に示すように、上腕動脈→腋窩動脈→鎖骨下動脈→腕頭動脈→大動脈弓→上行大動脈なので正解は1である。

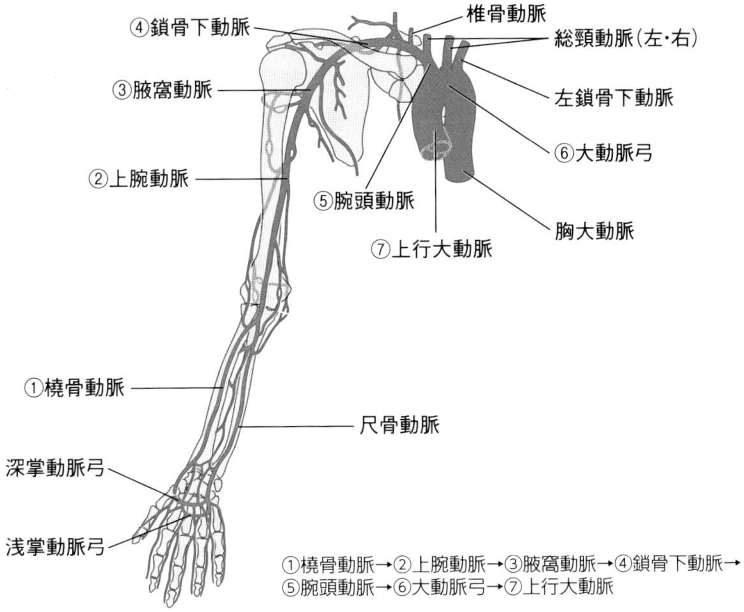

図1　橈骨動脈からカテーテルを挿入した場合の上行大動脈に至る経路

問題2 **図2**で示すように、前下行枝は左冠動脈の枝で、心臓前面を心尖に向かって下行し左心室の心筋を灌流する重要な血管である。**ア**は左冠動脈、**イ**が回旋枝、**ウ**は前下行枝、**エ**は右冠動脈を示す。

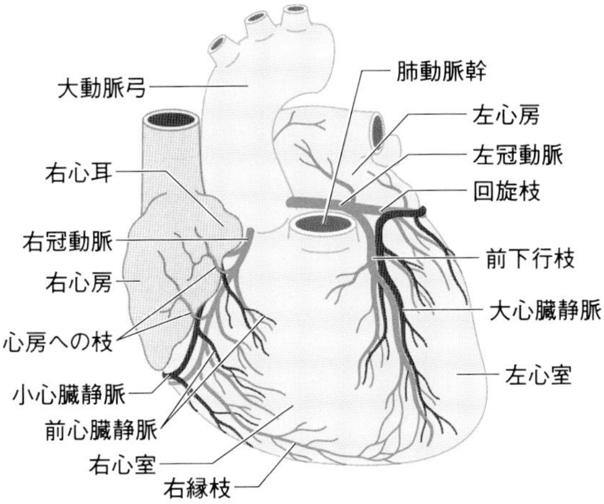

図2　冠動脈とその枝

問題1 ▶ 正解1 上腕動脈→腋窩動脈→鎖骨下動脈→腕頭動脈→大動脈弓→上行大動脈の順。	**問題2 ▶ 正解3** **ア**は左冠動脈、**イ**は回旋枝、**ウ**は前下行枝、**エ**は右冠動脈を示す。

（小萱康徳）

事例 6 QOLの向上を目的として鎮痛薬の投与が行われている乳がん患者

Aさん（60歳、女性）は右胸のしこりがあって病院を受診し、検査の結果、右乳房外側下部に直径約3 cmの乳がんが発見された。腋窩リンパ節に転移があり、手術前のホルモン療法を行ったが十分な効果が得られなかったため、さらに化学療法としてAC療法（ドキソルビシンとシクロホスファミドを3週間に1度4回）を受けた。その後、乳房全切除術を受けたが再発し、痛みを伴うようになった。現在は化学療法薬の与薬は行われず、QOLの向上を目的として鎮痛薬の投与が行われている。

学習のキーポイント

この設問は、QOLの向上を目的として鎮痛薬の投与が行われている乳がん患者の事例である。次のポイントで正解をみつけよう。

女性の乳がんや子宮体部がん、男性の前立腺がんは、ホルモン受容体が消失していなければその増殖はホルモン依存性であり、ホルモン療法が可能である。腫瘍のホルモン感受性が低い場合は、化学療法薬による治療が行われ、他には分子標的治療薬や免疫療法剤などの治療法がある。ドキソルビシンやシクロホスファミドなどの化学療法剤の抗がん作用機序は、細胞分裂の活発な細胞に対する細胞障害作用であり、免疫抑制、胃腸障害、脱毛などはこれらの化学療法薬の避けることができない副作用（有害作用）である。一方、ホルモン療法剤、分子標的治療薬、免疫療法剤はこれらの副作用は示さない。乳がんや子宮体部がんのホルモン療法については閉経前と閉経後で異なるので注意が必要である。QOLの向上を目的とした鎮痛薬の投与方法としてWHO方式3段階除痛ラダーが示されている。

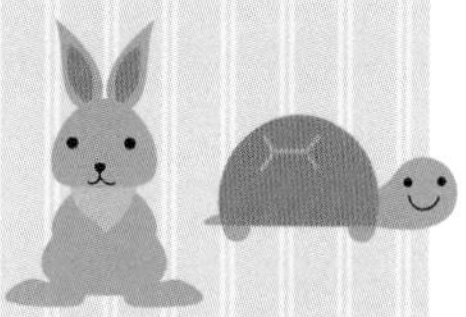

問題 1 次のうち、末梢白血球数の減少を起こす療法はどれか。

1．ホルモン療法
2．免疫療法
3．放射線療法
4．化学療法
5．分子標的治療法

問題 2 化学療法の副作用である脱毛について、Aさんに対する説明として正しいのはどれか。

1．「脱毛は、がん細胞や細胞増殖の盛んな細胞の抑制作用によるので我慢してください」
2．「脱毛は、抗がん剤による治療が終了すれば回復する可能性が高いので、しばらく我慢してください」
3．「脱毛がつらかったら別の治療法に変更しましょう」
4．「脱毛と治療とどちらが大切か考えてください」

問題 3 がん性疼痛の緩和に麻薬性鎮痛薬を用いる場合について、正しいのはどれか。２つ選べ。

1．フェンタニルは貼付剤として用いられ、経口投与では用いられない。
2．フェンタニル貼付剤は痛みのある場所に貼付する。
3．麻薬性鎮痛薬は、がん性疼痛の患者に用いても耽溺性を示さない。
4．WHO方式３段階除痛ラダーにおける麻薬性鎮痛薬の使用は、痛みがなくなれば投薬を休止する。

問題 4 麻薬性鎮痛薬につて正しい記述はどれか。２つ選べ。

1．麻薬性鎮痛薬を使用後の空アンプルは、麻薬管理者に返却する。
2．麻薬性鎮痛薬は、病棟では鍵のかかる室内に保管する。
3．注射用オキシコドン塩酸塩の残薬は、病棟で廃棄する。
4．麻薬性鎮痛薬の副作用として、便秘、吐き気・嘔吐、眠気がみられる。

正解&なっとくColumn

問題 1 シクロホスファミドなどの細胞障害作用を示す化学療法薬は、副作用として骨髄抑制や胃腸障害を示すが、細胞障害作用以外の作用機序のがん治療薬はこれらの副作用を示さない。

問題 2 化学療法薬による脱毛は、与薬が終了すれば回復する。

問題 3 フェンタニルは、排泄が早いので主として貼付剤として使用される。貼付後、吸収されて全身性に作用するので、痛みの場所に貼付する必要はない。強い痛みの緩和に用いた場合、麻薬性鎮痛薬に通常はみられるような耽溺性を示さないとされている。WHO方式３段階除痛ラダーでは、継続的・定期的に投薬を行う。また、患者には痛みを我慢しないで鎮痛薬を追加使用するように指導する。

問題 4 麻薬性鎮痛薬については、注射液の使用後空アンプル、注射液残薬、錠剤残薬はすべて麻薬管理者に返却する。また、カギのかかる簡単に移動できない堅固な設備（麻薬金庫など）に保管する。麻薬性鎮痛薬は、腸管に対する直接作用で腸管運動を抑制するため便秘を引き起こす。便秘には下剤を使用する。吐き気・嘔吐は、慣れによって消失するが、その間は吐き気止めを使用する。

問題1 ▶ 正解4
骨髄抑制である白血球数減少、胃腸障害は、細胞障害性抗がん薬の共通した副作用（有害作用）である。

問題2 ▶ 正解2
脱毛も細胞障害性抗がん薬の共通した副作用（有害作用）であるが、投薬終了後に回復する。

問題3 ▶ 正解1、3
フェンタニルは強力な鎮痛作用を示し、主として貼付剤として用いられる。

問題4 ▶ 正解1、4
麻薬性鎮痛薬は厳重な取り扱いが求められる。耽溺性は示さないとされているが、便秘は患者にとって看過できない副作用（有害作用）である。

（森　裕志）

事例 7 持病あり、インフルエンザが強く疑われる患者

Aさん（50歳、女性）は、1月のある日、風邪をひいて朝から熱があり、咳がひどく鼻水も出るため、会社を早退して午後2時ごろに外来受診した。迅速抗原検査でインフルエンザは陰性であった。Aさんのバイタルサインは、体温39.1℃、脈拍80回/分、血圧160/90mmHg、身長154cm、体重80kgで、高血圧と狭心症の治療中である。血液検査データは、赤血球460万/μL、白血球4,200/μL、血小板20.5万/μL、Hb15.2g/dL、クレアチニン0.8mg/dL、CRP0.7mg/dLであった。Aさんは、風邪を早く治したいとのことで抗生物質の投与を希望した。

学習のキーポイント

この設問は、冬季であり、インフルエンザが疑われるが、迅速抗原検査では陰性であった患者の事例である。このような場合どのような対応が考えられるか。今回、患者は風邪の症状で受診したが、高血圧と狭心症の持病がある。風邪の薬剤の投与で持病が悪化したり、薬剤の併用によって持病の治療効果が減弱する場合や併用の相乗効果によって薬理作用の増強や思わぬ副作用が現れることがある。次の4つのポイントで正解をみつけよう。

❶迅速抗原検査は、抗原（ウイルスや細菌などの病原体）と特異的に結合する抗体を用い、検体中に抗原があるかを検査する方法であり、インフルエンザの場合、発症から短時間後ではウイルスが検出限度以下で検出できず、翌日再検査が必要な場合がある。

❷細菌感染では末梢白血球数の増加やCRPの上昇がみられるが、ウイルス感染では大きな上昇はみられない。

❸鼻水（鼻炎）や咳には交感神経刺激薬が用いられることがあるが、高血圧や狭心症を悪化させることがある。

❹抗生物質は、細菌感染症には有効だが、インフルエンザなどのウイルス感染症には無効である。

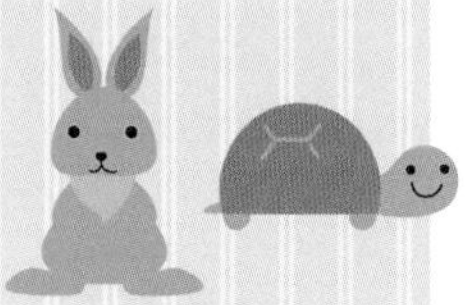

問題 1 次のうち、最も適切な説明または処置はどれか。

1. インフルエンザではないことを伝え、一般的な感冒薬を服用して安静にするように伝える。
2. 翌日もう一度受診し、インフルエンザの検査を受けるよう伝える。
3. 患者の希望に沿って抗生物質の投与を行う。
4. 患者の自己負担にはなるが、抗インフルエンザ薬の投与開始を勧める。

問題 2 次のうち、可能な処置はどれか。

1. 解熱剤としてアセトアミノフェンを投与する。
2. 咳止めとしてリン酸コデインを投与する。
3. 鼻粘膜の充血を抑え鼻水を止めるため、交感神経刺激薬を投与する。
4. 肺の炎症を抑えるため、ステロイド剤を投与する。

問題 3 鼻炎（鼻水）を抑えるための抗ヒスタミン薬の投与で必要な注意はどれか。２つ選べ。

1. 血圧が下がる可能性があるので、下がりすぎないように高血圧および狭心症の治療薬の服用は一時的に中止するよう説明する。
2. 眠くなる可能性があるので、自動車の運転を避けるように説明する。
3. 消化性潰瘍などの胃腸障害が起きるので、食後に服用するように伝える。
4. お酒を控えるように説明する。

正解＆なっとく Column

問題 1 発症は朝からであり、発症初期はウイルス量が少なくインフルエンザの迅速抗原検査は陰性を示すことがある。翌日再受診することは間違いではないが、その間に悪化する可能性がある。冬季でインフルエンザが強く疑われるときは、自己負担にはなるが、抗インフルエンザ薬の投与を開始することが望ましい。抗インフルエンザ薬のなかには発症後48時間以内に投与を開始しなければならない薬剤もあるので注意が必要である。末梢白血球数およびCRPに上昇がみられず、細菌感染症の可能性は低いので抗生物質は無効である。

問題 2 ジクロフェナク（ボルタレン®）やロキソプロフェン（ロキソニン®）などの非ステロイド性抗炎症薬（NSAIDs）はインフルエンザ脳症を誘発する可能性（とくに小児で）があり、アセトアミノフェンは比較的安全に使用できるとされている。感染症における湿性の咳は生体防御反応であり、コデインなどの中枢性鎮咳薬は強力に咳を止めて治癒を遅らせる。患者は高血圧や狭心症の治療中であり、交感神経刺激薬は禁忌である。感染症では、免疫抑制作用があるステロイド剤は感染を悪化するため用いない。

問題 3 第1世代の抗ヒスタミン薬は中枢抑制作用を示し、注意力を低下させ眠気を引き起こすことがある。その作用は飲酒により増強し、転倒などの危険性があるため、飲酒を避けるほうが良い。循環器の治療薬は継続すべきである。また、消化性潰瘍の誘発はNSAIDsにみられる副作用である。

問題1 ▶ 正解4
インフルエンザが強く疑われるので、抗インフルエンザ薬の投与を早く始める。

問題2 ▶ 正解1
アセトアミノフェンは、抗炎症作用は弱いが、解熱作用は強く、インフルエンザ脳症誘発の可能性は低いとされている。

問題3 ▶ 正解2、4
抗ヒスタミン薬（第１世代）の副作用として注意力の低下や眠気を引き起こす。自動車の運転、危険な作業を避け、注意力の低下による転倒などを防ぐ必要がある。

（森　裕志）

事例 8 インスリンの自己注射を始めることになった糖尿病患者

Aさん（50歳、男性）は、５年前に糖尿病と診断され、通院治療中で血糖降下薬を服用してきた。Aさんは最近体重が増加傾向にあり、現在の体重は80kgで、BMI = 27.7である。最近の検査で、HbA1cが９％となり、速効型インスリンの自己注射を始めることになった。処方された速効型インスリンは、食事の30分前に自分で注射するようにとの指示があった。

学習のキーポイント

この設問は、５年間は血糖降下薬の与薬でコントロールしてきたが、HbA1cの増加でインスリンの自己注射を始めることになった事例である。次のポイントで正解をみつけよう。

Aさんの糖尿病は２型糖尿病であり、運動や食事などの生活習慣の改善が重要である。インスリンの自己注射製剤には超速効型（10～20分で作用発現、３～５時間持続）、速効型（約30分で作用発現、約８時間持続）、中間型（約1.5時間で作用発現、約24時間持続）、持続型（約１～２時間で作用発現、約24時間持続）など種々のタイプのものがあり、患者の血中インスリン濃度の動態によって適切な製剤を使用する。使用を誤ると低血糖になる危険性がある。

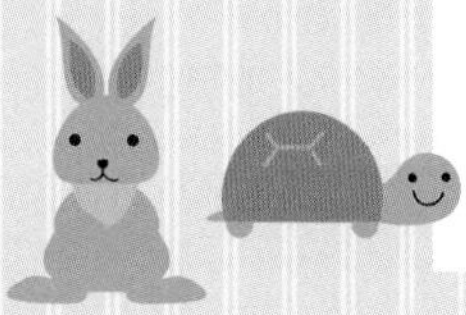

問題 1 Aさんに伝えておくべき、糖尿病によって引き起こされる合併症はどれか。３つ選べ。

1．糖尿病神経障害
2．糖尿病網膜症
3．糖尿病低血糖
4．糖尿病腎症
5．糖尿病感染症

問題 2 Aさんに伝える生活習慣に関する事項として正しいのはどれか。２つ選べ。

1．「インスリンを自己注射することになったので、運動は少し控えめにしてください」
2．「体重の増加はあまり気にする必要はありません」
3．「食物繊維を多くとるよう食事に気を付けてください」
4．「食事は１日３食、規則正しい時間にしてください」

問題 3 **速効型インスリンの自己注射製剤の使用において、Aさんに伝える必要があるのはどれか。2つ選べ。**

1．仕事の都合でいつもの時間に食事ができなくなったときも、いつもと同じ時間に自己注射を行う。
2．食事前のインスリンの自己注射を忘れたときは、次の食事のときに倍量を注射する。
3．インスリンの自己注射は、いつも同じ部位で少しずつずらした場所に注射する。
4．インスリンの自己注射は、腕、大腿部、腹部など毎回違った部位に注射する。
5．自分が使っているインスリン製剤の名前と、1回の注射量を覚えておく。

正解&なっとくColumn

問題 1 糖尿病によって引き起こされる主な合併症として糖尿病神経障害、糖尿病網膜症、糖尿病腎症がある。合併症ではないが、糖尿病の治療薬（インスリン、血糖降下薬）によって低血糖となり、低血糖によって転倒や失神などが起きることがあるので注意が必要である。

問題 2 Aさんは2型糖尿病なので、生活習慣の改善、すなわち適度な運動、急激に血糖値が上昇しない食事、摂取カロリー量を適切にしてBMIを25未満に落とす体重コントロールなどが必要。食物繊維は、グルコースの吸収を遅らせることによって、急激な血糖値の上昇を防ぐことができる。食事時間を規則正しくすることは、薬剤による血糖値のコントロールを行うために重要である。

問題 3 Aさんが処方された速効型インスリン製剤は、約30分後に作用が発現し、1～3時間に最大作用発現に達し、3～5時間持続する。したがって、毎日定時に注射するのではなく、食事の約30分前に注射する必要がある。一方、持続型の製剤は、インスリンの基礎分泌を補って一定レベルのインスリン血中濃度を維持するためのものなので、毎日一定の時間に注射する。インスリンは注射部位によって吸収速度が異なるので、同じ部位で少しずらした場所に注射する。また、インスリン製剤には色々なタイプがあるので、いつも自分が使用しているインスリン製剤を同量注射する必要がある。したがって、災害時など手持ちの製剤が使えなった場合に備えて、自分が使用している製剤を正確に記憶しておく必要がある。

問題1 ▶ 正解1、2、4
これらは糖尿病の3大合併症といわれる。他にも動脈硬化、高血圧、心臓病、脳卒中など様々な合併症が引き起こされる。

問題2 ▶ 正解3、4
2型糖尿病は生活習慣病なので、生活習慣の適正化が重要である。

問題3 ▶ 正解3、5
インスリンは同じ部位で少しずらした場所に注射する。また、常に同じ製剤を使用する必要がある。

（森　裕志）

事例 9　血栓の予防のために抗血小板薬と抗凝固薬が処方された患者

Aさん（70歳、女性）は動悸や息苦しさがあり外来受診したところ、心房細動と診断されてアスピリンの腸溶錠とワルファリンが処方（１日１回夕食後服用）された。受診時の所見は身長158cm、体重55kg、血圧132/70mmHg。血液検査データは、白血球4,400/μL、血小板19.5万/μL、Hb14.8g/dLであった。現在治療中の疾患での服薬はないとのことであった。Aさんは、２週間後に再来院し、錠剤が飲みにくいと訴えた。

学習のキーポイント

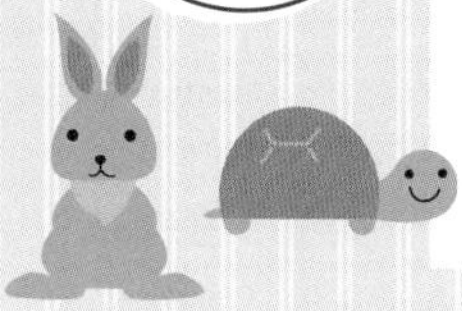

この設問は、心房細動があり、血栓の予防にために抗血小板薬と抗凝固薬が処方された事例である。次の３つのポイントで正解をみつけよう。

❶抗凝固薬として処方されたワルファリンの使用時に摂取してはいけない食べ物がある。

❷抗血小板薬であるアスピリンを長期投与した場合に注意すべき副作用がある。

❸薬剤の食前、食後など服用時期についても確認しておく。

問題 1　次のうち、患者に確認する必要がある事項は何か。最も適切なものを２つ選べ。

1．気管支喘息などのアレルギーの既往はないか。
2．胃・十二指腸潰瘍の病歴はないか。
3．血圧の薬は飲んでいないか。
4．貧血の薬は飲んでいないか。

問題 2　次のうち、薬剤の服用について患者への説明として適切なものはどれか。２つ選べ。

1．「もし服用を忘れたら、翌日２日分を一度に服用してください」
2．「夕食後30分までの間に噛《か》まないで服用してください」
3．「もし飲み込めたら水やお茶で飲む必要はありません」
4．「納豆を食べることは控えてください」

問題 3　患者が錠剤を飲みにくいといっていることへの対処として正しいのはどれか。

1．錠剤を粉砕して粉にして飲みやすくする。
2．お酒と一緒に飲むように勧める。
3．薬剤の投薬をしばらく中止する。
4．剤形を顆粒剤など飲みやすいものに変更する。

正解&なっとく Column

問題① アスピリンは、シクロオキシゲナーゼ（COX）- 1およびCOX- 2を抑制してプロスタグランジンの産生を阻害する。プロスタグランジンは胃の保護作用を示し、その産生抑制によって胃・十二指腸潰瘍（消化性潰瘍）悪化させることがある。また、アスピリンは、プロスタグランジンの産生抑制によってロイコトリエンの産生が増加してアスピリン喘息を誘発することがある。消化性潰瘍やアスピリン喘息の誘発は、アスピリンなどの非ステロイド性抗炎症薬（NSAIDs）が一般的に示す副作用である。

問題② 飲み忘れても忘れた分を合わせて飲むことは過剰投与になる。薬物の服用において食後とは食事後30分以内、食前は食事の20～30分前、食間は食事後2時間以上たち、次の食事まで1時間以上間がある時間（空腹時）に服用することをいう。頓用は必要時に服用する。

アスピリンは前述のように胃腸障害を起こすので、腸で崩壊するよう腸溶剤としてコーティングがしてある。したがって、錠剤を壊さないように噛まないで服用する必要がある。ワルファリンは肝臓での血液凝固因子の産生を抑制して抗凝固作用を示す。肝臓での血液凝固因子の産生はビタミンK依存性であり、納豆などのビタミンKを多く含む食材の摂取はワルファリンの抗凝固作用を減弱する。

問題③ 薬剤の投与中止は望ましくない。腸溶錠が望ましいが、飲むことができなければ剤形を変更して飲みやすいものにし、コンプライアンスを高めることが適切である。お酒と一緒に服用することは、薬剤の吸収や代謝に影響する可能性があるので望ましくない。腸溶錠のようにコーティング処理がしてあるものは錠剤を壊してはいけない。

問題1 ▶ 正解1、2
アスピリンは、プロスタグランジンの産生を抑制し、アスピリン喘息といわれる喘息や消化性潰瘍を誘発することがある。

問題2 ▶ 正解2、4
食後薬は食後30分までに服用する。腸溶剤としてコーティングしてあるので錠剤を壊してはいけない。納豆はワルファリンの作用を減弱する。

問題3 ▶ 正解4
剤形を変えて飲みやすくする。コンプライアンスを維持するためにも飲みやすくすることは大切である。

（森　裕志）

事例 10　血糖コントロールが不良となった糖尿病患者

Aさん（55歳、男性）は、5年前に2型糖尿病と診断され、外来受診を続けていた。今回血糖コントロールが不良となり、精密検査とインスリン治療を検討するために入院した。身長169cm、体重65kg、HbA1c8.8%。早朝空腹時血糖値178mg/dL、食事摂取の指示エネルギー量は1,400kcal/日である。入院後5日。超速効型インスリンの自己注射が開始された。開始7日、Aさんがインスリン注射を忘れて、昼食を食べ始めていたところを看護師が見つけた。

学習のキーポイント

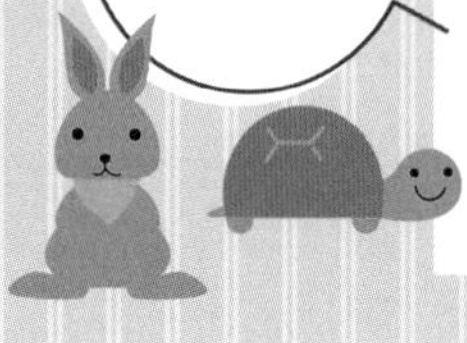

この設問は、血糖コントロールが不良となり、精密検査とインスリン治療を検討するために入院した患者の事例である。次の3つのポイントで正解をみつけよう。

❶インスリンと食事の正しい関係を理解する。
❷インスリン製剤の取り扱いについて理解する。
❸インスリン注射の方法を理解する。

問題 1　インスリン注射を忘れて、Aさんが昼食を食べ始めていたところを見つけた看護師の対応で最も適切なのはどれか。

1．食事をやめさせて、夕食まで食べないでおくよう説明する。
2．食事を中断してインスリン注射をする。
3．インスリン注射の必要性を再度説明して、インスリン量の変更を医師に相談する。
4．今後は看護師が食前に注射をするよう声をかけると説明する。

問題 2　インスリン製剤について正しいのはどれか。

1．経口投与が可能である。
2．冷凍庫で長期保存できる。
3．皮下注射は同じ部位に行う。
4．飛行機に搭乗する際は手荷物として持ち込む。

問題 3　インスリン注射について正しいのはどれか。

1．超速効型インスリンは単位数を変更せずに注射する。
2．超速効型インスリンを注射した後はもまないように指導する。
3．食欲が無いようなシックデイでも通常通り超速効型インスリンを食前に注射する。
4．レストランなどでインスリン注射をする時は、お店に入る前に注射しておくよう指導する。
5．災害時に消毒薬がないときは注射しないよう指導する。

正解&なっとくColumn

問題① 超速効型インスリンの作用や使い方を理解するための問題である。超速効型インスリンは、食事直前の皮下注射で食後の血糖値の上昇を抑える。注射の後、効果が出るまでの時間は10～20分と短いので、食事の直前に注射をすることが大切である。また、注射後、すぐに食事をとらないと患者は低血糖になるので注意が必要。超速効型インスリンの持続時間はおよそ3～5時間である。

1．すでに食事を開始してしまっているため、食事を中断してインスリン注射を一刻も早く注射する。その後、食事は続けてもよい。
2．食べ始めたばかりであり、また超速効型インスリンであるので、食事を中断してインスリン注射をすることは適切である。
3．インスリン注射の必要性を再度詳しく説明することは大切であるが、この状況下では不適切。急いでインスリン注射をすることを優先する。インスリン量の変更は必要ない。
4．患者は退院後、インスリンの自己注射を続けていかなければならないので、看護師が注射の声かけをすることは、患者の自立支援として適切ではない。この場合インスリン注射が最優先される。

問題② インスリンは化学的にはペプチドホルモンであるので、凍結融解などをくり返すと、構造が保てなくなり作用が減弱する。さらにタンパク分解酵素によって分解されるので経口投与は避ける。

1．現在用いられているインスリン製剤はすべて注射であり、経口投与はできない。
2．インスリン製剤は凍結によって変性することがある。注入器一体型の場合は注入器の故障の原因となることもあるので、開封前は冷凍ではなく2～8℃の冷所で保存する。
3．インスリン製剤の同一部位への反復注射は、皮下組織の萎縮や硬結、肥厚が生じ効果の減弱、穿刺時の痛みの増強が起きるため、前回の注射部位からは2 cm以上は離して注射する。
4．インスリン製剤や注入器は、飛行機に搭乗する時は手荷物として機内に持ち込むことができる。

問題③ 1．食事の単位数によって超即効型インスリンの単位数も変更する。

2．注射後、注射部位をもむと吸収が加速されて低血糖になる可能性がある。
3．食欲がないようなシックデイでは、通常通り超速効型インスリンを食前に注射すると血糖値が下がりすぎることがあるので、医師に報告して食後に投与するなど工夫する。
4．レストランなどでインスリン注射をするときは、あらかじめお店の人に注射ができる場所を確認しておくよう指導する。
5．消毒しないリスクよりも、高血糖になるリスクのほうが高いのでよしとする。

問題1 ▶ 正解2	問題2 ▶ 正解4	問題3 ▶ 正解2
本来は食事の直前にインスリン注射をするべきであるが、忘れて食事を食べ始めたので、一刻も早く注射する。	インスリンはペプチドであるので経口投与はできない。飛行機に搭乗するときは手荷物として機内に持ち込む。	インスリン注射の後、注射部位をもむと吸収が促進されて低血糖をまねく恐れがあるので、もまないよう指導する。

（永井博弌）

事例 11 気管支喘息の発作を起こし、入院した男児

Aくん（11歳、男子）は、6歳のときにアレルギー性の気管支喘息と診断され、副腎皮質ステロイド吸入と抗ロイコトリエン薬内服で治療している。アレルゲンはダニ抗原とハウスダスト抗原である。Aくんは小学校4年生までは、年に数回中発作を起こし入院していた。その後は月1回の通院で症状はコントロールされている。小学校6年生の秋、学校で発作を起こし、病院の救急外来を受診した。口元での喘鳴が著明であり、問診するととぎれとぎれに話した。救急外来で気管支拡張薬（アドレナリンβ_2刺激薬）の吸入が行われたが、吸入後も呼吸数32回/分、経皮的動脈血酸素飽和度（SpO_2）93%であったため入院することになった。入院後、1日3回のステロイド薬の点滴静脈内注射と、1日4回のアドレナリンβ_2刺激薬のジェットネブライザーでの吸入が開始された。翌日、気管支喘息による発作は軽快した。バイタルサインは、体温36.8℃、呼吸数22回/分、経皮的動脈血酸素飽和度（SpO_2）97%、聴診で喘鳴が聴取された。Aくんは「楽になった」と話し、笑顔がみられるようになった。

学習のキーポイント

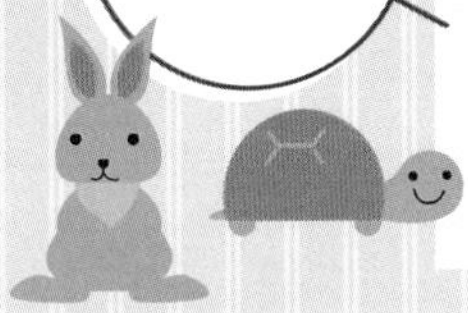

この設問は、喘息発作を起こし、入院した男児の事例である。次の3つのポイントで正解をみつけよう。

❶喘息発作の状態を理解する。
❷β_2刺激薬の副作用について理解する。
❸吸入ステロイド薬について理解する。

問題 1 救急外来受診時のAくんは明らかな喘鳴があり、経皮的動脈血酸素飽和度（SpO_2）は93%であった。発作強度はどれか。

1．呼吸不全
2．大発作
3．中発作
4．小発作

問題 2 β_2刺激薬のジェットネブライザーでの吸入の際、Aくんに対する指導で適切なのはどれか。

1．「吐き気がするので気をつけてください」
2．「心臓がドキドキするようなら教えてください」
3．「熱が上がることがあります」
4．「排尿しづらくなったら教えてください」

問題 3 吸入ステロイド薬についての説明で次のうち最も適切なのはどれか。

1.「この薬は内服薬よりムーンフェイスになりにくいです」
2.「この薬は、咳が出なくなったら吸入しなくてもいいですよ」
3.「この吸入薬は、咳がひどくなったら吸入回数を増やしてもよいですよ」
4.「吸入後うがいをすると効果が弱まるので、吸入後にうがいはしないでください」
5.「食べ物に注意が必要なので、毎回食事内容を記録しておいてください」

正解&なっとく Column

問題 1 気管支喘息の発作による救急外来受診時を想定した問題である。気管支喘息の発作の程度は喘鳴、会話の可能な度合い、横臥位になれるかどうか、SpO_2などによって判定する。発作時は呼気性呼吸困難症状が気道の狭窄による換気障害によって起きている。吸息は正常でも呼息が十分に行えないので、起坐位などの姿勢をとらせてゆっくりと十分に呼息が行えるようにすると良い。また、気道の狭窄は、気道平滑筋の収縮、気道粘膜の浮腫、分泌物の過剰産生によって生じるので、気管支拡張薬、去痰薬、抗炎症薬などが治療に用いられる。

1. 呼吸不全の判定基準は、動脈血中の酸素分圧が60mmHg以下になることと、意識の低下や喘鳴の減少または消失などである。この場合は意識の低下もなく、酸素分圧も測定していないので当てはまらない。
2. 大発作の判定基準は、会話がほぼ不可能であり、動けないほど息苦しく、SpO_2が91%以下である。この場合はとぎれとぎれに会話ができSpO_2が91%以上であるので当てはまらない。
3. 喘鳴は著明であるが、意識障害はない。とぎれとぎれに会話ができSpO_2は93%であることから、中発作と判断される。
4. 小発作の判定基準は、苦しいが横になれることや明らかなチアノーゼがないこと、会話が普通にでき、SpO_2が96%以上であることなので、この場合は当てはまらない。

問題 2 β_2刺激薬の副作用についての問題である。

1. 吐き気がするのは抗がん薬などの内服薬の場合が多い。
2. β_2刺激薬は、心臓も刺激するので注意が必要である。
3. 副作用として発熱がある薬剤は、抗がん薬、インターフェロン、骨粗鬆症治療薬などである。一般的には服薬を中止すれば2～3日で解熱する。
4. 排尿困難は抗コリン薬の代表的な副作用である。抗コリン作用をもつ抗うつ薬や抗ヒスタミン薬が排尿困難の副作用を示す。また、抗コリン作用のある薬剤の重大な副作用として緑内障の悪化がある。この他、抗ドパミン作用などによっても排尿困難が起きることがあるので、抗精神病薬やパーキンソン病薬も注意が必要である。

問題 3

1. 吸入ステロイド薬は局所の抗炎症作用を示し、全身作用を示しにくい薬。したがって全身性の副作用であるムーンフェイスは内服薬より起こりにくい。
2. 吸入ステロイド薬は慢性的な気道炎症を抑えるための長期管理薬（コントローラー）であるので、発作の症状を速やかに寛解する薬（レリーバー）とは違う。症状がなくなっても続けて使用する。突然やめると炎症が再発して重症化したり、コントロールができなくなるので、医師の指示なく中止しないように説明する。

3．吸入ステロイド薬はコントローラーであるので、医師の指示なく吸入回数を増減してはいけない。
4．副腎皮質ステロイド吸入薬は吸入後薬剤が口腔内に付着したままにすると、薬剤の作用によりカンジダ症などの口腔内感染症のリスクがある。そのため、吸入後は含嗽をして口腔内に付着した薬剤を洗い流す。
5．アレルゲンはダニとハウスダストの吸入抗原であり、食事内容を記録する必要性はあまりない。

問題1 ▶ 正解3
喘息発作の程度は発作時の会話、息苦しさの程度やSpO_2などによって判定する。大まかな基準は覚えておく。

問題2 ▶ 正解2
薬物の副作用には常に注意する。β_2刺激薬の代表的な副作用は心悸亢進である。ここにあげた副作用は覚えておくこと。

問題3 ▶ 正解1
ステロイド薬は有効性が高いが副作用が多い。局所投与は全身投与の副作用を回避することができる。

（永井博弌）

事例 12　妊娠中のホルモン変化

Ａ子さん（31歳、初産婦）は、結婚２年目であり月経周期は順調である。最終月経は１月１日であったが、今回の月経が遅れているので市販の妊娠検査薬で調べたところ陽性反応が出た。そこであわてて近所の産婦人科で診察を受けたら妊娠８週５日といわれた。夕食のとき、夫に話すとたいへん喜んだ。

その後、Ａ子さんはときどき食後の胸やけやむかつき、そして甘いものが好きになるなど嗜好の変化が起こった。受診時に医師に話すと、「これからは妊娠中のホルモン変化がありますが心配しないでください」と説明された。

学習のキーポイント

この設問は、妊娠中のホルモン変化についての事例である。妊娠期・分娩期・産褥期のホルモン分泌と変化、ホルモンの種類とその役割をまとめて理解することが重要である。疾病治療論の母性看護学領域では頻発問題でもあるため徹底して覚えておこう。次の４つのポイントで正解をみつけよう。

❶卵胞ホルモン（E：エストロゲン）、黄体ホルモン（P：プロゲステロン）、ヒト絨毛性ゴナドトロピン（hCG）、ヒト胎盤性ラクトーゲン（hPL）、プロラクチン（PRL）の違い。
❷妊娠中の悪阻を引き起こす重要なホルモンはどれか。
❸胎児を育てる重要なホルモンについて。
❹乳房は、妊娠するとホルモンの働きにより、妊娠末期には３～４倍の重さになる。

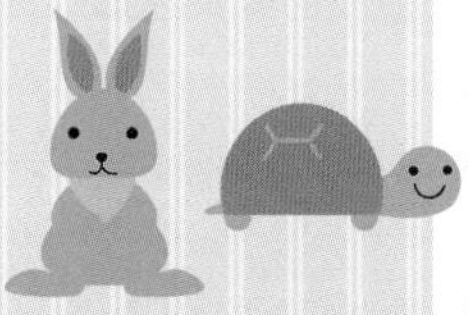

問題 1　妊娠反応で検出するホルモンはどれか。

1．卵胞ホルモン（E：エストロゲン）
2．黄体ホルモン（P：プロゲステロン）
3．ヒト絨毛性ゴナドトロピン（hCG）
4．ヒト胎盤性ラクトーゲン（hPL）
5．プロラクチン（PRL）

問題 2　主作用は母体の中性脂肪を母体のエネルギーとし、母体のグルコースを胎児に回し、胎児はグルコースを発育のエネルギーに使い発育する。そのホルモンは次のどれか。

1．甲状腺ホルモン
2．黄体形成ホルモン
3．卵胞刺激ホルモン
4．ヒト胎盤性ラクトーゲン（hPL）
5．プレドニゾロン

問題 3 乳房は妊娠後発育をはじめ、妊娠末期には１～３倍の大きさになる。次のどのホルモンの働きによるのか。２つ選びなさい。

1．卵胞ホルモン（E：エストロゲン）
2．黄体ホルモン（P：プロゲステロン）
3．副腎皮質ホルモン
4．バゾプレシン
5．オキシトシン

正解&なっとく Column

- **ヒト絨毛性ゴナドトロピン**（hCG）は、絨毛から産生され、妊娠すると急増し、妊娠10週ころにピークを迎えた後徐々に低下し、妊娠20週頃からは一定の値を維持する。
- **ヒト胎盤性ラクトーゲン**（hPL）の主たる作用は、母体の中性脂肪の分解を促して母体のエネルギーとし、母体のグルコース使用を節約して胎児に回し、胎児はグルコースを発育のエネルギーに使う。
- **エストロゲン**（E）と**プロゲステロン**（P）は、妊娠初期には妊娠黄体から分泌され、やがて胎盤が主役となる。産生は妊娠末期に向かってひたすら増加する。

  エストロゲン：子宮筋を肥大させ、乳腺を発育させる。

  プロゲステロン：子宮筋層の毛細血管を増加させ、子宮筋のオキシトシン感受性を低下させ妊娠を持続させる。
- **プロラクチン**（PRL）：エストロゲンによって分泌が促される。エストロゲンは妊娠末期に向かってひたすら増加するので、PRLも妊娠末期に向かって増加する。

なっとく 1 妊娠中PRLは高値を示すが、エストロゲンとプロゲステロンが乳腺のPRL受容体を減少させるため乳汁分泌は起こらない。

なっとく 2 分娩直後は胎盤がなくなりエストロゲンの分泌が減り、PRLも減少するが、児が乳頭を吸啜するようになるとその刺激が下垂体前葉に伝わりPRLの分泌が亢進し、乳汁の分泌が始まる。

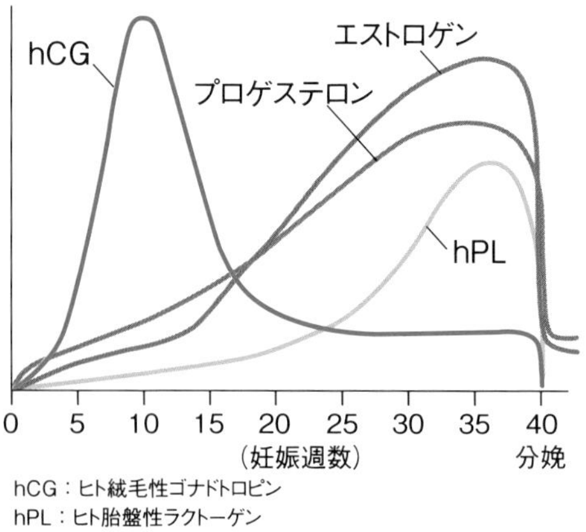

図1 妊娠中のホルモンの変化

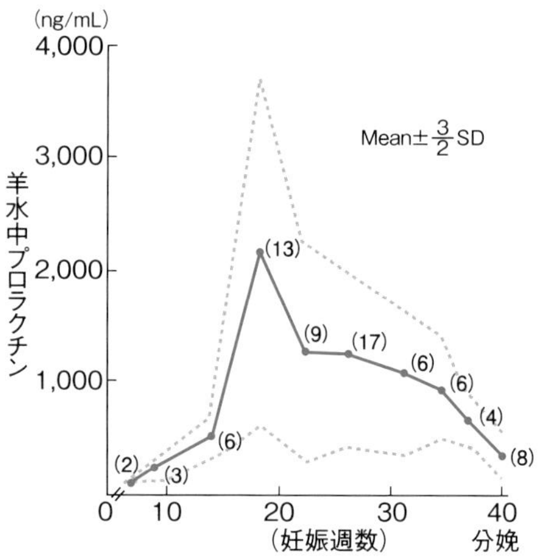

図2 羊水中のプロラクチンの変化

（武谷 雄二ほか監修：プリンシプル産科婦人科学２産科編、p.81、メジカルビュー社、2014）

なっとく3 妊娠中、下垂体前葉から分泌されるPRLは母体血中にあり、妊娠初期から末期に向かって増加していく。

なっとく4 乳房は妊娠6週には血管の増殖、乳房の緊満感があり、感覚は鋭敏になり、妊娠8週ごろには乳頭・乳輪が着色。乳輪内の皮脂腺は肥大し、モントゴメリー腺が小結節を形成する。乳房腫大は妊娠8週ごろにからはじまり、妊娠末期には3～4倍の重さになる。これはエストロゲン、プロゲステロンの影響による。

なっとく5 羊水中にあるPRLは脱落膜組織から分泌され、胎児下垂体前葉とは独立的に調節されている。羊水中のプロラクチンは妊娠10週以後急速に増加し妊娠15～20週で最高値に達し、その後末期に向かって低下していく。生理的作用は胎児の水電解質バランスの調節や肺成熟に関与している。

問題1 ▶ 正解3
hCGの主たる作用は、妊娠黄体を刺激してエストロゲンとプロゲステロンの産生を促し、妊娠を維持することである。

問題2 ▶ 正解4
hPLの産生は妊娠末期に向かってひたすら増加する。そのため胎児も妊娠末期に向かって発育していく。

問題3 ▶ 正解1、2
乳房は、妊娠するとエストロゲン、プロゲステロンの働きで1～3倍の大きさに、重さは3～4倍になる。

（尾藤長雄／内藤直子）

事例13 性分化疾患と出生前診断

A子さん（35歳）は現在妊娠８週５日である。夫の兄に知的障害があり、健診のとき医師に相談したところ、遺伝するものと分娩時の障害や頭部の外傷などでも発生することがあると説明された。そこで夫に尋ねると原因は何も聞いていないという。A子さんは心配になり、もう一度、受診時に産科の医師に相談したところ、出生前診断を受けてみたらどうかといわれた。驚いて動揺し目の前が真っ暗になった。夫に携帯で相談したら一度出生前診断を受けてみようと語った。そこで、A子さんは決心して医師に紹介状を書いてもらうよう頼んだ。来週、夫が休暇をとることができたので、教えられた出生前診断を受けられる病院へ２人で行くことにした。

学習のキーポイント

この設問は、出生前診断を受ける妊婦の事例である。出生前診断を受ける人は今後増加すると考えられ、その看護が重要となる。性分化疾患とともに学習しておこう。次の３つのポイントで正解をみつけよう。

❶出生前診断で、まず初めに行うことは何か考えてみよう。
❷高年妊婦に発生しやすい疾患について考えよう。
❸遺伝する知的障害について考えよう。

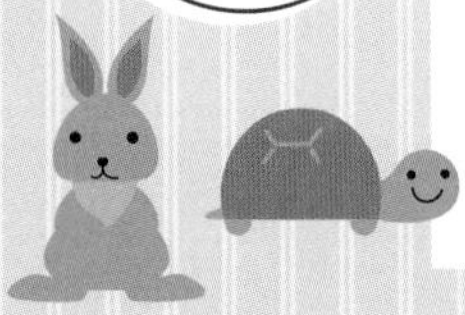

問題 1 出生前診断で最初に行うのはどれか。

1．超音波診断
2．酵素診断
3．遺伝子診断
4．染色体分析
5．遺伝カウンセリング

問題 2 高年妊婦に発生率の高い染色体異常はどれか。２つ選べ。

1．ターナー症候群（45、X）
2．クラインフェルター症候群（47、XXY）
3．ダウン症候群（21トリソミー）
4．ハンチントン舞踏病
5．マルファン症候群

問題 3 A子さんの夫の知的障害のある兄は脆弱X症候群であると考えられる。この疾患について正しくないのはどれか。

1．X連鎖劣性遺伝病である。
2．遺伝する知的障害で唯一のしかも頻度の高い疾患である。
3．家族性の知的障害がみられる。
4．常染色体優性遺伝病である。
5．男性では中・高度の知的障害をきたし、女性保因者の症状は軽い。

正解&なっとく Column

問題 1 今後、出生前診断を受ける妊婦への看護が重要となってくる。出生前診断とは、妊娠中に胎児の病気の有無を検査・診断することである。胎児の異常が不安で出産をためらっている夫婦が納得して出産できることが目的である。A子さんのような、健児を希望する夫婦にさまざまな手段で情報を提供することである。しかし、どんなに胎児に罹患リスクが高くても、妊婦が希望しなければ出生前診断は実施してはならない。妊婦には出生前診断を受けない自由がある。また出生前診断で胎児に異常がみつかっても、わが国の法律では人工妊娠中絶はできない。

問題 2 母体の年齢が上昇するとともに染色体異常（トリソミー）の発生率は増加し、卵母細胞から卵子が発生する過程で減数分裂にエラーが起こり、染色体が1本多い卵子が形成されることがある。1本染色体の多い（24本の）卵子が受精すると、47本の染色体をもつ胎児ができる。これをトリソミーという。21トリソミー（ダウン症候群）が有名で、その他に18トリソミー、13トリソミーなどがある。性染色体にも不分離が起こり、クラインフェルター症候群（47、XXY）、47、XXXのような異常も母体の年齢が上がるにつれ増加する。ただし、XÝY症候群（47、XYY）のYYは精子由来で、母体年齢とは関係ない。45、XのXは精子、卵子由来である。

問題 3 脆弱X症候群の原因遺伝子はX染色体上にあり、X連鎖劣性遺伝病の1つである。遺伝する知的障害として唯一のしかも頻度の高い疾患であり、家族性の知的障害がみられる。一般的に、男性では中等度から高度の知的障害をきたし、女性保因者の症状は軽く、発生頻度は男性1,500～2,000人に1人である。この疾患の類似疾患がまだ発見されていないからであり、日本には5,000人くらいの患者がいる。難病の1つである。なお知的障害とは精神遅滞、精神発達遅滞、精神発達制止を含む用語である。

問題1 ▶ 正解5
カップルや個人が、染色体異常や遺伝的疾患、先天奇形の児をもつリスクを評価し、納得して出産に臨むことが最重要であるので、妊娠前もしくは妊娠初期にカウンセリングを行うことが理想的である。

問題2 ▶ 正解2、3
母体の年齢が上昇する（高年妊婦）とともに染色体異常（トリソミー）の発生率は増加する。高齢女性では卵の第1成熟分裂における不分離が主因となる。ダウン症候群（21トリソミー）などのトリソミーでは、知的障害と身体の奇形を合併していることが多い。

問題3 ▶ 正解4
脆弱X症候群は劣性遺伝病で、唯一遺伝する知的障害として頻度の高い疾患である。家族性がみられ、男性に中・高度の知的障害を生じる。

（尾藤長雄）

事例 14 性感染症の患者

A子さんとB男さんは同じ大学の同級生であり、現在21歳になる。大学1年生から交際を始めて今は3年経過し、この前からデートの折には性的関係をもっている。B男さんは、高校時代から不特定多数の女性と交際をしていた経験があり性行動も経験したと話している。最近、A子さんは帯下がやや増加していることに気づいて、産婦人科の受診を考えている。B男さんも排尿時に痛みを感じることがあり、2人は性感染症のことを心配して少し悩み始めた。

学習のキーポイント

この設問は、性感染症についての事例である。性感染症の定点報告が義務づけられている、性器クラミジア感染症、性器ヘルペスウイルス感染症、尖圭コンジローマ、淋菌感染症の問題であり、青年期の男性と女性への保健指導は重要である。次に3つのポイントで正解をみつけよう。

❶異性あるいは同性間の性交あるいは性交類似行為によって感染する疾患を性感染症(sexually transmitted diseases：STD)という。

❷性感染症の病原体は多彩で種々の疾患を引き起こすため、病原体の特徴の理解が大切である。

❸予防や治療を理解して、生殖機能へのさまざまなリスクを軽減する看護が大切である。

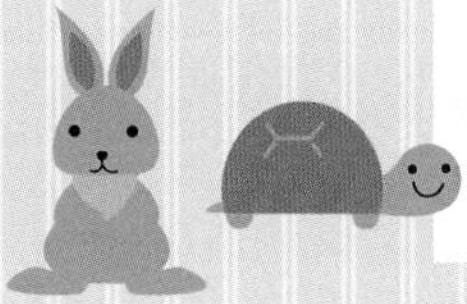

問題 1 男女ともに感染者が多い性感染症は次のうちどれか。

1．性器クラミジア感染症
2．性器ヘルペスウイルス感染症
3．尖圭コンジローマ
4．淋菌感染症

問題 2 女性に比べ男性にとくに多い性感染症は次のうちどれか。

1．性器クラミジア感染症
2．性器ヘルペスウイルス感染症
3．尖圭コンジローマ
4．淋菌感染症

問題 3 母子垂直感染(母子感染)を起こさないのはどれか。

1．性器クラミジア感染症
2．性器トリコモナス感染症
3．尖圭コンジローマ
4．淋菌感染症

正解&なっとくColumn

問題 1 性感染症の過去５年間では、平成27年から令和元年まで性器クラミジア感染症、性器ヘルペスウイルス感染症、尖圭コンジローマ、淋菌感染症の４つの性感染症において、男女の総数で性器クラミジア感染症が最多である（**表１**）。令和元年の性器クラミジア感染症の総数は27.69、内訳では男性14.19、女性13.50と罹患が最多である。

問題 2 性感染症の過去５年間では、平成27年の淋菌感染症は、男性が7.05に対し女性が1.83で、令和元年では男性が6.58に対し女性が1.77と、いずれの年も男性が圧倒的に多いことが読みとれる（**表１**）。男性が罹患すると淋菌性尿道炎を起こし、尿道からの膿がみられることもある。

問題 3 妊婦が性器ヘルペスウイルス感染症に罹患すると、産道感染をするため出産時には新生児が感染してHSV（性器ヘルペス）感染症となり重篤化する。一方、性器トリコモナス感染症は性感染症ではあるが、母子垂直感染は起こさない。

表１　最近５年間の性感染症に関する定点報告

	定点医療機関数	性器クラミジア感染症			性器ヘルペスウイルス感染症			尖圭コンジローマ			淋菌感染症		
		総数	男	女	総数	男	女	総数	男	女	総数	男	女
平成27年	980	24.95	11.91	13.04	9.16	3.61	5.54	5.92	3.66	2.26	8.88	7.05	1.83
平成28年	985	24.77	11.9	12.87	9.31	3.68	5.64	5.82	3.72	2.1	8.42	6.76	1.67
平成29年	988	25.13	12.22	12.91	9.42	3.74	5.68	5.5	3.42	2.08	8.21	6.54	1.67
平成30年	984	25.88	12.55	13.33	9.28	3.64	5.63	5.7	3.64	2.06	8.26	6.48	1.78
令和元年	983	27.69	14.19	13.50	9.58	3.58	5.99	6.37	4.18	2.19	8.35	6.58	1.77

（厚生労働省：性別にみた性感染症（STD）定点あたり報告数の年次推移、https://www.mhlw.go.jp/topics/2005/04/tp0411-1.html より一部抜粋）

問題１ ▶ 正解１
性器クラミジア感染症は若年の女性の罹患が多く、しかも無症候性であるため、本人が感染を知らず性交することで感染が拡大している。

問題２ ▶ 正解４
淋菌感染症は女性に比べ男性が圧倒的に多い。

問題３ ▶ 正解２
性器トリコモナス感染症は、母子垂直感染は起こさない。

（尾藤長雄／内藤直子）

事例 15 医療の動向と保健統計

大学の看護学部２年生のＡ子さん（20歳）は、COVID-19の感染予防に伴い、本日はオンライン講義となった。そこで、わが国の死因、出生数、がん罹患数のキーワードについて資料を調べる課題レポートが出された。Ａ子さんは、厚生労働省の各種統計結果について「人口動態統計月報年計（概数）の概況」を検索し、がんについては「国立がん研究センターがん情報サービス、一般の方へ」を検索した。

学習のキーポイント

この設問は、医療の同行と保健統計に関する事例である。今後の日本の社会情勢や医療の高度化に伴い、医療の動向と看護について資料に基づき、統計を読み説き、その意味を考える学習は必須となる。代表的な統計値の推移を理解しておこう。次の４つのポイントで正解をみつけよう。

❶死因について
❷出生数の変化について
❸男女のがん罹患数、死亡数について

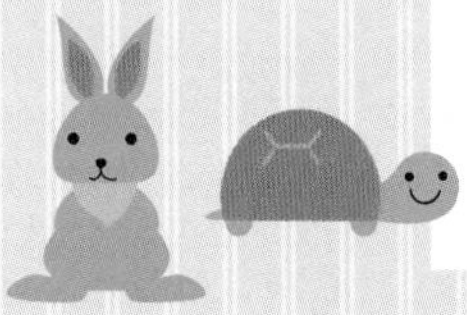

問題 1 2019年度の死亡数は138万人で、その死因で１番目に多いのはどれか。

1．悪性新生物（腫瘍）
2．心疾患（高血圧を除く）
3．老衰
4．脳血管疾患

問題 2 2019年度の出生数はどれか。

1．86万人
2．91万人
3．94万人
4．97万人

問題 3 2019年度の出生数と死亡数の差である自然増減数はどれか。

1．51万人の減少
2．44万人の減少
3．39万人の減少
4．33万人の減少

正解&なっとく Column

わが国は、1990年の出生率「1.57ショック」をきっかけに、少子化現象が注目された。現在はさらに少子化社会が加速し、健やか親子21第2次の施策が全国的に展開されている。統計的推移からみると、1975年から現在まで少子化現象の一途をたどっている。2019年の出生数は86万人、出生率は1.36であり、若い女性の出産数の減少に歯止めがかからない状況である。

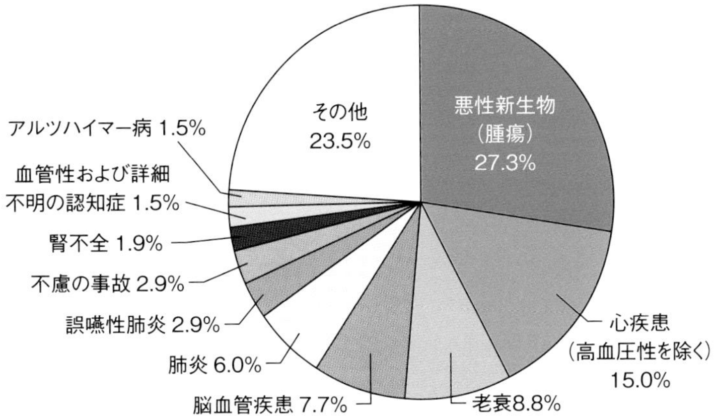

図3　主な死因の構成割合〔令和元年（2019）〕

（厚生労働省：令和元年（2019）人口動態統計月報年計（概数）の概況、https://www.mhlw.go.jp/toukei/saikin/hw/jinkou/geppo/nengai19/dl/gaikyouR1.pdf より改変）

表1　人口動態総覧（厚生労働省）

	実数（人、胎、組）			率1)		平均発生間隔	
	令和元年（2019）概数	平成30年（2018）確定数	対前年増減	令和元年（2019）概数	平成30年（2018）確定数	令和元年（2019）概数	平成30年（2018）確定数
出生	865,234	918,400	△53,166	7.0	7.4	36秒	34秒
死亡	1,381,098	1,362,470	18,628	11.2	11.0	23秒	23秒
乳児死亡	1,654	1,748	△94	1.9	1.9	5時間17分47秒	5時間0分47秒
新生児死亡	755	801	△46	0.9	0.9	11時間36分10秒	10時間56分11秒
自然増減	△515,854	△444,070	△71,794	△4.2	△3.6	―	―
死産	19,449	19,614	△165	22.0	20.9	27分1秒	26分48秒
自然死産	8,995	9,252	△257	10.2	9.9	58分26秒	56分49秒
人工死産	10,454	10,362	92	11.8	11.0	50分17秒	50分43秒
周産期死亡	2,956	2,999	△43	3.4	3.3	2時間57分48秒	2時間55分16秒
妊娠満22週以後の死産	2,378	2,385	△7	2.7	2.6	3時間41分　2秒	3時間40分23秒
早期新生児死亡	578	614	△36	0.7	0.7	15時間8分21秒	14時間16分2秒
婚姻	598,965	586,481	12,484	4.8	4.7	53秒	54秒
離婚	208,489	208,333	156	1.69	1.68	2分31秒	2分31秒

注：1）出生・死亡・自然増減・婚姻・離婚・年齢調整死亡率は人口千対、乳児死亡・新生児死亡・早期新生児死亡率は出生千対、死産率は出産（出生＋死産）千対、周産期死亡・妊娠満22週以後の死産率は出産（出生＋妊娠満22週以後の死産）千対の率である。

問題1 ▶ 正解1
死因の27%を占めるのが悪性新生物（腫瘍）である。

問題2 ▶ 正解1
出生数減少は1975年度から続いている。

問題3 ▶ 正解1
2019年度の自然増減数は51万人と多く、2020年度、2021年度はCOVID-19の影響でさらに減少すると思われる。

（尾藤長雄）

さくいん

数字・英文

あ

い

う

え

せ

そ

た

ち

て

と

に

ね・の

は

ひ

ふ

今からスタート！
予想看護国試問題でパワーアップ
１年生から学習進度で取り組む状況設定問題の自己学習

著　者　内藤直子《ないとうなおこ》

発行人　中村雅彦

発行所　株式会社サイオ出版

〒101-0054

東京都千代田区神田錦町 3-6　錦町スクウェアビル７階

TEL 03-3518-9434　FAX 03-3518-9435

カバーデザイン　Anjelico

DTP　マウスワークス

本文イラスト　株式会社日本グラフィックス、渡辺富一郎

印刷・製本　株式会社朝陽会

2021 年８月１５日　第１版第１刷発行

ISBN 978-4-907176-99-0

●ショメイ：イマカラスタート！ヨソウカンゴコクシモンダイデパワーアップ

乱丁本、落丁本はお取り替えします。